临床医师诊疗丛书

名誉总主编　夏穗生　黄光英
总　主　编　陈安民　徐永健

重症医学临床诊疗指南

主　编　李树生　占成业

U0266475

科学出版社

北京

内 容 简 介

　　本书共分18章,主要内容包括各系统或器官功能的监护与治疗,危重患者的营养支持,水、电解质与酸碱平衡,心肺脑复苏,休克,多器官功能障碍综合征,ICU中的感染问题,常见危重症抢救技术,ICU患者的镇痛与镇静,危重患者的严重程度评分等,内容通俗易懂,包含较新的专业理论和实用诊疗技术。

　　本书是重症医学专科医师较理想的工具书,亦可供研究生、进修医师和医学院校学生在临床工作中使用。

图书在版编目(CIP)数据

　　重症医学临床诊疗指南／李树生,占成业主编.—北京:科学出版社,2013.11

　　(临床医师诊疗丛书／陈安民,徐永健总主编)

　　ISBN 978-7-03-039050-9

　　Ⅰ.重… Ⅱ.①李…②占… Ⅲ.险症-诊疗-指南

Ⅳ.R459.7-62

　　中国版本图书馆CIP数据核字(2013)第260700号

责任编辑:欧阳赞 邵娜／责任校对:宣慧
责任制印:赵 博／封面设计:范璧合

版权所有,违者必究。未经本社许可,数字图书馆不得使用

科学出版社 出版

北京东黄城根北街16号
邮政编码:100717
http://www.sciencep.com

北京凌奇印刷有限责任公司印刷

科学出版社发行　各地新华书店经销

*

2013年11月第　一　版　　开本:787×960 1/32
2025年3月第十二次印刷　　印张:15 3/8
字数:413 000
定价:68.00元

(如有印装质量问题,我社负责调换)

《临床医师诊疗丛书》
编委会

《重症医学临床诊疗指南》
编写人员

主　编　李树生　占成业
副主编　钟　强　李永胜
编　者　(按姓氏汉语拼音排序)

卞　毅　陈华文　房明浩　冯　俊

李树生　李永胜　冉　晓　万　磊

王　进　王照华　解翠红　严　丽

占成业　钟　强　祝　伟　邹小静

《临床医师诊疗丛书》第3版前言

《临床医师诊疗丛书》于1999年第一次出版，共32个分册；2005年经过修订增至35个分册。本丛书出版至今，大部分分册累积印数均上万册，获得各方好评，深入人心。

随着近年来医学科学飞速发展，临床上新理论、新技术和新方法不断出现，第2版中的内容已显陈旧，难以全面反映学科发展水平和当前临床现状。因此，根据客观形势的变化情况对本丛书加以修订补充，既是时代迅猛发展的迫切要求，也是学科逐步完善的必经步骤。

此次修订保持了前两版的编写风格，仍是在反映学科最新进展的基础上，侧重疾病的诊断与治疗，坚持"使用方便"的原则。我们对35个分册进行了全面的修改，重点突出临床实践部分以及近几年来疾病诊断与治疗的一些新理论、新技术和新方法（特别是国内外新的诊断与治疗标准的介绍和医学名词的更新）。另外，本次改版新增《重症医学临床诊疗指南》、《医院感染预防与控制指南》、《过敏性疾病诊疗指南》、《临床输血指南》、《临床营养指南》、《创伤外科临床诊疗指南》6个分册，根据学科发展将原《胸心外科疾病诊疗指南》细分为《心血管外科疾病诊疗指南》和《胸外科疾病诊疗指南》，共计42个分册。此次改版还增加了线条图、流程图、影像图和表格等，便于读者理解和记忆。

　　本丛书十余年来一直受到医学界同仁的广泛支持和帮助,我们再次深表感谢;同时也恳请大家继续关注和喜爱《临床医师诊疗丛书》第 3 版,并提出宝贵意见,以便我们持续改进。编委会对科学出版社的精心编辑表示衷心感谢。

陈安民　徐永健
华中科技大学同济医学院附属同济医院
2013 年 4 月

《临床医师诊疗丛书》第2版前言

　　《临床医师诊疗丛书》1999年出版了第1版,共32个分册,本次对32个分册进行了全面的修改,另外增加了《老年疾病诊疗指南》、《临床病理诊断指南》、《临床护理指南》3个分册。第2版共35个分册,保持了第1版的编写风格,重在临床"使用方便"四字。本次修改过程中,突出了近几年来疾病诊断与治疗的一些新理论、新技术、新方法。

　　本丛书自出版以来,受到了广大读者的欢迎。各个分册都进行了重印,不少分册多次重印。我们感谢大家对本丛书的厚爱,同时也恳求广大读者再次提出宝贵意见,以便再版时修正。编委会对原总主编夏穗生、黄光英、张良华三位教授对本丛书第1版所做出的贡献,对科学出版社的精心编辑一并表示感谢。

　　　　　　陈安民　　徐永健
　　　　华中科技大学同济医学院附属同济医院
　　　　2005年5月

《临床医师诊疗丛书》第1版前言

临床医学参考书籍可谓浩如烟海。从大型的学术专著到简明的临床应用手册,内容和形式层出不穷。然而对大多数工作在临床一线的中青年医师来说,尚缺一类便携式专科参考书。这类书在内容上应介乎前述两类参考书之间,既不像大型学术专著那样从基础到临床,庞杂繁复,查阅不便,又不至于像综合性的临床手册过于简单,不能满足临床诊断治疗细则的需要。有鉴于此,我们组织各临床专业科室的专家编撰了这套《临床医师诊疗丛书》。

同济医科大学建校已近百年,一直是国家卫生部直属重点高等医科院校。同济医院是同济医科大学的附属医院,为卫生部第一批评定的三级甲等医院,也是全国文明窗口十家示范医院之一。我们编撰这套《临床医师诊疗丛书》是以这所综合性大型教学医院多年来不断修订的临床诊疗常规为依据,博采各临床专业专家学者们的经验及心得,集临床医学精髓之大成,以现代性、实用性为特色,面向临床一线专业医师和技术人员。

全书由32个分册组成,包括26个临床医学二、三级专业学科和6个临床诊疗辅助专业分册。各分册结合综合性医院的诊疗常规,自临床的一般性问题到专科性疾病,从病因、病理至诊断、治疗,从常用的诊疗技术到高新专科手术及疗法,层次分明地予以阐述,重点在于实用性强的临床诊断、鉴别诊断及治疗方式、方法。

我们的目的及愿望是既为综合性大型医院提供一套全面系统的诊疗常规参考书，又能为临床主治医师、住院医师、研究生、实习医师奉献一套"新、全、实用"的"口袋"书。

全书编写历经一年，全体参编人员付出了艰辛的劳动，经过科学出版社编辑同志们的精心雕琢，全书各分册得以先后面世，我们谨对上述同仁的勤奋工作致以衷心的谢意。本丛书参编人员达数百人之多，故文笔文风殊难一致；限于编写者的水平，加之时间紧迫，疏误之处在所难免，祈望读者不吝赐教，以便再版时予以订正。

夏穗生　黄光英　张良华
同济医科大学附属同济医院
1998 年 9 月

目　　录

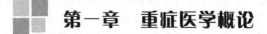

第一章　重症医学概论

重症医学(critical care medicine,CCM)是一门新兴学科,是研究损伤或疾病导致机体向死亡发展过程的特点和规律,并根据这些特点和规律专门对重症患者进行生命支持和综合救治的学科。重症患者通常以生命体征已经不稳定,或潜在不稳定的一个或多个器官或系统功能受累,已经或潜在危及生命为主要特征。重症医学源自临床实践要求,正在实践和认识中不断发展,显示出强大的生命力。

一、重症医学发展历史

重症医学在美国和其他发达国家存在已有 50 余年。目前的 ICU 主要由三种资源演变而来。

1. 手术后恢复病房:第一个恢复病房要追溯到 1923 年,巴尔的摩(Baltimore)的约翰·霍普金斯(Johns Hopkins)医院为神经外科病人建立的恢复病房。随着第二次世界大战野战医院的发展,恢复病房需求增加;外科新技术的开展提高了危重病人的存活率,但也增加了病人恢复的时间,也有增加恢复病房的要求。1947 年,在新奥尔良(New Orleans)奥克斯纳诊所开辟了一个恢复病房,结果经历复杂的手术如肺切除和食管,胃切除术后的患者得以存活。这些及其他恢复病房成为今天外科 ICU(SICU)的先驱。

2. 内科 ICU(MICU):建立第一个 MICU 主要为由于脊髓灰质炎和其他神经肌肉疾病导致的呼吸衰竭病人的治疗所提供。初始给予负压通气,直到 1952 年在丹麦的哥本哈根脊髓灰质炎大流行时,易卜生(Ibsen)证明正压呼吸机的优越性并广泛应用。1958 年,呼吸监护病房在多伦多(加拿大)、乌普萨拉(瑞典)和巴尔的摩城市医院建立。由 Safar 创建的巴尔的摩呼吸监护病房被认为是美国第一个独立的ICU。

3. 冠脉监护病房(CCUs):于1962年在多伦多总医院、Kansas City的伯大尼医院和费城的长老会医院建立。这些大部分基于心电图监测的进步,监测显示可治疗的、常常引起心肌梗死病人死亡的心律失常。这些病人如果进行密切监测,可能会得到最好的复苏。这些进展包括AC除颤[以逆转室颤(1956年ZOLL等)]、1960年Kouwenhoven等报道的胸外心脏按压,以及1962年Lown等阐明的DC除颤明显优于AC除颤。

在SICUs、MICUs之后,针对新生儿和儿科病人、烧伤和神经外科病人、心脏手术后康复病人的专业化病房以及CCUSs被建立。

1972年,美国危重病医学学会(Society of Critical Care Medicine,SCCM)成立。

1980年,西太平洋危重病医学会(Western Pacific Association of Critical Care Medicine,WPACCM)成立。

1982年,欧洲危重病医学学会(European Society of Intensive Care Medicine,ESICM)成立。

二、我国重症医学的发展

我国的重症医学始于20世纪80年代早期,与许多其他国家一样,重症医学始于最初的手术后复苏室和(或)综合病房内的一个独立区域。最早的独立ICU可追溯到1984年北京协和医院陈德昌教授领导的7张床的综合ICU。到1989年11月卫生部发布的医院评审和管理条例要求建立ICU作为三甲医院评审的先决条件。根据文件要求,全国各大医院纷纷建立ICU。由此,其他相关专业医师第一次被派到ICU工作,因为他们熟悉必要的抢救技术(麻醉医师)、各种疾病(内、外科医师)和各种紧急情况的处理(急诊医师)。许多医师,包括普外科、内科、急诊科和麻醉科等医师也被送往国内外医院进行重症监护培训。

经过努力工作数年之后,初始作为病人评估和治疗的协调员——重症医师的一个重要角色,逐渐得到公认并受到其他专业的重视。

1997 年,第一个国家级重症医学学会成立,称为中国危重病医学会(CSCCM),目前大约有 500 个成员,其主要目标是为促进全国各地危重病医学提供多学科交流的平台,为政府和其他机构提供专家意见以及促进国内与国际学术交流。

2005 年,中华医学会重症医学分会成立,之后发布了学科建设指南,制定专业诊疗指南及操作规范。

2008 年,国家标准化管理委员会批准重症医学为临床二级学科。

2009 年,卫生部批准重症医学作为一级诊疗科目,之后重症医学列入国家首批临床重点专科等。

2009 年 2 月发布了重症医学科建设与管理指南。

2009 年 7 月中国医师协会重症医学医师分会成立。

近年,各省重症监护质量控制中心相继成立。

三、重症医学发展展望

如上所述,我国危重病医学起步晚(20 世纪 70 年代中期),20 世纪 80 年代初开始建立独立的 ICU,将有生命危险的重症患者集中管理。但进入 20 世纪 90 年代,在国家有关政策的鼓励下出现快速发展的态势。近些年,全国各地医院纷纷组建 ICU 病房,同时吸引越来越多的临床医生投身于这一专业。在未来发展中,迫切需要系统性、规范性的引导使我国 ICU 走上科学化、标准化、网络化的发展道路。

1. 规范化发展

(1) 2006 年发布《中国重症加强监护病房(ICU)建设与管理指南》。

(2) 2009 年在《医疗机构诊疗科目名录》中增加一级诊疗科目"重症医学科"。

(3) 2009 年卫生部印发《重症医学科建设与管理指南(试行)》。

重症医学科规范化、标准化建设已有章可循,需要落实与完善。

2. 完善准入制度

（1）重症医学科科室建设需要标准化，加强和规范我国各级医院重症医学科的质量管理，提高整体医疗救治水平。

（2）建立国家认证的专职 ICU 医师培训体系、培训教材、培训基地和师资队伍。

（3）规范专科医师准入制度。

3. 完善管理模式

（1）改革我国传统的 ICU 人员配备方式。

（2）专职 ICU 医师在危重病人治疗过程中应起主导、桥梁作用，加强学科的相互合作。

（3）健全危重病救治网络建设，建立危重病救治体系。

4. 重症医学科研与国际水平存在巨大差距，尤其是缺乏系统、规范和强有力循证医学力度的大型临床研究，应当加强。

美国重症医学会最近提出，有专职 ICU 医师领导多学科医疗小组为全部危重病人提供医疗称为 Right care, Right now（在恰当的时机给予正确的治疗），使病人得到最佳的治疗和预后。此观点值得我们借鉴。

经过近 30 年的努力，目前已经确立了重症医学在临床医学中的重要地位。我国重症医学发展任重而道远，但她却正开始以巨大的潜力提高与发展。

（钟　强　李树生）

第二章 呼吸功能的监护与治疗

第一节 呼吸功能常用监测指标

呼吸功能的监测项目繁多,从测定呼吸生理功能的性质来分有肺容量、通气功能、换气功能、小气道功能、呼吸动力学等。

【肺容量与通气】

肺容量即肺内气体的容量,是肺在不同的膨胀情况下肺内容积变化的一些参量。从根本上说,其变化遵循一定的规律,众多的肺容量参数变化可归为两大类。

(一) 基本肺容量

基本肺容量(volume)是指简单到再不能分割的基本肺容量变化单位。除解剖死腔量(death volume,VD)外,还有四个基本肺容量,分别是:

1. 潮气量(tidal volume,VT):为平静呼吸时一次吸入或呼出的气量。正常均值:男性600ml,女性490ml。根据体重可计算出 VT(ml/kg),约为10ml/kg。

2. 补吸气量(inspiratory reserve volume,IRV):为平静吸气后,用力做最大吸气时所能吸入的气量。正常均值:男性2.16L,女性1.4L。

3. 补呼气量(expiratory reserve volume,ERV):指在平静呼气后,用力作最大呼气时所能呼出的气量。正常均值:男性0.91L,女性0.56L。

4. 余气量(residual volume,RV):指深呼气后不能呼出的肺内残余气体。残气量的测定可使用气体稀释法(详见FRC,即功能余气量)。正常均值:男性1.53L,女性1.02L。

（二）复合肺容量

复合肺容量（capacity）是对在基本肺容量的不同组合下形成的其他肺容量变化参数的描述。临床上常用的有四种,分别是:

1. 深吸气量（inspiratory capacity, IC）:平静呼气后做最大吸气所能吸入的气量,即潮气量与补吸气量之和。正常均值:男性2.66L,女性1.90L。

2. 肺活量（vital capacity, VC）:最大吸气后,作最大呼气所能呼出的气量。即潮气量、补呼气量、补吸气量之和。正常均值:男性3.47L,女性2.44L。还可根据体重计算出千克体重肺活量（VC/kg）。按经验公式计算出肺活量预计值（VCP）,测定值与预计值之比（%VC）的正常偏差范围在±20%。

3. 功能余气量（functional residual capacity, FRC）:指平静吸气后存留于肺内的气量,即补呼气量与余气量之和。正常均值:男性为2.33L,女性1.58L。

4. 肺总量（total lung capacity, TLC）:为深吸气后肺内所含的全部气量,即余气量、补呼气量、潮气量、补吸气量之和。正常均值:男性5.02L,女性3.46L。还可计算出余气量与肺总量之比（RV/TLC）,健康年青人为25%~30%,老年人为40%。

肺容量与年龄、性别、体表面积和测定时的体位有关。肺容量的测定是静息通气功能测定的基本项目,其中潮气量和肺活量最常用。由于它只代表呼吸在某一阶段内的气量或容积,不能反映通气的动态变化,有一定的局限性。

【肺的通气功能】

肺通气是指依靠呼吸运动将氧气吸入肺中,同时排出二氧化碳的过程,反映了肺呼吸生理的动态变化。事实上,单位时间肺内气量的变化以及肺内气体的分布,要比肺容量更有临床意义。最常用的监测项目如下:

（一）每分钟静息通气量

每分钟静息通气量（V）为潮气量（VT）与每分钟呼吸频率（f）的乘积。正常均值:男性6.6L,女性4.2L。

（二）每分钟静息肺泡通气量

每分钟静息肺泡通气量（VA）即每分钟通气量减去死腔通气量。一般认为成人的解剖死腔（VD）约为2ml/kg。但临床实践中，死腔通气并不仅仅由解剖死腔造成，往往还受肺泡腔内无效通气（又称肺泡死腔通气）的影响，故生理死腔包括解剖死腔和肺泡死腔。如将每分通气量减去生理死腔量则为肺泡每分钟有效通气量。

（三）最大通气量

最大通气量（MVV）是指每分钟用力呼出和吸入的最大气量，一般以测定15秒的最大通气量×4得出，正常均值：男性为104L，女性为82.5L。MVV是通气功能中较有价值的项目，主要用于估价通气储备功能。凡中枢病变及胸廓运动、呼吸道和肺组织异常的人均可引起MVV的下降。

（四）时间肺活量

时间肺活量（TVC）是描述用力呼出气量与时间相关的参数，主要反应支气管有无阻塞性呼吸，目前有取代最大通气量的趋势，尤其适合体力衰弱不能接受最大通气量测试者。测定方法为深吸气后以最快的速度作呼气，按时间顺序描绘出时间与容量关系的曲线，可以得到以下参数：

1. 用力肺活量（FVC）：是用力从TLC呼出的最大气量，一般比慢慢呼出的VC值要小。这是因为用力呼气时某些气道可能关闭，限制了气体的排出。

2. 时间最大呼气量（FEVT）：为1、2、3秒呼出气量的绝对值。正常1秒量（FEV_1）2.83L，2秒量（FEV_2）3.30L，3秒量（FEV_3）3.41L。因FEV_1不受FVC的影响，常用于估价使用气管扩张剂后气道阻力下降的效应。

3. 时间最大呼气率（FEV%）：即呼出气占用力肺活量的百分比。正常1秒率（$FEV_1\%$）>76%，2秒率（$FEV_2\%$）>89%，3秒率（$FEV_3\%$）应达到92%。在诊断气道梗阻方面，此项检查比FEVT更敏感、适用。

4. 最大呼气流速（MEFR）：是测定FVC时200～1200ml的

速度,正常成人应>300L/min。因为 MEFR 的测定部分依赖于肺容量,所以在体格小、肺容量低的人中 MEFR 值有可能小于300L/min。因其临床意义与 FEV_1 类似,但因测定较复杂,所以较 FEV_1 使用少。

5. 最大呼气中期流速(MMEF):为用力肺活量测定中25%~75%的那一段容量变化中的流速,使用单位是 L/s。平均值男性为 3.36L/s,女性为 2.88L/s。

6. 最大吸气流速(MIFR):是指自 FRC 位用力吸气至 TLC位时,200~1200ml 时的吸气速度。有神经肌肉病变者、体力虚弱时和胸腔外气道梗阻者其值降低。正常值为 300L/min。

7. 最大呼气流速-容量曲线:是指在作用力呼气容量测定时,将每一刻呼气流速与其相关的容量在 XY 轴上绘出所得之曲线。如果这种测定延续至吸气期,那么曲线也和每一呼吸周期一样呈现环形。呼气初期约占呼气容积的 20% 左右,是病人主动用力达到的最大流速期,用力越大,流速越大。此段流速与用力有关,而呼气其余部分(75% 肺容量以下)随着肺容量逐渐减少流速也相应减慢,它们取决于肺的弹性和周围小气道阻力的影响。因此,曲线的这一部分与病人用力无关,常表示肺实质或小气道病变,或两者兼有。这也是不同情况下流速-容量曲线差异的原因。

(五)内源性呼气末正压

内源性呼气末正压(PEEPi)是指在呼气末期由于气体陷闭在肺泡内产生的压力,常见于两方面原因,一是由于机械通气参数调节不当,呼气时间过短;二是由于气道阻力及肺顺应性的改变,使呼气流速减慢,同时狭窄的气道受压后容易陷闭而造成的。正常值<3cmH_2O(1cmH_2O=0.098kPa),这也是指导呼吸机使用指征中的参考参数之一。目前最常用的测量方法是呼气末气道阻断法和食管压力监测法。

1. 呼气末气道阻断法(end-expiratory hold):在机械通气患者中,在呼气末阻断气道,当流量为零时,肺将与气道的压力达到平衡,此时气道压等于肺泡压,即 PEEPi。在测定过程中患者的呼吸肌必须处于松弛状态,维持 5 秒以上,观察到平稳的压力。部分呼吸机具有呼气末自动阻断气道检测 PEEPi 的功能。

2. 始动吸气流量的食管压变化值：自主呼吸患者在开始吸气时，食管压下降，正常人食管压下降与吸气流量的出现几乎是同步的。当存在 PEEPi 时，吸气流量的出现滞后于食管压的下降，这滞后期间的食管压下降的幅度就是 PEEPi。这种方法要求在呼气末患者的呼气肌松弛，否则会导致呼气末食管压增高，夸大了 PEEPi 的结果。采用同步胃内压变化修正的方法可以一定程度上减少呼气肌活动的影响。

3. 始动吸气流量的气道压的变化值：在机械通气患者中，当呼吸机开始送气至出现吸气气流时，气道压的变化值。这种方法仅适合于患者无吸气触发努力的条件下，而且受到呼吸机管道和传导气道的顺应性的影响。

4. 延长呼气法呼气末肺容积的差值：在机械通气的患者中，先测定呼气潮气量，然后在其他参数不变的情况下延长呼气时间，测定延长呼气的潮气量、延长呼气前后的潮气量差值与动态顺应性的比值计算出 PEEPi。这种方法要求有充足的呼气时间，一般需 30~50 秒。

5. 可能增加呼气末肺容积的 PEEP 阈值水平：在保持呼吸机参数不变的情况下，调节呼吸机的 PEEP，测定呼气末肺容量的变化。随着 PEEP 水平的增加，当呼气末肺容量开始增加时的 PEEP 值反映 PEEPi。

【肺的换气功能】

换气系人体通过呼吸作功，肺泡将外界的氧弥散于肺毛细血管中，并将二氧化碳从血中弥散于肺泡，然后排出体外的过程。诸多因素如肺容量改变、通气量减少、肺内气体分布不均、肺血流障碍、血液成分改变等，都可直接或间接地影响换气功能。肺的换气功能主要包括弥散功能和通气血流比。

（一）肺的弥散功能

肺内气体弥散过程可分为以下 3 个步骤：①肺泡内气体弥散；②气体通过肺泡壁毛细血管膜的弥散；③气体与毛细血管内红细胞血红蛋白的结合。临床上测定肺弥散功能的常用方法有 3 种。

1. 重复吸收试验：患者经过 1 分钟的运动，经密闭呼吸 20 秒空气，然后作一次最大呼气，测定呼出气中氧和二氧化碳容积百分比。肺泡氧浓度男性为 $(8.62\pm0.13)\%$，女性为 $(8.96\pm0.14)\%$；肺泡二氧化碳浓度男性为 $(8.33\pm0.98)\%$，女性为 $(7.83\pm0.10)\%$。当肺泡氧浓度小于 9.5% 时，说明换气功能正常；超过 10.5%，说明换气功能减弱，包括通气不足、无效腔量增加、气体分布不均、弥散功能障碍、肺内分流等。

2. 静息通气 1 分钟氧吸收量：可用肺量计描记出每分钟氧吸收量。正常值：$250\sim300ml/min$。如同时测定每分钟静息通气量，则可计算出氧吸收率，即静息通气时每升通气量中所吸收的氧气量，约为 $(46.8\pm7.1)ml/min$。氧吸收量和氧吸收率降低均表示换气功能降低。

3. 肺弥散量（DL）：为最常用的一种测定肺弥散功能的参数，是指肺泡与肺泡毛细血管之间气体分压差为 1mmHg 时，1 分钟内透过界面的气体量（ml），一般用一氧化碳来测量肺弥散量（DLco）。静息状态下正常值为 $26.5\sim32.9ml/(mmHg\cdot min)$。弥散量=每分钟一氧化碳吸收量/肺泡一氧化碳分压。气体弥散量的大小与弥散面积、距离、时间、气体分子量及其在弥散介质中的溶解度有关，弥散量和溶解度呈正比。二氧化碳弥散能力约为氧气的 21 倍。因此，肺弥散功能发生障碍时，主要表现为缺氧。

（二）肺的通气与血流比

1. 通气血流比（V_A/Q）与肺泡动脉血氧差（$A-aDO_2$）：正常人每分钟静息肺泡通气量约为 4L，肺血流量约为 5L，则通气血流比值正常为 0.8。如果肺泡通气量大于血流量（比值升高），则等于无效腔量增加，可以用 Bohr 公式计算出来。若血流量超过通气量（比值下降），则产生肺内分流，可通过肺泡动脉血氧分压差（$A-aDO_2$）来测定。$A-aDO_2$ 可以通过公式计算出来。正常值：在吸入空气时为 $4\sim10mmHg$（平均为 8mmHg，高限为 25mmHg），吸入纯氧时（$FiO_2=1.0$）为 $25\sim75mmHg$。

$A-aDO_2$ 增大则反映弥散或分流异常。此外，还可测定吸气动脉血氧分压差（$I-aDO_2$），与 $A-aDO_2$ 意义相同，但容易测定。呼吸指数（RI）可以由 $A-aDO_2/PaO_2$ 计算出来，这些项目可以反映肺的氧合情况。

2. 影响 V_A/Q 的因素

（1）重力：正常人胸腔内压力从肺上部至下部递增，这是由肺重力关系所至。由于胸腔内负压与肺容积改变的关系呈"S"形，即肺容积的改变在胸腔负压小时较负压大时明显，肺下区胸腔负压较肺上区小，因而在潮气量呼吸时肺下区通气量较上区为大。从肺血流方面讲，立位时肺血流量由上部至下部递增，较肺上、下部通气量改变的差别更为明显，因此 V_A/Q 由肺上部至下部递减，分别为 3.3 与 0.63。

（2）吸入氧浓度：吸入氧浓度增高时，分流样效应随之变小；反之，吸入氧浓度降低时，分流样效应就越趋明显。

（3）病理因素：气道阻力与血管阻力的病理因素，如慢性支气管炎、肺气肿、肺水肿与肺间质纤维化等，均可影响 V_A/Q 的比值。

3. V_A/Q 对换气功能的影响：V_A/Q 与肺泡单位氧分压（P_AO_2）和二氧化碳分压（P_ACO_2）关系密切，因而影响换气功能，当 V_A/Q 增大致肺泡无效腔增大时，P_AO_2 增高而 P_ACO_2 下降；反之，当 V_A/Q 减小形成强分流样效应时，P_AO_2 下降而 P_ACO_2 增高。由于肺不同部位 V_A/Q 不相同，故 P_AO_2 与 P_ACO_2 也不同，肺上部 V_A/Q 最高，故 P_AO_2 最高而 P_ACO_2 最低，肺下部则恰恰相反。V_A/Q 不均主要引起 PaO_2 下降，而对 $PaCO_2$ 影响可能不大。

（三）生理死腔（V_D）测定

进入肺泡的气体如因某些肺泡无血流灌注或灌注不足而不能进行正常的气体交换，就变成了死腔样通气，通常用生理死腔来代表无效的通气，假若每分钟通气量不变，生理死腔越大则肺泡通气量越小，肺泡通气量减小造成的后果为 P_AO_2 减低与 $PaCO_2$ 增高。

生理死腔占潮气量的比率可用 Bohr 公式计算：$V_D : V_T =$

（$PaCO_2 - PeCO_2$）：$PaCO_2$。其中，V_D 表示生理死腔量，V_T 表示潮气量，$PaCO_2$ 表示动脉血二氧化碳分压，$PeCO_2$ 表示呼出气二氧化碳分压。

临床上常以生理死腔量与其占潮气量之比（V_D/V_T）作为判断指标。正常值约为 0.25~0.3。生理死腔是反映肺内通气与血流灌注比例是否正常的一项指标，有助于对一些肺部疾病严重程度的判断，生理死腔增大见于各种原因引起的肺血管床减少、肺血流量减少或肺血管栓塞，如呼吸衰竭、二氧化碳储留、肺栓塞等，V_D/V_T 可高达 0.6~0.7。

（四）肺动静脉分流量（Q_S）与分流率（即分流量/心排血量，Q_S/Q_T）

使用特殊技术可计算分流率和分流量，计算公式如下：

$$\frac{Q_S}{Q_T} = \frac{Cc'O_2 - CaO_2}{Cc'O_2 - CvO_2}$$

其中 $Cc'O_2$ 代表肺泡毛细血管末端血内的氧含量，CaO_2 为动脉血氧含量，CvO_2 为混合静脉血氧含量。分流率正常值<7%。分流率与心排量的乘积即为分流量。

【肺的呼吸动力功能】

呼吸肌是呼吸运动的主要动力，呼吸动力的作用在于克服以下三方面的力：①肺与胸廓的弹性回缩力；②肺与胸廓运动产生的非弹性阻力，即肺与胸廓变形造成的摩擦力；③通气过程中，气体在气道内流动的阻力。以上诸阻力越大，则呼吸越费力，因而产生气急和呼吸困难的症状。

（一）呼吸压力（Pp）

由于呼吸肌的收缩和松弛，使胸腔容量发生改变，引起一系列压力变化，产生了呼吸运动的动力。

1. 胸膜腔内压：由于肺组织弹力与胸廓弹力两个相反方向力的作用结果，产生胸膜腔负压。在静息呼吸周期中，胸膜腔内压始终低于大气压，因而促使周围静脉血回流心脏。正常值：呼气时为-5~-3mmHg，吸气时为-10~-5mmHg。

2. 肺泡压：是胸膜腔内压与肺组织弹力作用的结果。吸气时，胸内负压增加，超过肺组织弹力，则肺泡压成为负压，空气被吸入肺泡；呼气时，胸腔负压逐渐减少，当低于组织弹力时，肺泡压转为正压，高于大气压，肺内气体排出体外，故在呼吸周期中，肺泡压在大气压上下呈正负波动，吸气为负，呼气为正。

3. 气道内压：大气压与肺泡内压间出现压力差时即产生气道压力的变化。吸气时，肺泡压为负压，气道内压自呼吸道开口向肺泡递减；在呼气时则相反。平静呼气终末时，气道内压与大气压相等。

4. 气道压：是扩张或压缩呼吸道的压力，由气道内压与胸膜腔内压差决定，呼气时胸膜腔内负压减少，气道内外压差也随之减少，管口径缩小。临床上应用机械通气治疗可以增加呼吸压力，提高气道内压力，防止气道陷闭，保持呼吸道通畅。

5. 胸肺压：为扩张和压缩胸壁与肺的总压力，相当于肺泡与胸廓外大气压的差数。自主呼吸时，胸肺压缩，肺泡压高于大气压，反之低于大气压。当自主呼吸消失，使用机械正压通气，吸气末的气道压力即为跨胸肺压。跨胸肺压增加，提示胸壁或肺组织弹性减损。

6. 跨肺压：肺泡压与胸膜腔内压差，也就是使肺扩张和收缩的力量。在呼吸周期中，由于跨肺压存在区域性差异，肺各部分容积变化不一，使吸入气体分布不均。

7. 跨胸壁压：是扩张或压缩胸壁的压力，胸膜腔内压与胸外大气压的差数。

（二）顺应性

顺应性（compliance，C）反应肺与胸廓弹性特征，其定义为"单位压力改变时的容积改变"，单位 L/cmH_2O。根据所测的部位及方法不同又作如下分类：

1. 胸廓顺应性（Cc）：胸廓是一个弹性密闭腔，由于呼吸肌的收缩和松弛，使胸廓扩张和收缩，在一般呼吸幅度范围内，呼吸肌作用的力（经克服胸廓、肺的弹性回缩力后，以跨胸壁压力表示）与胸廓容积的变化呈正比，二者的比值即为胸廓顺应性，如在潮气量范围内测定，正常值是 $0.2L/cmH_2O$。自主呼吸时胸廓一侧为大气压，另一侧为胸膜腔内压力（Ppl）的变化，所以，在自主呼吸时跨胸壁压力即胸膜腔内压力。

计算公式：$Cc = \triangle V / \triangle Ppl$

因食管内压力（Pes）随胸膜腔内力高低而变化，食管内压力可反映胸膜腔内压力的变化。故可用 $\triangle Pes$ 代替 $\triangle Ppl$。

2. **肺顺应性（C_L）**：如上所述，经测定胸膜腔内压力与气道出口（如口腔内）之间压力差，再与潮气量比较，即可得到肺的顺应性。正常值为 $0.2L/cmH_2O$。

3. **顺应性（C_T）**：是指肺与胸廓整体的顺应性，它的倒数是胸廓顺应性及肺顺应性倒数之和。关系如下，正常值为 $0.1L/cmH_2O$。计算公式如下：

$$\frac{1}{C_T} = \frac{1}{Cc} + \frac{1}{C_L}$$

4. **静态顺应性（Cst）**：是指在压力与容量改变静止的瞬间所测得的两者之间关系，其完全反映了肺与胸廓的弹性回缩特征。如分别以压力与容量变化一一对应在 X、Y 轴上画图，可得一直线，其斜率即为顺应性值。在不同的肺容量水平测定时，其值不同。

5. **动态顺应性（Cdyn）**：是指在呼吸周期中连续、动态地测量压力与容量变化之间关系所得的结果，除了反映胸廓与肺的弹性回缩特征外，还受其他因素的影响，如气流产生的阻力等。正常肺的静态顺应性和动态顺应性几乎相同，但有肺疾患者、气道阻力增加或肺顺应性下降时，如肺阻塞性病变者，其动态顺应性较静态顺应性为低。

6. **顺应性**：是指某肺容积下的顺应性与该肺容积的比值，同一肺的比顺应性始终不变。凡胸廓或肺组织有病变时，如肺气肿、肺纤维化、肺水肿、肺充血、胸膜增厚、脊柱侧凸或胸廓变形等，胸廓与肺组织弹性减退、硬化而致扩张受限，则顺应性和比顺应性降低。

（三）呼吸趋动力

呼吸趋动力（P 0.1）是阻断气道情况下吸气开始 0.1 秒时的口腔压力，又称口腔闭合压（Pm 0.1）。反映了呼吸肌的收缩性能，其改变与膈神经及膈肌呈线性相关，反映了呼吸中枢兴奋性，常用于评价呼吸中枢功能，对进行呼吸支持病人的撤机拔管有指导意义,正常值为 $2 \sim 4cmH_2O$。

（四）压力时间乘积

压力时间乘积（PTP）是指通气时送气压力与时间的积,可反映呼吸肌功能与呼吸形式。正常值 $200 \sim 300cmH_2O \ s/min$。与体表面积相除得压力时间指数 PTI,正常值 $0.05 \sim 0.12cmH_2O \ s/(min \cdot cm^2)$。

（五）气体流速（AFR）

呼吸时气体在气道内进出,可由流速仪测定其流速,平静呼吸时吸气流速平均为 $29L/min$,呼气时平均流速为 $23L/min$。从流速曲线所显示的流速幅度和呼吸时间上的比较,可以估价呼吸动力功能的变化。

（六）气道阻力

气流在气道内流动时所遇到的阻力即为气道阻力（airway resistance,AR）,其变化规律近似电学中的欧姆（Ω）定律。气道阻力的大小与气流速度、气道的管径和形态、气体的特性如密度、黏滞度等有关。如气道管径大、管壁光滑、流速缓慢、气流为层流时,则阻力较小;相反,若气道管径狭窄、曲折、流速快、尤其呈湍流时阻力增加。气道阻力是指单位时间内推动一定容积气体的压力差,以每秒推动 1L 的通气量时所需要的压力（cmH_2O）表示,正常值为 $2 \sim 5cmH_2O/(L \cdot s)$。

计算公式如下:

层流气道阻力（AR） = 压力差（$\triangle P$）/ 流速（V）

湍流气道阻力（AR）= $\triangle P/ V^2$

【血气监测】

通气、换气、血流及呼吸动力功能等方面发生的障碍,最终都导致血气发生变化,因此血气分析仍是测定肺呼吸功能的重要指标。从动脉血直接得得 PaO_2、$PaCO_2$ 和 pH,由这些数值又可推算出 HCO_3^-、SaO_2、BE 等。根据以上参数变化我们可以对气体交换、酸碱平衡及心肺的整体状况作出估价。随着科技进步与发展,患者体内血气的变化也可用直观而又无创的方式获得。有关血气监测的详细介绍可参阅本章第二节。

【呼吸功能监测的注意事项】

呼吸功能的监测,对于诊断某些呼吸系统疾病、估计呼吸功能损害程度起到很大作用。除了对疾病本身的治疗意义外,更重要的是指导围术期病人的呼吸管理、急救复苏及对重症病人的诊断治疗等。机体在多种因素下发生呼吸生理功能紊乱的同时,常伴有循环、神经、内分泌代谢、肝肾等其他系统功能的变化,且它们之间又可互为因果。因此,在进行呼吸监测的同时,应全面地对其他系统进行监测,才不至于顾此失彼。

按表2-1综合评价:重度,三项中至少有两项达重度损害;中度,三项中至少有两项中度损害或三项中轻、中、重度损害各一项;轻度,损害均不足中度者。

由于正常人肺功能的储备代偿能力很强,但个体差异大,并受多种因素影响,因此,对测定的结果必须结合具体问题分析,根据综合资料作出正确判断。下面将常用的一些肺功能参数及其相关联系列出(表2-1~表2-3),便于简洁地对肺功能作出综合诊断,并进一步指导对患者的治疗和处理。

表2-1　肺呼吸功能评定标准

肺呼吸功能评定	MVV%	RV/TLL(%)	(%FEV1.0)
正常	>75	<35	>70
轻度损害	60~74	36~50	55~69
中度损害	45~59	51~65	40~54
重度损害	30~44	66~80	25~39
极重度损害	<29	>81	<24

表 2-2 心肺储备功能评定

心肺储备功能级别	检查结果	麻醉处理
I 正常	均正常	可选择各种麻醉
II 储备减少	VC 或（和）FEV$_1$ 约为正常值的 50%，PaCO$_2$ 正常，PaO$_2$ >70mmHg，QS/QT<10%	可选择各种麻醉，如使用全麻药物或全麻时，应根据情况分别给以吸氧、辅助呼吸或控制呼吸。术后经恢复室（包括短期呼吸支持、吸氧等）恢复后回病房
III 储备严重减少	VC 或 FEV$_1$ 为正常值的 25%～50%，PaCO$_2$ 正常，PaO$_2$ < 70mmHg，QS/QT > 10%，运动能力<正常值 75%	如选用局麻、神经阻滞，尽量减少其他全麻药应用，并需吸氧或辅助呼吸。如选用全麻应控制呼吸，术后大多需在 ICU 作呼吸支持后恢复
IV 无储备	术前有心或肺功能衰竭，VC 或 FEV$_1$ < 正常值的 25%，PaCO$_2$ >48mmHg，PvCO$_2$ >60mmHg，PaO$_2$ <50mmHg，QS/QT > 25%	同 III 级，但并发症发生率明显增加

表 2-3　氧吸入及呼吸器使用指征

测定项目	氧吸入治疗	机械通气支持
RR(次/min)	25～35	>35
VC(ml/kg)	15～30	<15
PaO_2(kPa)	70～90	<70
$PaCO_2$(kPa)	40～60	>60
VD/VT(%)	40～60	>60
RSB[次/(min·L)]指数		>105
RAW[cmH_2O/(L·s)]		>15
CL(ml/cmH_2O)		<25
MIP(cmH_2O)		<20
P 0.1(cmH_2O)		<2 或>6
WOBp(J/L)		>0.75
PEEPi(cmH_2O)		>3
PTI[cmH_2O·s/(㎝·㎝²)]		>0.15

（李永胜）

第二节　动脉血气分析

　　动脉血气分析已在临床上广泛应用,动态的血气监测对于分析危重病人的呼吸功能和酸碱失衡类型、指导治疗、判断预后,尤其在危重患者的救治中起到了重要作用。

【判断呼吸功能】

　　1. Ⅰ型呼衰:在海平面平静呼吸空气条件下,PaO_2<60mmHg,$PaCO_2$ 正常或下降。

　　2. Ⅱ型呼衰:在海平面平静呼吸空气条件下,PaO_2<60mmHg,$PaCO_2$>50mmHg。

3. 氧合指数(又称通气/灌注指数):在吸 O_2 条件下,PaO_2 与 FiO_2 比值<300mmHg 提示呼吸衰竭。

【判断酸碱失衡】

(一)酸碱失衡类型

1. 单纯性酸碱失衡:呼吸性酸中毒(呼酸)、呼吸性碱中毒(呼碱)、代谢性酸中毒(代酸)、代谢性碱中毒(代碱)。

2. 混合型酸碱失衡

(1)传统类型:呼酸并代酸、呼酸并代碱、呼碱并代酸、呼碱并代碱。

(2)新近进展:混合型代酸(高 AG 代酸+高 Cl^- 性代酸)、代碱并代酸、三重酸碱失衡(TABD,包括呼酸型三重酸碱失衡和呼碱型三重酸碱失衡)。必须强调,迄今为止,在临床只能对并发高 AG 代酸的 TABD 作出判断,而对高 Cl^- 性代酸的 TABD 理论上讲可以存在,但缺乏有效的判断手段。

(二)常用考核酸碱失衡的指标

1. pH:反映体液总酸碱度的指标,受呼吸和代谢因素共同影响。正常为 7.35~7.45(7.40)。pH<7.35 为酸血症,pH>7.45 为碱血症。

2. $PaCO_2$:是衡量酸碱平衡呼吸因素的唯一指标,正常为 35~45(40mmHg)。$PaCO_2$>45mmHg 应考虑:①呼酸;②代碱所致的呼吸代偿。$PaCO_2$<35mmHg 应考虑:①呼碱;②代酸所致的呼吸代偿。$PaCO_2$ 病理改变最大范围为 10~130mmHg。

3. 实际碳酸氢盐(AB):是指隔绝空气的血液标本在实验条件下所测得的血液 HCO_3^- 值,为反映酸碱平衡代谢因素的指标。正常为 22~27mmol/L(24mmol/L)。AB>27 mmol/L,可见于代碱或呼酸代偿;AB<22 mmol/L,可见于代酸或呼碱代偿。

4. 标准碳酸氢盐(SB):是指隔绝空气的全血标本在 37℃、$PaCO_2$ 40mmHg、SaO_2 100%(即呼吸因素完全正常)时测得的血浆 HCO_3^- 值,SB 不受呼吸因素的影响,基本反映体内 HCO_3^- 的储备,比 AB 能更准确反映代谢情况。SB 正常为 22~27mmol/L(24mmol/L)。

5. 剩余碱（BE）：是指在标准条件下（37℃、$PaCO_3$ 40mmHg、SaO_2 100% 时）将全血用酸或碱滴定至 pH 7.40 时所需的酸或碱量，正常值为±3mmol/L。

6. 缓冲碱：指体液中所有具缓冲作用的阴离子总和，包括 HCO_3^-、Pr^-、Hb^-，血浆缓冲碱（BBp）= HCO_3^- + Pr^- = 24 + 17 = 41mmol/L；全血缓冲碱（BBb）= HCO_3^- + Pr^- + Hb^- = 24+17+0.42×15=47.3mmol/L。

7. 二氧化碳结合率（CO_2CP）：同时受呼吸与代谢因素的影响。

（三）酸碱失衡代偿的计算

酸碱失衡代偿的计算见表2-4。

（四）阴离子隙（anion gap，AG）的应用

1. 计算公式：$AG = Na^+ - (HCO_3^- + Cl^-)$。

2. 临床意义：反映了未测定阳离子（UC）和未测定阴离子（UA）之差（UA-UC），AG 升高原因多为体内蓄积过多 UA，即乳酸盐、丙酮酸盐、磷酸根及硫酸根等。当这些未测定阴离子在体内堆积，必然取代 HCO_3^-，使 HCO_3^- 降低，称为高 AG 代酸。临床上的重要意义就是 AG 升高代表了高 AG 代酸。根据 AG 将代酸分为高 AG 代酸和 AG 正常代酸（又称高 Cl^- 性代酸）。AG 正常为 8～16mmol/L。若 AG>16mmol/L，结合临床可判断高 AG 代酸。

3. 注意事项

（1）计算 AG 时须同步测血气和血电解质。

（2）排除实验误差引起的假性 AG 升高，动态监测。

（3）结合临床综合判断。

4. 根据电中和原理，可揭示如下规律：

（1）高 AG 代酸：$\triangle HCO_3^- \downarrow = \triangle AG \uparrow$。

（2）高 Cl^- 性代酸：$\triangle HCO_3^- \downarrow = \triangle Cl^- \uparrow$，呼碱引起的代偿性 HCO_3^- 降低也符合此规律。

表2-4 酸碱失衡预计代偿计算公式

原发失衡	原发化学变化	代偿反应	预计代偿公式	代偿时限	代偿极限
代酸	HCO_3^-↓	$PaCO_2$↓	$PaCO_2=1.5×HCO_3^-+8±2$	12~24小时	10mmHg
代碱	HCO_3^-↑	$PaCO_2$↑	$△PaCO_2=0.9×△HCO_3^-±5$	12~24小时	55mmHg
呼酸	$PaCO_2$↑	HCO_3^-↑	急性:代偿引起HCO_3^-升高3~4mmol/L	数分钟	30mmol/L
			慢性:$△HCO_3^-=0.35×△PaCO_2±5.58$	3~5天	42~45mmol/L
呼碱	$PaCO_2$↓	HCO_3^-↓	急性:$△HCO_3^-=0.2×△PaCO_2±2.5$	数分钟	18mmol/L
			慢性:$△HCO_3^-=0.49×△PaCO_2±1.72$	3~5天	12~15mmol/L

注：①所谓代偿极限即为机体发挥最大代偿能力所能达到的代偿值，若超过此极限，不论pH正常与否均应判断为混合性酸碱失衡；②呼吸性酸碱失衡主要是肾脏代偿。因肾脏最大代偿能力发挥需3~5天，故临床上将呼吸性酸碱失衡按时间小于3天或大于3天，分成急、慢性两种。

(3) 代碱：$\triangle HCO_3^- \uparrow = \triangle Cl^- \downarrow$，呼酸引起的代偿性 HCO_3^- 升高也符合此规律。

一旦 $\triangle HCO_3^- \downarrow \neq \triangle AG$，或 $\triangle HCO_3^- \downarrow \neq Cl^- \uparrow$ 均应考虑混合性酸碱失衡的存在。

（五）潜在 HCO_3^-

这是晚近提出的新概念。为了正确反映高 AG 代酸时等量的 HCO_3^- 下降，提出了此概念，假如没有高 AG 代酸时，体内应有的 HCO_3^- 值，即潜在 HCO_3^- = 实测 HCO_3^- + $\triangle AG$。其意义可揭示代碱+高 AG 代酸和三重酸碱失衡中的代碱的存在。

举例：pH 7.40，$PaCO_2$ 40mmHg，HCO_3^- 24mmol/L，K^+ 3.8mmol/L，Na^+ 140mmol/L，Cl^- 90mmol/L。

分析：（1）AG = 140 - (24 + 90) = 26 > 16mmol/L，提示高 AG 代酸。

（2）$\triangle AG = 26 - 16 = 10mmol/L$，潜在 HCO_3^- = 24 + 10 = 34mmol/L > 27mmol/L，提示代碱。

结论：代碱并高 AG 代酸。

（六）酸碱失衡的判断方法

1. 核实检验是否存在误差

（1）Henderson 公式：$H^+ = 24 \times \dfrac{PaCO_2}{HCO_3^-}$。

（2）根据 pH 估计 H^+：pH 在 7.1 ~ 7.5 范围内，pH 每变动 0.01 单位，H^+ 向相反方向变化 1mmol/L。pH = 7.40 时，H^+ = 40mmol/L。

（3）将 H^+、$PaCO_2$、HCO_3^- 代入公式判断。

举例 1：pH 7.40，HCO_3^- 24mmol/L，$PaCO_2$ 40mmHg

判断：① pH 7.40，H^+ = 40mmol/L；②代入公式：$40 = 24 \times \dfrac{40}{24}$ 等式成立；③结果准确。

举例 2：pH 7.35，HCO_3^- 36mmol/L，$PaCO_2$ 60mmHg

判断：① pH 7.35，H^+ = 45mmol/L；②代入公式：$45 \neq 24 \times \dfrac{60}{36}$ 等式不成立；③结果误差。

2. 分清原发与继发变化

（1）代偿规律：①HCO_3^-，$PaCO_2$ 任何一个变量的原发变化均引起另一个变量的同向代偿变化；②原发失衡变化必大于代偿变化。

（2）根据上述代偿规律得出如下三个结论：①原发失衡决定了 pH 是偏酸抑或偏碱；②HCO_3^- 和 $PaCO_2$ 是相反变化，必有混合性酸碱失衡存在；③$PaCO_2$ 和 HCO_3^- 明显异常而 pH 正常，应考虑有混合性酸碱失衡存在。一般来说，如果 pH<7.40 提示原发失衡可能为酸中毒，pH>7.40 提示原发失衡可能为碱中毒。

举例：pH 7.32，HCO_3^- 15mmol/L，$PaCO_2$ 30mmHg

分析：①$PaCO_2$<40mmHg，可能为呼碱；②HCO_3^-<24mmol/L，可能为代酸；③pH<7.40 偏酸。

3. 分析单纯性和混合性酸碱失衡

（1）$PaCO_2$↑同时 HCO_3^-↓，必为呼酸并代酸。

（2）$PaCO_2$↓同时 HCO_3^-↑，必为呼碱并代碱。

（3）$PaCO_2$ 和 HCO_3^- 明显异常同时伴 pH 正常，应考虑混合性酸碱失衡的可能，进一步确诊可应用单纯性酸碱失衡预计代偿公式。

判断混合型酸碱失衡的关键是正确应用预计代偿公式，计算 AG 和潜在 HCO_3^-。要正确使用公式必须遵从以下步骤：

（1）必须首先通过 pH、$PaCO_2$、HCO_3^- 三个参数并结合临床确定原发失衡。

（2）根据原发失衡选用合适公式。

（3）将公式计算所得结果与实测 HCO_3^- 或 $PaCO_2$ 相比，凡落在公式计算所得代偿范围内判断为单纯性酸碱失衡，落在范围以外者为混合性酸碱失衡。

（4）若为并发高 AG 代酸的混合型酸碱失衡，则应计算潜在 HCO_3^-，将潜在 HCO_3^- 替代实测 HCO_3^- 与公式计算所得的预计 HCO_3^- 相比。

举例 1：pH 7.37，$PaCO_2$ 75mmHg，HCO_3^- 42mmol/L

分析:1)$PaCO_2$ 75mmHg ↑↑,HCO_3^- ↑↑,pH<7.40,提示呼酸存在。

2)用公式计算,$\triangle HCO_3^- = 0.35 \times \triangle PaCO_2 \pm 5.58$
$$= 0.35 \times (75-40) \pm 5.58$$
$$= 12.25 \pm 5.58$$

预计 $HCO_3^- = 24 + 12.25 \pm 5.58$
$$= 41.83 \sim 30.67$$

3)实测 $HCO_3^- > 41.83$,提示代碱。

结论:呼酸并代碱。

举例 2:pH 7.33,$PaCO_2$ 70mmHg,HCO_3^- 36mmol/L,Na^+ 140mmol/L,Cl^- 80mmol/L

分析:1)$PaCO_2$70>40mmHg,HCO_3^-36>24,pH<7.40,提示呼酸存在。

2)按呼酸公式计算,$\triangle HCO_3^- = 0.3 \times (70-40) \pm 5.58$
$$= 10.5 \pm 5.58$$

预计:$HCO_3^- = 24 + 10.5 \pm 5.58$
$$= 28.92 \sim 40.08 mmol/L$$

3)$AG = 140 - (36+80) = 24 > 16 mmol/L$,提示高 AG 代酸。

4)潜在 $HCO_3^- = $ 实测 $HCO_3^- + \triangle AG$
$$= 36 + (24-16)$$
$$= 44 > 40.08 mmol/L$$,提示代碱。

结论:呼酸+高 AG 代酸+代碱。

【指导治疗】

1. 指导酸碱失衡的治疗:一方面要治疗原发病,解除导致酸碱失衡的病因;另一方面根据血气分析结果给予对症治疗。

(1) 代酸补碱公式:所需碱总量(mmol/L) = $0.3 \times ($ 正常 $HCO_3^- - $测得 $HCO_3^-) \times$ 体重(kg)。碳酸氢钠相对分子质量为84。应先给半量或 2/3 量,再重测血气调整。

(2) 对于慢性呼酸或呼酸并代酸患者不能应用上述补碱公式,而应着重呼吸因素的纠正。但当 pH<7.20 时,应予以碳酸氢钠 40~60ml,使 pH 恢复到 7.20 以上。

(3) 碱中毒的治疗应针对原发病。

（4）混合性酸碱失衡的处理主要是针对原发改变进行治疗。

2. 指导机械通气：包括①上机指标；②调整参数；③撤机指征。

【判断预后】

pH<7.20 时，死亡率 81%，2 日内死亡占 44.8%。

BE<-15 时，死亡率 86.7%，2 日内死亡占 46.8%。

BE>+20 时，死亡率 93.3%，2 日内死亡占 13.3%。

$PaCO_2$>100，死亡率 87.5%，2 日内死亡占 25%。

PaO_2<31 时，死亡率 77.8%，2 日内死亡占 22.5%。

（李永胜）

第三节　机械通气

机械通气（mechanical ventilation，MV）从仅作为肺脏通气功能的支持治疗开始，经过多年来医学理论的发展及呼吸机技术的进步，已经成为涉及气体交换、呼吸做功、肺损伤、胸腔内器官压力及容积环境、循环功能等，并可产生多方面影响的重要干预措施，主要通过提高氧输送、肺脏保护、改善内环境等途径成为治疗多器官功能不全综合征的重要治疗手段。

【适应证与禁忌证】

（一）机械通气的适应证

（1）纠正低氧血症。

（2）治疗急性呼吸性酸中毒，纠正危及生命的急性酸血症。

（3）缓解呼吸窘迫：当原发疾病缓解和改善时，逆转患者的呼吸困难症状。

（4）纠正呼吸肌群的疲劳。

（5）手术麻醉过程中、ICU 的某些操作和疾病治疗的过程中，为了能够安全使用镇静剂和（或）神经肌肉阻断剂。

（6）降低全身或心肌的氧耗量：如心源性休克时，当呼吸肌群或其他肌群的活动,损害了全身氧释放并使心脏的负荷增加,应用机械通气可降低全身和心肌的氧耗量。

(7)降低颅内压:在特定的情况下,如急性闭合性颅外伤,可使用机械通气进行过度通气来降低已升高的颅内压。

(8)机械通气的生理学指标:①自主呼吸频率大于正常3倍或小于1/3;②自主潮气量小于正常1/3;③生理无效腔/潮气量>60%;④肺活量<10~15ml/kg;⑤$PaCO_2$>50mmHg(COPD除外)且有升高趋势,或有精神症状;⑥PaO_2<正常值1/3;⑦P(A-a)O_2>50mmHg(FiO_2=0.21);⑧P(A-a)O_2>300mmHg(FiO_2=1.0);⑨最大吸气压力<25cmH_2O;⑩肺内分流(Qs/Qt)>15%。

(二)机械通气的禁忌证

机械通气没有绝对禁忌证。随着通气技术进展,以往为禁忌疾病如急性心肌梗死,也可在监护下采用适当的通气模式(PSV)进行机械通气。但下列情况应为相对禁忌:

(1)巨大肺大疱或肺囊肿,若行机械通气治疗可使大疱或肺囊肿内压力升高,有发生破裂及发生气胸的可能。

(2)张力性气胸伴有/不伴有纵隔气肿,没有进行适当引流时。

(3)大咯血发生窒息及呼吸衰竭,因气道被血块堵塞,正压通气可把血块压入小气道。此时应先吸净气管内的血块,使气道通畅后再行机械通气。

(4)活动性肺结核出现播散时。

【人机连接】

1. 路径选择:正压机械通气通常需经气管内插管(无创通气除外)建立人工气道,其插入路径通常选择经口、经鼻、经环甲膜穿刺或气管切开等。气管内插管与气管之间存在的间隙往往需经其下段的气囊膨胀后封闭,使气管在机械通气时与咽喉腔完全隔离。

2. 插管的选择:成人气管插管的直径不应小于7mm,直径8mm最佳。一方面可降低机械通气时高流速模式对气道产生的压力;另一方面可减少撤机过程中患者自主呼吸中额外的呼吸功。

3. 气管插管的位置：在插管时完全依赖听诊器判定气管插管的位置并不可靠，需常规进行床旁 X 线胸片来判定插管的位置，要求在声门下、气管中央，隆突上 3 ~ 5cm。

4. 人工气道的管理：在护理的过程中，强调气道内和气道周围吸痰的重要性。目前国内使用的气管插管或气管切开管的气囊有高压低容和低压高容两种类型，如使用高压低容气囊，则应每 4 ~ 8 小时定期给气囊放气，改善局部循环，每次放气时间约 5 分钟；若使用低压高容气囊不再提倡定期给气囊放气。

5. 建立人工气道的并发症：①颅内压增高；②后鼻道出血；③误吸；④鼻窦炎和鼻中隔坏死；⑤牙齿脱落；⑥喉部损伤；⑦气管狭窄、出血和感染；⑧气管-食管瘘；⑨累及无名动脉出现大出血。

【呼吸机基本参数的调节】

（一）吸入氧浓度（FiO_2）

机械通气初期，吸入氧浓度可设定在较高的水平，FiO_2 调至 0.7 ~ 1.0，保证组织适当的氧合。在测第一次血气后，FiO_2 逐渐降低，使 PaO_2 维持可接受的水平，即 $PaO_2 > 60mmHg$。$FiO_2 < 0.5$ 时，氧中毒的可能性较小；如 FiO_2 在 0.6 以上才能维持一定的 PaO_2、SaO_2，应考虑使用 PEEP。脉搏血氧饱和度测定仪能连续监测血氧饱和度，可作为调节依据。

（二）潮气量（tidal volume，VT）

常规设定 VT 为 10 ~ 15 ml /kg。机械通气 VT 大于自主呼吸时 VT（5 ~ 8 ml/kg），目的为预防肺泡塌陷。较大 VT 可导致吸气峰压（peak inspiratory pressure，PIP）的明显增加，易并发气压伤。如果肺已充气过度，则应使用较小 VT，例如严重的支气管痉挛，以及肺顺应性显著减少的疾病。在 ARDS 时，较大 VT 可使吸入气体分布不均，在顺应性好的肺区，气体分布较多，导致无明显病变的肺泡过度扩张，产生生理死腔的增加以及并发气压伤，需应用低潮气量 VT<10ml/kg（5 ~ 7 ml/kg）。

（三）呼吸频率（respiratory rate，RR）

RR 设置一般接近生理呼吸频率，即 10 ~ 20 次/分。呼吸机的运行过程中,应根据 $PaCO_2$ 和 pH 以及自主呼吸的情况,随时调整呼吸频率。如患者参与了呼吸,则 RR 应酌情降低,使每分钟通气量能维持正常的酸碱状态。对于 COPD 患者,使用较慢的 RR,使呼气时间绝对延长,可有更充分的时间来呼出气体。对肺顺应性较差(ARDS)的患者可使用较快的频率,及较小的潮气量以防止因为气道压增加而产生的气压伤。

(四) 吸气与呼气时间比(I∶E)

通常 I∶E 设定在 1∶2,即在整个呼吸周期中,吸气时间占 33% ,呼气时间占 66% 。个别 COPD 患者可用 I∶E 为 1∶3 或 1∶4 进行机械通气,因较长的呼气时间可使呼气更完全,并减少气体陷闭。

I∶E 为 1∶1、2∶1、3∶1 和 4∶1 时,称为反比通气。吸气时间较长,使不稳定的肺泡有较长时间充盈,使肺泡间获得容量平衡,用于肺顺应性下降时改善氧合。吸气时间延长可增加平均气道压力(MAP),使胸腔内压力增加而影响血流动力学。

(五) 呼气末正压(positive end expiratory pressure, PEEP)

常用 PEEP 为 5～20cmH_2O。PEEP 能复原不张的肺泡,阻止肺泡和小气道在呼气时关闭,并能将肺水从肺泡内重新分布到肺血管外;能降低肺内分流,增加功能残气量改善肺顺应性,减少氧弥散距离,增进氧合。

1. PEEP 应用指征包括:①预防和恢复肺不张,对长期卧床者适用;②$PaO_2 \leqslant 60$ mmHg 时,$SaO_2 < 90\%$,而 FiO_2 在 0.5 以上,PEEP 能用较低的 FiO_2 获得较好氧合作用。

2. 相对禁忌证包括:①单侧肺部疾病时应用 PEEP,可致健侧肺泡过度膨胀,而使病变肺增加死腔和血流灌注受损,并使通气不良的肺组织增加肺内分流;② COPD 时功能残气量增加与气体陷闭,PEEP 增加胸腔内压力,且有潜在肺部气压伤和心排血量下降的危险性。

3. 绝对禁忌证:未经充分引流处理的气胸、气管胸膜漏和颅内压升高等。

【机械通气模式】

机械通气时，临床上可使用许多不同的方法处理患者与呼吸机之间的关系，这些技术称为机械通气的模式。

（一）容量控制通气（volumn controlled ventilation，VCV）

1. 定义：呼吸机承担或提供全部的呼吸功，患者接受预先已设定的每分钟通气频率及潮气量（VT），因每次给予固定潮气量的模式下进行通气，气道压力在不同呼吸周期之间都可能不同，患者吸气力不能触发机械呼吸，每次呼吸都由呼吸机循环给予强制通气。但 VCV 也能使用设定的灵敏度而由患者来触发通气，自身触发的呼吸也可得到预先设定的压力支持，即切换为压力辅助/控制通气模式。

2. 应用指征

（1）中枢神经系统功能障碍，呼吸微弱或无力进行自主呼吸（药物过量、吉兰-巴雷综合征）。药物造成呼吸抑制，如大剂量镇静剂或神经肌肉阻滞剂。

（2）麻醉时为患者的肺部提供一种安全的通气方式。

（3）重度呼吸肌衰竭：如呼吸肌麻痹、胸部外伤、急慢性呼衰所致的严重呼吸肌疲劳时，为最大限度降低呼吸功、减少呼吸肌的氧耗量，以恢复呼吸肌的疲劳。

（4）心肺功能储备耗竭，如循环休克、急性肺水肿、ARDS时，应用 VCV 可减轻心肺负荷。

3. 优缺点

（1）VCV 时，患者不能进行自主呼吸，有自主呼吸倾向，VCV 则抑制患者呼吸努力。这可使患者产生空气饥饿的感觉，会显著增加呼吸功。

（2）自主呼吸会引起患者与呼吸机的不同步，患者试图触发呼吸，使辅助呼吸肌和肋间肌收缩。须应用镇静剂和（或）麻醉剂来抑制自主呼吸的努力，以改进呼吸机效应。

（3）VCV 时，肺泡通气和呼吸对酸碱平衡的调节作用完全由医生所控制，需仔细监测酸碱平衡，呼吸机设置应按照生理状况的改变调节。

（4）如果长期使用 VCV，患者的呼吸肌会衰弱和萎缩，将造成呼吸机撤离的困难。

（二）压力控制通气（pressure controlled ventilation,PCV）

1. 定义:预先设定呼吸频率,每次呼吸都由呼吸机循环给予强制通气,每次呼吸由预设的吸气压力支持,但因患者气道阻力的变化,不同呼吸周期之间的潮气量也存在一定漂移,即潮气量为不确定参数。但 PCV 也能使用设定的灵敏度而由患者来触发通气,自身触发的呼吸也可得到预先设定的压力支持,即切换为压力辅助/控制通气模式。

2. 特点:应用 PCV 无需设定潮气量（VT）,每次 VT 是不断变化的,取决于所设定的吸气压力、呼吸频率、吸气时间、肺部顺应性以及气道和管道的阻力。吸气开始是由时间机制所决定,吸气气流由所设定的压力水平所控制,在吸气过程中始终保持这一水平的压力。与容量切换的通气方式相比,PIP 较低,减少了肺部气压伤的危险性。

3. 应用指征:PCV 可提供完全通气支持,适用于肺顺应性较差和气道压力较高的患者,通过控制气道压力、调节吸气压力而获得理想的 VT。

（三）辅助/控制模式（assist/control mode,A/C）

1. 定义:呼吸机以预先设定的频率释放出预先设定的潮气量或压力,在呼吸机触发呼吸的间歇期,患者也能自主呼吸;当呼吸机感知患者的自主呼吸时,呼吸机可释放出一次预先设定的潮气量。

2. 特点

（1）患者的自主呼吸并不能改变预设的呼吸机潮气量或压力。

（2）患者所作的呼吸功仅仅是吸气时产生一定的负压去触发呼吸机产生一次呼吸,而呼吸机则完成其余的呼吸功。

（3）CMV 和 A/C 的差别:A/C 模式时,患者自主呼吸能为呼吸机感知,并产生呼吸。

（四）同步间歇指令通气（synchronized intermittent mandatoryventilation,SIMV）

1. 定义:患者的自主呼吸能够触发呼吸机同步工作,从而获得预先设定的潮气量和接受设置的呼吸频率;每一次送气在同步触发窗内由自主呼吸触发,若在同步触发窗内无触发,呼吸机按预置参数送气,间隙期间允许自主呼吸存在,自主呼吸潮气量的大小与产生的呼吸力量有关。

2. 应用指征

(1) 呼吸中枢正常,但是患者的呼吸肌群不能胜任全部的呼吸功。

(2) 患者的临床情况已能允许设定自己的呼吸频率,以维持正常的 $PaCO_2$。

(3) 准备撤离呼吸机:具有一定自主呼吸能力者,逐渐下调 IMV 辅助频率,向撤机过度;若自主呼吸频率过快,采用此种方式可降低自主呼吸频率和呼吸功耗。

3. 优缺点

(1) 优点:SIMV 能与自主呼吸相配合,可减少与呼吸机相拮抗的可能,防止呼吸"重叠",患者自觉舒服,能防止潜在的并发症,如气压伤。呼吸肌萎缩的可能性较小。与 CMV 或 A/C 相比,SIMV 通气的血流动力学效应较少,与平均气道压力较低有关。

(2) SIMV 缺点:如自主呼吸良好,会使 SIMV 频率增加,可超过原先设置的频率;同步触发的强制通气量,再加上患者自主呼吸的潮气量可导致通气量的增加。如病情恶化,自主呼吸突然停止,则可发生通气不足。由于自主呼吸存在,一定程度上可增加呼吸功,如使用不当将导致呼吸肌群的疲劳。

(五) 持续气道正压通气(continuous positive airway pressure, CPAP)

1. 定义:应用于有自主呼吸者,在呼吸周期的全过程中使用正压的一种通气模式。患者应有稳定的呼吸驱动力和适当潮气量,在通气时呼吸机不给予强制通气或其他通气支持,因而患者需完成全部的呼吸功。

2. 应用指征

(1) 患者通气适当,但有功能残气量的下降、肺不张等而使氧合作用下降。

（2）患者通气适当，但因气道水肿或阻塞，如睡眠呼吸暂停综合征（OSAS），需要维持人工气道。

（3）准备撤离呼吸机，在撤机的过程中应用 CPAP 改善肺泡稳定性和改善功能残气量。

3. 缺点：应用 CPAP 时可引起心排血量的下降，增加胸腔内压力和导致肺部气压伤。

（六）压力支持通气（pressure support ventilation，PSV）

1. 定义：吸气努力达到触发标准后，呼吸机提供一高速气流，使气道压很快达到预置的辅助压力水平以克服吸气阻力和扩张肺脏，并维持此压力到吸气流速降低至吸气峰流速的一定百分比时，吸气转为呼气。该模式由自主呼吸触发，并决定 RR 和 I/E，因而有较好的人机协调。而 VT 与预置的压力支持水平、胸肺呼吸力学特性及吸气努力的大小有关。

2. 特点

（1）患者应有可靠的呼吸驱动。

（2）PSV 不需要设定 VT，VT 是变化的，是由患者吸气力量和压力支持水平，以及患者和呼吸机整个系统的顺应性和阻力等因素所决定的。

（3）PSV 模式可单独应用或与 SIMV 联合应用。SIMV 和 PSV 联合应用时，只有自主呼吸得到压力支持，故万一发生呼吸暂停，患者会得到预定的强制通气支持。

3. 应用指征

（1）撤机准备：患者呼吸肌群所作功的质和量能完全由 PSV 水平的改变来控制。

（2）长时期的机械通气：由于在吸气的全过程需应用患者自身的呼吸肌群，故能减弱呼吸肌的废用性萎缩。

4. 优缺点

（1）优点：PSV 能降低呼吸功和通气有关的氧耗量；能逐渐忍受呼吸机的撤离；PSV 使自主呼吸与呼吸机相配合，同步性能较好，通气过程感觉舒适，能控制呼吸的全过程；对 $PaCO_2$ 和酸碱平衡的控制较好；PSV 对较弱的自主呼吸及潮气量进行适当"放大"，达到任何理想的水平并设定 PIP；PSV 模式通气时,平均气道压力较低,这与 PIP 通常低于其他容量切换的通式。

(2) 缺点:VT 为多变的,因而不能确保适当的肺泡通气;如肺顺应性降低或气道阻力增加,VT 则下降;呼吸系统功能不全的患者,如有支气管痉挛或分泌物多的患者使用 PSV 模式时,应加以小心;如有大量的气体泄漏,呼吸机就有可能不能切换到呼气相。

(七) 无创正压通气

无创正压通气(noninvasive positive pressure ventilation, NPPV)是指无需建立人工气道的正压通气,常通过鼻/面罩等方法连接患者。NPPV 可以减少急性呼吸衰竭的气管插管或气管切开及相应的并发症,改善预后;减少慢性呼吸衰竭对呼吸机的依赖,减少患者的痛苦和医疗费用,提高生活的质量。

1. 适应证与禁忌证

(1) 适应证:患者出现较为严重的呼吸困难、动用辅助呼吸肌及常规氧疗方法(鼻导管和面罩)不能维持氧合或氧合障碍有恶化趋势时,应及时使用 NPPV。

(2) 禁忌证:意识障碍,呼吸微弱或停止、无力排痰、严重的脏器功能不全(上消化道大出血、血流动力学不稳定等)、未经引流的气胸或纵隔气肿、严重腹胀、上气道或颌面部损伤/术后/畸形、不能配合 NPPV 或面罩不适等。

2. NPPV 成功应用的关键因素:包括①年龄相对较轻的患者;②疾病严重指数较低;③无缺齿;④口周漏气较少;⑤意识清楚;⑥能够与无创通气机相配合;⑦高碳酸血症不十分严重($PaCO_2 < 100mmHg$);⑧酸血症不十分显著(pH > 7.10);⑨ 无创通气后 2 小时,能改善生命指征和血气。

3. 临床应用:对于不同类型的急性呼吸衰竭,NPPV 使用的支持证据不同。对于急性加重期 COPD(AECOPD)、急性心源性肺水肿和免疫抑制患者,已有较多的 RCT 研究表明,较早地应用 NPPV 可降低这类患者的气管插管率和住院病死率,可作为一线治疗手段。对于支气管哮喘持续状态、术后可能发生呼吸衰竭和拒绝插管者,仅有为数不多的研究表明 NPPV 可能对这些患者有效,部分患者有避免气管插管的可能,但不作为一线治疗手段。而对于肺炎和ARDS,目前支持证据很有限,对于病情相对较轻者才可试验性使用,但须严密观察,一旦病情恶化,立即采取气管插管行有创通气治疗,以免延误病情。

4. **呼吸机的选择**:要求能提供双水平正压通气模式,提供的吸气压力可达到 20～30cmH_2O,能满足患者吸气需求的高流量气体(>100L/min),具备一些基本的报警功能;若用于 I 型呼吸衰竭,要求能提供较高的吸氧浓度(>50%)和更高的流速需求。

5. **连接方式**:应准备不同大小型号的鼻罩和口鼻面罩以供不同患者使用。鼻罩和口鼻面罩都能成功地用于急性呼吸衰竭的患者,在应用 NPPV 的初始阶段,口鼻面罩应首先考虑应用,患者病情改善24小时后还需较长时间应用者,NPPV 可更换为鼻罩。

6. **通气模式与参数调节**:持续气道正压(CPAP)和双水平正压(bi-level positive airway pressure,BiPAP)通气是最常用的两种通气模式,后者最为常用。双水平正压通气有两种工作方式:自主呼吸通气模式(S 模式,相当于 PSV+PEEP)和后备控制通气模式(T 模式,相当于 PCV+PEEP)。因此,BiPAP 的参数设置包括吸气压(IPAP)、呼气压(EPAP)及后备控制通气频率。当自主呼吸间隔时间低于设定值(由后备频率决定)时,即处于 S 模式;自主呼吸间隔时间超过设定值时,即由 S 模式转向 T 模式,即启动时间切换的背景通气 PCV。在 ACPE 患者首选 CPAP,如果存在高碳酸血症或呼吸困难不缓解可考虑换用 BiPAP,其通气参数设置见表 2-5。

表 2-5　BiPAP 模式通气参数常用参考值

参数	常用值
IPAP/潮气量	10～25cmH_2O/7～15ml/kg
EPAP	3～5cmH_2O(I 型呼吸衰竭时用 4～12cmH_2O)
后备频率(T 模式)	10～20 次/分
吸气时间	0.8～1.2 秒

【机械通气的并发症】

1. 肺部气压伤:吸气峰压(PIP)大于50cmH$_2$O时,易发生肺部气压伤,如肺内有气体分布不均气压伤的发生率则更高。肺气肿、哮喘、坏死性肺炎和ARDS时,平均气道压力也增高,更易发生肺部气压伤。

2. 心排血量的减少和氧释放的下降:正压通气可引起低血压和心排血量减少,如血容量不足、心脏功能差和应用PEEP时,血流动力学影响明显。对此需重新设定各项通气参数使气道平均压力降低;补充血容量或(和)加用多巴胺等正性药物,使收缩压尽可能保持在80 mmHg以上;对心功能不全的患者,慎用机械通气。

3. 肾功能的变化:正压通气时心排血量降低,肾血流量下降,降低肾小球滤过率,尿量减少。在保证血容量前提下,适当使用利尿剂和(或)血管扩张剂,改善肾皮质和肾髓质的血流分布。

4. 肝功能受损和胃肠道的并发症:机械通气使膈肌下降,腹腔内压、肝静脉压和门静脉压升高,肝脏发生淤血,加上心排血量减少,肝脏易发生缺血性损害。亦可出现胃扩张和胃肠道胀气、消化道出血。

5. 中枢神经系统:头部创伤、颅内肿瘤或其他颅内血管病变时,正压通气使用PEEP会导致颅内压增加和颅内血流灌注减少。对有颅内水肿或颅内压的增加,应避免使用PEEP,也不要通过大量补液来稳定血流动力学。对于有脑血管病变的患者,应不用较高的平均胸腔内压来进行机械通气。

6. 呼吸机相关性肺炎(ventilator-associated pneumonia, VAP):预防机械通气患者并发VAP措施有抬高患者头部,防止胃液反流和吸入胃内溶液;医护人员在接触患者之前认真洗手,严格无菌操作;防止咽部滞留物误吸入下呼吸道;保证呼吸道充分湿化;雾化吸入抗生素,胃肠道预防性应用抗生素;监护室内设置空气净化装置等。

【机械通气的撤离】

(一)撤机前的准备

(1)有效治疗引起急性呼吸衰竭的原发病因,如支气管-肺部感染、肺水肿、支气管痉挛等。

（2）改善呼吸功能：患者要有充分的心理和体力准备，中枢神经系统有适宜的呼吸驱动力、未用镇静剂，纠正感染中毒和电解质紊乱所致的脑病，如近期内有脑血管意外者在神经功能有所恢复后才能撤机。

（3）降低呼吸功负荷：包括减少气道阻力、缓解支气管痉挛、纠正引起通气量增加的因素，如发热、感染等。

（4）增强呼吸肌群强度：补充营养，提高血浆蛋白水平，使呼吸肌适应撤机后的工作负荷。应及早改用部分通气支持，预防呼吸肌群的废用性萎缩，改善心功能，使血流动力学保持在正常状态。

（二）撤机的标准

符合以下呼吸功能指标时可考虑撤机：

（1）最大吸气负压>20cmH_2O。

（2）自主潮气量>5ml/kg，深吸气量>10ml/kg。

（3）$FiO_2 = 1.0$ 时，$PaO_2 > 300mmHg$。

（4）$FiO_2 < 0.4$ 时，$PaO_2 \geqslant 60mmHg$，$PaCO_2 < 50mmHg$。

（5）$PaO_2/FiO_2 > 300mmHg$。

（6）胸肺顺应性>25ml/cmH_2O。

（7）无效腔/潮气量<0.55~0.6。

（8）肺动脉血氧分压>40mmHg。

（9）肺活量>10~15ml/kg。

（10）第一秒用力呼出量>10ml/kg。

（11）肺内静脉-动脉分流<15%。

（12）静息 MV>0.1ml/kg，最大通气量大于 2 倍静息 MV。

（三）撤机方式

病情较轻、短期或间歇使用呼吸机者，可试验停机 1 小时，观察临床表现和血气分析，如无明显异常即可撤机，无需过渡阶段。长期使用机械通气者，可在加强氧疗的基础上，采用间歇停机的方法，锻炼患者的自主呼吸。停机前作好充分准备，清理呼吸道的分泌物，增加吸氧浓度。停机宜在上午进行，开始停机 5~10 分钟，每天 3~5 次，同时密切观察血压、心率、呼吸、胸腹部呼吸运动情况，以及血气分析的变化。如无异常可逐渐增加停机次数和时间,条件成熟后可完全停机。

1. CPAP 撤机:撤机时应用 CPAP,患者所作呼吸功是增加的。最初使用时间仅为 5 分钟,以后随着呼吸功能的改善可增加 CPAP 的时间。在间歇期仍使用完全机械通气支持。另外,应用 CPAP 时应逐渐降低正压水平,当 CPAP 减至 $3 \sim 5 cmH_2O$ 患者能自主呼吸 $2 \sim 4$ 小时以上,撤机基本成功。

2. PSV 撤机:降低吸气压力支持水平,加大呼吸肌负荷。对心肺功能和呼吸肌群强度较差者适用。患者能控制呼吸频率、潮气量、吸气流量和吸气时间,舒适程度和耐受性较好。有支气管痉挛或分泌物较多时,则潮气量降低。撤机开始,调节吸气压力,使 VT 达到 $10 \sim 12$ ml/kg,随后下调压力水平,下调数值取决于患者耐受性和各项监测结果。当吸气压力为 $5 \sim 7$ cmH_2O 时,稳定 $4 \sim 6$ 小时后可撤机。

3. SIMV 与 PSV 联合应用撤机:可使撤机更为平稳,开始时使用 SIMV 提供 80% 的通气量,PSV 5 cmH_2O 以上,以克服呼吸机管道阻力,逐渐下调 SIMV 频率,当下调至 $2 \sim 4$ 次/分后,再将 PSV 压力水平下调到 $5 \sim 6 cmH_2O$,稳定 $4 \sim 6$ 小时可撤机。

(四) 撤机失败

1. 撤机失败的指标包括:①呼吸频率 $30 \sim 35$ 次/分或更高,异常的呼吸类型,胸腹部矛盾呼吸或应用辅助肌群,呼出气 VT<5ml/kg;SaO_2 降低或呼出气 CO_2 增加;②血流动力学改变,心率变化>20 次/分,心绞痛,心律不齐(如快速房颤、室性异位心律等),ST 改变或血压下降超过 20mmHg,皮温改变;③神经症状改变,如焦虑、神经错乱、躁动、嗜睡,表明有低氧血症或高碳酸血症;④ f/VT > 80 时,需放慢撤机速度或暂停进一步撤机,若 f/VT >105,需恢复机械通气。有以上情况时应恢复机械通气,至少 $12 \sim 24$ 小时后,再尝试另一次撤机。

2. 撤机失败的原因

(1) 呼吸中枢不稳定:镇静剂副作用、CNS 损伤、严重代碱。

(2) 呼吸功的增加:①每分钟通气量增加,如疼痛、焦虑和不安所致的高通气,败血症所致的代谢率增加、生理死腔的增加;②弹性负荷的增加,如肺和胸的顺应性降低;③阻力负荷增加,如下气道阻塞,呼吸道分泌物增多。

（3）呼吸驱动力衰竭：①胸壁异常或疾病；②周围神经疾病,如膈神经受损、颈脊髓损害、多发性神经病变、吉兰-巴雷综合征等；③肌肉功能障碍,如营养不良、严重的水和电解质失衡、神经肌肉阻断剂的效应。

（4）左心室衰竭：包括左室功能不全、冠心病等。

3. 撤机失败的处理

（1）增加呼吸机肌群的强度：纠正营养不良和电解质失衡、改善心功能、缓解支气管痉挛；增强膈肌功能和避免使用氨基糖苷类抗生素以防止其对神经肌肉的阻断作用等。

（2）降低呼吸肌群的工作负荷：积极治疗原发疾病（如感染）以降低代谢率,使用支气管扩张剂以减少支气管阻力,必要时可使用激素以缓解哮喘、COPD 患者的气道炎症。

（3）应用利尿剂以减少肺水肿。使用口径适当的气管插管（切开管）有助于撤机,口径较小的内管增加了气道阻力。

（五）拔管

成功地撤机后,即要考虑拔管。其时机为患者的呼吸功能进一步恢复、感染控制、痰量减少,具备相当的咳嗽能力,吞咽功能正常。行气管切开的患者,气管套管拔管前要经过一段换管、堵管的准备时间,其间可观察患者的临床表现,决定是否再继续保留气管套管一段时间。拔管前应彻底吸痰,术前宜禁食,为防止喉头水肿,拔管前 1 ~ 2 小时注射地塞米松（氟美松）5 ~ 10mg。拔管时,抽出气囊的气体。于深吸气末迅速将导管拔出。拔管后给予吸氧,密切注意患者呼吸、循环和意识的变化。部分患者在拔管后可考虑在短期内给予无创伤性机械通气,以减少拔管后的并发症。

（李永胜）

第四节 重症肺炎

重症肺炎除具有肺炎常见呼吸系统症状外,尚有呼吸衰竭和其他系统明显受累的表现,既可发生于社区获得性肺炎(community acquired pneumonia, CAP),亦可发生于医院获得性肺炎(hospital acquired pneumonia, HAP)。在 HAP 中以重症监护病房(ICU)内获得的肺炎、呼吸机相关肺炎(VAP)和健康护理相关性肺炎(health care associated pneumonia, HCAP)更为常见,免疫抑制宿主发生的肺炎亦常包括其中。重症肺炎死亡率高,在过去的几十年中已成为一个独立的临床综合征,在流行病学、风险因素和结局方面有其独特的特征。临床各科都可能会遇到重症肺炎患者,需要一个独特的临床处理路径和初始的抗生素治疗,患者可从 ICU 的综合治疗中获益。

【病因与临床表现】

重症肺炎可急性起病,部分患者除了发热、咳嗽、咳痰、呼吸困难等呼吸系统症状外,可在短时间内出现意识障碍、休克、肾功能不全、肝功能不全等其他系统表现。少部分患者甚至可没有典型的呼吸系统症状,容易引起误诊。也可起病时较轻,病情逐步恶化,最终达到重症肺炎的标准。在门急诊遇到的主要是重症 CAP 患者,部分是 HCAP 患者。重症 CAP 的最常见的致病病原体有肺炎链球菌、金黄色葡萄球菌、军团菌、革兰阴性杆菌、流感嗜血杆菌、病毒等;HAP 可能病原体包括铜绿假单胞菌(PA)、产超广谱 β 内酰胺酶(ESBLs)肺炎克雷伯杆菌、不动杆菌属、耐甲氧西林金黄色葡萄球菌(MRSA)、军团菌等。

1. 肺炎链球菌:为重症 CAP 最常见的病原体,占 30%~70%。典型的肺炎链球菌肺炎表现为肺实变、寒战,体温大于 39.4℃,多汗和胸膜疼痛,多见于原先健康的年轻人。而老年人中肺炎链球菌的临床表现隐匿,常缺乏典型的临床症状和体征。典型的肺炎链球菌肺炎的胸部 X 线表现为肺叶、肺段的实变。肺叶、肺段实变的病人易合并菌血症。肺炎链球菌合并菌血症的死亡率为 30%~70%,比无菌血症者高 9 倍。

2. 金葡菌肺炎:为重症 CAP 的一个重要病原体。在流行性感冒时期,CAP 中金葡菌的发生率可高达 25%,约 50% 的病例有某种基础疾病的存在。呼吸困难和低氧血症较普遍,死亡率为 64%。胸部 X 线检查常见密度增高的实变影,常出现空

腔,可见肺气囊,病变变化较快,常伴发肺脓肿和脓胸。MRSA
为 CAP 中较少见的病原菌,但一旦明确诊断,则应选用万古霉
素治疗。

3. 革兰阴性菌肺炎:重症 CAP 中革兰阴性菌感染约占
20%,病原菌包括肺炎克雷伯杆菌、不动杆菌属、变形杆菌和沙
雷菌属等。肺炎克雷伯杆菌所致的 CAP 约占 1%~5%,但其临
床过程较为危重。易发生于酗酒者、慢性呼吸系统疾病病人和
衰弱者,表现为明显的中毒症状。胸部 X 线的典型表现为右上
叶的浓密浸润阴影、边缘清楚,早期可有脓肿的形成。死亡率
高达 40%~50%。

4. 非典型病原体:在 CAP 中非典型病原体所致者占 3%~40%。
大多数研究显示肺炎支原体在非典型病原体所致 CAP 中占首位,在
成人中占 2%~30%,肺炎衣原体占 6%~22%,嗜肺军团菌占
2%~15%。但是肺炎支原体感染所致的 CAP,其临床表现相对
较轻,死亡率较低。肺炎衣原体肺炎可表现为咽痛、声嘶、头痛
等重要的非肺部症状,其他可有鼻窦炎、气道反应性疾病及脓
胸。肺炎衣原体可与其他病原菌发生共同感染,特别是肺炎链
球菌。老年人肺炎衣原体肺炎的症状较重,有时可为致死性
的。肺炎衣原体培养、DNA 检测、PCR、血清学检测(微荧光免
疫抗体检测)可提示肺炎衣原体感染的存在。

军团菌肺炎占重症 CAP 病例的 12%~23%,仅次于肺炎链
球菌,多见于男性、年迈、体衰和吸烟者,原患有心肺疾病、糖尿
病和肾功能衰竭者患军团菌肺炎的危险性增加。军团菌肺炎
的潜伏期为 2~10 天,病人有短暂的不适、发热、寒战和间断的
干咳。肌痛常很明显,胸痛的发生率为 33%,呼吸困难为
60%。胃肠道症状表现显著,恶心和腹痛多见,33% 的病人有
腹泻。不少病人还有肺外症状、急性的精神神志变化、急性肾
功能衰竭和黄疸等。偶有横纹肌炎、心肌炎、心包炎、肾小球肾
炎、血栓性血小板减少性紫癜。50% 的病例有低钠血症,此项
检查有助于军团菌肺炎的诊断和鉴别诊断。军团菌肺炎的胸
部 X 线表现特征为肺泡型、斑片状、肺叶或肺段状分布或弥漫
性肺浸润。有时难以与 ARDS 区别。胸腔积液相对较多。此

外,20%~40% 的病人可发生进行性呼吸衰竭,约 15% 以上的病例需机械通气。

5. 流感嗜血杆菌肺炎:约占 CAP 病例的 8%~20%,老年人和 COPD 病人常为高危人群。流感嗜血杆菌肺炎发病前多有上呼吸道感染的病史,起病可急可慢,急性发病者有发热、咳嗽、咳痰。COPD 病人起病较为缓慢,表现为原有的咳嗽症状加重。婴幼儿肺炎多较急重,临床上有高热、惊厥、呼吸急促和发绀,有时发生呼吸衰竭。听诊可闻及散在的或局限的干、湿性啰音,但大片实变体征者少见。胸部 X 线表现为支气管肺炎,约 1/4 呈肺叶或肺段实变影,很少有肺脓肿或脓胸形成。

6. 病毒性肺炎:是由上呼吸道病毒感染向下蔓延所致的肺部炎症。好发于病毒性疾病流行季节,临床症状通常较轻,与支原体肺炎的症状相似,但起病较急,发热、头痛、全身酸痛、倦怠等较突出,常在急性流感症状尚未消退时即出现咳嗽、少痰或白色黏液痰、咽痛等呼吸道症状。小儿或老年人易发生重症病毒性肺炎,表现为呼吸困难、发绀、嗜睡、精神萎靡,甚至发生休克、心力衰竭和呼吸衰竭等并发症,也可发生急性呼吸窘迫综合征。本病常无显著的胸部体征,病情严重者有呼吸浅速、心率增快、发绀、肺部干湿性啰音。患者白细胞计数正常、稍高或偏低,血沉通常在正常范围,痰涂片所见的白细胞以单核细胞居多,细胞核内的包涵体可提示病毒感染,痰培养常无致病细菌生长。胸部 X 线检查可见肺纹理增多,小片状浸润或广泛浸润,病情严重者显示双肺弥漫性结节性浸润,但大叶实变及胸腔积液者均不多见。病毒性肺炎的致病原不同,其 X 线征象亦有不同的特征。

7. 肺孢子虫(卡氏孢子虫)肺炎(PCP):PCP 仅发生于细胞免疫缺陷的病人,但 PCP 仍是一种重要的肺炎,特别是 HIV 感染的病人。PCP 常常是诊断 AIDS 的依据。PCP 的临床特征性表现有干咳、发热和在几周内逐渐进展的呼吸困难。病人肺部症状出现的平均时间为 4 周,PCP 相对进展缓慢可区别于普通细菌性肺炎。PCP 的试验室检查异常包括淋巴细胞减少、CD4 淋巴细胞减少、低氧血症及胸部 X 线片显示双侧间质浸润,有高度特征的"毛玻璃"样表现,但 30% 的胸片可无明显异常。PCP 为唯一有假阴性胸片表现的肺炎。

8. 呼吸机相关肺炎(VAP):是指机械通气(MV)48 小时后至拔管后 48 小时内出现的肺炎,与机械通气前 X 线胸片比较出现肺内浸润阴影或显示新的炎性病变,是 HAP 的重要类型,其中 MV≤4 天内发生的肺炎为早发性 VAP,≥5 天者为晚发性 VAP。国内文献报道,VAP 的患病率为 43.1% ,病死率为 51.6% 。病原体中以细菌最为多见,占 90% 以上,其中革兰阴性杆菌 50%~70% ,包括 PA、变形杆菌属、不动杆菌属。革兰阳性球菌 15%~30% ,主要为金黄色葡萄球菌。在早发的 VAP 中主要是非多重耐药菌,如肺炎链球菌、流感嗜血杆菌、甲氧西林敏感金黄色葡萄球菌(MSSA)和敏感的肠道革兰阴性杆菌(如大肠杆菌、肺炎克雷伯杆菌、变形杆菌和黏质沙雷杆菌)。迟发 VAP 为多重耐药菌,如产 ESBL 的肺炎克雷伯杆菌和鲍曼不动杆菌、耐药肠道细菌属、嗜麦芽窄食单胞菌、MRSA、真菌等。

【实验室检查】

(一)病原学

1. 诊断方法:包括血培养、痰革兰染色和培养、血清学检查、胸水培养、支气管吸出物培养或肺炎链球菌和军团菌抗原的快速诊断技术。此外,可以考虑侵入性检查,包括经皮肺穿刺活检、经过防污染毛刷(PSB)经过支气管镜检查或支气管肺泡灌洗(BAL)。

(1)血培养:重症肺炎患者均应行血培养,对指导抗生素的应用有很高的价值。一般在发热初期采集,如已用抗菌药物治疗,则在下次用药前采集。采样以无菌法静脉穿刺,以防止污染:成人每次 10~20ml,婴儿和儿童 0.5~5ml。血液置于无菌培养瓶中送检。24 小时内采血标本 3 次,并在不同部位采集可提高血培养的阳性率。

(2)痰液细菌培养:嘱病人先行漱口,并指导或辅助病人深咳嗽,留取脓性痰送检。约 40% 病人无痰,可经气管吸引术或支气管镜吸引获得标本。标本收集在无菌容器中。痰量的要求为普通细菌>1ml、真菌和寄生虫 3~5ml、分支杆菌 5~10ml。标本要尽快送检,不得超过 2 小时,延迟将减少葡萄球菌、肺炎链球菌以及革兰阴性杆菌的检出率。在培养前必须先挑出脓性部分涂片作革兰染色,低倍镜下观察,判断标本是否合格。镜检鳞状上皮>10 个/低倍视野就判断为不合格痰,即标本很可能来自口咽部而非下呼吸道。多核细胞数量对判断痰液标本是否合格意义不大,但是纤毛柱状上皮和肺泡巨噬细胞的出现提示来自下呼吸道的可能性大。

在气管插管后立即采取的标本不考虑细菌定植。痰液培养结果阴性也并不意味着无意义,合格的痰标本分离不出金葡菌或革兰阴性杆菌就是排除这些病原菌感染的强有力的证据。革兰染色阴性和培养阴性应停止针对金葡菌感染的治疗。

(3) 痰涂片染色:可根据痰液涂片革兰染色的结果选用针对革兰阳性或阴性细菌的抗生素;涂片细菌阳性时常常预示着痰培养阳性;涂片细菌与培养出的细菌一致时,可证实随后的痰培养出的细菌为致病菌。结核感染时抗酸染色阳性。真菌感染时痰涂片可多次查到霉菌或菌丝。痰液涂片在油镜检查时见到典型的肺炎链球菌或流感嗜血杆菌有诊断价值。

(4) 其他:在军团菌病的流行地区或有近期 2 周旅行的患者,除常规的培养外,需要用缓冲碳酵母浸膏作军团菌的培养。尿抗原检查可用于肺炎链球菌和军团菌的检测,不受抗生素使用的影响。对军团菌的检测,在发病的第一天就可阳性,并持续数周,但血清型 1 以外的血清型引起的感染常被漏诊。快速流感病毒抗原检测阳性可考虑抗病毒治疗。肺活检组织细菌培养、病理及特殊染色是诊断肺炎的金标准。

2. 细菌学检查结果诊断意义的判定

(1) 确定

1) 血或胸液培养出病原菌。

2) 经纤维支气管镜或人工气道吸引的标本培养到病原菌浓度≥10^5 cfu/ml(半定量培养++),支气管肺泡灌洗液(BALF)标本≥10^4 cfu/ml(半定量培养+~++),PSB 或防污染 BAL 标本 10^3 cfu/ml(半定量培养+)。

3) 呼吸道标本培养到肺炎支原体或血清抗体滴度呈 4 倍

以上升高。

4) 血清肺炎衣原体抗体滴度呈 4 倍或 4 倍以上升高。

5) 血清中军团菌直接荧光抗体阳性且抗体滴度 4 倍升高,或尿中抗原检测为阳性可诊断军团菌感染。

6) 从诱生痰液或支气管肺泡灌洗液中发现肺孢子虫。

7) 血清或尿的肺炎链球菌抗原测定阳性。

8) 痰中分离出结核分枝杆菌。

(2) 有意义

1) 合格痰标本培养优势菌中度以上生长(≥+++)。

2) 合格痰标本少量生长,但与涂片镜检结果一致。

3) 入院 3 天内多次培养到相同细菌。

4) 血清肺炎衣原体抗体滴度≥1∶32。

5) 血清中嗜肺军团菌试管凝聚试验抗体滴度一次高达1∶320 或间接荧光试验≥1∶320 或 4 倍增高达 1∶128。

(3) 无意义

1) 痰培养有上呼吸道正常菌群的细菌(如草绿色链球菌、表皮葡萄球菌、非致病奈瑟菌、类白喉杆菌等)。

2) 痰培养为多种病原菌少量生长。

(二)影像学检查

影像学检查是诊断肺炎的重要指标,也是判断重症肺炎的重要指标之一。肺炎的影像学表现:片状、斑片状浸润性阴影或间质性改变,伴或不伴胸腔积液。影像学出现多叶或双肺改变或入院 48 小时内病变扩大≥50% ,提示为重症肺炎。由于表现具有多样性,特异性较差。但影像改变仍对相关病原菌具有一定的提示意义(表 2-6)。

表 2-6　肺炎常见的 X 线表现和相关病原菌

X 线表现	相关病原菌
肺叶或肺段实变	肺炎链球菌、肺炎克雷伯杆菌、流感嗜血杆菌、其他革兰阴性杆菌
有空洞的浸润影	金葡菌、结核菌、革兰阴性杆菌

X线表现	相关病原体
浸润影加胸腔积液	肺炎链球菌、金葡菌、厌氧菌、革兰阴性杆菌、化脓性链球菌
多种形态的浸润影（斑片状或条索状）	肺炎支原体、病毒、军团菌
弥漫性间质浸润影	军团菌、病毒、肺孢子虫

（三）血常规和痰液检查

细菌性肺炎血白细胞计数多增高，中性粒细胞多在80%以上，并有核左移；年老体弱及免疫力低下者的白细胞计数常不增高，但中性粒细胞的比率仍高。痰呈黄色、黄绿色或黄褐色脓性混浊痰，痰中白细胞显著增多，常成堆存在，多为脓细胞。

病毒性肺炎白细胞计数一般正常，也可稍高或偏低。继发细菌感染时白细胞总数和中性粒细胞可增高。痰涂片所见的白细胞以单核细胞为主；痰培养常无致病菌生长；如痰白细胞核内出现包涵体，则提示病毒感染。

在重症肺炎时可因骨髓抑制出现白细胞减少症（WBC$<4\times10^9$/L）或血小板减少症（血小板$<100\times10^9$/L），二者均提示预后不良，在控制感染、病情好转后可恢复。

（四）血气分析

肺炎时由于发热、胸痛或病人焦虑可出现呼吸次数加快，病人可出现呼吸性碱中毒，$PaCO_2$降低。重症肺炎时由于通气/血流比例失调、肺内分流增加、弥散功能异常等可出现严重的低氧血症，$PaO_2<60mmHg$，出现Ⅰ型呼吸衰竭。痰液过多致气道堵塞、呼吸浅慢或停止及以往有COPD时可表现为Ⅱ型呼吸衰竭，$PaO_2<60mmHg$，并伴有$PaCO_2>50mmHg$。

（五）其他检查

可有血沉增快、C反应蛋白升高、血清碱性磷酸酶积分改变等提示细菌感染的变化。肾功能不全时可有尿量改变及血清尿素氮、肌酐升高。另外，也可有肝功能异常。由于患者进食差、消耗增加,常可有低蛋白血症存在。心肌损害可有心肌酶的增高及心电图的改变。

【诊断】

首先要明确肺炎的诊断。CAP 是指在医院外罹患的感染性肺实质(含肺泡壁即广义上的肺间质)炎症,包括具有明确潜伏期的病原体感染而在入院后平均潜伏期内发病的肺炎。简单地讲,是住院 48 小时以内及住院前出现的肺部炎症。CAP 临床诊断依据包括:①新近出现的咳嗽、咳痰,或原有呼吸道疾病症状加重,并出现脓性痰,伴或不伴胸痛;②发热;③肺实变体征和(或)湿性啰音;④WBC>10×10^9/L 或<4×10^9/L,伴或不伴核左移;⑤胸部 X 线检查示片状、斑片状浸润性阴影或间质性改变,伴或不伴胸腔积液。以上 1~4 项中任何一项加第 5 项,并除外肺结核、肺部肿瘤、非感染性肺间质性疾病、肺水肿、肺不张、肺栓塞、肺嗜酸粒细胞浸润症、肺血管炎等,即可建立临床诊断。

关于重症肺炎尚未有公认的定义。在中华医学会呼吸病学分会公布的 CAP 诊断和治疗指南中,将肺炎患者出现下列情况列为重症肺炎的表现:①意识障碍;②呼吸频率>30 次/分;③PaO$_2$<60mmHg,氧合指数(PaO$_2$/FiO$_2$)<300,需行机械通气治疗;④血压<90/60mmHg;⑤X 线胸片显示双侧或多肺叶受累,或入院 48 小时内病变扩大≥50%;⑥少尿:尿量<20ml/h,或<80ml/4h,或急性肾功能衰竭需要透析治疗。HAP 中晚发性发病(入院>5 天、机械通气>4 天)和存在高危因素者,即使不完全符合重症肺炎规定标准,亦视为重症。

2007 年,美国胸科学会(ATS)和美国感染病学会(IDSA)制订了新的《社区获得性肺炎治疗指南》,对重症社区获得性肺炎的诊断标准进行了新的修正。主要标准:①需要创伤性机械通气;②需要应用升压药物的脓毒性血症休克。次要标准包括:①呼吸频率>30 次/分;②氧合指数(PaO$_2$/FiO$_2$)<250;③多肺叶受累;④意识障碍;⑤尿毒症(BUN>20mg/dl)⑥白细胞减少症(WBC<4×10^9/L);⑦血小板减少症(血小板<100×10^9/L);⑧体温降低(中心体温<36℃);⑨低血压需要液体复苏。符合

1条主要标准,或至少3项次要标准可诊断。

重症医院获得性肺炎(SHAP)的定义与SCAP相近。2005年ATS和IDSA制订了《成人HAP、VAP、HCAP处理指南》。指南中界定了HCAP的范围:在90天内因急性感染曾住院≥2天;居住在医疗护理机构;最近接受过静脉抗生素治疗、化疗或者30天内有感染伤口治疗;住过一家医院或进行过透析治疗。因为HCAP患者往往需要应用针对多重耐药(MDR)病原菌的抗菌药物治疗,故将其列入HAP和VAP的范畴内。

【鉴别诊断】

重症肺炎可以表现不典型,而许多非肺炎疾病的表现可类似典型肺炎,鉴别诊断具有重要意义。

(一)表现不典型的重症肺炎的鉴别

1. 脑炎或脑膜炎等:老年人的重症肺炎可无典型的肺炎表现,可无咳嗽,甚至不发热,仅表现为意识障碍,如谵妄、淡漠或昏迷,易被误诊为脑炎或脑膜脑炎。X线胸片应作为常规检查,以明确是否肺炎、是否有肺部并发症。早期的粟粒性肺结核、部分肺孢子虫肺炎X线胸片可正常,应提高警惕,仔细除外。脑CT、脑脊液检查也是必须的,出现异常支持脑炎、脑膜炎的诊断。但结核性脑膜炎常有肺结核存在,脑隐球菌感染常有肺部隐球菌感染,应引起注意。病人有头痛、呕吐时也可误诊为脑血管病,脑CT检查可助鉴别。

2. 急腹症:肺炎累及膈胸膜可引起上腹痛,易被误诊为急性胆囊炎、急性胰腺炎、消化性溃疡等。病情重时才就诊检查可出现淀粉酶升高、肝功损害、黄疸、麻痹性肠梗阻等,使鉴别更困难。对于多系统损害病人应警惕重症肺炎,X线胸片检查必不可少。

(二)与肺炎表现相似疾病的鉴别

1. 肺栓塞:有发热的肺栓塞因有胸痛、多发肺部阴影、呼吸困难、低氧血症、白细胞增高等很容易误诊为重症肺炎。诊断要点关键在于对有肺栓塞高危因素的病人提高警惕,对有下肢深静脉血栓形成、卧床、手术后病人应行心脏超声肺动脉压估测、CT肺动脉造影、肺通气-灌注扫描等明确诊断。

2. 风湿性疾病引起的肺病变：如皮肌炎、SLE、类风湿关节炎、血管炎等，有时全身表现不明显，影像表现同肺炎不能区别。有关抗体检测或活组织病理检查有助于鉴别。

3. 肿瘤：肺肿瘤、淋巴瘤、白血病肺浸润等都可表现为发热、肺浸润影，必要时行病理、骨髓细胞学等检查。

4. 过敏性肺炎：急性病人在吸入大量抗原4～12小时后出现胸闷、呼吸困难和干咳，并伴有发热、寒战、乏力、头痛和躯体痛等全身症状。双肺可闻及湿啰音，部分可有哮鸣音和发绀。X线检查双肺可见小结节影或者斑片状浸润影。血气分析可有低氧血症。吸入激发试验有助诊断。抗原接触史对诊断具有重要意义。

【治疗】

（一）病情评估

判断病情对治疗极为重要。判断病情有不同的方法，比较简便有效的是CURB-65评分，由意识障碍、尿素氮升高（BUN>20mg/dl）、呼吸频率加快（RR>30次/分）、低血压（BP<90/60mmHg）和年龄>65岁五项组成，每项评1分，评分为0分、1分、2分时30天的死亡率分别为0.7%、2.1%、9.2%，当评分为3分、4分、5分时30天死亡率分别为14.5%、40%、57%。临床符合重症肺炎的标准也提示病情重，需在ICU监护下治疗。

一些研究表明，住院后24～48小时才转到ICU的CAP患者死亡率和致残率高于那些直接收住ICU的CAP患者。相反，不能从ICU治疗中直接获益的患者被收入ICU，资源也常被不适当占用。判断CAP的严重程度，确定哪些病人需入住ICU仍旧是一个问题，但强调动态评估病情，因为急性肺炎是病情发展变化较快的疾病，特别是起病的初期和应用抗生素治疗后。应分别在入院时、入院后24小时内、疾病过程中（24小时后）对病情进行评估。

重症肺炎的治疗包括抗生素治疗、呼吸支持、营养支持、痰液引流以及免疫调节、防治多器官功能障碍（MODS）等。重症肺炎易出现MODS，有效的抗生素初始治疗是核心措施之一，可预防出现 MODS。

（二）抗生素治疗

1. 社区获得性肺炎的抗生素治疗：首剂抗生素应在急诊科留取细菌培养标本后尽早给予。早期经验性抗生素治疗方案必须根据总的流行病学类型来制定，即基本的抗生素的初始方案应该根据具体病人的风险因素来进行调整，然后再根据微生物学调查结果调整。

（1）在肺炎链球菌耐药率低（<5%）的地区，常规抗生素治疗应包括以下联合治疗：第二代头孢菌素（如头孢呋辛）或氨基青霉素 + β 内酰胺酶抑制剂 + 红霉素，或选用第三代头孢菌素（如头孢噻肟或头孢三嗪）。

（2）特殊情况下，抗生素治疗的基本方案应做相应调整。

1）对于存在肺脏合并症，如 COPD 或支气管扩张的病人，治疗中应包括革兰阴性肠杆菌（GNEB）或 PA。第四代头孢菌素如头孢吡肟和头孢匹罗可以覆盖这些病原体，也能覆盖耐青霉素性肺炎链球菌；而且，联合用红霉素时，是这种情况下的合理选择。如果高度怀疑 PA 感染，应考虑抗假单胞菌的联合治疗，如 β 内酰胺类（头孢他定、头孢吡肟、亚胺培南）+ 氨基糖苷类（最好是妥布霉素或阿米卡星）+ 红霉素，或用 β 内酰胺类 + 环丙沙星（或曲伐沙星）。

2）对于长期卧床病人，存在吸入性肺炎的风险，尤其是那些神经系统病变的病人，抗生素治疗应覆盖金葡菌和厌氧菌。此时不应选用第二代头孢菌素，而应选择氨基青霉素 + β 内酰胺酶抑制剂或克林霉素。另外，亚胺培南、美洛培南也有效。

3）当存在特殊病原体的风险因素时，也应考虑修改抗生素的基本方案：先前的抗生素治疗超过 48 小时，应考虑 GNEB 感染。对于从护理院收入的老年病人，治疗也应覆盖 GNEB。应选择第三代头孢菌素，而不是第二代头孢菌素，尤其是在青霉素和头孢菌素耐药率高的地区更是如此。另外，第四代头孢菌素也是不错的选择。在军团菌发病率高的地区，应考虑加用利福平。在冬春季节，当由流感病毒引起的肺炎较多时，应考虑到金葡菌感染，故应使用第二代头孢菌素或氯唑西林。

4）如果已知当地的微生物类型和易感性，应根据这些类型另外调整抗生素用药。

（3）2007年ATS建议需ICU住院的CAP病人的治疗是：

1）β内酰胺类（头孢噻肟、头孢曲松或氨苄西林/舒巴坦）+阿奇霉素或呼吸喹诺酮。对青霉素过敏的病人，推荐呼吸喹诺酮类和氨曲南。

2）对假单胞菌感染，选用抗假单胞菌β内酰胺类（哌拉西林/他唑巴坦、头孢吡肟、亚胺培南或美罗培南）+环丙沙星或左氧氟沙星，或以上β内酰胺类+氨基糖苷类+阿奇霉素，或以上β内酰胺类+氨基糖苷类+抗肺炎链球菌的氟喹诺酮类（青霉素过敏者可用氨曲南替换以上β内酰胺类）。

3）如果考虑MRSA感染，加用万古霉素或利奈唑胺。

2. 医院获得性肺炎的抗生素治疗：初始经验性治疗选择抗生素应根据HAP患者分组情况。一组为住院后早发的、没有MDR病原体感染危险因素者，可能病原体包括肺炎链球菌、流感嗜血杆菌、MSSA、敏感的肠杆菌科革兰阴性杆菌（大肠杆菌、肺炎克雷伯杆菌、变形杆菌和沙雷杆菌），可选用头孢曲松、左氧氟沙星（或莫西沙星、环丙沙星）、氨苄西林/舒巴坦、厄他培南治疗。另一组为晚发的、有MDR感染危险因素者，可能病原体包括PA、产ESBLs肺炎克雷伯杆菌、不动杆菌属、MRSA、军团菌。怀疑为前三者，可选用具有抗绿脓杆菌活性的头孢菌素（头孢吡肟、头孢他啶），或具有抗绿脓杆菌活性的碳青霉烯类（亚胺培南或美洛培南），或β内酰胺类/β内酰胺酶抑制剂（哌拉西林/他唑巴坦）+具有抗绿脓杆菌活性的氟喹诺酮类（环丙沙星或左氧氟沙星）或氨基糖苷类（丁胺卡那、庆大霉素、妥布霉素）联合治疗，后两者可分别选用利奈唑烷或万古霉素、大环内酯类或氟喹诺酮类治疗。

重度HAP常见病原体包括PA、不动杆菌、肺炎克雷伯杆菌、肠杆菌科细菌和MRSA。怀疑这些病原体感染者，初始治疗时应联合用药，具体使用哪一种抗生素应依据当地或本单位的抗生素敏感性情况、药物不良反应、患者过去2周内用药情况等因素综合考虑，尽量不选择已经使用过的抗生素。治疗中要尽可能增加对不同病原体的覆盖,联合应用碳青霉烯类、阿米卡星和万古霉素是覆盖面最广的用药方案。如果要覆盖ICU内引起VAP最常见的两种病原体PA和MRSA,需联合应用万古霉素、碳青霉烯类和氟喹诺酮类,这种方案可覆盖90%以上病原体。如果患者在应用抗生素治疗其他部位感染期间发生HAP,经验性治疗应选择另一种不同类型的抗生素。

3. 抗生素疗效的评估:如果微生物培养结果证实为耐药菌或未预计的病原体感染,且患者对治疗没有反应,则应对已选择的抗生素进行调整。如果培养结果与预计的MDR病原体不符,也不是PA或不动杆菌感染,或细菌对更窄谱抗生素敏感,则应降阶梯或选用窄谱抗生素治疗。初始治疗有效时,通常在治疗48~72小时后临床有改善,不应调整用药。如治疗没有反应,且病情恶化较快,则要调整抗生素,增加对病原体的覆盖面,等待培养结果和其他诊断数据。治疗3天后临床情况无改善,可认为治疗无效,应考虑对病原体的估计是否错误、是否系耐药病原体、诊断是否有误、是否为非感染因素所致、有无肺外感染的证据(肺不张、肺栓塞、ARDS、肺出血症、基础疾病、肿瘤等)、是否存在并发症(肺脓肿、条件致病菌感染、药物热)等。影像学检查有助于发现治疗失败的原因,侧卧位X线胸片、超声、肺CT能发现可能的胸腔积液,除外肺脓肿等。对于低血压、需液体复苏的重症CAP患者需要警惕隐性肾上腺功能不全。

(三)抗病毒治疗

1. 利巴韦林:具有广谱抗病毒活性,包括呼吸道合胞病毒、腺病毒、副流感病毒和流感病毒。用法:0.8~1.0g/d,分3~4次服用;10~15mg/(kg·d),分2次静脉滴注或肌内注射;亦可用雾化吸入,每次10~30mg,加蒸馏水30ml,每日2次,连续5~7天。

2. 阿昔洛韦:具有广谱、强效和起效快的特点,临床用于疱疹病毒、水痘病毒感染,尤其对免疫缺陷或应用免疫抑制剂者应尽早应用。用法:每次5mg/kg,静脉滴注,一日3次,连续给药7天。

3. 更昔洛韦:可抑制DNA合成,主要用于巨细胞病毒感染。用法:7.5~15mg/(kg·d),连用10~15天。

4. 奥司他韦:为神经氨酸酶抑制剂,对甲、乙型流感病毒均有很好作用,耐药发生率低。用法:75mg 口服,每天2次,连用5天。

5. 阿糖腺苷:具有广泛的抗病毒作用,多用于治疗免疫缺陷患者的疱疹病毒与水痘病毒感染。用法:5~15mg/(kg·d),静脉滴注,每10~14天为一疗程。

6. 金刚烷胺:有阻止某些病毒进入人体细胞及退热作用,临床用于流感病毒等感染。用法:成人每次100mg,早晚各1次,连用3~5天。

(四)其他治疗

1. 机械通气:用于治疗严重低氧血症常规氧疗不能改善的重症肺炎患者。对无需立即插管的低氧血症或呼吸窘迫患者,可试用无创通气(NIV)。若在最初1~2小时内,呼吸次数、氧合未改善,$PaCO_2$ 未下降,需及时改用有创通气。对双侧弥漫性肺炎和 ARDS 应低潮气量通气(6ml/kg)。

2. 抗炎药物:环氧合酶抑制剂如阿司匹林和吲哚美辛(消炎痛),可部分缓解缺氧性肺血管收缩。接受吲哚美辛治疗的患者,半数 PaO_2 明显改善。也有研究显示阿司匹林可轻度改善肺内分流,但动脉氧合作用没有明显变化。因此,这类抗炎药物改善低氧血症的作用仍无定论。

3. 前列腺素雾化吸入:低剂量的前列腺素雾化吸入,可允许肺内通气-血流比值正常的肺泡区的血管舒张,减少肺内分流和肺动脉高压,而不会引起心排血量的变化,因此可使 PaO_2 平均增加 20mmHg。

4. 一氧化氮(NO):吸入少量 NO 可引起选择性肺动脉血管扩张,减少肺内分流,改善动脉氧合作用。在一项对单侧重症肺炎的初步研究中,NO 表现出良好效果,使 PaO_2 平均增加 20mmHg。但不论是雾化前列腺素还是雾化 NO,都需要研究更多的例数、远期效应和这种方法对重症肺炎的结局的影响。

5. 免疫调节(G-CSF,粒细胞集落刺激因子):其原理是通过增强多形核白细胞的肺内趋化以及其对细菌病原体的杀菌活性调节免疫反应。用 G-CSF 治疗重症肺炎和败血症病人,在降低死亡率和器官衰竭方面都有良好效果趋势。

6. 重组活化蛋白 C(rhAPC):对于死亡风险高的患者(A-PACHE Ⅱ ≥25 分,感染导致 MODS、感染性休克或感染导致的急性呼吸窘迫综合征)推荐使用。出血性疾病不是使用 rhAPC 的绝对禁忌证。治疗费用高使其应用受到限制。

7. 感染性休克的治疗:补充血容量,维持收缩压 90 ~ 100mmHg,脉压差 30mmHg 以上,尿量>30ml/h,中心静脉压 8 ~ 12cmH₂O;应用血管活性药物,如多巴胺、间羟胺、去甲肾上腺素等;对病情重、经补液升压药治疗血压不恢复者,可在适合抗生素治疗的基础上使用糖皮质激素,常用氢化可的松或地塞米松治疗;纠正水、电解质和酸碱平衡紊乱;纠正心力衰竭。

8. 肾功能不全的治疗:避免应用肾毒性药物,必要时行血液净化治疗。

(李永胜)

第五节　呼吸衰竭

呼吸衰竭(respiratory failure)是指各种原因引起的肺通气和(或)换气功能严重障碍,以致在静息状态下亦不能维持足够的气体交换,导致低氧血症伴(或不伴)高碳酸血症,进而引起一系列病理生理改变和相应临床表现的综合征。其临床表现缺乏特异性,明确诊断有赖于动脉血气分析。如在海平面、静息状态、呼吸空气条件下,动脉血氧分压(PaO_2)<60mmHg,伴或不伴二氧化碳分压($PaCO_2$)>50mmHg,并排除心内解剖分流和原发于心排血量降低等因素,可诊为呼吸衰竭。

【病因】

完整的呼吸过程由相互衔接并同时进行的外呼吸、气体运输和内呼吸三个环节来完成,任何一个环节的严重病变都可导致呼吸衰竭。

1. 气道阻塞性病变:气管-支气管的炎症、痉挛、肿瘤、异物、纤维化瘢痕,如慢性阻塞性肺疾病(COPD)、重症哮喘等引起气道阻塞和肺通气不足,或伴有通气/血流比例失调,导致缺氧和 CO_2 潴留,均可发生呼吸衰竭。

2. 肺组织病变:各种累及肺泡和(或)肺间质的病变,如肺炎、肺气肿、严重肺结核、弥漫性肺纤维化、肺水肿、硅沉着病(矽肺)等,均致肺泡减少、有效弥散面积减少、肺顺应性减低、通气/血流比例失调,导致缺氧或合并 CO_2 潴留。

3. 肺血管病变:肺栓塞、肺血管炎等可引起通气/血流比例失调,或部分静脉血未经过氧合直接流入肺静脉,导致呼吸衰竭。

4. 胸廓与胸膜病变:胸部外伤造成连枷胸、严重的自发性或外伤性气胸、脊柱畸形、大量胸腔积液或伴有胸膜肥厚与粘连、强直性脊柱炎、类风湿脊柱炎等,均可影响胸廓活动和肺脏扩张,造成通气减少及吸入气体分布不均,导致呼吸衰竭。

5. 神经肌肉疾病:脑血管疾病、颅脑外伤、脑炎以及镇静催眠剂中毒,可直接或间接抑制呼吸中枢。脊髓颈段或高位胸段损伤(肿瘤或外伤)、脊髓灰质炎、多发性神经炎、重症肌无力、有机磷中毒、破伤风以及严重的钾代谢紊乱,均可累及呼吸肌,造成呼吸肌无力、疲劳、麻痹,导致呼吸动力下降而引起肺通气不足。

【分类】

在临床实践中,通常按动脉血气分析、发病急缓及病理生理的改变进行分类。

1. 按动脉血气分析分类

(1) Ⅰ型呼吸衰竭:即缺氧性呼吸衰竭,血气分析特点是 $PaO_2 < 60mmHg$,$PaCO_2$ 降低或正常。主要见于肺换气障碍(通气/血流比例失调、弥散功能损害和肺动-静脉分流)疾病,如严重肺部感染性疾病、间质性肺疾病、急性肺栓塞等。

(2) Ⅱ型呼吸衰竭:高碳酸性呼吸衰竭,血气分析特点是 $PaO_2 < 60mmHg$,同时伴有 $PaCO_2 > 50mmHg$,系肺泡通气不足所致。单纯通气不足,低氧血症和高碳酸血症的程度是平行的,若伴有换气功能障碍,则低氧血症更为严重,如 COPD。

2. 按发病急缓分类

（1）急性呼吸衰竭：由于某些突发的致病因素，如严重肺疾患、创伤、休克、电击、急性气道阻塞等，使肺通气和(或)换气功能迅速出现严重障碍，在短时间内引起呼吸衰竭。因机体不能很快代偿，若不及时抢救，会危及患者生命。

（2）慢性呼吸衰竭：某些慢性疾病如 COPD、肺结核、间质性肺疾病、神经肌肉病变等，其中以 COPD 最常见，造成呼吸功能的损害逐渐加重，经过较长时间发展为呼吸衰竭。机体可通过代偿适应。如在慢性呼吸衰竭的基础上合并呼吸系统感染、气道痉挛或并发气胸等情况，病情会急性加重，在短时间内出现 PaO_2 显著下降和 $PaCO_2$ 显著升高，称为慢性呼吸衰竭急性加重。

3. 按发病机制分类：可分为通气性呼吸衰竭和换气性呼吸衰竭，也可分为泵衰竭(pump failure)和肺衰竭(lung failure)。驱动或制约呼吸运动的中枢神经系统、外周神经系统、神经肌肉组织(包括神经-肌肉接头和呼吸肌)以及胸廓的功能障碍引起的呼吸衰竭称为泵衰竭。通常泵衰竭主要引起通气功能障碍，表现为 Ⅱ 型呼吸衰竭。肺组织、气道阻塞和肺血管病变造成的呼吸衰竭，称为肺衰竭。肺组织和肺血管病变常引起换气功能障碍，表现为 Ⅰ 型呼吸衰竭。严重的气道阻塞性疾病(如 COPD)影响通气功能，造成 Ⅱ 型呼吸衰竭。

一、急性呼吸衰竭

【病因】

1. 呼吸系统疾病：如严重呼吸系统感染、急性呼吸道阻塞性病变、重度或危重哮喘、各种原因引起的急性肺水肿、肺血管疾病、胸廓外伤或手术损伤、自发性气胸和急剧增加的胸腔积液，导致肺通气或(和)换气障碍。

2. 急性颅内感染、颅脑外伤、脑血管病变(脑出血、脑梗死)等直接或间接抑制呼吸中枢。

3. 脊髓灰质炎、重症肌无力、有机磷中毒及颈椎外伤等可损伤神经-肌肉传导系统,引起通气不足。

【临床表现】

急性呼吸衰竭的临床表现主要是低氧血症所致的呼吸困难和多器官功能障碍。

1. 呼吸困难(dyspnea):是呼吸衰竭最早出现的症状。多数患者有明显的呼吸困难,可表现为频率、节律和幅度的改变。较早表现为呼吸频率增快,病情加重时出现呼吸困难,辅助呼吸肌活动加强,如三凹征。中枢性疾病或中枢神经抑制性药物所致的呼吸衰竭表现为呼吸节律改变,如潮式呼吸、比奥呼吸等。

2. 发绀:是缺氧的典型表现。$SaO_2 < 90\%$ 时,可在口唇、指甲出现发绀。另应注意,因发绀的程度与还原型血红蛋白含量相关,所以红细胞增多者发绀更明显,贫血者则发绀不明显或不出现。严重休克等原因引起末梢循环障碍患者,即使 PaO_2 尚正常,也可出现发绀,称为外周性发绀。而真正由于 SaO_2 降低引起的发绀,称为中央性发绀。

3. 精神神经症状:急性缺氧可出现精神错乱、躁狂、昏迷、抽搐等症状;如合并急性二氧化碳潴留,可出现嗜睡、淡漠、扑翼样震颤,以至呼吸骤停。

4. 循环系统表现:多数患者有心动过速。严重低氧血症、酸中毒可引起心肌损害,亦可引起周围循环衰竭、血压下降、心律失常、心搏停止。

5. 消化和泌尿系统表现:严重呼吸衰竭对肝、肾功能都有影响,部分病例可出现丙氨酸氨基转移酶与血浆尿素氮升高;个别病例可出现尿蛋白、尿中红细胞和管型。因胃肠道黏膜屏障功能损伤,导致胃肠道黏膜充血水肿、糜烂渗血或应激性溃疡,引起上消化道出血。

【诊断】

除原发疾病和低氧血症及 CO_2 潴留导致的临床表现外,呼吸衰竭的诊断主要依靠血气分析。结合肺功能、胸部影像学和纤维支气管镜等检查对于明确呼吸衰竭的原因至为重要。

1. 动脉血气分析:对于判断呼吸衰竭和酸碱失衡的严重

程度及指导治疗具有重要意义。pH 可反映机体的代偿状况，有助于对急性或慢性呼吸衰竭加以鉴别。当 $PaCO_2$ 升高、pH 正常时，称为代偿性呼吸性酸中毒；若 $PaCO_2$ 升高、pH<7.35，则称为失代偿性呼吸性酸中毒。具体分析在本章第二节动脉血气分析中详述。

2. 肺功能检测：对重症患者,肺功能检测受到限制,但通过肺功能的检测能判断通气功能障碍的性质(阻塞性、限制性或混合性)及是否合并有换气功能障碍,并对通气和换气功能障碍的严重程度进行判断。而呼吸肌功能测试能够提示呼吸肌无力的原因和严重程度,并可对呼吸机的撤离进行评估。

3. 胸部影像学检查：包括普通 X 线胸片、胸部 CT 和放射性核素肺通气/灌注扫描、肺血管造影等。

4. 纤维支气管镜检查：对于明确大气道情况和取得病理学证据具有重要意义。

【治疗】

呼吸衰竭的治疗原则：加强呼吸支持,包括保持呼吸道通畅、纠正缺氧和改善通气等;对呼吸衰竭病因和诱发因素的治疗;加强一般支持治疗和对其他重要脏器功能的监测与支持。

1. 保持呼吸道通畅：对任何类型的呼吸衰竭,保持呼吸道通畅是最基本、最重要的治疗措施。气道不畅使呼吸阻力增加,呼吸功消耗增多会加重呼吸肌疲劳;气道阻塞致分泌物排出困难将加重感染,同时也可能发生肺不张,使气体交换面积减少;气道如发生急性完全阻塞,会发生窒息,在短时间内导致患者死亡。

保持气道通畅的方法主要有：①若患者昏迷应使其处于仰卧位,头后仰,托起下颌并将口打开;②清除气道内分泌物及异物;③若以上方法不能奏效,必要时应建立人工气道。人工气道的建立一般有三种方法,即简便人工气道、气管插管及气管切开,后两者属气管内导管。简便人工气道主要有口咽通气道、鼻咽通气道和喉罩,是气管内导管的临时替代方式,在病情危重不具备插管条件时应用,待病情允许后再行气管插管或切开。气管内导管是重建呼吸通道最可靠的方法。若患者有支气管痉挛,需积极使用支气管扩张药物,可选用 β$_2$ 肾上腺素受体激动剂、抗胆碱药、糖皮质激素或茶碱类药物等。在急性呼吸衰竭时,主要经静脉给药。

2. 氧疗:对于急性呼吸衰竭患者应给予氧疗。

(1)吸氧:确定吸氧浓度的原则是保证 PaO$_2$ 迅速提高到 60mmHg 或脉搏容积血氧饱和度(SpO$_2$)达 90% 以上的前提下,尽量减低吸氧浓度。Ⅰ型呼吸衰竭的主要问题为氧合功能障碍而通气功能基本正常,较高浓度(>35%)给氧可以迅速缓解低氧血症而不会引起 CO$_2$ 潴留。对于伴有高碳酸血症的急性呼吸衰竭,往往需要低浓度给氧。

(2)吸氧装置

1)鼻导管或鼻塞:主要优点为简单、方便,不影响患者咳痰、进食;缺点为氧浓度不恒定,易受患者呼吸的影响;高流量时对局部黏膜有刺激,氧流量不能大于 7L/min。吸入氧浓度与氧流量的关系:吸入氧浓度(%)= 21+4×氧流量(L/min)。

2)面罩:主要包括简单面罩、带储气囊无重复呼吸面罩和文丘里(Venturi)面罩,主要优点为吸氧浓度相对稳定,可按需调节,该方法对于鼻黏膜刺激小,缺点为在一定程度上影响患者咳痰、进食。

3. 增加通气量、改善 CO$_2$ 潴留

(1)呼吸兴奋剂:主要适用于以中枢抑制为主、通气量不足引起的呼吸衰竭,对以肺换气功能障碍为主所导致的呼吸衰竭患者不宜使用。使用呼吸兴奋剂时:①必须保持气道通畅,否则会促发呼吸肌疲劳,进而加重 CO$_2$ 潴留;②脑缺氧、水肿未纠正而出现频繁抽搐者慎用;③患者的呼吸肌功能基本正常;④不可突然停药。常用的药物有尼可刹米和洛贝林,用量过大可引起不良反应。纳洛酮亦有一定的呼吸兴奋作用。

(2)机械通气:当机体出现严重的通气和(或)换气功能障碍时,应用机械通气能维持必要的肺泡通气量,降低 PaCO$_2$;改善肺的气体交换效能;使呼吸肌得以休息,有利于恢复呼吸肌功能。急性呼吸衰竭患者昏迷逐渐加深、呼吸不规则或出现暂停、呼吸道分泌物增多、咳嗽和吞咽反射明显减弱或消失时,应

行气管插管使用机械通气。机械通气过程中应根据血气分析和临床资料调整呼吸机参数,详见本章第三节机械通气。

无创正压通气(non-invasivepositivepressureventilation,NIPPV)用于急性呼吸衰竭的治疗可取得良好效果。经鼻/面罩行无创正压通气,无需建立有创人工气道,简便易行,与机械通气相关的严重并发症的发生率低。但患者应具备以下基本条件:①清醒且能够合作;②血流动力学稳定;③不需要气管插管保护(即患者无误吸、严重消化道出血、气道分泌物过多且排痰不利等情况);④无影响使用鼻/面罩的面部创伤;⑤能够耐受鼻/面罩。

4. 病因治疗:引起急性呼吸衰竭的原发疾病多种多样,在解决呼吸衰竭本身造成危害的前提下,必须针对不同病因采取适当的治疗措施。

5. 支持疗法:及时纠正电解质紊乱和酸碱平衡失调;加强液体管理,防止血容量不足和液体负荷过大,保证血细胞比容(Hct)在一定水平,对于维持氧输送能力和防止肺水过多具有重要意义。对呼吸衰竭患者需保证充足的营养及热量供给。

6. 其他重要脏器功能的监测与支持:呼吸衰竭往往会累及其他重要脏器,因此应及时将重症患者转入ICU,加强对重要脏器功能的监测与支持,预防和治疗肺动脉高压、肺源性心脏病、肺性脑病、肾功能不全、消化道功能障碍和弥散性血管内凝血(DIC)等。

二、慢性呼吸衰竭

【病因】

慢性呼吸衰竭多由支气管-肺疾病引起,如COPD、严重肺结核、肺间质纤维化、肺尘埃沉着症等。胸廓和神经肌肉病变如胸部手术、外伤、广泛胸膜增厚、胸廓畸形、脊髓侧索硬化症等,亦可导致慢性呼吸衰竭。

【临床表现】

慢性呼吸衰竭的临床表现与急性呼吸衰竭大致相似,但以下几个方面有所不同。

1. **呼吸困难**:COPD 所致的呼吸衰竭,病情较轻时表现为呼吸费力伴呼气延长,严重时发展成浅快呼吸。若并发 CO_2 潴留,$PaCO_2$ 升高过快或显著升高以致发生 CO_2 麻醉时,患者可由呼吸过速转为浅慢呼吸或潮式呼吸。

2. **神经症状**:慢性呼吸衰竭伴 CO_2 潴留时,随 $PaCO_2$ 升高可表现为先兴奋后抑制现象。兴奋症状包括失眠、烦躁、躁动、夜间失眠而白天嗜睡(昼夜颠倒现象)。但此时切忌用镇静或催眠药,以免加重 CO_2 潴留而发生肺性脑病。肺性脑病表现为神志淡漠、肌肉震颤或扑翼样震颤、间歇抽搐、昏睡,甚至昏迷等;亦可出现腱反射减弱或消失、锥体束征阳性等。此时应与合并脑部病变相鉴别。

3. **循环系统表现**:CO_2 潴留使外周体表静脉充盈、皮肤充血、温暖多汗、血压升高、心排血量增多而致脉搏洪大。多数患者有心率加快。因脑血管扩张可产生搏动性头痛。

【诊断】

慢性呼吸衰竭的血气分析诊断标准参见急性呼吸衰竭,但在临床上Ⅱ型呼吸衰竭患者还常见另一种情况,即吸氧治疗后,$PaO_2 > 60mmHg$,但 $PaCO_2$ 仍高于正常水平。

【治疗】

治疗原则与急性呼吸衰竭基本一致。

1. **氧疗**:COPD 是导致慢性呼吸衰竭的常见呼吸系统疾病,患者常伴有 CO_2 潴留,氧疗时需注意保持低浓度吸氧。CO_2 潴留、慢性高碳酸血症患者呼吸中枢的化学感受器对 CO_2 反应性差,呼吸主要靠低氧血症对颈动脉体、主动脉体化学感受器的刺激来维持。若吸入高浓度氧,使血氧迅速上升,解除了低氧对外周化学感受器的刺激,便会抑制患者呼吸,造成通气状况进一步恶化、CO_2 分压上升,严重时陷入 CO_2 麻醉状态。

2. **机械通气**:根据病情选用无创机械通气或有创机械通气。在 COPD 急性加重早期给予无创机械通气可以防止呼吸功能不全加重,缓解呼吸肌疲劳,减少后期气管插管率,改善预后。

3. 抗感染：慢性呼吸衰竭急性加重的常见诱因是感染，一些非感染因素诱发的呼吸衰竭也容易继发感染。抗感染治疗抗生素的选择可参考本章第四节重症肺炎。

4. 呼吸兴奋剂的应用：慢性呼吸衰竭患者可服用呼吸兴奋剂阿米三嗪（almitrine）50~100mg，2 次/日；或静脉滴入尼可刹米、洛贝林。这类药通过刺激颈动脉体和主动脉体的化学感受器兴奋呼吸中枢，增加通气量。

5. 纠正酸碱平衡失调：慢性呼吸衰竭常有 CO_2 潴留，导致呼吸性酸中毒。呼吸性酸中毒的发生多为慢性过程，机体常常以增加碱储备来代偿，以维持 pH 于相对正常水平。当以机械通气等方法较为迅速地纠正呼吸性酸中毒时，原已增加的碱储备会使 pH 升高，对机体造成严重危害，故在纠正呼吸性酸中毒的同时，应当注意纠正潜在的代谢性碱中毒，通常给予患者盐酸精氨酸和补充氯化钾。

（李永胜）

第六节　急性肺损伤/急性呼吸窘迫综合征

急性肺损伤（acute lung injury，ALI）/急性呼吸窘迫综合征（acute respiratory distress syndrome，ARDS）是一种常见危重病，是在严重感染、休克、创伤及烧伤等非心源性疾病过程中，肺毛细血管内皮细胞和肺泡上皮细胞损伤造成弥漫性肺间质及肺泡水肿导致的急性低氧性呼吸功能不全或衰竭，以肺容积减少、肺顺应性降低、严重的通气/血流比例失调为病理生理特征，临床上表现为进行性低氧血症和呼吸窘迫，肺部影像学上表现为非均一性的渗出性病变。病死率在 50% 以上，严重威胁重症患者的生命并影响其生存质量。

【危险因素】

1. 直接肺损伤因素：严重肺部感染、胃内容物吸入、肺挫伤、吸入有毒气体、淹溺、氧中毒等。

2. 间接肺损伤因素:严重肺外感染、严重的非胸部创伤、急性重症胰腺炎、大量输血、体外循环、DIC 等。

严重感染、大量输血、多发性创伤、严重误吸是 ARDS 最主要的危险因素。同时存在两个或三个危险因素、危险因素持续作用时间越长,ALI/ARDS 的患病率越高。

【病理生理与发病机制】

ALI/ARDS 的基本病理生理改变:促炎介质如炎症性细胞因子、过氧化物、白三烯、蛋白酶、血小板活化因子等,参与中性粒细胞介导的肺损伤;肺泡上皮和肺毛细血管内皮通透性增加导致非心源性肺水肿。由于肺泡水肿、肺泡塌陷导致严重通气/血流比例失调,特别是肺内分流明显增加,从而产生严重的低氧血症。肺血管痉挛和肺微小血栓形成引发肺动脉高压。

少数 ALI/ARDS 患者在发病第 1 周内可缓解,但多数患者在发病 5~7 天后病情仍然进展,进入亚急性期。在 ALI/ARDS 的亚急性期,病理上可见肺间质和肺泡纤维化,Ⅱ 型肺泡上皮细胞增生,部分微血管破坏并出现大量新生血管。部分患者呼吸衰竭持续超过 14 天,病理上常表现为严重的肺纤维化、肺泡结构破坏和重建。

【临床特征】

1. 在直接或间接肺损伤后 12~48 小时内急性起病,总体起病时间为 1 周内。

2. 呈进行性加重的呼吸困难、发绀,常伴有烦躁、焦虑、出汗等,其呼吸困难的特点是呼吸深快、费力,患者常感到胸廓紧束、严重憋气,即呼吸窘迫,不能用通常的吸氧疗法改善,亦不能用其他原发心肺疾病(如气胸、肺气肿、肺不张、肺炎、心力衰竭)解释。

3. 早期体征可无异常,或仅在双肺闻及少量细湿啰音;后期多可闻及水泡音,可有管状呼吸音。

4. 早期病变以间质性为主,胸部 X 线片常无明显改变。病情进展后,可出现肺内实变,表现为双肺野普遍密度增高、透亮度减低,肺纹理增多、增粗,可见散在斑片状密度增高影,即弥漫性肺浸润影。

5. PAWP<18mmHg 或临床上无心功能不全证据。

【诊断标准】

1994 年欧美联席会议(AECC)提出的诊断标准:①急性起病;②氧合指数(PaO_2/FiO_2) ≤200mmHg[不管呼气末正压(PEEP)水平];③正位 X 线胸片显示双肺均有斑片状阴影;④肺动脉嵌顿压≤18mmHg,或无左心房压力增高的临床证据。如 PaO_2/FiO_2 ≤300mmHg 且满足上述其他标准,则诊断为 ALI。

2011 年欧洲重症医学学会柏林会议在 ARDS 流行病学、病理生理学和临床研究基础上,提出了 ARDS 新定义:①1 周以内起病、或新发、或恶化的呼吸症状;②双肺模糊影不能完全由积液、肺泡萎陷或结节来解释;③能完全由心力衰竭或容量过负荷解释的呼吸衰竭;④没有发现危险因素时可行超声心动图等检查排除高静水压性肺水肿;⑤根据氧合指数将 ARDS 分为:轻度(200mmHg< PaO_2/FiO_2 ≤300mmHg 及 PEEP ≥5cmH_2O)、中度(100mmHg < PaO_2/FiO_2 ≤200mmHg 及 PEEP ≥5cmH_2O)、重度(PaO_2/FiO_2 ≤100mmHg 及 PEEP ≥10cmH_2O)。

【治疗】

(一)原发病治疗

感染、创伤后的全身炎症反应是导致 ARDS 的根本病因,因此控制原发病、遏制其诱导的全身失控性炎症反应,是预防和治疗 ALI/ARDS 的必要措施。

(二)呼吸支持治疗

1. 氧疗:ALI/ARDS 患者吸氧治疗的目的是改善低氧血症,使 PaO_2 达到 60 ~ 80mmHg。ARDS 患者往往低氧血症严重,大多数患者一旦诊断明确,常规的氧疗常常难以奏效,机械通气仍然是最主要的呼吸支持手段。

2. 无创机械通气(NIV):NIV 在急性低氧性呼吸衰竭中的应用却存在很多争议。当 ALI/ARDS 患者神志清楚、血流动力学稳定,并能够得到严密监测和随时可行气管插管时,可尝试 NIV 治疗。在治疗全身性感染引起的 ALI/ARDS 时,如果预计患者病情能够在 48 ~ 72 小时内缓解,可以考虑应用 NIV。应用

NIV 可使部分合并免疫抑制的 ALI/ARDS 患者避免有创机械通气,从而避免 VAP 发生,并可能改善预后。

ALI/ARDS 患者在以下情况时不适宜应用 NIV:①神志不清;②血流动力学不稳定;③气道分泌物明显增加而且气道自洁能力不足;④因脸部畸形、创伤或手术等不能佩戴鼻面罩;⑤上消化道出血、剧烈呕吐、肠梗阻和近期食管及上腹部手术;⑥危及生命的低氧血症。

应用 NIV 治疗 ALI/ARDS 时应严密监测患者的生命体征及治疗反应。如 NIV 治疗 1~2 小时后,低氧血症和全身情况得到改善,可继续应用 NIV。若低氧血症不能改善或全身情况恶化,提示 NIV 治疗失败,应及时改为有创通气。

3. 有创机械通气

(1) 机械通气的时机选择:ARDS 患者经高浓度吸氧仍不能改善低氧血症时,应气管插管进行有创机械通气,能更有效地改善低氧血症、降低呼吸功、缓解呼吸窘迫,并能够更有效地改善全身缺氧,防止肺外器官功能损害。

(2) 肺保护性通气:对 ALI/ARDS 患者实施机械通气时应采用肺保护性通气策略,主要措施包括给予合适水平的呼气末正压(PEEP)和小潮气量(5~7ml/kg),气道平台压不应超过 30~35cmH$_2$O。在实施肺保护性通气策略时,限制气道平台压比限制潮气量更为重要。为限制气道平台压,有时不得不将潮气量降低,允许 PaCO$_2$ 高于正常,即所谓的允许性高碳酸血症,一般主张保持 pH>7.20,否则可考虑静脉输注碳酸氢钠。颅内压增高是应用允许性高碳酸血症的禁忌证。

(3) 肺复张:充分复张 ARDS 塌陷肺泡是纠正低氧血症和保证 PEEP 效应的重要手段。目前临床常用的肺复张手法包括控制性肺膨胀、PEEP 递增法及压力控制法(PCV 法)。其中实施控制性肺膨胀采用恒压通气方式,推荐吸气压为 30~45cmHg,持续时间 30~40 秒。肺外源性 ARDS 对肺复张手法的反应优于肺内源性 ARDS;早期 ARDS 肺复张效果较好。肺复张手法可能影响患者的循环状态,实施过程中应密切监测。

(4) PEEP 的选择:充分复张塌陷肺泡后应用适当水平

PEEP防止呼气末肺泡塌陷,以改善低氧血症并避免剪切力,防治呼吸机相关肺损伤。因此,ALI/ARDS应采用能防止肺泡塌陷的最低PEEP。PEEP可增加胸内正压,减少回心血量,从而降低心排血量,并有加重肺损伤的潜在危险。因此,应用PEEP时应注意:①对血容量不足的患者,应补充足够的血容量以代偿回心血量的不足;但不能过量,以免加重肺水肿。②PEEP从低水平开始,先用$5cmH_2O$,逐渐增加至合适的水平,争取维持$PaO_2 > 60mmHg$而$FiO_2 < 0.6$。一般PEEP水平为$8 \sim 18cmH_2O$。有条件情况下,应根据静态P-V曲线低位转折点压力$+2cmH_2O$来确定PEEP。

(5)自主呼吸:自主呼吸过程中膈肌主动收缩可增加ARDS患者肺重力依赖区的通气,改善通气血流比例失调,改善氧合。在循环功能稳定、人机协调性较好的情况下,ALI/ARDS患者机械通气时有必要保留自主呼吸。

(6)半卧位:ALI/ARDS患者合并VAP往往使肺损伤进一步恶化,机械通气患者平卧位易发生VAP,半卧位可显著降低机械通气患者VAP的发生。因此,除非有脊髓损伤等体位改变的禁忌证,机械通气的ARDS患者应采用30°~45°半卧位。

(7)俯卧位通气:对于常规机械通气治疗无效的重度ARDS患者,可考虑采用俯卧位通气。严重的低血压、室性心律失常、颜面部创伤及未处理的不稳定性骨折为俯卧位通气的相对禁忌证。当然,体位改变过程中可能发生如气管插管及中心静脉导管以外脱落等并发症,需要予以预防,但严重并发症并不常见。

(8)镇静镇痛与肌松:机械通气患者应考虑使用镇静镇痛剂,以缓解焦虑、躁动、疼痛,减少过度的氧耗。以Ramsay评分3~4分作为镇静目标,每天均需中断或减少镇静药物剂量直到患者清醒,以判断患者的镇静程度和意识状态(每日唤醒)。机械通气的ARDS患者应尽量避免使用肌松药物。如确有必要使用肌松药物,应监测肌松水平以指导用药剂量,以预防膈肌功能不全和VAP的发生。

4. 通气模式的选择:迄今为止,对ARDS患者机械通气时如何选择通气模式尚无统一的标准,压力控制通气可以保证气道吸气压不超过预设水平,避免呼吸机相关肺损伤,因而较容量控制通气更常用。其他可选的通气模式包括双相气道正压通气、反比通气、压力释放通气等,并可联用肺复张法、俯卧位通气等以进一步改善氧合。部分液体通气能改善 ALI/ARDS 患者气体交换,增加肺顺应性,可作为严重 ARDS 患者常规机械通气无效时的一种选择。体外膜氧合技术(ECMO)可减轻肺负担、有利于肺功能恢复。但 RCT 研究显示,ECMO 并不改善 ARDS 患者预后。

（三）液体管理

为减轻肺水肿,应合理限制液体入量,以可允许的较低循环容量来维持有效循环,保持肺脏于相对"干"的状态。在血压稳定和保证组织器官灌注前提下,液体出入量宜轻度负平衡,可使用利尿药促进水肿的消退。关于补液性质尚存在争议,由于毛细血管通透性增加,胶体物质可渗至肺间质,所以在 ARDS 早期,除非有低蛋白血症,不宜输注胶体液。存在低蛋白血症的 ARDS 患者,可通过补充白蛋白等胶体溶液和应用利尿剂,帮助实现液体负平衡,并改善氧合。对于创伤出血多者,最好输新鲜血。

（四）营养支持与监护

ARDS 时机体处于高代谢状态,应补充足够的营养。静脉营养可引起感染和血栓形成等并发症,应提倡全胃肠营养,不仅可避免静脉营养的不足,而且能保护胃肠黏膜,防止肠道菌群异位。ARDS 患者应入住 ICU,动态监测呼吸、循环、水电解质和酸碱平衡及其他重要脏器的功能,以便及时调整治疗方案。

（五）其他治疗

糖皮质激素、肺泡表面活性物质、鱼油和一氧化氮等在 ALI/ARDS 中的治疗价值尚不确定。不推荐常规应用糖皮质激素预防和治疗 ARDS。重组人活化蛋白 C（rhAPC 或称 drotrecogin alfa)具有抗血栓、抗炎和纤溶特性,尚无证据表明

rhAPC 可用于 ARDS 治疗。但在严重感染导致的重度 ARDS 患者,若无禁忌证可考虑应用 rhAPC。

(李永胜)

第七节 重症哮喘

重症哮喘(severe asthma)是指哮喘患者经吸入糖皮质激素(≤1000μg/d)和应用长效 β 受体激动剂或茶碱类药物治疗后,哮喘症状仍然持续存在或继续恶化;或哮喘呈暴发性发作,发作后短时间内进入危重状态;也称为难治性急性重症哮喘(severe acute intractable asthma)。患者可迅速发展至呼吸衰竭并出现一系列并发症,既往称为哮喘持续状态(status asthmatics)。在病理生理机制中,支气管黏膜水肿和黏液栓塞比支气管痉挛起了更为重要的作用,因而其哮喘症状难以缓解且对支气管扩张剂反应欠佳。常因患者病情重且不稳定可能危及生命,故需要加强监护治疗。

【病因与病理生理】

哮喘发病的危险因素仍主要分为宿主因素(即遗传因素)和环境因素。环境因素包括过敏原、烟暴露、房尘螨、蟑螂及支链孢属暴露、呼吸道感染。肺外因素可能包括肥胖、胃-食管反流和慢性鼻窦炎。

慢性气道炎症仍被认为是哮喘发病机制。难治性哮喘患者对糖皮质激素治疗不敏感的原因不明,遗传因素可能是部分原因,而且大部分难治性哮喘不是从轻度哮喘发展而来,而是疾病开始即难以治疗。

大约 2/3 重症哮喘患者尽管全身应用大剂量激素,仍有持续嗜酸粒细胞增多且对标准治疗方案(β 受体激动剂或糖皮质激素吸入)反应差。慢性气道炎症致肺结构重塑、肺实质和气道结构的改变,导致更为严重的肺功能下降。重症哮喘患者中小气道的黏液栓可能导致气流受限及气道闭陷。最终,小气道和肺实质比大气道出现更为明显的结构性改变。

气道阻力在吸气和呼气时均增大,肺泡通气/灌注比例失调及弥散距离增大。气道阻塞可大大增加呼吸功;肺内残气不能完全排空时,内源性呼气末正压(PEEPi)增大;胸内压的增高可减少静脉回流并降低心肌收缩力;过度充气所致肺动脉压升高,加重右心室后负荷、室间隔左移,导致舒张功能受损及充盈不全,最终导致搏出量和收缩压下降。

【临床表现】

1. 症状:重症哮喘患者多有喘息、咳嗽、呼吸困难等,咳嗽为显著的前驱症状。部分重症哮喘常呈现极度严重的呼气性呼吸困难、吸气浅、呼气时相延长且费力、强迫端坐呼吸、不能讲话、大汗淋漓、焦虑恐惧、表情痛苦。病情严重患者可出现意识障碍,甚至昏迷。

2. 体征:重症哮喘典型发作时,患者出汗、面色苍白、口唇发绀、明显"三凹征"、辅助呼吸肌参与呼吸运动,胸锁乳突肌痉挛性收缩、胸廓饱满,甚至出现矛盾呼吸。双肺布满哮鸣音,有时不用听诊器也可闻及。但危重哮喘患者呼吸音或哮鸣音可明显降低甚至消失,表现为所谓"沉默肺";可出现血压下降、HR>120 次/分,有时出现奇脉,若出现神志改变、意识模糊、嗜睡、神志淡漠等,则为病情危重征象。

【诊断】

临床上应根据患者病史、哮喘发作先兆、临床症状、体格检查和必要的实验室检查立即作出临床诊断和给予治疗。

在立即给予初始治疗的同时,采集有关急性加重的简要病史,并进行体格检查。病史应包括:症状的严重程度及持续时间,有无运动受限和睡眠障碍;目前治疗包括处方的剂量和剂型,常用剂量,加重时采用的剂量以及患者对这种治疗的反应;本次加重开始的时间和原因;哮喘相关死亡的危险因素。体格检查应通过以下方式评价患者急性加重的严重程度:患者说话是否成句,脉搏、呼吸频率,辅助呼吸肌是否参与呼吸。还必须确定有无并发症(如肺炎、肺不张、气胸或纵隔气肿)。

(一)哮喘持续状态的诊断标准

美国胸科协会(ATS)将"哮喘持续状态"定义为从发作初

期即出现严重的气道阻塞或发作后病情迅速加重,并且经常规治疗无效的急性哮喘发作。

1. 主要标准:为了达到对轻中度持续性哮喘的控制,需要:

(1) 持续或近期持续口服激素(在过去1年中激素口服超过半年)治疗。

(2) 持续大剂量吸入激素。

2. 次要标准

(1) 每天需要应用控制剂进行额外治疗,如长效β受体激动剂、茶碱或白三烯调节剂。

(2) 哮喘症状控制需要在每天或接近每天治疗的基础上加用短效β受体激动剂。

(3) 持续气道阻塞(1秒钟用力呼气量 FEV_1 <80%预计值、PEF日间变异率>20%)。

(4) 每年需要1次或以上的急诊治疗。

(5) 每年需要3次或以上突然加量口服激素。

(6) 口服或吸入糖皮质激素量减少≤25%即可导致病情迅速恶化。

(7) 既往有濒死性哮喘发作。

符合2条主要标准中的1条及7条次要标准中的2条,即可诊断哮喘持续状态。也有人认为将次要标准增加到3条可能更为恰当。

(二) 哮喘急性发作严重程度

1. 中度哮喘发作:症状增多,FEV_1 >50%最佳值或预计值,无急性重症哮喘症状。

2. 急性重症哮喘有下列情况之一:FEV_1 为30%~50%最佳值或预计值,RR≥25次/分,HR≥110次/分,不能一口气讲完一句话,对β受体激动剂的治疗反应差。

3. 危及生命哮喘:重症哮喘患者有下列情况之一:FEV_1 <30%最佳值或预计值,SpO_2 <92%、PaO_2 <60mmHg、$PaCO_2$ ≥45mmHg,沉默肺,发绀、呼吸肌无力、意识障碍或昏迷,低血压、心动过缓。

4. 濒死性哮喘：$PaCO_2$ 升高和（或）需要正压机械通气。

【鉴别诊断】

对于严重喘息、气短患者，既往无哮喘病史，且对支气管扩张剂和糖皮质激素反应不明显，则应慎重做出"哮喘"诊断。其鉴别诊断包括：上气道梗阻、充血性心力衰竭、肺栓塞等。

特别注意除外声带功能异常，可通过以下表现鉴别：患者频繁至急诊室就诊，肺功能测定结果总是很差，患者无论吸气还是呼气都可闻及明显的喘鸣音，喘鸣音源于喉部并非胸部。其他明显的特征包括女性明显、有精神心理因素背景、对标准哮喘治疗反应差。

【治疗】

哮喘持续状态需紧急处理、严密监护，并及早判断有无呼吸衰竭发生，治疗强调个体化。急性哮喘的主要治疗措施包括吸氧、反复吸入支气管扩张剂和全身应用激素。

（一）脱离变应原

部分患者能找到引起哮喘发作的变应原或其他非特异刺激因素，立即使患者脱离变应原的接触是防治哮喘最有效的方法。

（二）氧疗

应用高流量吸氧对识别呼吸功能恶化有延误的潜在危险，由于患者持续 100% 氧饱和度，而未顾及进行性临床恶化，当氧饱和度开始下降时才认识到病情恶化，但为时已晚，再通过提高氧浓度来争取治疗时机是无用的。因此，氧疗仅用于有低氧血症的重症哮喘患者，调整氧浓度使血氧饱和度>92%。应给予鼻导管、面罩或婴儿罕见情况下使用头罩吸氧。临床实践表明，最好以缓解低氧血症为目的进行氧流量调整。

（三）药物治疗

1. 支气管舒张药：主要作用为舒张支气管。

（1）β_2 肾上腺素受体激动剂：是控制哮喘急性发作的首选药物。常用的短效 β 受体激动剂有沙丁胺醇（salbutamol）、特布他林（terbutaline）和非诺特罗（fenoterol），作用时间约为 4～6

小时。长效 β_2 受体激动剂有福莫特罗(foImoterol)、沙美特罗(salmaterol)及丙卡特罗(procaterol),作用时间为 10 ~ 12 小时。长效 β_2 激动剂尚具有一定的抗气道炎症、增强黏液-纤毛运输功能的作用。不主张长效 β_2 受体激动剂单独使用,须与吸入激素联合应用。但福莫特罗可作为应急缓解气道痉挛的药物。

1) 应用方法:可采用吸入,包括定量气雾剂(MDI)吸入、干粉吸入、持续雾化吸入等,也可采用口服或静脉注射。首选吸入法,因药物吸入气道直接作用于呼吸道,局部浓度高且作用迅速,所用剂量较小,全身性不良反应少。

2) 常用剂量:沙丁胺醇或特布他林 MDI,每喷 $100\mu g$,每天 3~4 次,每次 1~2 喷,通常 5~10 分钟即可见效,可维持 4~6 小时。长效 β_2 受体激动剂如福莫特罗,每喷 $4.5\mu g$,每天 2 次,每次 1 喷,可维持 12 小时。持续雾化吸入多用于重症和儿童患者,使用方法简单,易于配合,如沙丁胺醇 5mg 稀释于 5~20ml 溶液中雾化吸入。沙丁胺醇或特布他林口服用法为 2.4 ~ 2.5mg,每日 3 次,15~30 分钟起效,但心悸、骨骼肌震颤等不良反应较多。

β_2 激动剂的缓释型及控制型制剂疗效维持时间较长,用于防治反复发作性哮喘和夜间哮喘。目前没有证据支持重症哮喘患者静脉应用 β 受体激动剂,其作用并不强于 β 受体激动剂反复雾化吸入。

(2) 抗胆碱药:抗胆碱药如异丙托溴胺(ipratropine bromide)与 β_2 受体激动剂联合吸入有协同作用,尤其适用于夜间哮喘及多痰的患者。可用 MDI,每日 3 次,每次 25 ~ $75\mu g$,或用 100 ~ $150\mu g/ml$ 的溶液持续雾化吸入,约 10 分钟起效,维持 4 ~ 6 小时。选择性 M_3 受体拮抗剂如泰乌托品(噻托溴铵,tiotropium bromide)作用更强,持续时间更久(可达 24 小时)、不良反应更少。即使最严重的气流阻塞,异丙托溴铵联合 β 受体激动剂也绝对有效。应用抗胆碱能支气管扩张剂的一项主要适应证就是作为 β 受体阻断剂导致哮喘发作的一线治疗药物。

(3) 茶碱类:为目前治疗哮喘的有效药物,茶碱与糖皮质激素合用具有协同作用。由于速效 β 受体激动剂的疗效和安全性,茶碱对急性哮喘的治疗作用较小,其应用可能导致严重或致死性不良反应,尤其是那些长期使用缓释茶碱治疗的患者,且其支气管舒张的效果也不如 β 受体激动剂。

口服氨茶碱和控(缓)释茶碱,可用于控制夜间哮喘。一般剂量每日 6~10mg/kg,用于轻中度哮喘。静脉给药主要应用于危重症哮喘,静脉注射氨茶碱首次剂量为 4~6m/kg,注射速度不宜超过 0.25mg/(kg·min),静脉滴注维持量为 0.6~0.8mg/(kg·h)。日注射量一般不超过 1.0g。

2. 抗炎药:主要治疗哮喘的气道炎症。

(1)糖皮质激素:吸入性糖皮质激素是治疗哮喘急性加重的有效药物。联合使用大剂量的吸入性糖皮质激素和沙丁胺醇比单用沙丁胺醇有更显著的支气管扩张效果,吸入性糖皮质激素在防止复发方面与口服糖皮质激素一样有效。

近来报道,成人重症哮喘患者反复应用大剂量吸入性糖皮质激素比静脉应用氢化可的松更为有效,对于有严重气道阻塞患者的效果尤其明显,其作用可能与收缩血管和减轻黏膜充血有关,而并非与长时间治疗过程中基因表达的调整有关。除全身应用激素外,大剂量吸入性糖皮质激素对于危及生命的重症且对传统治疗效果差的患者有一定价值。

重度或严重哮喘发作时应及早应用琥珀酸氢化可的松,注射后 4~6 小时起作用,常用量 100~400mg/d,或甲泼尼龙(甲基强的松龙,80~160mg/d),后者起效时间更短(2~4 小时)。地塞米松因在体内半衰期较长、不良反应较多,宜慎用,一般 10~30mg/d,症状缓解后逐渐减量,然后改口服和吸入制剂维持。

资料分析显示,对于需要住院的重症哮喘患者大剂量静脉应用激素并无益处,每天静脉给予超过 50mg 的泼尼松龙或 200mg 的氢化可的松并无额外疗效,应以低剂量的方式给药。静脉应用氢化可的松 50mg,每日 4 次连用 2 天,然后泼尼松 20mg 每日 1 次,与氢化可的松 200mg 或 500mg 每日 4 次,然后泼尼松 40~60mg 每日 1 次相比,对缓解急性重症哮喘有同样疗效。

口服和静脉应用激素对于重症哮喘患者有同等疗效。如果口服糖皮质激素后不久出现呕吐,则应重新静脉给予等效剂量。一般来说,初始治疗静脉用氢化可的松 100mg 和(或)泼尼松 30~60mg 可能足够,后续治疗依治疗反应决定。

(2)白三烯调节剂:常用半胱氨酰 LT 受体拮抗剂,如孟鲁司特(moiltehakast)10mg,每日 1 次;或扎鲁司特(zafirlukast)20mg,每日 2 次。不良反应通常较轻微,主要是胃肠道症状,少数有皮疹、血管性水肿、转氨酶升高,停药后可恢复正常。

3. 重度至危重度哮喘的治疗方案:持续雾化吸入 β_2 受体激动剂或合并抗胆碱药或静脉滴注氨茶碱或沙丁胺醇,加用口服 LT 拮抗剂,静脉滴注糖皮质激素如琥珀酸氢化可的松或甲泼尼龙或地塞米松(剂量见前)。待病情得到控制和缓解后(一般 3~5 天),改为口服给药。注意维持水、电解质平衡,纠正酸碱失衡,当 pH<7.20 且合并代谢性酸中毒时,应适当补碱。可予氧疗,如病情恶化缺氧不能纠正,应行无创通气或插管机械通气。若并发气胸,在胸腔引流气体下仍可机械通气。此外,应预防下呼吸道感染等。

(四)机械通气

只要患者具有气道自洁功能、能够耐受面罩,NIPPV 在高碳酸血症呼吸衰竭患者是有效的。对于那些能够耐受正压通气的患者,NIPPV 能减少呼吸功和呼吸肌疲劳,为患者转至 ICU 和药物治疗赢得时间。也有证据表明 NIPPV 可减小气道阻力,促进肺复张,减少胸腔负压所致的血动学效应。尽管 NIPPV 可避免某些患者的有创机械通气,但有观点认为这可能延误恶化患者及时的气管插管。对于那些可以耐受的患者,双水平 NIPPV 应从 5cmH_2O CPAP 及 10cmH_2O PSV 开始(相当于吸气压 15cmH_2O),调节 FiO_2 使 SaO_2 达到 92% 以上,并根据患者舒适度调整。

(李永胜)

第八节 气道出血

口腔、鼻咽、喉部及喉以下的呼吸道任何部位出血均归入气道出血。临床将喉部及喉以下的呼吸道任何部位的出血经口腔排出者称为咯血。24小时内咯血<100ml为小量咯血,咯血100~500ml为中量咯血,24小时咯血>500ml(或一次咯血>100ml)即为大咯血。一次性咯血量达1500~2000ml可发生失血性休克。咯血量的多少与病情严重程度并不完全一致,肺功能严重障碍或发生血块阻塞窒息时,即使少量咯血也可致命。

【病因】

1. 外伤性出血:胸部刺伤、枪弹伤、肋骨骨折或胸廓受到重击,使肺脏的血管破裂引起出血。

2. 异物:肺部因异物存在引起黏膜受伤,局部周围有充血、水肿、感染,因而出血。

3. 各种原因的急性或慢性炎症:由于感染、充血或溃疡侵及血管壁或其破损而出血;或造成血管瘤,于剧烈咳嗽或剧烈动作时破裂而大量出血。此种血管瘤多见于结核性空洞壁。

4. 心血管疾病

(1) 心脏功能不全:风湿性心脏病所致的二尖瓣狭窄最易引起咯血。在心力衰竭引起肺充血或肺水肿时,血管壁渗出性增加,少量可渗出至肺泡内,形成红色泡沫状痰咳出。

(2) 肺梗死:肺梗死时因肺静脉压过高,使肺泡充血,造成咯血,其量往往不多。

(3) 主动脉瘤:破裂可破入呼吸道,此为大量出血,可立即死亡。

(4) 动脉硬化:亦为咯血原因之一,因动脉脆弱容易破裂。

(5) 高血压:为肺内小动脉破裂而出血。

(6) 肺血管瘤:因其结构中的血管破裂而出血。

(7) 上呼吸道血管曲张破裂出血。

5. 血液疾病

（1）血小板减少性紫癜：血小板数降低，使出凝血时间延长，主要是黏膜表面出血。

（2）白血病：白细胞浸润及组织坏死而致咯血。

（3）血友病：呼吸道任何部位损伤可引起咯血。

6. 肿瘤：发生于喉、气管、支气管、纵隔及胸壁等部位的肿瘤，或由其他部位迁徙至肺，均可造成咯血。肿瘤引起出血的原因有：

（1）肿瘤本身的坏死或溃疡而致出血。

（2）肿瘤侵及邻近组织，损及血管而致出血。

（3）呼吸道血管被肿瘤压迫，致膨胀破裂出血。

7. 其他

（1）替代性月经：为一种罕见的病理情况，其机制至今不明。

（2）自发性肺破裂：可伴有气胸或无气胸。

（3）潜水病：潜水者突然上升时，因高压迅速降低可致出血。

（4）刺激性毒气：如氯气、芥子气等损伤黏膜而致出血。

（5）支气管结石：罕见。

【诊断】

根据发生频率的高低，最常见的病因依次为：支气管扩张、肺结核、肺癌、肺脓肿等。另有20%的咯血者虽经详细检查，病因仍难以明确。

（一）病史

1. 咯血发生的急缓，咯血量和性状，有无咳痰，是初次还是多次，咯血前有无喉痒等。

2. 是否伴随发热、胸痛、咳嗽、胸闷、出汗、呼吸困难、心悸，以及与月经的关系等。

（二）体格检查

一般状态，特别是血压、脉搏、呼吸和心率；神志、皮肤颜色，有无贫血、出血点、皮下结节和杵状指（趾），淋巴结大小；肺内呼吸音变化，肺部有无啰音，有无心脏杂音、心律失常；肝脾大小,有无下肢水肿等。

(三)实验室检查及其他特殊检查

1. 常规检查:血红蛋白、红细胞计数、血细胞比容、白细胞计数及分类、血小板计数,尿检有无红、白细胞,大便有无潜血等。

2. 凝血功能:出血时间、凝血时间、凝血酶原时间、纤维蛋白原等。

3. 痰液检查:痰找抗酸杆菌、肿瘤细胞、寄生虫卵、真菌等,痰细菌培养。

4. X线检查:胸部后前位及侧位摄影,必要时行高分辨率计算机体层X线摄影(HRCT)。

5. 纤维支气管镜检查:明确出血部位和病变性质,或行局部止血治疗。

6. 支气管动脉造影:如怀疑支气管动脉出血(如支气管扩张等),为明确出血部位和治疗,可考虑此项检查。

7. 肺动脉造影:怀疑肺动脉出血如肺栓塞、肺动静脉瘘可行此项检查。

8. 其他:超声心动图、骨髓检查、免疫系统检查等。

【鉴别诊断】

1. 咯血主要应与呕血相鉴别,详见表2-7。

表2-7　咯血与呕血的鉴别

	咯血	呕血
病史	有肺或心脏疾病史	有胃病或肝硬化病史
出血方式	咳嗽出	呕吐出
血液性状	泡沫状,色鲜红	无泡沫,呈暗红色或棕色
血中混杂物	常混有痰液	常有食物及胃液混杂
血液酸碱度	呈碱性反应	呈碱性或酸性反应
出血前症状	咯血前常有喉部瘙痒,并有"忽忽"声音	呕血前常有腹部不适及恶心,并可有眩晕感觉

	咯血	呕血
大便颜色	除非血经消化道吞下，否则粪便无改变	粪便带黑色或呈柏油样
出血后痰液性状	咯血之后继有少量血痰数天	无血痰

2. 初步确定出血部位：可根据病史、体检、X 线胸部检查结果初步判断咯血来源部位。

3. 明确病因诊断：结合病史、体检、实验室检查和特殊检查结果明确咯血的病因。

（1）支气管扩张症：幼年时患麻疹、百日咳、支气管肺炎等，此后有长期咳嗽、咳痰史，痰量较多，每天可达数百毫升；间断呈脓性痰，痰液静置后有分层现象（上层为泡沫、中层为浆液脓性、下层为坏死组织）。约 10% 的病人平时无症状，咯血为其唯一症状（干性支气管扩张）。病人肺部可有局限性持续固定的湿啰音，可有杵状指（趾），X 线胸片两下肺纹理重、有卷发样或蜂窝样改变。HRCT 和支气管造影有助于明确诊断。

（2）肺结核：除咯血外，可有结核中毒症状，如低热、盗汗、消瘦、乏力、食欲减退、痰中带血及肺尖可闻及湿啰音。X 线胸片检查常能发现结核病灶部位，痰涂片找抗酸杆菌有助于明确诊断，必要且具备条件时可进行结核菌培养。

（3）支气管肺癌：多见于 45 岁以上，男性多于女性，多为长期大量吸烟者。多表现为痰中带血，量不多但常反复出现，常伴胸痛，可有局限性哮鸣音，有杵状指（趾）。X 线胸片、CT及纤维支气管镜检查、痰细胞学检查有助于明确诊断。

（4）慢性支气管炎：有长期吸烟史和多年慢性咳嗽、咳痰史，常在冬季发作或加剧。一般为小量咯血，咯血常与感染加重有关，经抗感染治疗后随咳喘等症状好转而自行止血。体检可闻及弥漫性干啰音或散在湿啰音。

（5）支气管内膜结核：多发生在青壮年，长期咳嗽、咳痰，小量咯血,伴低热、盗汗、消瘦,X线胸片可无异常,痰找抗酸杆菌及纤维支气管镜检查有助于明确诊断。

(6) 肺炎:肺炎链球菌肺炎患者咯血典型者表现为铁锈色痰,伴高热,病变累及胸膜时可有胸膜性胸痛,局部叩诊呈浊音或肺实变体征,听诊可闻及湿啰音。血常规检查白细胞升高,X线胸片可见炎性病灶。抗菌药物治疗多有效。此外,克雷伯杆菌肺炎典型患者的痰为砖红色胶冻样。

(7) 肺梗死:除咯血外,常有胸痛、突发性呼吸困难,咯血常出现于胸痛和呼吸困难之后。常有下肢深静脉血栓,心电图、超声心动图、动脉血气分析、D-二聚体、胸部增强CT等检查有助于诊断。

(8) 肺脓肿:高热、大量脓臭痰、白细胞升高,慢性病人有杵状指(趾),X线胸片示病变好发于上叶后段或下叶背段和基底段,有液平面,周围有炎性浸润。

(9) 支气管肺囊肿:继发感染时出现咳嗽、咳痰、咯血,胸部X线及CT表现为圆形或卵圆形透亮区,其壁较薄、界限清楚、密度均匀。

(10) 尘肺:顽固性咳嗽、咳痰、咯血,胸部X线片示两肺中下野散在结节影,诊断主要靠职业史。

(11) 肺出血-肾炎综合征:常见于中年男性,反复咯血伴呼吸困难,继之出现蛋白尿、血尿,X线胸片示双肺小结节影或斑片状阴影,以中下肺居多。血清抗基底膜抗体阳性或肾活检可明确诊断。

(12) 月经性咯血:常于月经前2~3天咯血,月经期过后停止,并反复发生。

(13) 免疫系统疾病引起肺损伤:咯血伴长期发热、关节损害、皮肤黏膜损、多脏器受累、肺部阴影及抗菌药物治疗无效时,需考虑免疫系统疾病可能。

4. 伴随症状的意义

(1) 咯血伴发热:多见于肺结核、肺炎、肺脓肿、肺出血钩端螺旋体病、流行性出血热、血管炎、支气管癌。

(2) 咯血伴胸痛:可见于大叶性肺炎、肺栓塞、肺结核、支气管癌。

（3）咯血伴大量脓痰：可见于肺脓肿、支气管扩张、支气管癌合并感染。

（4）咯血伴呛咳：可见于支气管癌、肺炎。

（5）咯血伴皮肤黏膜出血：可见于钩端螺旋体病、流行性出血热、血液病、自身免疫病。

（6）咯血伴黄疸：可见于钩端螺旋体病、大叶性肺炎、肺栓塞等。

【治疗】

（一）一般处理

对大咯血患者要求绝对卧床休息，取患侧卧位，并做好解释工作，消除紧张和恐惧心理。咯血期间尽可能减少一些不必要搬动，以免途中因颠簸加重出血、窒息致死。应鼓励患者咳出滞留在呼吸道的积血，以免造成呼吸道阻塞和肺不张。

如患者精神过度紧张，可用小剂量镇静剂，如地西泮2.5mg 口服，2 次/日；或地西泮 10mg 肌内注射。对频发或剧烈咳嗽者，可给予镇咳药，如喷托维林 25mg 口服，3 次/日；或依普拉酮 40mg 口服，3 次/日。必要时可给予可待因 15～30mg 口服，3 次/日。但对年老体弱患者不宜用镇咳药。对肺功能不全者，禁用吗啡、哌替啶，以免抑制咳嗽反射，造成窒息。

（二）止血治疗

1. 药物止血

（1）垂体后叶素：可直接作用于血管平滑肌，具有强烈的血管收缩作用。用药后由于肺小动脉的收缩，肺内血流量锐减，肺循环压力降低，从而有利于肺血管破裂处血凝块的形成，达到止血目的。具体用法：垂体后叶素 5～10U+25% 葡萄糖液20～40ml，缓慢静注 10～15 分钟；或垂体后叶素 10～20U+5% 葡萄糖液 250～500ml，静脉滴注。必要时 6～8 小时重复一次。对高血压、冠心病、动脉硬化、肺源性心脏病、心力衰竭以及妊娠患者应慎用。

（2）血管扩张剂：通过扩张肺血管，降低肺动脉压及肺楔嵌压；同时体循环血管阻力下降，回心血量减少，肺内血液分流到四肢及内脏循环当中,起到"内放血"的作用。造成肺动脉和支气管动脉压力降低,达到止血目的。对于有使用垂体后叶素禁忌的高血压、冠心病、肺心病及妊娠等患者尤为适用。

1) 酚妥拉明:为 α 受体阻滞剂,10～20mg+5% 葡萄糖液250～500ml 静脉滴注,1 次/日,连用 5～7 天。国内外均有报道,采用此方法治疗大咯血,有效率在 80% 左右。为防止体位性低血压,用药期间应卧床休息。对血容量不足患者,应在补足血容量的基础上再用此药。

2) 普鲁卡因:50mg+25% 葡萄糖液 20～40ml,静脉注射;或 300～500mg+5% 葡萄糖液 500ml,静脉滴注,1 次/日。首次用此药者,应作皮试。

(3) 阿托品及山莨菪碱:阿托品 1mg 或山莨菪碱 10mg,肌内或皮下注射,对大咯血病人亦有较好的止血效果。

(4) 一般止血药:主要通过改善凝血机制,加强毛细血管及血小板功能而起作用。

1) 氨基己酸(EACA)及氨甲苯酸(PAMBA):通过抑制纤维蛋白的溶解起到止血作用。具体用法:EACA 6.0g + 5% 葡萄糖液 250ml,静脉滴注,2 次/日;或 PAMBA 0.1～0.2g+25% 葡萄糖液 20～40ml 中,缓慢静注,2 次/日,或 PAMBA0.2g+5% 葡萄糖液 250ml 中,静脉滴注,1～2 次/日。

2) 酚磺乙胺:具有增强血小板功能和黏合力、减少血管渗透性的作用,从而达到止血效果。具体用法:0.25g+25% 葡萄糖液 40ml,静脉滴注,1～2 次/日;或 0.75g+5% 葡萄糖液500ml,静脉滴注,1 次/日。

3) 巴曲酶:由巴西蛇(巴西蝮蛇属)的毒液经过分离和提纯而制备的一种凝血酶。每安瓿含 1 个克氏单位(KU)的巴曲酶。本品仅具有止血功效,血液的凝血酶原数量并不因此而增高,因此一般无血栓形成之危险。可静脉或肌内注射,也可局部使用。成人每天用量 1.0～2.0KU,儿童 0.3～1.0KU。

4) 其他:安络血、维生素 K、鱼精蛋白以及中药云南白药、各种止血粉等。

鉴于临床大咯血多是由于支气管或肺血管破裂所致,故上述药物一般只作为大咯血的辅助治疗药物。

2. 支气管镜在大咯血治疗中的应用:对采用药物治疗效果不佳的顽固性大咯血患者,应及时进行纤维支气管镜检查,以明确出血部位、清除气道内积血,配合血管收缩剂、凝血酶、气囊填塞等方法进行有效止血。出血较多时,一般先采用硬质支气管镜清除积血,然后应用纤维支气管镜寻找出血部位进行止血。

(1)支气管灌洗:采用4℃冰生理盐水50ml,通过纤维支气管镜注入出血的肺段,留置1分钟后吸出,连续数次。

(2)局部用药:通过纤维支气管镜将1∶20000肾上腺素溶液1～2ml,或40U/ml凝血酶溶液5～10ml滴注到出血部位,可起到收缩血管和促进凝血的作用。另有报道,在40U/ml的凝血酶溶液5～10ml中,加入2%纤维蛋白原溶液5～10ml,混匀后滴注在出血部位,止血效果更好。

(3)气囊填塞:经纤维支气管镜将Fogarty气囊导管送至出血部位的肺段或亚段支气管后,通过导管向气囊内充气或充水,致使出血部位的支气管填塞,达到止血的目的。同时还可防止因出血过多导致的血液溢入健肺,从而有效地保护了健侧肺的气体交换功能。一般气囊留置24～48小时以后,放松气囊,观察数小时后未见进一步出血即可拔管。应防止因气囊充气过度及留置时间过长引起支气管黏膜缺血性损伤和阻塞性肺炎的发生。

3. 选择性支气管动脉栓塞术:尤其适用于双侧病变或多部位出血和心、肺功能较差不能耐受手术或晚期肺癌侵及纵隔和大血管者。通常在选择性支气管动脉造影明确出血部位后进行。一旦出血部位明确以后,即可采用吸收性明胶海绵、氧化纤维素、聚氨基甲酸乙酯或无水酒精等栓塞材料,将可疑病变的动脉尽可能全部栓塞。注意,当造影显示脊髓动脉是从出血的支气管动脉发出时,禁忌栓塞,以免造成脊髓损伤和截瘫。

4. 放射治疗:对不适合手术及支气管动脉栓塞的晚期肺癌及部分肺部曲菌感染引起大咯血患者,局限性放射治疗可能有效。可能由于放疗引起照射局部血管外组织水肿、血管肿胀和坏死，造成血管栓塞和闭锁，达到止血效果。

（三）手术治疗

对于部分虽经积极的保守治疗仍难以止血，且咯血量之大直接威胁生命的患者，应考虑外科手术治疗。

1. 适应证：①24小时咯血量超过1500ml，或24小时内1次咯血量达500ml，经内科治疗不能止血；②反复大咯血，有引起窒息先兆；③一叶肺或一侧肺有明确的慢性不可逆性病变（如支气管扩张、空洞性肺结核、肺脓肿、肺曲菌球等）。

2. 禁忌证包括：①两肺广泛的弥漫性病变如两肺广泛支气管扩张、多发性支气管肺囊肿等；②全身情况差，心、肺功能代偿不全；③非原发性肺部病变所引起的咯血。

3. 手术时机的选择：手术前应对患者心、肺功能进行全面评价。对无法接受心、肺功能测试的患者，应根据病史、体检等进行综合判断；尤其是对肺切除后肺功能的估计，力求准确。手术时机以选择在咯血间隙期为好，此期手术并发症少，成功率高。

（四）并发症的处理

1. 窒息：大咯血的主要危险在于窒息，因此在大咯血的救治过程中，应时刻警惕窒息的发生。一旦发现患者出现明显胸闷、烦躁、喉部作响、呼吸浅快、大汗淋漓、一侧（或双侧）呼吸音消失，甚至神志不清等窒息的临床表现时，应立即采取以下措施抢救。

（1）尽快清除气道积血，保持气道通畅：迅速将患者抱起，使其头朝下，上身与床沿成45°～90°角。助手轻托病人的头中使其向背部屈曲，以减少气道的弯曲，并叩击病人背部，尽可能倒出滞留在气道内的积血。同时将口撬开（注意义齿），清理口咽部的积血，然后用粗导管（或纤支镜）经鼻插入气管内吸出积血。

（2）吸氧：立即给予高流量的氧气吸入。

（3）迅速建立静脉通道：最好建立两条静脉通道，并根据需要给予呼吸兴奋剂、止血药物及补充血容量。

（4）绝对卧床：待窒息解除后，保持患者于头低足高位，以利体位引流。胸部可放置冰袋，并鼓励病人将气道内积血咳出。

（5）加强监测，防止再度窒息：注意血压、心率、心电、呼吸及血氧饱和度等的监测，准备好气管插管及呼吸机等设施，以防再度窒息。

2. 失血性休克：若患者因大量咯血而出现脉搏细速、四肢湿冷、血压下降、脉压差减小，甚至意识障碍等失血性休克的临床表现时，应按照失血性休克的救治原则进行抢救。

3. 吸入性肺炎：咯血患者常因血液被吸收而出现发热，体温38℃左右或持续不退，咳嗽剧烈，白细胞总数升高、核左移，X线胸片示病变较前增多，常提示合并有吸入性肺炎或结核病灶播散，应给予充分的抗生素或抗结核药物治疗。

4. 肺不张：由于大量咯血，血块堵塞支气管；或因病人极度虚弱，镇静剂、镇咳剂的用量过度，妨碍了支气管内分泌物和血液排出，易造成肺不张。对于肺不张，首先应引流排血或排痰，并鼓励和帮助患者咳嗽。若肺不张时间不长，可试用氨茶碱、α糜蛋白酶等雾化吸入，湿化气道，以利于堵塞物排出。消除肺不张的最有效办法是在纤维支气管镜下进行局部支气管冲洗，清除气道内堵塞物。

（李永胜）

第三章 循环功能的监护与治疗

危重病患者病情恶化往往首先表现为循环功能不稳定或低血压,因此循环功能监测在 ICU 是最常用、最重要的监测手段之一。

第一节 心 电 监 护

心电监护(electrocardiograph monitoring)是对危重病人常用的无创监测技术之一,通过心电监测仪器持续监测患者的心电变化,可及时发现和识别心律失常、了解心肌缺血情况、指导临床抗心律失常药物的治疗、判断电解质紊乱(低钾或高钾血症)、观察心脏起搏器的功能等。

【适应证】

1. 各种心血管疾病患者。

2. 危重症患者。

3. 心脏和其他大手术患者的术中、术后监测。

【心电监护系统】

完整的心电监测系统由床边监测仪和中心监测台两大部分组成,中心监测台可通过导线、电话或遥控连接多台床边心电监测仪,同时供多个患者使用。

1. 床边监测仪

(1)床边心电监测仪:设置在患者床边,通过导联线直接从人体引入心电信号,可独立进行病情监测,显示心电波形,必要时可进行报警并自动记录。其优点是结构简单,电信号不易受干扰。

(2)无线遥测心电监测仪:通过佩戴于患者身上的无线电发射器将患者的心电信号发射至遥测心电监测仪内的无线电接收器,遥测半径一般在 30 ~ 100 米。因无需用导联线与心电监测仪相连,患者可在遥测范围内活动,适合于监测 AMI 急性期后可下床活动的患者及需外出检查的危重症患者。主要缺点是心电信号易受干扰。

2. 中心监测台:每一中心监测台一般可管辖 8～16 张床,比较完备的中心监测台包括以下几个部分:

(1) 输入部分:可通过导线、遥测和电话线输入。

(2) 心率显示和报警装置:心率显示一般均采用心率平均值,当心率超过预定值时就会启动声、光报警。

(3) 心律失常分析仪和资料储存:利用由集成电路制成的微机系统可对多种心律失常进行自动分析和判断,并可识别 T 波,测量 ST 段,诊断心肌缺血。24 小时内储存资料可提供心电活动的趋势分析,协助评估病情变化与治疗效果,判断预后。

另外,Holter 监测技术也由传统的记载过去事件,发展为具有实时连续记录技术的固态 Holter 监测系统,不仅是评判心律失常的重要临床手段,也是评判有症状或无症状心肌缺血的重要辅助工具。

【使用方法】

1. 心电导联线与监护仪连接:选择相应的功能模块,将心电导联线的插头凸面对准监护仪面板上相应插孔的凹槽,插入即可。

2. 心电导联线与被测人体连接:根据需要在体表选取 3 个或 5 个部位粘贴电极片,将心电导联线的电极头与电极片上电极扣扣好。

3. 心电导联的放置:通常采用改良的标准导联或胸前综合监护导联进行监测。

(1) 综合Ⅰ导联:正极位于左锁骨中点下方,负极位于右锁骨中点下方,接地电极位于右侧胸大肌下方,其心电波形近似标准Ⅰ导联。

(2) 综合Ⅱ导联:正极位于左腋前线第 4～6 肋间,负极位于右锁骨中点下方,接地电极位于右侧胸大肌下方,心电波形近似标准Ⅱ导联。

(3) 综合Ⅲ导联:正极位于左锁骨中线肋弓上方,负极位于左锁骨中点外下缘,接地电极位于右侧胸大肌下方,心电波形与标准Ⅲ导联相类似。

(4) MCL₁导联:正极位于胸骨右缘第4肋间,负极位于左锁骨中点外下方,接地电极位于右肩或右胸大肌下方,此导联P波显示清晰,应用于监测P波和诊断心律失常。

(5) 四角五电极:包括4个肢体导联和1个胸前导联,通常以白色(RA)、黑色(LA)、绿色(RL)、红色(LL)、棕色(C)进行彩色编码以方便记忆。LA、RA电极分别置于左右锁骨内上方,LL、RL电极分别置于左右腋前线肋缘处,C电极置于胸骨右缘第四肋间。此导联的电极位置近似对应于12导联心电图,可从不同角度监测心律失常。但导联连接复杂,操作不便。

4. 相关参数的设置,如报警值等。

【注意事项】

1. 放置电极前,需清洁局部皮肤,剃去胸毛,用细砂片擦拭电极片才粘贴牢固,以降低皮肤电阻抗,减少心电图伪差。

2. 选择合适的电极放置部位,避免因肌肉活动引起的干扰,避开骨骼突出部位,以获取清晰稳定的心电图波形;同时避开心肺听诊和电击除颤时电极板放置部位,以免影响心脏检查和急救。

3. 根据监测目的选择最佳监护导联,QRS波振幅应大于0.5mV,以触发心率计数;监测心律失常时应选择P波清晰的导联,通常为Ⅱ导联。

4. 每天更换电极片和粘贴部位,观察局部皮肤有无皮疹、水泡、破损。

5. 心电监护不能代替常规心电图检查,当发现心律失常或需分析ST段、诊断心脏器质性疾病时,需做12或18导联心电图进行分析和诊断。

【心电伪差的原因及处理】

1. 交流电干扰:原因为附近电器干扰、电极导电糊干涸、导线或导联损毁、电极松脱。应接好电器的地线,拔去附近的电插头,禁止使用无线电通讯工具,及时更换电极。

2. 肌电干扰:原因为患者精神紧张、颤抖、寒战所引起的肌肉震颤,应避免将电极安装在胸壁肌肉较多的部位。

3. 基线漂移:原因为患者活动或过度呼吸,导线随着患者动作、呼吸移动;电极接触不良;导联或导线的张力太高。应将连接患者的导线放置在移动最少的位置,患者避免过度活动;选择恰当的滤波模式;按需更换电极片。

(占成业　李树生)

第二节　血流动力学监测

血流动力学监测(hemodynamic monitoring)是抢救危重患者不可缺少的手段,分为无创性和有创性两类。无创血流动力学监测是经皮肤或黏膜等途径间接获得有关心血管功能的各项参数,对机体组织没有机械性损伤。有创血流动力学监测是经体表插入各种导管或监测探头到心腔或血管腔内直接测定各项生理学参数。常用血流动力学监测指标包括血压(blood pressure,BP)、中心静脉压(central venous pressure, CVP)、肺动脉压(pulmonary arterial pressure, PAP)、肺动脉楔压(pulmonary artery wedge pressure,PAWP)、心排血量(cardiac output,CO)、心脏指数(cardiac index,CI)和周围血管阻力(Systemic vascular resistance,SVR)等。

一、血 压 监 测

【无创血压监测】

临床常用人工袖带测压法和电子自动测压法。

1. 人工袖带测压法:有汞柱式、弹簧式和电子血压计,以汞柱式血压计最常用。

2. 电子自动测压法:又称自动化无创测压法,是目前应用最广的血压监测方法之一。采用振荡技术,上臂缚袖套,测压仪内装有压力换能器、充气泵和微机等,能定时使袖带自动充气和排气,当袖带充气压迫动脉时动脉搏动消失,接着逐渐排气,动脉搏动的大小就形成袖带内压力的变化,通过压力换能器转化为振荡电信号,经放大器将信号放大,振荡幅度最大时为平均动脉压。收缩压和舒张压的数值通过检测压力振荡变化率各方程式而得。电子自动测压法能自动定时测量收缩压（SBP）、舒张压（DBP）、平均动脉压（MAP）和脉率。

【有创血压监测】

通过换能器把机械性压力波转变为电子信号，经放大由示波屏直接显示动脉压力波形，同时显示 SBP、DBP、MAP 等测量值，可准确、连续、实时反映血压的变化情况，还便于反复采集动脉血气标本，避免多次穿刺动脉给患者造成的痛苦。

1. 适应证

（1）各类危重患者及循环功能不全、体外循环下心内直视手术、颅内手术、可能有大出血的手术患者。

（2）严重低血压、休克和其他血流动力学不稳定患者，以及无创性测压法存在困难或脉压狭窄难以测量。

（3）严重高血压、创伤、心肌梗死、心力衰竭、多脏器功能衰竭的患者。

（4）术中血流动力学波动大，需用血管收缩药或扩张药控制血压的患者。

（5）需反复采集动脉血样作血气分析的危重患者。

2. 动脉插管途径：通常采用周围动脉插管，首选桡动脉，肱、股、足背和腋动脉亦可选用。

（1）桡动脉：最常用左侧桡动脉，在腕部桡侧腕屈肌腱的外侧可清楚摸到桡动脉搏动，由于其位置表浅且相对固定，穿刺容易成功。桡动脉插管前应先行侧支循环试验（Allen's test）测试尺动脉供血情况，阳性者需更换穿刺部位。

（2）足背动脉：也是常选择的部位之一，插管前需测试胫后动脉的供血情况，以免引起足拇指缺血性坏死。

（3）肱动脉、股动脉等：因供血范围大，一旦堵塞可引起严重后果，且有发生污染的潜在危险，故较少采用。

3. 动脉波形

（1）正常动脉波形：分为收缩相和舒张相。主动脉瓣开放和快速射血入主动脉时为收缩相，动脉压波迅速上升至顶峰，即为收缩压；血流从主动脉到周围动脉，压力波下降，主动脉瓣关闭，直至下一次收缩开始，波形下降至基线为舒张相，最低点即为舒张压。动脉压波下降支出现的切迹称重搏切迹(图3-1)。

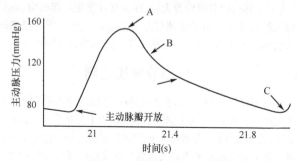

图3-1　正常动脉血压波形
A 收缩压;B 重搏切迹;C 舒张压

(2)异常动脉波形

1)圆钝波:波幅中等度降低,上升和下降支缓慢,顶峰圆钝,重搏切迹不明显,见于心肌收缩功能低或血容量不足。

2)不规则波:波幅大小不等,期前收缩的压力低平,见于心律失常。

3)高尖波:波幅高耸,上升支陡,重搏切迹不明显,舒张压低,脉压宽,见于高血压及主动脉瓣关闭不全。

4)低平波:上升或下降支缓慢,波幅低平,见于低血压、休克和低心排综合征。

4. 相关并发症及处理

(1)血栓和栓塞:随着导管留置时间延长,血栓形成的几率增加,导管越粗,越容易损伤血管内膜,阻碍导管周围的血流而形成血栓。防治措施:①用20G 导管作桡动脉插管可减少血栓形成;②避免反复穿刺损伤动脉内膜;③Allen 试验阳性及桡动脉有病变者避免桡动脉插管;④肝素盐水定期冲洗,发现凝血块及时抽出;⑤末梢循环不良时更换测压部位;⑥发现血栓形成和远端肢体缺血,立即拔除测压导管,必要时手术探查,取出凝血块挽救肢体。

(2)出血:穿刺时损伤、出血引起血肿,一般加压包扎均可止血。

（3）感染：留置导管数天后，穿刺点可发生局部感染，碘伏可降低感染几率。由于细菌能通过不洁的三通或压力换能器进入机体引起全身感染，需拔除导管，并使用抗生素治疗。

二、中心静脉压监测

中心静脉压（CVP）是指血液流经右心房及上下腔静脉胸段时产生的压力。临床上主要经颈内静脉或锁骨下静脉将导管插入上腔静脉，或经股静脉将导管插入下腔静脉（具体操作方法见第十六章常见危重症抢救技术中相关内容），连接测压系统，测量 CVP。通过监测 CVP 可评估有效血容量、前负荷和右心功能。

【适应证】

1. 严重创伤、休克及急性循环功能衰竭等危重患者。

2. 需要大量、快速输血及补液患者。

3. 各类心血管手术及心血管代偿功能不全的危重患者。

【测量方法】

1. 水压力计测压：测压带胃通过"T"形管或三通开关分别连接患者的中心静脉导管、测压计的玻璃测压管和静脉输液系统。测压计上端有固定夹，可把测压计垂直地固定于输液架上，并随时升降调节高度，零点通常是第四肋间腋中线右心房水平，连通测压计和中心静脉导管端即可测量 CVP（图 3-2）。

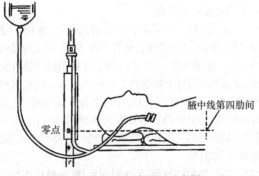

图 3-2　水压力计测压示意图

2. 多功能监护仪测压:通过换能器、放大器和显示仪,可连续记录 CVP,并描记静脉压力波形(图 3-3)。

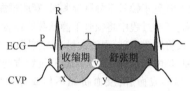

图 3-3　正常中心静脉压波形

a 波:由右心房收缩产生,在 ECG P 波之后;c 波:由三尖瓣关闭所产生,即为心室射血开始;x 波:由右心房舒张而产生;v 波:指由上下腔静脉回流至右房产生的压力;y 波:三尖瓣开放,右心房排空

【正常值及临床意义】

1. CVP 正常值为 5 ~ 12cmH$_2$O,若能排除其他因素的影响,CVP<2.5cmH$_2$O 提示心腔充盈不佳或血容量不足,>15 ~ 20cmH$_2$O 提示右心功能不全。

2. CVP 不能反映左心功能。

3. 虽然 CVP 对血容量的评估有一定价值,但其绝对值并不完全反映血管内容量,动态观察 CVP 变化更有意义。

【影响因素】

1. 病理因素:CVP 升高见于右心及全心功能衰竭、肺栓塞、输液过量、纵隔压迫、张力性气胸及血胸、慢性肺部疾病、心脏压塞、缩窄性心包炎、腹内压增高等疾病。CVP 降低常见于失血、脱水、周围血管扩张引起的血容量绝对或相对不足。

2. 神经体液因素:交感神经兴奋、儿茶酚胺、血管紧张素、肾素和醛固酮分泌增加,血管张力增高,使 CVP 升高;相反,某些扩血管活性物质过度释放,使血管张力降低、血容量相对不足、CVP 降低。

3. 其他:缺氧和肺血管收缩、气管插管和气管切开、患者挣扎和躁动、控制呼吸时胸膜腔内压增加、腹腔手术和压迫等均可使 CVP 升高;麻醉过深或椎管内麻醉时血管扩张使 CVP 降低。

【中心静脉穿刺常见并发症及处理】

1. 常见并发症

(1) 气胸:常见于锁骨下静脉穿刺时,穿刺过深损伤胸膜。

(2) 血胸:穿刺过程中将锁骨下静脉甚或锁骨下动脉撕裂或穿透,同时又将胸膜刺破,血液大量流入胸膜腔形成血胸。

(3) 血肿:颈内静脉穿刺时穿刺点和进针方向偏内侧易穿破颈动脉,局部形成血肿,凝血机制不佳或肝素化患者更易发生。

(4) 心脏压塞:主要由于导管太硬且插入过深,心脏收缩时导管尖端顶住心房或心室壁,损伤心壁,甚至引起穿孔。

(5) 空气栓塞:中心静脉在吸气时形成负压,穿刺过程中或更换输液器、导管或接头脱开时,易发生空气栓塞。

2. 处理措施

(1) 穿刺前使患者处于正确体位,对躁动者应予有效约束、适当镇静。

(2) 穿刺过程中避免患者深呼吸或咳嗽,定位应准确、进针角度要适宜。

(3) 一旦发生并发症应积极处理,如局部压迫止血、胸腔闭式引流等。

三、有创肺动脉压监测

有创肺动脉压监测是应用 Swan-Ganz 气囊漂浮导管技术为心功能不全和其他危重症患者提供重要的血流动力学数据,包括 CVP 或 RAP(右心房压)、PAP、PAWP 或 PCWP(肺毛细血管楔压)、CO、SvO_2(混合静脉血氧饱和度)等,对评价血流动力学状态、判断危重患者心血管功能有着极为重要的价值。

【适应证与禁忌证】

1. 适应证

(1) 左心功能不全,EF<40% 或 CI<2.0L/(min·m^2)。

(2) 心源性休克或多器官功能衰竭。

(3) 近期发生心肌梗死或不稳定心绞痛。

（4）心脏大血管手术预计伴有大出血或大量体液丧失。

（5）右心功能不全、肺动脉高压和慢性阻塞性肺疾病。

（6）血流动力学不稳定需要强心药或 IABP 维持等。

2. 禁忌证包括：①三尖瓣或肺动脉瓣狭窄；②右心房或右心室内肿块（肿瘤或血栓形成）；③法洛四联症；④严重心律失常；⑤近期置入起搏导管。

【Swan-Ganz 导管结构】

Swan-Ganz 导管为四腔或五腔管（图 3-4），成人用 F7 或 F5，小儿用 F4 或 F5，不透 X 线。F7 导管长 110cm，从管口开始每隔 10cm 有黑色醒目标记，提示插管深度。导管顶端可供测量 PAP 和采集血标本。导管近端开口（F7 距顶端 30cm，F5 距顶端 15cm）用于测量 RAP 或 CVP，还可供测量 CO 时注射冰生理盐水或染料。第三个腔开口于靠近导管顶端的气囊内，气囊充气容量为 1.25~1.5ml，充气后有助于导管随血流向前推进。离管口 3.5~4.0cm 处安置热敏电阻探头，可进行热稀释法 CO 测定。

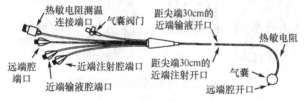

图 3-4　五腔 Swan-Ganz 导管

【插管技术】

右颈内静脉是插入漂浮导管的最佳途径，导管可直达右心房。插管前先连接好换能器、测压仪和各种连接导管。备好除颤仪和必要的急救药品，严格遵循无菌技术。插管过程依据压力和波形的变化判断导管所达位置（图 3-5），并连续监测患者心电活动。

1. 常规消毒、铺巾，检查器材是否备齐，选择合适的导管，用 1ml 注射器向气囊注入 0.8ml 空气，测试气囊的完整性。用肝素生理盐水冲洗所有管道。

2. 局麻，用 18G 穿刺颈内静脉，穿刺成功后经针腔插入导

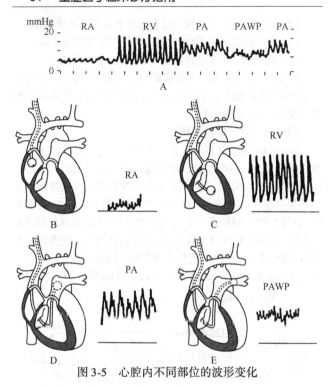

图 3-5　心腔内不同部位的波形变化

引钢丝,达到预计深度后拔出穿刺针。导丝插入后,将 F8.5 导管鞘套在静脉扩张器外。

3. 皮肤进针处用尖刀挑开,皮下用蚊钳轻轻扩张,直达浅筋膜,以形成一个较大的空间。捻转插入套有导管鞘的扩张器,使扩张器及导管鞘沿着钢丝进入静脉。

4. 拔除导引钢丝和扩张器,保留导管鞘在静脉内。装上旁路输液管,亦可在此抽取静脉血。整个操作过程应防止钢丝全部滑入血管腔内。漂浮导管装上保护外套,管腔内充满稀的肝素液,连接测压装置测量压力。经导管鞘插入漂浮导管。

5. 漂浮导管插入 15~20cm,管端到达右心房,可记录到低平的静脉压波形。气囊部分充气,注入空气 0.8 ~ 1.0ml,继续缓慢推进导管,每次约 2 ~ 3cm。当导管通过三尖瓣进入右心室后,压力突然升高,下降支又迅速回到零点,出现典型的右心室压力(RVP)波形。

6. 气囊完全充气,F7 充气 1.2 ~ 1.5ml,F5 充气 0.6 ~ 0.75ml,减少导管顶端对心室壁的刺激,防止心律失常的发生,同时便于导管向肺动脉推进。

7. 导管插入肺动脉时,收缩压改变不大,而舒张压显著升高,大于右心室舒张压,呈动脉波形,有重搏切迹,舒张期下降支逐渐下降。

8. 继续推进导管,即可嵌入肺小动脉分支,最佳嵌入位置应为左心房水平肺动脉第一分支,并出现 PAWP 波形。导管达满意嵌入部位的标准:冲洗导管后呈现典型 PAP 波形;气囊充气后出现 PAWP 波形,放气后再现 PAP 波形;PAWP 低于或等于肺动脉舒张末压(PADP)。

9. 连接输液装置,固定导管,记录导管留于体内的长度,局部覆盖无菌敷料。

【注意事项】

1. 漂浮导管尖端应与左心房位于同一水平,可拍摄 X 线胸片了解导管位置(图 3-6)。导管顶端远侧肺血管必须充满血液,PAWP 才能准确反映左房压(LAP)。

2. 漂浮导管的最佳嵌入位置应在肺动脉较大分支,充气时进到嵌入部位,放气后退回原处。若位于较小的动脉内,特别是血管分叉处,气囊可发生偏心充气,或部分充气后导管尖端提前固定,加压和偏心充气易造成处于收缩状态的肺血管破裂。遇此情况,应将气囊放气,退出 1 ~ 2cm。

3. 自主呼吸时,深吸气可造成胸内负压,测得 PAWP 明显低于呼气期。而机械通气可造成胸内正压,使 PAWP 假性增高。因此,自主呼吸和机械通气患者,均应在呼气终末测量 PAWP 和 CO,同时停用 PEEP,或暂时将 PEEP 减至 7cmH$_2$O 以下。

4. 长期监测易发生栓塞和感染,因此应尽量缩短漂浮导管的留置时间,插管部位需每天消毒和更换敷料,定期用肝素

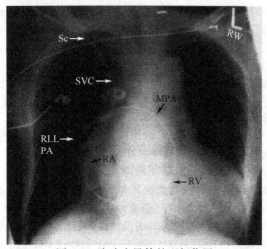

图 3-6　胸片中导管的理想位置

液冲洗,全身应用抗生素治疗。

【临床用途】

1. 测量心腔内压力:当左心室和二尖瓣功能正常时,PAWP 可估计肺循环状态和左心功能(表 3-1)。正常肺动脉收缩压 15～30mmHg,舒张压 6～12mmHg,平均压力 9～17mmHg,PAWP 5～12mmHg。PAWP 超过 18mmHg 可出现肺间质或肺泡水肿,反映左心功能不全。

表 3-1　**PAWP 与肺循环状态的关系**

PAWP	肺部变化
<18mmHg	大致正常
18～25mmHg	轻-中度肺淤血
25～30mmHg	重度肺淤血
>30mmHg	肺水肿

2. 监测 CO。

3. 记录心腔内心电图和心室内临时起搏。

4. 采集混合静脉血标本,监测 S_VO_2。

【相关并发症及处理】

1. 心律失常:由于导管尖端接触右心室壁或心瓣膜所致,一般以室性早搏最多见,退回导管可立即消失。若室性早搏持续存在,甚至出现室速、室颤等恶性心律失常,应立即退出导管,予以抗心律失常或除颤处理。

2. 气囊破裂:导管多次使用、留管时间过长或频繁过量充气均可导致气囊破裂。一旦发现气囊破裂不可再次注气,以免引起空气栓塞。

3. 血栓形成和栓塞:常见于高凝状态患者,栓子进入肺循环可引起肺栓塞。用肝素盐水冲洗导管各腔,每小时 1 次,保持导管畅通。

4. 导管扭曲、打结或折断:插管过程中注意观察置入深度和监护显示压力波形的变化,如导管已插入右心房或右心室,继续推进 15cm 后仍未记录到 RVP 或 PAP 波形,则提示导管可能在右心室内成袢。发现扭曲应退出导管;如已打结,应抽空气囊,用导引钢丝插入导管内解除打结,然后退出;若无效可将结拉紧,在 X 线指引下慢慢拔出导管。

5. 肺动脉破裂出血:较凶险的并发症之一。因导管尖端位于肺动脉的小分支,气囊充气直接损伤肺血管引起破裂出血,多见于肺动脉高压、血管变性患者。临床表现为突发咳嗽、大量咯鲜红色血液。因此,测压时应缓慢、低压地向气囊内注气,测量 PAWP 时间尽量缩短。通过严密监测肺动脉压力的变化,可避免肺动脉破裂出血的发生。

6. 感染:主要由于置管过程无菌操作不严及导管维护中的污染所致。导管留置时间越长,感染的发生率越高。因此,应尽量缩短导管留置时间,一般不超过 72 小时。

四、心排血量监测

【无创心排血量测定】

1. 胸电生物阻抗(TEB):是利用每一心动周期胸部电阻抗的

变化测定血流动力学参数,评价心血管功能的无创伤性方法。

(1) 工作原理:主要是测量电信号通过胸部传导时的阻力或阻抗。电信号通过胸部传导时往往寻找阻力最小的路径,而血液具有导电性,且胸部的血液主要集中在主动脉,因此大多数电信号沿着主动脉传导。每一次心脏搏动,主动脉的血容量和血流速度都会发生变化,导致电信号传导的阻抗或阻力相应变化,依据这些随时间变化的阻抗即可计算每次心脏搏动的泵血量(即搏出量)。

(2) 测量方法:在患者身上放置四个专门设计的双重生物阻抗传感器,接收传导电流及患者心电图。以心电图 Q 波的起始点表示预射血时间(PEP)的开始,以 dZ/dt 波形 B 点表示主动脉瓣开启和 PEP 的结束,以 dZ/dt 波形 X 点代表主动脉瓣关闭和收缩射血期的结束,计算出心排血量(CO)、每搏量(SV)、外周血管阻力(SVR)、心脏指数(CI)、搏出指数(SI)及左心做功指数(LCWI)等。其中,PEP 表示左心室射血进入主动脉前的心肌电兴奋和最初的心室收缩(等容收缩)时间;收缩射血期也称为左心室射血时间(LVET)。

(3) 临床用途:①快速评价 ICU 患者的血流动力学状态;②及时发现患者血流动力学变化趋势,早期干预;③连续、实时监测药物滴定对血流动力学的影响,合理选择治疗药物;④减少不必要的有创操作,特别适用于无法进行有创检查的患者,如右心瓣膜功能不全、大面积心肌梗死、溶栓治疗、有严重感染倾向的患者。

2. 超声心动图(UCG):包括 M 型超声心动图、二维超声心动图、多普勒超声心动图及经食管超声心动图。利用超声回波反射记录心脏信息,通过观察心脏和大血管的形态、结构,了解心房、心室收缩和舒张情况及瓣膜关闭、开放规律,还可准确测量 SV 和 CO。SV=流速积分×流出道面积;CO=SV×心率(HR)。研究表明,UCG 测得的 CO 与温度稀释法测得的 CO 有良好的相关性。

【有创心排血量监测】

1. Frick 法

(1) 原理:当某种物质注入流动液体后,其分布等于流速乘以物质近端与远端的浓度差。

(2) 计算:$CO = VO_2/(CaO_2 - CvO_2)$。其中 VO_2 为氧耗量, CvO_2 为混合静脉血氧含量,CaO_2 为动脉血氧含量。氧耗量需特殊的设备测定,CvO_2 需肺动脉插管采集血样进行检测,CaO_2 需抽取动脉血进行血气分析。

(3) 应用:Frick 法被认为是测量 CO 的可靠方法,但实际应用中也有一定误差,如导管尖端的位置不当,或存在左向右分流时肺动脉血氧含量不能完全等同实际的混合静脉血氧含量。

2. 温度稀释法:为常用的 CO 测量方法,是目前临床上判断心功能的金标准。

(1) 操作方法:将 2~10℃的生理盐水或 5% 葡萄糖液作为指示剂,从 Swan-Ganz 导管头端 30cm 开口于右心房的管腔快速注入,成人每次注入 1~10ml,小儿注入 1~5ml,溶液随之被血液稀释,溶液温度逐渐升高,直到与血温一致,这一温度稀释过程可被导管前端的热敏电阻感知,通过计算机绘制温度-时间曲线,计算曲线下面积,结合注入液体的容积推算出 CO。

(2) 计算公式:$CO = \dfrac{V(Tb-T1) \times D1 \times Si}{A \times Db \times Sb} \times \dfrac{60}{100}$ (L/min)。其中,V 表示注入冷生理盐水或 5% 葡萄糖液容积(ml),Tb 表示肺动脉血温度,T1 表示注入生理盐水温度,Db、D1 分别表示血和生理盐水密度,Sb、Si 分别表示血和生理盐水比热,A 表示温度-时间曲线下面积。

3. 连续温度稀释法:采用与 Swan-Ganz 相似的导管置于肺动脉内,在心房及心室段(长约 10cm)有一加温系统,使导管周围血液温度升高,然后由热敏电阻感知血温变化,加热间断进行,每 30 秒一次,通过获得的温度-时间曲线来测定 CO。开机后 3~5 分钟即可显示 CO,以后每 30 秒显示以前 3~6 分钟的平均数据,因此可连续监测 CO。

4. 脉波指示剂连续心排血量(PiCCO)监测:是将温度稀释技术和动脉脉搏波形曲线下面积分析技术相结合测定 CO 的一种方法,对 CO 的监测类似于肺动脉导管。

(1) 优点:①PiCCO 测得的 CO 与利用肺动脉导管测得的 CO 相关性较好;②从压力监测发展为容量监测,减少了容量判断的干扰因素,所测得的容量性指标如胸腔内血容量(ITBV)、全心舒张末期容积(GEDV)和血管外肺水(EVLW),比 CVP、右室舒张末期压 (RVEDP)等压力性指标更能准确反映心脏前负荷;③较 Swan-Ganz 导管操作简单,对患者创伤小。

(2) 操作方法:①中心静脉置管;②在股动脉放置 Pulsion-cath 动脉导管;③将 Pulsion-cath 动脉导管与 PiCCO 心排血量模块相连;④重复注射指示剂(冰盐水)3 次,对脉搏曲线心排血量测量进行校正,然后根据脉搏曲线变化持续监测 CO。

五、血流动力学监测的临床应用

血流动力学监测对判断心功能状态、指导合理治疗可提供重要依据。下面介绍几种常见危重症的血流动力学改变及其治疗措施。

1. 血流动力学分型及其治疗:根据 PAWP、CI 与重要脏器如心、脑、肾灌注的相关性将血流动力学分为 4 种类型,并给予不同的治疗(表 3-2)。

表 3-2　血流动力学分型及其治疗

CI[L/(min · m^2)]

	Ⅰ型:无肺淤血,组织灌注正常	Ⅱ型:有肺淤血、肺水肿,组织灌注正常
	治疗:镇静,继续监测	治疗:利尿、扩管治疗为主,注意血压
2.2	病死率:3%	病死率:9%
	Ⅲ型:无肺淤血,组织灌注不足	Ⅳ型:有肺淤血、肺水肿,组织灌注不足
	治疗:扩容治疗为主	治疗:正性肌力药物、扩管治疗为主
	病死率:23%	病死率:51%

18　　　　　　PAWP(mmHg)

2. 急性心肌梗死的治疗:急性心肌梗死(AMI)是左心室泵功能衰竭的重要原因,血流动力学监测对早期发现左心功能不全和制订治疗方案可提供重要依据(表3-3)。

表3-3　急性心肌梗死血流动力学分型及治疗

分型	PAWP (mmHg)	CI [L/(min·m²)]	治疗原则
左室功能正常	<18	2.8~3.5	继续观察
左室功能亢进	<14	>3.5	β阻滞剂
低血容量	<6	<2.4	补充血容量
左室功能不全	>22	无前向衰竭 >2.8	利尿、扩管、洋地黄
		有前向衰竭 <2.4	
心源性休克	>11	<2.0	多巴胺、硝普钠、主动脉球囊反搏(IABP)

对不典型右心室梗死患者,血流动力学监测有助于诊断。此时RAP、CVP、RVEDP均增高,若RVEDP>PAWP且CI<2.2L/(min·m²),常提示右心室梗死,应以扩容治疗为主;若RAP、右室压(RVP)及PAWP增高,且伴有低血压,则提示全心衰,以左心衰竭为主,治疗重点应放在减轻心脏前后负荷、控制补液量。

3. 休克的鉴别诊断及治疗请参见表3-4。

表3-4　不同类型休克的血流动力学特征

休克类型	BP	HR	CO	CVP	PAWP	外周血管阻力
心源性	↓	↑	↓	-↑	↑	↑↓
感染性	↓	↑	早期正常或↑ 晚期↓	-↑↓	↓	↓
低血容量性	↓	↑	↓	↓	↓	—

注:↑为增加;↓降低;—为正常。

(1) CVP<6cmH$_2$O 多提示血容量不足,应给予补液治疗,直至休克症状改善,或 CVP 达到 12 ~ 15cmH$_2$O。补液过程中 PAWP 不应超过 18mmHg,以免发生肺水肿。

(2) 若 CI 在 2. 2L/(min·m^2)左右,外周血管阻力增加,有末梢灌注不足的表现,可适当应用血管扩张剂,或与多巴胺合用;如同时存在 PAWP<15 ~ 18mmHg,应在扩管治疗的基础上适当补充血容量。

(3) PAWP 正常,CI<2. 0L/(min·m^2),可联用多巴胺和硝普钠治疗,有条件还可行 IABP。PAWP>18mmHg 时,若血压正常可适当加用利尿剂和正性肌力药物治疗。

4. **围术期监护:**在心脏直视手术和心脏病患者其他手术的术中和术后加强血流动力学监测,可及时发现和处理各种危象,降低患者死亡率。

5. **药物疗效的评价:**通过血流动力学监测,可评价各种心血管系统的药物,特别是扩管和强心药物的血流动力学效应。

(占成业 李树生)

第三节 急性心力衰竭

心力衰竭(heart failure)是各种心脏疾病导致心室充盈及(或)射血能力受损而引起的一组综合征。由于心室收缩功能下降、射血功能受损,心排血量不能满足机体代谢的需要,器官、组织血液灌注不足,同时出现肺循环和(或)体循环淤血,临床上主要表现为呼吸困难、体力活动受限和水肿。如果心排血量在短时间内急剧下降,甚至丧失排血功能,即可引起急性心力衰竭(acute heart failure)。

【病因】

1. **急性弥漫性心肌损害:**多见于急性心肌炎、急性广泛性心肌梗死等。

2. **急性机械性心排血受阻:**见于严重瓣膜狭窄、心室流出道梗阻、心房内血栓或黏液瘤嵌顿、动脉主干或大分支栓塞等。

3. 心脏前负荷急性加重:见于外伤、急性心肌梗死、感染性心内膜炎等疾病引起的腱索断裂所致的瓣膜急性反流、急性乳头肌功能不全、室间隔穿孔、主动脉窦瘤破入心腔、补液过多过快等。

4. 心脏后负荷急性加重:常见于高血压危象、急进型(恶性)高血压、重度主动脉瓣狭窄等。

5. 急性心室舒张受限:见于急性大量心包积液、快速异位心律等。

6. 严重心律失常:室颤和其他严重室性心律失常、显著心动过缓等。

【诊断】

(一)临床表现

根据心脏排血功能减退的程度、速度和持续时间的不同以及心功能代偿情况,可有以下几种表现。

1. 晕厥:主要见于急性心脏排血受阻或严重心律失常。由于心排血量急剧下降,引起一过性脑缺血,临床表现为短暂性黑矇、意识丧失,甚至抽搐,可迅速自行缓解。

2. 心源性休克:由于心脏排血功能低下引起心排血量不足所致。心排血量急性显著减少时,机体来不及通过增加循环血量进行代偿,主要通过神经反射使周围血管及内脏血管显著收缩,维持血压并保障心、脑的血流灌注。临床上除一般休克表现外,多伴有心功能不全、PAWP升高、颈静脉怒张等表现。

3. 急性肺水肿:为急性左心衰竭的主要表现。多因突发严重的左心室排血量不足或左心房排血受阻引起肺静脉及肺毛细血管压力急剧升高所致。当肺毛细血管压升高超过血浆胶体渗透压时,液体即从毛细血管漏到肺间质、肺泡甚至气道内引起肺水肿。

(1)症状:突发严重呼吸困难,以夜间发作多见,患者端坐呼吸,伴咳嗽、咳白色或粉红色泡沫痰,烦躁不安,大汗淋漓。心肌梗死所致者可伴有不同程度胸痛。

(2)体征:呼吸急促,频率30~40次/分,吸气时肋间隙和锁骨上窝明显内陷,皮肤湿冷、发绀,起病时双肺多可闻及哮鸣音,随之可闻及湿啰音,心脏听诊有心尖部舒张期奔马律、P_2 亢进,瓣膜穿孔或腱索断裂、乳头肌功能障碍者可闻及相应杂音。因患者极度紧张,交感神经张力增加,血压多正常或稍增高,如不及时处理,随着病情进展、血压常下降,甚至可出现心源性休克。

(二)辅助检查

1. 常规实验室检查:包括血常规、电解质、肾功能、血糖、心肌酶、肌钙蛋白、C 反应蛋白、D-二聚体等,对明确病因有一定帮助。

2. 心电图检查:常规 12 导联或 18 导联心电图检查,可发现各型心律失常及 ST-T 的异常改变。

3. 胸部 X 线和 CT 检查:胸部 X 线检查对左心衰竭的诊断有一定帮助,除原有心脏形态学改变外,主要为肺部影像学的变化。胸部 CT 扫描可明确肺部病变、诊断较大范围的肺栓塞。怀疑主动脉夹层时,应行 CTA、经食管心脏超声和 MRI 检查。

(1)肺上带血流再分布:左心衰时由于肺底间质水肿较重,肺底微血管受压而将血流较多地分布至肺尖,使肺血流重新分布,肺尖纹理增多、变粗,显示模糊不清。

(2)间质性肺水肿:发生于肺泡性肺水肿之前。部分病例尚未出现明显临床症状时,已有影像学改变,如肺门或外周云雾状阴影、KerleyA 及 B 线等。

(3)肺泡性肺水肿:两侧肺门可见向肺野呈放射状分布的蝶形云雾样阴影,既可广泛分布于两肺,也可局限于一侧或某些部位。

4. 超声心动图:可见 LVEDV 增大、室壁运动幅度减弱、左室射血分数(LVEF)明显降低,还可见基础心脏病表现。

5. 血流动力学监测:应用 Swan-Ganz 导管可监测 PAP、PAWP、CO、CI、肺总血管阻力(TPR)和外周血管阻力(SVR)。其中 PAWP 可间接反映左房压和左室舒张末压,是监测左心功能的一个重要指标。PAWP>18mmHg 可出现肺淤血,>30mmHg 则出现肺水肿。

【鉴别诊断】

1. 支气管哮喘:多见于青少年,无心脏病病史,常在春秋季发病,有过敏史或长期哮喘史;发作时双肺满布哮鸣音,呈呼气性呼吸困难,可有肺气肿体征;胸片示心影正常,肺野清晰或肺气肿征象,对舒张支气管药物有效,应用吗啡后症状加重。

2. 急性呼吸窘迫综合征(ARDS):有严重创伤、感染、休克等病史,表现为突发进行性呼吸窘迫、发绀,呼吸窘迫用常规氧疗不能改善。ARDS 虽有呼吸困难,但患者多可平卧,改变体位对呼吸困难无缓解作用;X 线早期可无异常,晚期可见片状浸润阴影和支气管气象征;抗心衰治疗无效。

3. 急性肺栓塞:大面积肺栓塞可引起急性右心衰竭。往往起病突然,可有胸痛、呼吸困难、咯血、晕厥、休克或猝死。$S_I Q_{III} T_{III}$ 的心电图特征有诊断意义。X 线胸片检查肺野可见卵圆形或三角形阴影,底部连及胸膜。肺动脉 CTA 检查可确诊。

【治疗】

(一)治疗目标

改善症状,稳定血流动力学状况,减轻心衰的临床体征,降低住院期间和远期死亡率。

(二)治疗原则

降低心脏前后负荷,调整心肌收缩功能,增加左室心搏量,保证气体交换,去除诱因等。

(三)治疗措施

1. 体位:患者取坐位,双腿下垂,减少静脉回流。

2. 氧疗和呼吸支持

(1)基本原则:保证组织氧供,维持 SaO_2 在 95%~98%。

(2)氧疗:吸入高流量(10~20ml/min)纯氧,使用 50% 乙醇溶液雾化吸入以消除肺内泡沫,改善肺泡通气。

(3)机械通气:出现下列情况应及早机械通气:①严重急性左心衰,经过一般氧疗和药物治疗,临床情况不能缓解或加重;②呼吸变慢或不规则,出现反常呼吸;③出现意识障碍;④吸氧浓度>60% 时,PaO_2<60mmHg。

3. 轮流结扎四肢以减少静脉回流:可用血压计袖带或橡皮软管,充气压力应低于舒张压 10mmHg,以保证动脉供血。不可四肢同时结扎。

4. 药物治疗

(1) 吗啡:吗啡可减低交感神经张力、扩张外周小动脉和小静脉、减轻心脏负荷,同时减轻患者的烦躁不安、降低耗氧量。首次 3~5mg 静脉注射,必要时间隔 15~20 分钟重复一次,共 2~3 次。应注意其呼吸抑制的不良反应。有神志障碍和肺部疾患者禁用。

(2) 血管扩张剂:可降低心脏前后负荷,改善心功能。

1) 硝普钠:可同时扩张小动脉和小静脉,适用于严重心衰和原有后负荷增加患者(如高血压心衰或二尖瓣反流)。常用 25~50mg 加入 5% 葡萄糖液 250ml 静脉滴注,滴注速度从 0.25μg/(kg·min)逐步增加至 10μg/(kg·min)。最好在有创动脉血压监测下使用,注意避光。长期使用时其代谢产物硫代氰化物可产生毒性反应,肝、肾功能衰竭患者避免使用。

2) 硝酸酯类·急性左心衰时,硝酸酯类能在不减少每搏量和增加心肌氧耗的情况下减轻肺淤血,特别适用于急性冠脉综合征患者,其缺点主要是容易发生耐受性。静脉应用硝酸酯类时,起始剂量硝酸甘油 5~10μg/min,硝酸异山梨酯 1~10mg/h,密切监测血压,若收缩压降至 90~100mmHg 以下,应适当减量。

(3) 利尿剂:对于急性心力衰竭,特别是伴急性肺水肿患者,可用利尿剂增加治疗效果。首选速尿,静脉注射后 5 分钟起效,疗效持续 4~5 小时。一般首剂 20~40mg 静脉注射,伴有高血压或肾功能不全患者,首剂可增加至 40~100mg。需防止过度利尿造成容量不足及电解质紊乱。

(4) 正性肌力药:对于外周低灌注且伴有肺淤血或肺水肿患者,利尿剂和血管扩张剂治疗无效时,应使用正性肌力药物。

1) 洋地黄:可抑制心肌 Na^+-K^+ATP 酶,增加 Ca^{2+}/Na^+ 交换,产生正性肌力作用。特别适用于快速室上性心律失常所致的心衰,如房颤伴快速心室反应所致的急性心衰。治疗急性心衰时应选择速效制剂。近 2 周内未用洋地黄者,可予毛花苷 C 0.2~

0.4mg加入5%葡萄糖液20ml,缓慢静脉注射,必要时2~4小时后重复使用一次。应用洋地黄前应行心电图检查,了解有无急性心肌梗死、心肌炎或低血钾等,防止发生洋地黄中毒。

2) 多巴酚丁胺:主要作用于β_1和β_2受体,发挥剂量依赖性的正性变时、正性变力效应,并反射性地降低交感张力和血管阻力。起始剂量3~5μg/(kg·min),以后可逐渐增加至20μg/(kg·min),剂量依据症状、尿量和血流动力学监测结果调整。小剂量多巴酚丁胺能产生轻度的血管扩张反应,降低心脏后负荷;大剂量时可引起血管收缩。心率通常呈剂量依赖性增加。

3) 多巴胺:去甲肾上腺素前体,效应与剂量相关。小剂量[2~5μg/(kg·min)]作用于肾、肠系膜、冠状动脉和脑动脉多巴胺受体,使相应的血管扩张;中等剂量[5~10μg/(kg·min)]作用于心脏β_1受体,增强心肌收缩力;大剂量[>10μg/(kg·min)]兴奋α受体,使全身血管床收缩。

(5) 氨茶碱:在心源性哮喘和支气管哮喘不易鉴别时可使用,具有正性肌力、扩张血管和利尿作用。常用0.25g加10%葡萄糖液20ml,缓慢静脉注射。

5. 处理诱发因素和基础疾病:在抢救急性心力衰竭的同时,应积极治疗诱发因素和原发疾病,如急性冠脉综合征、心律失常、高血压、感染、休克等。如有外科手术指征如心瓣膜病、主动脉夹层等,在内科治疗的同时应尽早施行外科手术或介入治疗。

(占成业)

第四节 恶性心律失常

恶性心律失常(malignant arrhythmia)是指在短时间内引起严重血流动力学障碍,导致患者晕厥甚至猝死的心律失常。它是根据心律失常的程度及性质分类的一类严重心律失常,也是一类需要紧急处理的心律失常。

【病因】

1. 各种器质性心脏病：如急性心肌梗死、暴发性心肌炎、心肌病、心源性休克等。

2. 特发性或先天性异常：先天性 QT 延长综合征、Brugada综合征、预激综合征、特发性室速或室颤等。

3. 其他：电解质紊乱、酸碱失衡、内分泌失调、麻醉或低温状态、胸腔或心脏手术、感染、中毒、药物作用、中枢神经系统疾病等。

【分类】

1. 快速型恶性心律失常包括：①频率在 230 次/分以上的单形性室性心动过速；②心室率逐渐加速的室性心动过速，有发展为心室扑动或（和）心室颤动的趋势；③室性心动过速伴血流动力学紊乱，出现休克或左心衰竭；④多形性室性心动过速，发作时伴晕厥；⑤心室扑动或（和）心室颤动；⑥预激综合征合并房颤。

2. 缓慢型恶性心律失常：主要包括严重的病态窦房结综合征、二度Ⅱ型、高度及三度房室传导阻滞。

【处理原则】

1. 血流动力学评价：判断患者血流动力学是否稳定，有无严重的症状和体征，这些症状和体征是否由心律失常所致。血流动力学不稳定的证据：快速心率是症状和体征的原因，心率一般超过 150 次/分。

2. 血流动力学不稳定：不要过分强调心律失常的诊断，快速型心律失常立即准备电复律，缓慢型心律失常尽快进行人工心脏起搏。

3. 血流动力学稳定：对心律失常进行鉴别诊断和进一步评价，选择药物治疗、电复律或起搏器治疗，尽快终止心律失常发作。

4. 积极治疗原发疾病和诱发因素：如急性心肌梗死、严重心力衰竭、低钾血症等。

一、宽 QRS 心动过速

宽 QRS 心动过速主要包括阵发性室性心动过速（paroxysmal ventricular tachycardia，PVT）、尖端扭转型室速（torsades de pointes，TdP）、室上性心动过速（supraventricular tachycardia，SVT）合并室内差异传导或束支传导阻滞、预激综合征（preexcitation syndrome）伴快速性心律失常。

阵发性室性心动过速

【临床特点】

症状取决于心室率及发作持续时间，根据发作时间分为非持续性室速与持续性室速。

1. 非持续性室速：发作时间小于 30 秒，症状多不明显，可自行终止。

2. 持续性室速：发作时间超过 30 秒，常伴有明显的血流动力学障碍与心肌缺血表现，如气急、少尿、低血压、心绞痛或晕厥，需药转或电复律才能终止。

【心电图特点】

主要包括：①频率多在 140~200 次/分，节律可稍不齐；②QRS 波群宽大畸形，时限>0.12 秒；③房室分离；④心室夺获或室性融合波；⑤突发突止；⑥发作时 QRS 波形态与不发作时室性早搏的 QRS 波形态一致（图 3-7）。

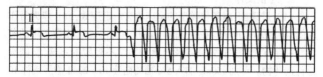

图 3-7　阵发性室性心动过速

【鉴别诊断】

见表 3-5。

表 3-5 宽 QRS 心动过速的鉴别诊断

鉴别点	室性心动过速	室上性心动过速合并室内差异传导	预激综合征合并房颤
QRS 形态	宽大畸形,可见心室夺获或室性融合波	多呈右束支传导阻滞图形	宽大畸形,起始部可见预激波
QRS 时限	>0.12 秒	>0.12 秒	>0.12 秒
QRS 起始向量与窦性搏动关系	不一致	一致	—
R-R 间隔	可稍不规整	绝对规整	绝对不规整
发作前后	可见室性早搏	可见室上性早搏	QRS 呈典型预激波形

【治疗】

争取在最短时间内控制发作,防止血流动力学恶化;在选用抗心律失常药物的同时,做好电复律准备;对伴有休克者应予抗休克及必要的病因治疗。

1. 治疗原发病及去除诱因:在治疗室性心动过速时应积极处理原发病,消除室性心动过速的诱因,如大面积心肌梗死、低钾血症、低镁血症、酸中毒、缺氧等。

2. 终止发作

(1)胺碘酮:对各种类型的室速均有一定疗效,致心律失常作用低,且无负性肌力作用,是临床上治疗室性心动过速最常用的药物。对伴有充血性心力衰竭及血流动力学不稳定的室速,胺碘酮为首选药物。首剂 150mg 加入 5% 葡萄糖液 10~20ml 静脉滴注 10 分钟,10~15 分钟后可追加 150mg,继之以 1mg/min 维持 6 小时,然后以 0.5mg/min 维持 24 小时,24 小时总量不应超过 2.2g。

(2)利多卡因:治疗室性心动过速的二线药物,能有效终止急性心肌缺血和心肌梗死所并发的室性心动过速。负荷量 1.0mg/kg,静脉滴注 3~5 分钟,继以 1~3mg/min 静脉滴注维持,5~10分钟后可重复负荷量,1小时内最大用量不超过200~300mg(4.5mg/kg)。

(3) 普罗帕酮(心律平):70mg加入5%葡萄糖液10~20ml静注2~5分钟,10~20分钟后可重复一次,单次总量不大于140mg。

(4) 其他药物:普鲁卡因胺、溴苄胺、美西律、恩卡尼、氟卡尼等对室性心动过速也有较好的疗效。

(5) 电复律:对室速伴有明显血流动力学障碍、药物治疗无效及室速持续时间超过2小时者应行同步电复律,首次能量50J,无效加至100~200J,转复成功后尚需抗心律失常药物静脉滴注维持预防复发。

3. 预防复发

(1) 药物治疗:同终止发作的药物。

(2) 植入型心律转复除颤器(ICD):对药物及消融治疗无效、反复发作且伴血流动力学障碍者,需安装ICD。

尖端扭转型室速

【临床特点】

TdP常见于各种原因所致的QT间期延长综合征、严重的心肌缺血或其他心肌病变、使用延长心肌复极药物(如奎尼丁、普鲁卡因胺、胺碘酮等)以及电解质紊乱(如低钾、低镁血症)。轻者仅有头晕、心悸等症状,重者可出现晕厥,易发展为室颤而致死。

【心电图特点】

心电图特点见图3-8。

1. QT间期延长型:①QT间期延长(≥0.60秒),T波增宽,U波明显,TU波融合;②发作时QRS波宽大畸形、振幅不一,尖端围绕等电位线不断扭转其主波的正负方向;③多由一个联律间距较长(>500毫秒或更长)的室早诱发,易复发;④发作数秒至10秒,可自行终止;⑤短阵发作时心率>150次/分或更快;⑥如不及时治疗,最终发展为心室扑动与心室颤动。

2. QT期间正常型:①发作时为扭转型室速;②QT间期正

常;③室早联律间距不长;④起搏治疗或预防发作无效;⑤刺激交感神经可加重病情;⑥Ⅰa类药物明显有效。

3. 联律间期极短型:①发作时呈尖端扭转型室速,频率快,反复发作,自行终止;②室早的联律极短(280~320毫秒),常在 ST 段终末或 T 波起始部,QT 间期及 U 波形态正常;③注射阿托品后发作持续时间及早搏数量均增加,β阻滞剂、Ⅰ类抗心律失常药及胺碘酮治疗通常无效,维拉帕米显效。

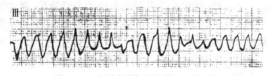

图 3-8　尖端扭转型室性心动过速

【治疗】

明确诊断后,尽可能根据病因进行紧急处理。

1. 获得性病因者(间歇依赖型 TdP)

(1)补钾、补镁:根据缺钾程度常用 10% 氯化钾溶液静脉滴注;25% 硫酸镁溶液 2~5g 稀释后缓慢静脉滴注,继以 2~20mg/min 持续静脉滴注,即使血镁正常也可积极补充。

(2)异丙肾上腺素:0.5~1.0mg 加入液体中以 1~4μg/min 静脉滴注,随时调节剂量使心室率维持在 90~110 次/分。应用异丙肾上腺素可缩短 QT 间期,控制 TdP 发作。

(3)抗心律失常药物:TdP 发作时可试用Ⅰb类抗心律失常药物如利多卡因、苯妥英钠,禁用Ⅰa、Ⅰc和Ⅲ类抗心律失常药。

(4)TdP 持续发作时,应按心搏骤停原则救治,有室颤倾向者,可用低能量电复律。

(5)对顽固发作伴严重心动过缓或严重传导阻滞者,药物治疗存在矛盾,宜安装起搏器。

2. 先天性病因者(肾上腺素依赖型 TdP)

(1)首选β阻滞剂,常用美托洛尔 25~50mg,每日 2~3 次,或普萘洛尔 10~30mg,每日 3 次。

（2）单用 β 阻滞剂无效时可加用苯妥英钠或苯巴比妥。

（3）药物治疗无效的持续性发作者可行电复律或安装起搏器。

（4）左侧颈胸交感神经节切除术。

（5）避免剧烈体力活动及精神刺激，禁用延长心室复极和儿茶酚胺类药物。

室上性心动过速合并室内差异传导或束支传导阻滞

具有阵发性室上性心动过速的临床和心电图特点，R-R 间距绝对规整，QRS 波起始向量与窦性搏动一致，但时限增宽>0.12 秒，多呈束支传导阻滞图形，发作前后可见室上性早搏（图 3-9）。处理与阵发性室上性心动过速基本相同。

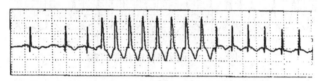

图 3-9　室上性心动过速伴束支传导阻滞

预激综合征伴快速性心律失常

【临床特点】

预激综合征又称 WPW 综合征，是指除正常的房室传导路径外还存在附加的房室旁路，常引起心动过速发作。临床以顺向型房室折返性心动过速最为常见，其次为心房颤动及逆向型或称预激性房室折返性心动过速。

【心电图特点】

1. 预激综合征合并室上性心动过速

（1）顺向型房室折返性心动过速：反复发作，频率 180 ～ 260 次/分以上，节律规整；QRS 波形态正常，伴束支传导阻滞或室内差异传导时 QRS 波可增宽；常有 QRS 波电交替和（或）心动周期长短交替。

（2）逆向型或预激性房室折返性心动过速：心室率>200 次/分，预激波明显，QRS 波宽大畸形，若不经电生理检查，极易与室速混淆。

2. 预激综合征并发房颤：冲动主要经旁路下传，由于不应期短，心室率极快（>200 次/分），QRS 波增宽>0.12 秒，呈完全预激波形，R-R 间距绝对不齐，血流动力学改变明显，易诱发室颤而危及生命（图 3-10）。

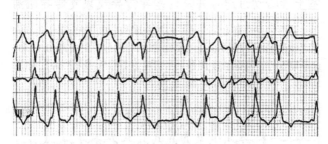

图 3-10　预激综合征合并房颤

【治疗】

依据心律失常类型及严重程度选择治疗方法。

1. 药物治疗

（1）主要作用于房室结的药物：通过延长房室结的不应期，终止顺向型折返性心动过速。常用普萘洛尔 3 ～ 5mg 稀释后缓慢静脉滴注；或 ATP 20 ～ 40mg 快速静脉滴注，3 ～ 5 分钟后可重复一次；或毛花苷 C 0.4mg 稀释后缓慢静脉滴注，2 小时后可追加 0.2mg；或维拉帕米 5 ～ 10mg 稀释后静脉滴注，30 分钟后可重复一次。但对逆向型折返性心动过速和旁路下传为主的房颤，禁用普萘洛尔、ATP、洋地黄、维拉帕米，因其可加速旁路前传而诱发室颤。

（2）主要作用于旁路的药物：共同特征是延长旁路有效不应期，适用于经旁路下传的快速性心律失常如逆向型房室折返性心动过速和房颤。首选普罗帕酮，1.0 ～ 1.5mg/kg 静脉滴注，20 分钟后可重复使用一次。

（3）作用于房室结和旁路的药物：常用Ⅰc类和Ⅲ类药物如普罗帕酮、氟卡尼和胺碘酮等。其中普罗帕酮抗心律失常谱广，起效快，副作用小，为预激综合征伴快速性心律失常的首选药物。

2. 电复律：有明显血流动力学障碍者首选电复律，药物治疗无效时亦可用电复律。电击能量一般为100～150J。

二、窄 QRS 心动过速

窄 QRS 心动过速主要包括房性心动过速（atrial tachycardia, AT）、2：1 传导的心房扑动（atrial flutter, AF）、房室结折返性心动过速（atrioventricular nodal reentrant tachycardia, AVNRT）和顺向型房室折返性心动过速（atrioventricular reentrant tachycardia, AVRT）。后两者为阵发性室上性心动过速（paroxysmal supraventricular tachycardia, PSVT）的常见类型。

房性心动过速

根据发生机制与心电图表现的不同，可分为自律性、折返性、混乱性三种情况，其中自律性房性心动过速最常见，多发生于严重器质性心脏病和洋地黄中毒患者，可短暂发作或持续数月。

【临床特点】

除有轻度心悸、胸闷外，多无严重症状。如心率长时间持续增快可引起心脏收缩功能降低，导致充血性心力衰竭。

【心电图特点】

心电图特点主要包括：①心房率通常为150～200次/分；②P 波形态与窦性者不同，在Ⅱ、Ⅲ、aVF 导联通常直立；③常出现二度房室传导阻滞，呈现2：1 房室传导，但心动过速不受影响；④P 波之间的等电位线存在（与心房扑动时等电线消失不同）；⑤刺激迷走神经不能终止心动过速，仅加重房室传导阻滞；⑥发作开始时心率逐渐加速（图3-11）。

【治疗】

1. 洋地黄引起者：①立即停用洋地黄；②如血钾不高，首选

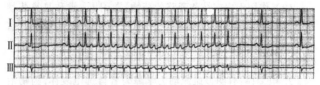

图 3-11　阵发性房性心动过速

氯化钾口服或静脉滴注 10% 氯化钾,同时进行心电图监测,避免出现高钾血症;③已有高钾血症者,可选用普萘洛尔、苯妥英钠、普鲁卡因胺、奎尼丁等药物。

2. 非洋地黄引起者:①口服或静脉注射洋地黄;②如仍未能转复窦性心律,可应用奎尼丁、普鲁卡因胺、普罗帕酮、胺碘酮等药物。

心房扑动

心房扑动(AF)是一种快速而规则的房性异位节律,频率 300 次/分左右,多为阵发性,常进展为心房颤动(Af)。窄 QRS 心动过速主要见于 AF 伴 2∶1 传导。

【临床特点】

主要包括:①心室率不快时可无症状;②心室率较快者可有心悸、气促、心绞痛等症状,甚至发生心力衰竭和低血压;③查体可见快速的颈静脉搏动,按摩颈动脉窦能使心室率突然减慢,停止按摩后又恢复至先前水平。

【心电图特点】

心电图特点见图 3-12。

1. 正常 P 波消失,代之以连续的大锯齿状扑动波(F 波),F 波在 Ⅱ、Ⅲ、aVF 导联清晰可见;F 波之间无等电位线,波幅大小一致,间隔规则,频率多为 250~350 次/分。

2. 房室呈规律的 2∶1 下传,常有一个 F 波与 QRS 波(R)部分重叠,另一个 F 波位于两个 RR 中间,形成长 RF 间期。

3. QRS 波形态一般正常,合并室内差异传导或束支传导阻滞时,QRS 波增宽、形态异常。

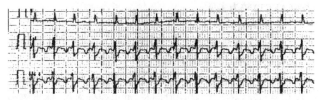

图 3-12 心房扑动伴 2:1 传导

【治疗】

AF 患者是否需要紧急处理主要取决于临床表现。

1. 症状较轻的阵发性 AF 且心室率不快者可暂不用药。

2. 控制心室率:可选用洋地黄、钙通道阻滞剂、β 阻滞剂,合并心功能不全时首选毛花苷 C。

3. 转复窦性心律

(1) 同步直流电复律:起始能量常用 50J 或 100J,一次成功率接近 100%,须注意复律前禁用洋地黄类药物。

(2) 经食管心房起搏超速抑制:起搏方式有分级递增刺激和固定频率刺激两种。

(3) 药物复律:先用洋地黄、钙通道阻滞剂、β 阻滞剂减慢心室率,再用 Ⅰc 类(普罗帕酮)、Ⅰa 类(奎尼丁)或 Ⅲ 类(胺碘酮)药物复律。

4. 抗栓治疗:慢性持续性 AF,宜长期服用华法林、阿司匹林等药物预防血栓形成。

5. 预防复发:对非急性病因所致 AF,复律后需用抗心律失常药物预防复发,服药时间不短于 3 个月。对顽固性或特发性 AF 可采用射频消融治疗。

阵发性室上性心动过速

阵发性室上性心动过速(PSVT)是指发生、起源和传导涉及心室水平以上的一类心律失常,因折返是其主要的发生机制,故有突发突止、心室率规整的特点,频率常在 150~250 次/分。其中以房室结折返性心动过速(AVNRT)、顺向型房室折返性心动过速(AVRT)较为多见。

【临床特点】

1. 绝大多数患者有阵发性心悸,持续数秒钟、数小时或数日,具有突然发作、突然终止的特点。

2. 症状的严重程度与发作时心室率、持续时间和基础心脏病有关,若心室率快、持续时间长,可出现低血压、休克等表现;如原有器质性心脏病,则可诱发心绞痛、急性左心衰、晕厥等;严重时由于脑供血不足,可引起脑梗死。

3. 刺激迷走神经可终止发作或减慢心室率。

【心电图特点】

心电图特点主要包括:①心动过速发作时有突发、突止的特点;②频率一般为150~240次/分,节律快而规则;③QRS 形态一般正常,伴有束支传导阻滞或室内差异传导时,QRS 波增宽、形态异常(图 3-13)。

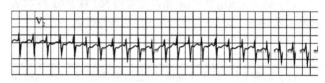

图 3-13　阵发性室上性心动过速

【治疗】

1. 刺激迷走神经:用于血流动力学相对稳定患者。具体方法:①用压舌板刺激腭垂,诱发恶心、呕吐;②深吸气后屏气再用力做呼气动作(Valsalva 法);③颈动脉按摩,切忌两侧同时按摩,以免引起脑缺血;④压迫眼球 10~15 秒,不宜用于老年人,青光眼或高度近视者禁用。

2. 抗心律失常药物:用于上述方法无效或伴血流动力学不稳定者。

(1)维拉帕米:5~10mg 加入 5% 葡萄糖液 10~20ml 静脉滴注 5~10 分钟,发作中止即停止注射,15 分钟后未能转复可重复一次,24 小时总量不宜超过 25mg。

（2）普罗帕酮：首剂 70mg 稀释后缓慢静脉注射，如未转复，10～15 分钟后可重复注射，24 小时总量不超过 210mg。

（3）三磷酸腺苷（ATP）：为一种强效迷走神经兴奋剂，常以 10mg 稀释后 1～3 秒内快速静脉推注，3～5 分钟后若无效，可重复使用一次。

（4）洋地黄：毛花苷 C 0.4mg 稀释后缓慢静脉滴注，2 小时后无效可再给 0.2～0.4mg，24 小时总量不超过 1.2mg，适用于室上速伴有心功能不全者，不能排除预激综合征者禁用。

（5）胺碘酮：首剂 150mg 稀释后缓慢静脉注射 10 分钟，必要时可重复使用，但应间隔 30 分钟以上，用药过程中警惕低血压。

3. 经食管心房起搏超速抑制：可打断折返环，终止 PSVT。

4. 同步直流电复律：当刺激迷走神经、药物治疗和经食管心房起搏无效，或心动过速诱发明显的血流动力学障碍时，应采用同步直流电复律，电击能量不超过 50～100J。洋地黄中毒者禁用。

5. 导管消融：对心动过速频繁发作，或发作时出现危及生命的并发症以及药物治疗难以终止者，应采用射频消融进行根治。

三、心室扑动与颤动

心室扑动（VF）是心脏快而微弱的无效收缩，不能持久，要么很快恢复，要么转为室颤导致死亡。心室颤动（Vf）是心脏停搏前的短暂征象，是各部位心室肌不协调乱颤。

【临床特点】

发生 VF 与 Vf 时，心脏失去排血功能，患者出现晕厥及阿斯综合征，表现为意识丧失、四肢抽搐、大动脉搏动消失、血压测不出，继而呼吸停止，全身发绀，瞳孔散大。

【心电图特点】

1. VF：①连续快速而相对规则的粗大波动；②频率 150～250 次/分；③QRS 与 ST-T 无法辨认（图 3-14）。

2. Vf:①混乱波动,形状振幅不规则;②频率多在 250 ~ 500 次/分。根据 Vf 波振幅可分为粗颤型(Vf 波幅≥0.5mV)和细颤型(Vf 波幅<0.2mV),后者预示患者存活机会极小,往往是临终前改变。Vf 与 VF 的区别在于前者波形及节律完全不规则,且波幅较小(图 3-15)。

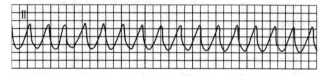

图 3-14　心室扑动

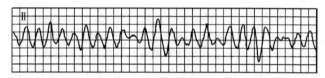

图 3-15　心室颤动

【治疗】

对于 VF 和 Vf,一旦发现必须紧急处理。

1. 非同步直流电除颤:公认最有效的治疗手段,双相波除颤能量为 120 ~ 150J,单相波除颤能量为 360J。若 Vf 为细颤型,可静脉注射肾上腺素 1 ~ 3mg,使 Vf 波变粗,有利于除颤成功。

2. 心肺复苏:一旦发现 VF 或 Vf 应立即进行心肺复苏,特别强调高质量、不间断的胸外按压。

3. 药物除颤:药物及其应用方法同室速的处理。

4. 病因治疗:如改善心肌灌注、缩小心肌梗死面积、纠正电解质紊乱等。

5. 预防复发:对于频发多源室早、室早成对出现、R-on-T 征象、短阵室速等高危室性心律失常,应予以积极治疗。

四、严重的缓慢型心律失常

严重的缓慢型心律失常主要包括严重的病态窦房结综合

征(sick sinus syndrome,SSS),二度Ⅱ型、高度及三度房室传导阻滞(atrioventricular block,AVB)。

病态窦房结综合征

病态窦房结综合征(SSS)是指窦房结及其周围组织器质性病变或功能性障碍导致起搏和传导功能异常所产生的缓慢性和(或)快速性心律失常。

【临床特点】

1. 起病隐匿,进展缓慢,部分患者可无任何症状。

2. 严重时可引起头晕、心悸、乏力、黑矇、晕厥、心绞痛、心力衰竭甚至阿斯综合征。

【心电图特点】

1. 严重的窦性心动过缓,心率<50次/分。

2. 窦性停搏:①在正常窦性心律中,突然出现显著的长间歇;②长间歇中无P-QRS-T波群出现;③长P-P间期与正常的窦性P-P间期不成倍数;④长P-P间期后可出现交界性或室性逸搏及逸搏心律(图3-16)。

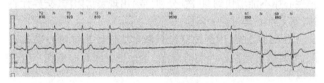

图3-16　窦性停搏

3. 窦房阻滞:①一度窦房阻滞:与正常心电图无法区别;②二度Ⅰ型窦房阻滞(MorbizⅠ型):P-P间隔逐渐缩短,直至出现一次漏搏,出现漏搏后P-P间隔又突然延长(文氏现象);③二度Ⅱ型窦房阻滞(MorbizⅡ型):在规律的窦性心律中突然出现一个漏搏间歇,这一长间歇等于正常窦性P-P的倍数;④三度窦房阻滞:较比正常P-P间期显著长的间歇内无P波或P-QRS波均不出现,长P-P间期与窦性P-P间期无倍数关系,与窦性停搏难以鉴别(图3-17)。

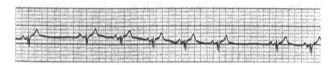

图3-17 二度Ⅰ型窦房阻滞

4. 心动过缓与心动过速交替出现(慢快综合征):在窦性心动过缓基础上出现快速异位节律如室上性心动过速、房颤等(图3-18)。

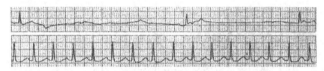

图3-18 心动过缓与心动过速交替出现

【其他检查】

1. 阿托品试验:静脉滴注阿托品1~2mg,注射30分钟内窦性心律不能增快到90次/分和(或)出现窦房阻滞、交界性心律、室上性心动过速为阳性。

2. 固有心率:用药物完全阻断自主神经系统对心脏的支配,测定窦房结发放冲动的频率。SSS患者固有心率在80次/分以下。

3. 心房调搏:窦房结恢复时间>1500毫秒,窦房传导时间>180毫秒。

【治疗】

1. 治疗原则:①提高心率,促进传导,改善或保证重要器官的灌注;②治疗基础疾病,消除诱因,包括停用致心动过缓及传导阻滞的药物,纠正电解质紊乱等;③严重血流动力学障碍者需紧急人工起搏。

2. 药物治疗

(1)异丙肾上腺素:2~10μg/min静脉滴注,根据心率和节律调整,使心室率维持在60次/分左右。

（2）阿托品：1～2mg加入250～500ml液体静脉滴注,亦可以0.5～1mg皮下或静脉注射,3～5分钟后可重复使用。前列腺肥大的老年人慎用,青光眼者禁用。

（3）茶碱：通过拮抗腺苷受体,可明显的改善窦房结功能。常用氨茶碱0.5g加入250～500ml液体静脉滴注,每日一次;亦可以氨茶碱0.1g口服,每日3次。

3. 心脏起搏器治疗：SSS伴心绞痛、心力衰竭或晕厥、阿斯综合征者,应尽快进行临时心脏起搏。药物治疗无效者应予植入永久性起搏器治疗。对于慢快综合征患者,宜在植入心脏起搏器后使用抗心律失常药物。

房室传导阻滞

房室传导阻滞（AVB）是指心电冲动从心房向心室的传导过程中出现传导延迟、部分或全部阻断的现象。

【临床特点】

1. 一度AVB常无症状。

2. 二度Ⅰ型AVB自觉心搏脱漏,偶有心悸、乏力;二度Ⅱ型AVB心搏脱漏频繁,常感头昏、乏力、心悸、胸闷、气短,可在短期内发展为三度AVB。

3. 三度AVB常发生心绞痛、心力衰竭、心源性休克、晕厥甚至阿斯综合征。查体：心律规整,第一心音强弱不等,偶有大炮音,脉压差增大。

【心电图特点】

1. 一度AVB：PR间期>0.20秒。

2. 二度AVB：主要表现为部分P波后QRS波脱漏,分2种类型。

（1）二度Ⅰ型AVB（Morbiz Ⅰ型）：P波规律出现,PR间期逐渐延长,直至P波后脱漏一个QRS波群,漏搏后传导阻滞得到一定恢复,PR间期缩短,之后又逐渐延长,如此周而复始地出现,称为文氏现象（图3-19）。

（2）二度Ⅱ型AVB（Morbiz Ⅱ型）：PR间期恒定（正常或延长）,部分P波后无QRS波群,呈3∶2或4∶3等传导阻滞

（图 3-20）。

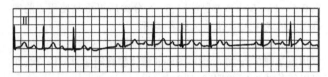

图 3-19 二度 I 型房室传导阻滞

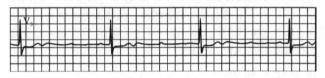

图 3-20 二度 II 型房室传导阻滞

3. **高度 AVB**：连续出现两次或两次以上的 QRS 波群脱漏，如 3:1、4:1 传导阻滞。

4. **三度 AVB**：又称完全性房室传导阻滞。P 波与 QRS 波无固定关系，P-P 间期相等，房率高于室率（图 3-21）。心房颤动时，若心室率慢而规则，即为房颤合并三度 AVB。

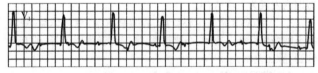

图 3-21 三度房室传导阻滞

【希氏束图】

可精确估计房室阻滞部位。

1. **心房内阻滞**：P-A 周期>60 毫秒，而 A-H、H 和 H-V 间期正常。

2. **房室结内阻滞**：A-H 延长>150 毫秒，而 H-V 间期、P-A 间期正常。

3. **希氏束内阻滞**：H-H 间期延长>25 毫秒。

4. **束支阻滞**：H-V 间期延长>60 毫秒。

【治疗】

1. 治疗原则:同病态窦房结综合征。一度和二度Ⅰ型AVB若心室率并非过慢,无需处理。二度Ⅱ型和三度AVB出现血流动力学障碍时,须紧急治疗。

2. 药物治疗:常用异丙肾上腺素和阿托品。异丙肾上腺素适用于任何部位的房室传导阻滞,阿托品主要用于迷走神经张力过高引起的房室结内阻滞。具体用法与病态窦房结综合征相同。

3. 心脏起搏器治疗:二度Ⅱ型和三度AVB伴明显血流动力学障碍者,应尽快进行临时心脏起搏。药物治疗无效者应植入永久性起搏器。

(占成业)

第五节 急性肺栓塞

肺栓塞(pulmonary embolism,PE)是指各种栓子堵塞肺动脉或其分支后引起的以肺循环和呼吸功能障碍为主要表现的临床和病理生理综合征。少数患者肺栓塞后可发生肺出血或坏死,称为肺梗死。引起PE的栓子包括血栓栓子、脂肪栓子、羊水栓子及空气栓子等,其中以血栓栓子最为常见,称为肺血栓栓塞症(pulmonary thromboembolism,PTE),栓子常源于下肢深静脉血栓脱落。PTE临床表现复杂多样,易漏诊和误诊,大块肺栓塞常导致显著的低血压和严重的呼吸困难,甚至猝死。

【病因】

(一) 栓子来源

1. 血栓:占82.2%,主要来源于:①深静脉血栓,如髂外静脉、股静脉、深股静脉、腘静脉等下肢静脉,卵巢静脉、睾丸静脉、子宫静脉及盆腔静脉丛、下腔静脉;②右心房、右心室的附壁血栓,如风心病、冠心病、心肌病并发房颤和心衰等。

2. 细菌性栓子:见于感染性心内膜炎、起搏导管感染及骨髓炎等。

3. 癌栓:多发于肺、胰腺、消化道和生殖系恶性肿瘤,白血病、淋巴瘤等也可发生。

4. 脂肪栓:见于下肢长骨骨折,也见于心肺复苏术后、体外循环等。

5. 其他:羊水、空气、寄生虫卵及成虫等也是栓子的常见来源。

（二）易患因素

1. 年龄:50~65 岁发病率最高,致命性发病中约 90% 患者在 50 岁以上。

2. 心脏疾病:40% 病例有心脏病史,尤以风心病最多见。

3. 长期卧床、严重创伤、大手术后、静脉曲张、长时间乘车乘飞机等。

4. 肥胖、肿瘤、血液高凝状态、妊娠、口服避孕药等。

【诊断】

（一）临床表现

1. 临床症状

（1）呼吸困难:是 PE 最重要和最常见的症状,见于 80%~90% 患者,多表现为突然发生的呼吸困难,或在原有呼吸困难基础上突然加重,活动后症状明显。

（2）胸痛:为常见症状,包括胸膜炎性胸痛和心绞痛样胸痛。

（3）咯血:多于肺梗死后 24 小时内发生,出血量不多,数日后变为暗红色。慢性栓塞性肺动脉高压者,因支气管黏膜下代偿性扩张的支气管动脉破裂,可引起大咯血。

（4）焦虑、烦躁和恐惧感:具体原因不明,可能与肺梗死面积过大、严重呼吸困难相关,并可随症状缓解而好转。

（5）咳嗽:主要为刺激性干咳。

（6）心悸:多因快速性心律失常所致。

（7）晕厥:表现为一过性意识丧失,可反复发作,主要由于大面积肺栓塞导致心排血量降低和脑灌注不足。部分患者以晕厥为首发症状。

（8）猝死:少数患者可在数秒至数分钟内出现意识丧失及

心搏、呼吸停止,常见于大块栓子栓塞肺动脉主干。

2. 体征

(1)呼吸系统:常有呼吸急促、发绀、肺部啰音等,合并肺不张或胸腔积液时可出现相应体征。另有相当一部分患者无肺部体征。

(2)循环系统:心动过速,严重者出现低血压、休克,颈静脉充盈或异常搏动,肺动脉瓣第二音(P_2)亢进及分裂,三尖瓣区收缩期杂音。

(3)其他:可有发热,多在38.5℃以下。PTE患者常见下肢深静脉血栓形成的体征,如一侧肢体肿胀、局部压痛及皮温升高。

(二)临床类型

1. 大面积肺栓塞:以低血压和休克为主要临床表现,即收缩压<90mmHg,或较基础水平下降幅度>40mmHg,持续15分钟以上,同时排除新发的心律失常、低血容量或感染中毒所致的血压下降。

2. 次大面积肺栓塞:急性肺栓塞不伴低血压(收缩压≥90mmHg),但有右心室功能障碍或心肌缺血证据。

3. 低危肺栓塞:存在急性肺栓塞,但缺乏大面积或次大面积肺栓塞不良预后的临床指标。

大面积肺栓塞和次大面积肺栓塞分别属于危重症和重症肺栓塞,临床上必须紧急处理。

(三)辅助检查

1. 血液检查:可见中性粒细胞升高,肌酸激酶、胆红素轻度升高,肌钙蛋白阳性。

2. 血气分析:常表现为呼吸性碱中毒伴低氧血症,肺泡-动脉血氧分压差$[P_{(A-a)}O_2]$增大。部分患者血气结果可正常。

3. D-二聚体:敏感性较高,但其特异性较低。血浆浓度>500mg/L对诊断有一定指导意义,<500mg/L则强烈提示无急性PTE,有排除诊断价值。D-二聚体水平与血栓大小和堵塞范围无明显关系。

4. 心电图:典型表现为 $S_IQ_{III}T_{III}$,电轴右偏。但更多见的是非特异性 ST-T 改变及心律失常等。

5. 胸部 X 线:多有异常表现,但缺乏特异性。可见区域性肺血管纹理变细、稀疏或消失,肺野透亮度增加,局部浸润性阴影,肺动脉干增宽,肺动脉段膨隆,右心室扩大。肺梗死时可见尖端指向肺门的楔形阴影。并发肺不张或胸腔积液时可见相应表现。

6. 超声心动图(UCG):在提示诊断和除外其他心血管疾病方面有重要价值。对于严重病例,可发现肺动脉高压、右室高负荷和肺源性心脏病征象,偶可见到肺动脉内血栓。

7. 螺旋 CT 和电子束 CT 肺血管造影(CTPA):能发现段以上肺动脉内栓子,是 PTE 的确诊手段之一。表现为肺动脉内低密度充盈缺损,部分或完全包围在不透光的血流之间(轨道征),或呈完全充盈缺损,远端血管不显影。

8. 磁共振成像(MRI):对肺段以上肺动脉栓塞的诊断敏感性和特异性均较高,可避免注射碘造影剂的缺点,与肺血管造影相比,患者更易接受,适用于碘造影剂过敏患者。

9. 核素肺通气/灌注扫描:典型征象为呈肺段分布的肺灌注缺损,与通气显像不匹配。

10. 肺动脉造影:是诊断 PTE 的金标准,直接征象为肺动脉内造影剂充盈损伴或不伴有轨道征的血流阻断;间接征象为造影剂流动缓慢,局部低灌注、静脉回流延迟等。肺动脉造影是一种有创性检查,应严格掌握适应证。如其他无创性检查能确诊 PTE,且临床上拟采取内科保守治疗时,则不必进行此项检查。

11. 下肢静脉血栓形成的检查

(1) 血管超声多普勒检查:常用于检查股静脉、腘静脉和胫后静脉。

(2) 静脉造影:常见血流阻塞、侧支循环形成、静脉瓣功能不全、血液逆流入浅静脉及浅静脉代偿性增粗、扭曲等。

【鉴别诊断】

严重 PE 应与急性心肌梗死、主动脉夹层、张力性气胸、重症哮喘相鉴别。

【治疗】

1. 一般治疗

（1）监测：对呼吸、心率、血压、血气等进行严密监测。

（2）患者应卧床休息，吸氧，严重胸痛时可用吗啡 $5 \sim 10mg$ 皮下注射、肌内注射或静脉注射。为减低迷走神经张力，防止肺血管和冠状动脉反射性痉挛，可静脉注射阿托品 $0.5 \sim 1mg$，也可用罂粟碱 $30 \sim 60mg$ 皮下注射、肌内注射或静脉注射。

（3）抗休克治疗

1）目标：平均动脉压（MAP）$>65mmHg$，心脏指数（CI）$>2.5L/（min \cdot m^2）$，尿量$>0.5ml/（kg \cdot h）$。

2）血管活性药物：去甲肾上腺素 $0.2 \sim 2\mu g/（kg \cdot min）$；多巴胺 $5 \sim 10\mu g/（kg \cdot min）$；多巴酚丁胺 $3.5 \sim 10\mu g/（kg \cdot min）$ 静脉滴注。

（4）纠治急性右心衰：肺动脉高压明显而无血压下降者可用硝普钠、硝酸甘油或钙通道阻滞剂等。

（5）改善呼吸功能：可用支气管扩张剂如氨茶碱，对呼吸衰竭患者应行机械通气治疗。

2. 溶栓治疗：可迅速溶解血栓，恢复栓塞区肺组织灌注，降低肺动脉压，改善右心功能，减少 PTE 病死率。

（1）适应证：①大面积肺栓塞，栓塞面积超过 2 个肺叶；②原有心肺疾病的次大面积肺栓塞引起循环衰竭；③次大面积肺栓塞致右心功能障碍；④肺栓塞伴休克和低灌注；⑤有症状的肺栓塞。

（2）禁忌证：活动性出血、2 个月内有卒中史、未控制的重症高血压、严重肝肾疾病、近期大手术、创伤、分娩、心肺复苏、动脉瘤、出血体质等。

（3）溶栓时间窗：起病 48 小时内溶栓治疗效果最好，但对有症状患者在 14 天内溶栓仍有一定作用。

（4）常用溶栓药物

1）尿激酶（UK）：首次负荷剂量 4400U/kg，静脉注射 10 分钟，后以 2200U/（kg · h）持续静脉滴注 12 小时；也可用

20000U/kg 持续滴注 2 小时。

2）链激酶（SK）：首次负荷剂量 250 000U，静脉注射 30 分钟，后以 100 000U/h 持续静脉滴注 24 小时。因 SK 具有抗原性，用药前应以苯海拉明或地塞米松预防变态反应，且至少 6 个月内不能重复使用。

3）重组组织型纤溶酶原激活剂（rt-PA）：50～100mg 持续静脉滴注 2 小时，须同时使用肝素。

3. 抗凝治疗：用于确诊或高度怀疑 PTE 而无抗凝禁忌的患者。

（1）禁忌证：血小板减少、活动性出血、凝血功能障碍、严重未控制的高血压、近期手术等，但对确诊 PE 的患者多为相对禁忌证。

（2）普通肝素（UFH）：用药原则为快速、足量和个体化。首剂 2000～5000U 或 50～100U/kg 静脉注射，后以 18U/（kg·h）持续静脉滴注，或以 6250～7500U 皮下注射，每 12 小时一次，根据 APTT 或 ACT 调整用量，使 INR 维持在 1.5～2.5。

（3）低分子肝素（LMWH）：LMWH 产生的抗凝作用预测性好，无需严密监测 APTT 和反复剂量调整，可方便地皮下注射给药。常用伊诺肝素或达肝素 100U/kg，每 12 小时一次；或那屈肝素 0.1ml/10kg，每 12 小时一次。

（4）华法林：UFH 或 LMWH 停药前 4～5 天开始口服华法林作为维持治疗，每天 3～5mg，根据 INR 调整剂量，使 INR 维持在 2.0～3.0。

4. 肺动脉血栓摘除术：主要用于致命性肺动脉主干或主要分支梗塞引起的大面积肺栓塞、有溶栓禁忌证或经溶栓和其他内科治疗无效者。

5. 下腔静脉放置滤器：适用于某些高危患者如进展性深静脉血栓、严重肺动脉高压及有抗凝治疗禁忌证或抗凝治疗失败者。

（占成业）

第六节　急性冠脉综合征

急性冠脉综合征(acute coronary syndrome, ACS)是以冠状动脉粥样硬化斑块破裂继发完全或不完全闭塞性血栓形成为病理基础的一组临床综合征,是常见的致死性疾病之一。

【病因】

1. 冠状动脉粥样硬化,在此基础上发生血栓形成,或粥样斑块破裂出血。

2. 偶为冠状动脉痉挛、栓塞、炎症、先天性畸形致冠状动脉口阻塞。

3. 亦可因严重休克、脱水、急性大出血、外科手术或严重心律失常等等致心排血量骤降、冠状动脉灌注锐减引起。饱餐、过分激动、寒冷为常见诱因。

【危险因素】

现有研究表明,ACS 与糖尿病、高血脂、高血压、吸烟、肥胖、高尿酸血症及无法干预的遗传、年龄、性别等因素有关,其中,糖尿病、高血脂、高血压、吸烟、肥胖是最为重要和需要干预的危险因素。

【类型】

1. ST 段抬高型心肌梗死(ST elevation myocardial infarction, STEMI):血栓使冠脉完全闭塞。冠脉内血栓是以纤维蛋白为主要成分并网络大量红细胞的红色血栓,对溶栓治疗有效。

2. 非 ST 段抬高型心肌梗死(non ST segment elevation myocardial infarction, NSTEMI):血栓使冠脉严重狭窄但不完全闭塞。冠脉内血栓是以血小板为主要成分的白色血栓,治疗重点在于抗血小板和抗凝治疗。

3. 不稳定型心绞痛(unstable angina, UA):血栓使冠脉严重狭窄但不完全闭塞。冠脉内血栓是以血小板为主要成分的白色血栓,治疗重点在于抗血小板和抗凝治疗。

后两者统称非 ST 段抬高型 ACS。

【诊断】

（一）临床表现

1. 急性心肌梗死（AMI）：包括 STEMI 和 NSTEMI。

（1）症状

1）疼痛：典型表现为胸骨后、咽部或心前区压榨样疼痛，向左肩左臂放射，常伴有恶心、呕吐、大汗及濒死感。少数为右胸、下颌、颈部、牙齿或上腹及剑下疼痛。疼痛持续时间较长，多在 30 分钟以上，甚至长达数小时，含服硝酸甘油不能缓解，常需吗啡、哌替啶（度冷丁）等强镇痛剂。约有 20% AMI 患者无胸痛症状，尤其多见于年老体弱、糖尿病、脑血管意外后遗症者，常以休克、急性左心衰或严重心律失常为突出表现。

2）心律失常：多于发病后 24 小时内出现，有心悸、乏力、头昏、晕厥等症状。前壁 AMI 易发生各种室性心律失常，包括多源室早、成对室早、短阵室速甚至室颤。下壁 AMI 易发生窦性心动过缓或房室传导阻滞。

3）急性左心衰竭：又称泵衰竭，多见于大面积 AMI。可在起病最初几天内发生，或在疼痛、休克好转阶段出现，为心脏舒缩功能显著减弱或不协调所致。表现为胸闷、窒息感、发绀、冷汗、端坐呼吸、咳白色或粉红色泡沫痰。右心室梗死一开始即出现右心衰竭表现，伴血压下降。

4）休克：多发生在起病数小时至 1 周内，表现为烦躁不安、面色苍白、皮肤湿冷、脉搏细弱、少尿或无尿，血压下降，收缩压<90mmHg。主要为心肌广泛（40% 以上）坏死、心排血量急剧下降所致的心源性休克，其次是神经反射引起的周围血管扩张，部分患者伴有血容量不足。

5）猝死：发病即为室颤，表现为猝死，多发生于院外，经心肺复苏之后证实为本病。

6）全身症状：主要是发热，由坏死物质吸收所致。体温多在 38℃左右，很少超过 39℃。

（2）体征

1）心脏体征：心脏浊音界轻至中度扩大，心率多增快少数减慢，心尖区第一心音减弱，可出现第四心音（心房性）奔马律，少数有第三心音(心室性)奔马律;部分患者有心包摩擦音;发生乳头肌功能失调或断裂时,心尖区可闻及粗糙的收缩期杂音或伴收缩中晚期喀喇音。

2) 血压:除极早期血压可增高外,几乎所有患者均有血压降低。起病前有高血压者,血压可降至正常或更低。

3) 其他:可有与心律失常、休克、心力衰竭有关的其他体征。

2. 不稳定型心绞痛:介于稳定型心绞痛与急性心肌梗死之间的一组临床心绞痛综合征。胸痛的部位、性质与稳定型心绞痛相似,但具有以下特点之一:

(1) 原为稳定型心绞痛,在 1 个月内疼痛发作的频率增加、程度加重、时限延长、诱发因素变化,硝酸酯类药物缓解作用减弱。

(2) 1 个月之内新发的心绞痛,并因较轻的负荷所诱发。

(3) 休息状态下发作心绞痛或较轻微活动即可诱发,发作时表现有 ST 段抬高的变异型心绞痛也属此列。

(4) 贫血、感染、甲亢、心律失常等原因诱发的心绞痛,称为继发性不稳定型心绞痛。

(二) 心电图

对于胸痛患者,要求在 10 分钟内完成标准 12 导联心电图,必要时加做 $V_{7\sim9}$、$V_{3R\sim5R}$ 导联心电图。

1. ST 段抬高型心肌梗死

(1) 特征性改变

1) ST 段抬高呈弓背向上型,在面向坏死区周围心肌损伤区的导联上出现。

2) 宽而深的 Q 波(病理性 Q 波),在面向透壁心肌坏死区的导联上出现。

3) T 波倒置,在面向损伤区周围心肌缺血区的导联上出现。

4) 左束支传导阻滞(LBBB):新发生的 LBBB 有时是STEMI 唯一的心电图表现。

在背向心肌梗死区的导联出现相反改变,即 R 波增高、ST

段压低、T 波直立并增高。

(2) 动态性改变(图 3-22)

1) 超急性期:起病数小时内出现异常高大、两肢不对称的 T 波,伴离开基线的 ST 段斜形抬高。

2) 急性期:ST 段明显抬高,弓背向上,与直立的 T 波连接,形成单相曲线,并有病理性 Q 波和 R 波减低。

3) 亚急性期:抬高的 ST 段逐渐回到基线水平,T 波变为平坦或倒置。

4) 慢性期:T 波呈"V"形倒置,两肢对称,波谷尖锐。

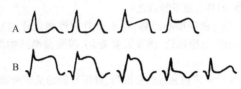

图 3-22　STEMI 心电图演变过程

A. 正常→超急性期;B. 急性期→亚急性期→慢性期

(3) 定位诊断:见表 3-6。

表 3-6　STEMI 梗死部位的心电图定位

梗死部位	出现典型心电图改变的主要导联
前间壁	$V_{1\sim3}$
前壁	$V_{3\sim5}$
前侧壁	$V_{5\sim7}$
高侧壁	I、aVL
正后壁	$V_{7\sim9}$
广泛前壁	$V_{1\sim5}$
下壁	II、III、aVF
下侧壁	II、III、aVF、$V_{5\sim7}$

2. 不稳定型心绞痛主要表现为 ST-T 改变:①一般无病理

性 Q 波;②普遍性 ST 段压低≥0.1mV;③对称性 T 波倒置。少数呈现正常心电图或非特异性改变。

3. 非 ST 段抬高型心肌梗死:心电图表现与 UA 相似,但 ST-T 改变持续时间更长。新发生的 ST-T 改变持续>24 小时可作为心电图的诊断依据。

(三)血清心肌坏死标志物检测

对于 ACS,应检测血清肌酸激酶同工酶(CK-MB)、肌钙蛋白 I(cTnI)和肌钙蛋白 T(cTnT)等心肌坏死标志物(表 3-7),以协助诊断。

表 3-7　血清心肌坏死标志物变化规律

时间	CK-MB	cTnI	CTnT
出现时间(h)	3～4	2～4	2～4
100% 敏感时间(h)	8～12	8～12	8～12
峰值时间(h)	10～24	10～24	10～24
持续时间(d)	2～4	5～10	5～14

注:h 为小时;d 为天。

上述指标中以肌钙蛋白诊断价值最大。UA 患者肌钙蛋白不高或轻度升高;STEMI 和 NSTEMI 患者肌钙蛋白明显升高,其血清值与梗死面积呈正相关。

(四)诊断标准

1. STEMI 诊断标准:至少具备下列标准中的 2 项:①缺血性胸痛>30 分钟;②有特征性心电图改变及动态演变;③血清心肌坏死标志物 CK-MB、cTnT 或 cTnI 浓度显著升高(大于正常上限的 2 倍)且呈动态演变。

2. NSTEMI 诊断标准:①典型缺血性胸痛>30 分钟;②心电图仅有 ST 段压低或 T 波倒置,无 ST 段抬高或病理 Q 波;③血清心肌坏死标志物浓度显著升高(大于正常上限的 2 倍)。

3. UA 诊断标准:①相对稳定的心绞痛在近 1 个月逐渐加重;②近 1 个月新出现的心绞痛,日常轻微活动即可诱发;③近

1 个月静息状态下出现的心绞痛;④AMI 24 小时至 1 个月出现的心绞痛。

【鉴别诊断】

ACS 应与引起胸痛的其他疾病,如主动脉夹层、急性肺栓塞、急性心包炎、自发性气胸、自发性食管破裂、反流性食管炎、急腹症等相鉴别。

【治疗】

ACS 易诱发严重心律失常、低血压、休克、心力衰竭等,严重威胁患者生命,一经诊断应立即收入 CCU 进行抢救治疗。

(一) ST 段抬高型心肌梗死

1. 治疗原则:尽快恢复心肌的血液灌注,挽救濒死心肌,防止梗死扩大或缩小缺血范围,保护和维持心脏功能,及时处理严重心律失常、泵衰竭和各种并发症,防止猝死。强调到达医院后 30 分钟内开始溶栓,或 90 分钟内开始介入治疗。

2. 一般治疗

(1) 吸氧,绝对卧床休息,以达到增加氧供和降低氧耗目的。

(2) 持续心电、血压、呼吸、体温监测。

(3) 快速建立静脉通路。

(4) 镇痛与镇静:①吗啡 5～10mg 皮下注射,或 3～5mg 静脉注射,或哌替啶 50～100mg 肌内注射,必要时 1～2 小时后重复一次;②疼痛较轻者可用可待因或罂粟碱 30～60mg 肌内注射或口服;③试用硝酸甘油 0.5mg 舌下含服,或硝酸异山梨醇 5～10mg 静脉滴注;④烦躁或焦虑患者可用地西泮(安定)10mg 静脉注射。

(5) 阿司匹林:立即服用阿司匹林 150～300mg,然后每日一次,3 天后改为 75～150mg/d。对阿司匹林过敏或胃肠道不能耐受者,可用氯吡格雷 300mg 口服,以后 75mg/d。

(6) 保持大便通畅,必要时予以肠道润滑剂。

(7) 少量多餐,饮食以清淡、易消化为主。

3. 再灌注治疗

(1) 溶栓治疗

1) 适应证:①发病 12 小时内,年龄<75 岁,2 个或 2 个以

上相邻胸导联 ST 段抬高≥0.2mV 或肢导联 ST 抬高≥0.1mV；②新发生或怀疑新发生 LBBB 的心肌梗死患者；③ST 段显著抬高，年龄>75 岁，慎重权衡后仍可考虑；④ST 段抬高的心肌梗死，发病 12～24 小时内仍有进行性缺血性胸痛、广泛 ST 段抬高。

2）禁忌证：①既往发生出血性卒中，1 年内发生过缺血性卒中或其他脑血管意外；②颅内肿瘤；③近期（2～4 周内）活动性内脏出血；④高度怀疑主动脉夹层；⑤严重且未控制的高血压（>180/110mmHg）；⑥目前正在使用抗凝药物或已知有出血倾向；⑦近期（2～4 周内）有严重创伤、大手术、分娩、心肺复苏等；⑧活动性消化性溃疡；⑨注意严重肝、肾疾病。

3）常用溶栓药物

A. UK：150～200 万 U 加入生理盐水 150ml，静脉滴注 30 分钟，随后 UFH 7500～10000U 皮下注射，每 12 小时一次，或 LMWH5000U 皮下注射，每 12 小时一次。

B. SK：150 万 U 加入生理盐水 150ml，静脉滴注 60 分钟，随后用 UFH 或 LMWH 皮下注射。

C. rt-PA：首先用 UFH5000U 静注，随后 800～1000U/h 持续静脉滴注，使 APTT 延长 1.5～2.5 倍，48 小时后改用 LMWH 5000U 皮下注射。静注 UFH 后立即用 rt-PA 8mg 静注 10 分钟，再用 42mg 静脉滴注 80 分钟。

4）溶栓治疗步骤：①溶栓前检查血常规、血小板计数、凝血时间及血型；②立即服用阿司匹林 0.15～0.3g，过敏或胃肠道不能耐受者可用氯吡格雷 300mg 口服；③静脉应用溶栓药物 UK、SK 或 rt-PA，同时使用 UFH 或 LMWH；④加强监测，包括症状和体征、心电图、凝血功能、cTnT/I、CK-MB 等的监测。

5）冠脉再通指征

A. 直接指征：冠脉造影观察血管再通情况，依据 TIMI 分级达到 Ⅱ、Ⅲ级。

B. 间接指征：抬高的 ST 段在 2 小时内回降>50%；胸痛 2 小时内基本消失；2 小时内出现再灌注心律失常；血清 CK-MB 酶峰值提前出现（14 小时内）。

（2）介入治疗（PCI）

1）直接 PTCA 适应证：①ST 段抬高或新出现 LBBB 的 AMI，发病时间<12 小时或症状持续时间>12 小时；②STEMI 并发心源性休克；③适合再灌注治疗而有溶栓禁忌证；④NSTEMI，但梗死相关动脉严重狭窄，血流≤TIMI Ⅱ级，发病时间<12 小时。

2）支架置入术：近年来认为其效果优于直接 PTCA。

3）补救性 PCI：对溶栓治疗未再通患者立即实施补救性 PCI，使梗死相关动脉再通。

（3）冠状动脉旁路移植手术（CABG）适应证：①左主干严重病变；②三支血管病变；③两支病变伴有左前降支近段病变、左心功能不全（LVEF<40%）或运动负荷试验显示心肌缺血。

4. 抗心肌缺血治疗

（1）硝酸酯类：常用硝酸甘油。心绞痛发作时立即含化 0.3～0.6mg，无效者 3～5 分钟后追加 1 片；也可以 5～10μg/min 静脉滴注，以后每 5～10 分钟增加 5～10μg/min，使症状缓解或 MAP 下降 10%。

（2）β 阻滞剂：早期使用能降低病死率。常用美托洛尔 25～50mg 口服，每日 2 次；或以 5mg 5～10 分钟内静脉滴注，必要时可重复使用，使静息心率控制在 60～70 次/分为宜。

（3）钙通道阻滞剂：常用硝苯地平 10～20mg 口服，每日 3～4 次。地尔硫䓬 30～60mg 口服，每日 3～4 次；或 10～20mg 5 分钟内静注，然后以 5～15μg/（kg·min）持续静脉滴注 24～48 小时，如静息心率低于 50 次/分，应减量或停药。

5. 调脂治疗：主要是他汀类药物的强化治疗，对改善内皮功能、防止斑块破裂和血栓形成有一定作用。常用辛伐他汀 10～40mg 口服。

6. ACEI 类药物：对于 ST 段抬高的前壁 AMI 或伴有左心功能不全（EF<40%）时，应选用 ACEI 类药物。

7. 并发症的治疗

（1）急性左心衰：以应用吗啡和利尿剂为主，亦可选用血管扩张剂减轻左心室负荷，或用多巴酚丁胺 10μg/（kg·min）

静脉滴注,或用短效 ACEI 类药物。洋地黄可引起室性心律失常,在梗死后 24 小时内避免使用。

(2) 休克:分析休克纯属心源性,或尚有周围血管舒缩功能障碍,或伴有血容量不足等因素存在。

1) 补充血容量:估计有血容量不足或 CVP 和 PAWP 降低,用低分子右旋糖酐或 5% 葡萄糖盐水快速静脉滴注。补液后若 CVP>18cmH$_2$O,PAWP 15~18 mmHg 或更高,应停止补液。

2) 升压药:补充血容量后血压仍不升,而 PAWP 和 CO 正常,提示周围血管张力不足,可用多巴胺 3~5μg/(kg·min),或去甲肾上腺素 2~8μg/(kg·min),或多巴酚丁胺 3~10μg/(kg·min)静脉滴注。

3) 血管扩张剂:经上述处理血压仍不升,且 PAWP 增高、CO 降低、周围血管显著收缩,可用硝普钠 15μg/min 静脉滴注,逐渐增加剂量使 PAWP 降至 15~18 mmHg 以下;或用硝酸甘油 10~20μg/min 静脉滴注,每 5~10 分钟增加 5~10μg/min,直至 PAWP 或左室舒张末压下降。

4) 其他:纠正酸中毒,应用主动脉内球囊反搏(IABP)或行急诊 PCI 等。

(3) 右心室梗死:治疗措施与左心室梗死略有不同。右心室梗死引起右心衰竭伴低血压而无左心衰竭时,治疗以扩容为主,直至低血压纠正或 PAWP 到达 15~18 mmHg。若补液 1~2L 后低血压未能纠正,可用多巴酚丁胺等正性肌力药物。避免使用硝酸酯和利尿药。合并高度 AVB 且对阿托品无反应,应行临时心脏起搏。

(4) 心律失常

1) 室颤或持续多形室速:立即采用非同步直流电除颤或同步直流电复律。室速药物疗效不佳者也应尽早行同步直流电复律。

2) 室早或室速

A. 利多卡因:50~100mg 静注,每 5~10 分钟重复一次,直至早搏消失或室速被纠正,或总量达到 300mg,继以 1~3ml/min 静脉滴注维持。

B. 胺碘酮:首剂 150mg 静注 10 分钟,10～15 分钟后可追加 150mg,继之以 1mg/min 维持 6 小时,然后以 0.5mg/min 维持 24 小时,24 小时总量不超过 2.2g。

3) 室上性快速型心律失常:常用维拉帕米、地尔硫草、美托洛尔、胺碘酮、洋地黄等,药物治疗无效可用同步直流电复律。

4) 缓慢型心律失常:如严重窦性心动过缓、二度 II 型或三度 AVB 伴明显血流动力学障碍。

A. 阿托品:0.5～1mg 肌内或静脉注射,或 1～2mg 加入 100～200ml 液体静脉滴注,使心率增加至 60 次/分左右。

B. 异丙肾上腺素:0.5～1mg 加入 250ml 液体,以 2～10μg/min 静脉滴注,速度不宜过快以免诱发室性心律失常。

C. 人工心脏起搏:药物治疗无效者应安装临时或永久起搏器。

(二)非 ST 段抬高型心肌梗死和不稳定型心绞痛

1. 一般治疗:与 STEMI 大致相同。

2. 抗栓治疗

(1)抗血小板治疗:①血栓素合成酶抑制剂:阿司匹林 150～300mg/d,3 天后改为 75～150mg/d;②二磷酸腺苷(ADP)受体拮抗剂:氯吡格雷第一天 300mg,以后 75mg/d;噻氯匹定 250mg,每日 2 次,2～4 周后改为 250mg/d;③血小板 GP II b/III a 受体拮抗剂。

(2)抗凝治疗:①普通肝素 50～100U/kg 静脉注射,以后 6250～7500U 皮下注射,每 12 小时一次,根据 APTT 或 ACT 调整用量,使 INR 维持在 1.5～2.5 之间;②低分子肝素:常用伊诺肝素或达肝素 100U/kg 皮下注射,每 12 小时一次;③华法林:多用于房颤和心脏换瓣术后患者,较少用于心肌梗死。

对于 UA/NSTEMI,目前主张阿司匹林+氯吡格雷+UFH(或 LMWH)的抗栓治疗方案。

3. 抗心肌缺血治疗:同 STEMI。

4. PCI:UA/NSTEMI 具有下列情况之一应早期 PCI:①虽采取强化抗缺血治疗,但仍有静息性或低活动量诱发的心绞痛或心肌缺血;②cTnT/I 浓度升高,或新出现 ST 段下移;③心绞痛或心肌缺血伴左室收缩功能不全(LVEF<40%)或持续性室速,或新出现二尖瓣关闭不全。

（占成业）

第七节　高血压急症

高血压急症(hypertensive emergencies, HE)是指原发性和继发性高血压患者,在某些诱因的作用下,血压突然和显著升高,同时伴有心、脑、肾等重要靶器官功能急性损害的一种临床综合征。患者舒张压(DBP)≥120~130mmHg,且有下列并发症之一:高血压脑病、颅内出血、脑梗死、急性肺水肿、ACS、主动脉夹层、急性肾衰竭、儿茶酚胺危象、子痫等。若仅有血压显著升高,无靶器官新近或急性功能损害,则称为高血压次急症(hypertensive urgencies, HU)。

【病因与诱因】

1. 高血压患者未用降压药物或药物剂量不足,长期服药者突然停药。

2. 嗜铬细胞瘤因体位变化或运动突然释放大量儿茶酚胺。

3. 精神创伤、情绪波动、过度疲劳、寒冷刺激、气候变化等为常见诱因。

【常见类型及特点】

（一）急进性高血压与恶性高血压

急进性高血压是指高血压发病过程中由于某种诱因使血压骤然上升而引起一系列的神经-血管加压效应,继而出现某些脏器功能严重障碍。通常舒张压>140mmHg,眼底检查视网膜出血或渗出,如不及时治疗可迅速转为恶性高血压。恶性高血压是指急进性高血压出现视乳头水种,常伴严重肾功能损害,若不积极治疗则很快死亡。急进性高血压是恶性高血压的前驱,两者的病理改变、临床表现、治疗及预后甚为相似。

1. 临床特点

(1) 多见于中青年患者:80%患者年龄在30岁左右,男性多于女性。

（2）血压显著升高：常持续在 200/130mmHg，其中舒张压增高更为明显，多持续在 130mmHg 以上。

（3）症状多而明显：剧烈头痛、胸闷、气短、恶心、呕吐、多尿和夜尿等。

（4）眼底改变：视网膜渗出、出血，视乳头水肿。

（5）预后差：病程一般小于 2 年，多死于急性肾衰竭，少数死于脑卒中、心梗或心衰。

2. 辅助检查

（1）实验室常规检查：几乎所有患者尿内可出现红细胞或蛋白质(++～+++)，血肌酐增高、溶血性贫血、代谢性酸中毒、低钙血症、低钾血症等。

（2）免疫学检查：抗核抗体、抗 α_1 受体抗体、抗血管紧张素 II 受体抗体阳性。

（3）超声心动图：室间隔和左室壁对称性肥厚、主动脉内径增宽，左室舒张功能、收缩功能异常。

（4）肾组织活检：可发现肾脏组织及血管的病理变化。

（二）高血压脑病

指在高血压病程中发生急性血液循环障碍，引起脑水肿和颅内压增高而产生的一系列临床表现。若血压得到迅速而及时的控制，高血压脑病可完全恢复正常，如处理不当可留下后遗症，甚至导致死亡。

1. 临床特点

（1）常因过度劳累、紧张和情绪激动所诱发。

（2）血压突然升高：在原有高血压的基础上，血压短时间内升高到 200～260/140～180mmHg。

（3）颅内压增高和局限性脑组织损害的表现：剧烈头痛、呕吐、黑矇、抽搐、意识障碍和一过性偏瘫等。

（4）控制血压及脱水治疗后症状体征缓解或消失：随着迅速而有效的治疗（降压、脱水等），脑水肿减轻，上述症状和体征在数小时内消失，不遗留脑损害后遗症。

（5）眼底变化：视网膜动脉呈弥漫性或局限性强烈痉挛、

硬化,视乳头水肿、渗出等。

2. 辅助检查

(1) 脑电图:可出现局限性异常或双侧同步锐慢波。

(2) 头颅 CT:无出血或缺血性改变。

（三）高血压合并脑卒中

高血压引起脑部血液循环障碍,导致感觉、运动或智能异常等神经功能损害,称为脑卒中,包括短暂性脑缺血发作(TIA)、脑出血、蛛网膜下腔出血和脑梗死。主要表现为头痛、头昏、眩晕、耳鸣、眼球震颤、共济失调、恶心、呕吐、偏瘫、失语、嗜睡、昏迷、抽搐等。神经系统检查常有定位体征。头颅 CT、MRI 及脑脊液检查可发现异常改变。

（四）高血压合并急性左心衰

长期高血压可引起心脏器质性改变,左心室肥厚、扩张,当舒张功能减退及左室舒张末期容量、室壁张力增加,导致肺淤血、肺毛细血管通透性增加时,临床上出现心力衰竭,主要为左心衰竭,晚期也可表现为全心衰竭。

1. 临床特点

(1) 有长期高血压病史,血压明显升高或急剧升高。

(2) 突发呼吸困难、端坐呼吸、烦躁不安、大汗淋漓,咳粉红色泡沫痰。

(3) 两肺布满干、湿啰音,心率增快,心尖部可闻及奔马律。

2. 辅助检查

(1) 胸部 X 线:可见心影增大、血流再分布、肺门或外周云雾状阴影等。

(2) 超声心动图:可见左室扩大,LVEF 明显降低。

（五）高血压并发主动脉夹层

高血压是主动脉夹层最常见的致病因素,约 70% ~ 87% 的主动脉夹层由高血压所致。长期高血压可引起平滑肌细胞肥大、变性及中层坏死,导致主动脉壁中层弹力纤维断裂,使主动脉腔内血液通过内膜破口进入主动脉壁中层而形成夹层血肿,并沿着主动脉壁延展分离。

1. 临床特点

（1）突发撕裂样剧痛，疼痛部位多在胸背部。

（2）临床上虽有休克表现，但血压可不下降，在发病早期甚至反而升高。

（3）突发主动脉瓣关闭不全、急腹症，同时伴有动脉阻塞引起的多器官功能急性损害。

（4）主动脉夹层病变部位可触及搏动性肿块，或有血管杂音伴有震颤。

（5）两侧动脉搏动强弱不一，甚至一侧搏动消失，或两臂血压有明显差别。

（6）夹层血肿破入胸腔引起胸腔积血，破入心包腔引起急性心脏压塞。

2. 辅助检查

（1）胸部 X 线：主动脉增宽、主动脉弓有局限性隆起、双主动脉影等。

（2）UCG：升主动脉明显增宽，可见夹层假腔。

（3）主动脉造影：可见主动脉真腔压缩、主动脉壁增厚、内膜瓣征、主动脉双腔征等。

（4）主动脉 CT：可显示呈极薄低密度线的内膜瓣。

（5）MRI：主要征象为主动脉双腔及内膜瓣。

（六）嗜铬细胞瘤危象

嗜铬细胞瘤是起源于肾上腺髓质、交感神经节或其他部位的嗜铬组织的肿瘤。由于肿瘤细胞持续或间歇地释放过量的儿茶酚胺类物质如去甲肾上腺素、肾上腺素，引起以血压持续性或阵发性升高为主要表现的综合征。

1. 临床特点

（1）多见于年轻人，血压常在应激时升高。因体位改变或受到挤压等原因使肿瘤突然分泌大量儿茶酚胺，可使血压急剧升高。

（2）典型发作者血压常突然升至 250～300/100～180mmHg。

（3）两次发作期间血压持续升高，发作时进一步升高，且波动大。

（4）交感神经兴奋症状：心悸、出汗、面色苍白、呕吐、心率增快。

（5）苄胺唑啉试验阳性。

2. 辅助检查

（1）血浆和尿儿茶酚胺及其代谢产物升高。血去甲肾上腺素 > 2000pg/ml，肾上腺素 > 200pg/ml；尿香草基杏仁酸（VMA）明显增多，24 小时总量>9mg。

（2）B 超、CT、MRI、ECT 等检查可以定位诊断。

（七）高血压合并肾功能不全

主要表现为恶心、呕吐、纳差、乏力、水肿、少尿、无尿等。实验室检查尿中可见蛋白、血红细胞、管型，血尿素氮和肌酐升高。

（八）妊娠高血压综合征（简称妊高征）

本征是妊娠期特有的疾病，常于妊娠 20 周后出现高血压、水肿和蛋白尿，严重者发生抽搐，称为子痫。

1. 先兆子痫：血压 160/110mmHg，尿蛋白++ ~ ++++，24 小时尿蛋白定量≥5g，伴水肿及头痛等症状。

2. 子痫：妊高征患者出现抽搐和昏迷。

【治疗】

（一）一般治疗

HE 应住院治疗，重症患者收入 CCU。给予吸氧、镇静并严密监测患者神志、心电、血压、呼吸、尿量等，尽快静脉应用短效降压药物。

（二）降压目标

迅速而适当地降低血压，并去除引起 HE 的直接原因和诱因，最大限度地防止或减轻心、脑、肾等靶器官损害。由于高血压急症患者血压突然下降可导致脑水肿和中小动脉炎症、坏死，因此目前建议最初 1 小时内将血压降低约 10%，随后 2 ~ 4 小时内将血压进一步降低 10% ~ 15%，主动脉夹层例外。一般来说，最初 2 ~ 4 小时内 SBP 不低于 160mmHg，DBP 不低于

100mmHg,MAP 不低于 120mmHg,或 MAP 下降不超过 25%。对于 HU,因无明显靶器官损害,通常无需住院,要求在 24~48 小时内将血压降至目标水平。

（三）静脉常用降压药物

1. 硝普钠:对动、静脉有直接扩张作用,其特点是起效快、作用强、持续时间短,由于扩张血管作用明显,可降低前后负荷,改善左心功能。适用于高血压脑病、主动脉夹层和恶性高血压,高血压合并左心衰竭尤为适宜。用法:25~50mg 加入 250ml 液体静脉滴注,起始剂量 0.25μg/(kg·min),其后每隔 5 分钟增加一定剂量,直至血压达到目标值或剂量达 10μg/(kg·min)。最好在有创动脉血压监测下使用,注意避光。长期使用时其代谢产物硫代氰化物可产生毒性反应,肝、肾功能衰竭患者应避免使用。

2. 硝酸甘油:能扩张静脉、动脉和侧支冠状动脉,特别适用于伴有中度血压增高的急性冠脉综合征或心肌缺血患者。静脉滴注 2~5 分钟起效,停止用药作用持续时间 5~10 分钟。用法:5 10mg 加入 250ml 液体静脉滴注,起始剂量 5~10μg/min,以后每 5~10 分钟增加 5~10μg/min,直至血压达到目标值或剂量达 100μg/(kg·min)。

3. 乌拉地尔:选择性 α_1 阻滞剂,对动、静脉均有扩张作用,并能防止反射性心动过速,适用于高血压脑病及高血压合并急性左心衰。用法:12.5~25mg 加入 20ml 生理盐水静脉注射,5 分钟后可重复注射,最大剂量不超过 75mg;继以 5~40mg/h 持续静脉滴注。

4. 艾司洛尔:高选择性短效 β_1 阻滞剂,静脉注射 60 秒起效,作用持续 10~20 分钟。用法:先以 250~500μg/kg 静脉滴注,其后 25~50μg/(kg·min)持续静脉滴注,每 10~20 分钟增加 25μg,最大剂量可达 300μg/(kg·min)。

5. 酚妥拉明:短效非选择性 α 阻滞剂,能拮抗血液循环中肾上腺素和去甲肾上腺素的作用,降低周围血管阻力,适用于嗜铬细胞瘤危象等伴儿茶酚胺过量的 HE。用法:5~10mg 加入 20ml 溶液缓慢静注,待血压下降后改用 10~20mg 加入

250ml 液体静脉滴注。因本药引起心动过速,故对伴冠心病者慎用。

6. 尼卡地平:钙通道阻滞剂,通过降低外周血管阻力使血压下降。用法:0.5~6μg/(kg·min)静脉滴注,根据血压调节滴注速度。

7. 硝苯地平:短效二氢吡啶类钙通道阻滞剂,由于口服降压太快,降压程度不可预见,存在加重脑、肾和心肌缺血,导致致命后果的危险,因此 HE 患者应避免使用硝苯地平。

8. 地尔硫草:非二氢吡啶类钙通道阻滞剂,可直接扩张血管,或通过减慢心率、降低心肌收缩力而降低血压。用法:10mg加入 10ml 生理盐水静注 5 分钟,后以 5~15μg/(kg·min)持续静脉滴注,直至血压降至目标水平。

9. 硫酸镁:适用于重症妊高征治疗。用法:25% 硫酸镁 10~20ml 溶于 20~40ml 液体内缓慢静注。注意观察膝反射、呼吸、尿量等。

(四)常见高血压急症治疗原则

1. 急进性高血压与恶性高血压:应尽快静脉应用降压药。肾功能受损出现水钠潴留时,给予利尿剂。降压不宜过快、过低,以免影响肾脏灌注,加重肾缺血。最初 2~4 小时内使 MAP下降 25% 或 DBP 下降至 100~110mmHg,随后 12~36 小时内逐步将 DBP 降至 90mmHg。

2. 高血压脑病:目前普遍认为,逐渐降低血压可使症状迅速改善,相反,过快而大幅度地降压可导致脑灌注不足。应在 2~4小时内将 DBP 降至 100~110mmHg,或将 DBP 降低 10~15mmHg。

3. 高血压合并脑卒中:①脑出血急性期:SBP>210mmHg和(或)DBP>110mmHg,考虑应用降压药物,需避免血压下降幅度过大,一般降至用药前 20%~30% 为宜,同时应用脱水剂降低颅内压;②缺血性脑卒中:DBP>130mmHg 时方可小心将血压降至 110mmHg;③蛛网膜下腔出血:首期降压目标值控制在25% 以内,平时血压正常者维持 SBP 在 130~160mmHg。选用药物以不影响患者意识和脑血流灌注为原则,首选尼莫地平。

4. 高血压合并心力衰竭：尽快将血压降至正常，以减轻心脏前后负荷，首选硝普钠或硝酸甘油静脉滴注。因高血压并发急性心衰以舒张功能障碍为主，长期大剂量应用洋地黄可加重舒张功能障碍。因此，若需应用洋地黄，剂量不宜超过常规用量的1/2。

5. 嗜铬细胞瘤危象：尽快将血压降至正常水平，首选酚妥拉明或β阻滞剂如艾司洛尔、美托洛尔等。

6. 高血压并发主动脉夹层：立即用吗啡或哌替啶止痛，并给予血管扩张剂，在20分钟内将SBP降至能维持心、脑、肾等重要脏器充分灌注的最低水平，通常为100~120mmHg，同时给予β阻滞剂使心率控制在60~70次/分，防止主动脉夹层继续分离。临床上常用硝普钠持续静脉滴注+普萘洛尔（或美托洛尔）间歇静注。然后，根据主动脉病变部位和范围选择人工血管置换术或经皮血管内支架置入术。

7. 高血压合并肾功能不全：应在24~48小时内将血压降至正常水平。降压治疗需遵循以下原则：①选用增加或不减少肾血流量的降压药；②避免使用有肾脏毒性作用的降压药；③若为经肾排泄或代谢的降压药，剂量应控制在常规用量的1/3~1/2；④降血压不宜过低，一般降至150~160/90~100mmHg为宜，以免降低肾血流量，加重肾损害。

8. 妊娠高血压综合征：孕妇血压>170/110mmHg时应及时降压，可选用乌拉地尔、酚妥拉明、硝酸甘油和硝普钠，将血压降至140/90mmHg，避免血压下降过快、幅度过大而影响胎儿血供。

（占成业）

第四章 神经系统功能的监护与治疗

第一节 颅内压监测

【临床观察】

颅内压(intracranial pressure,ICP)增高的基本临床特征是头痛、呕吐、视乳头水肿、意识障碍和脑疝等,由于不同的发病原因,根据其起病和临床经过可分为急性和慢性颅内压增高。

1. 头痛:慢性颅内压增高所致头痛多呈周期性和搏动性,常于夜间或清晨时加重,如无其他体征常易误诊为血管性头痛。如在咳嗽、喷嚏、呵欠时加重,说明颅内压增高严重。急性颅内压增高多由于外伤所致颅内血肿、脑挫伤、严重脑水肿等引起脑室系统的急性梗阻,因此其头痛剧烈,而且不能被缓解,常很快发生意识障碍,甚至脑疝。

2. 呕吐:恶心和呕吐常是颅内压增高的征兆,尤其常是慢性颅内压增高唯一的临床征象。伴剧烈头痛的喷射状呕吐则是急性颅内压增高的佐证。

3. 视神经乳头水肿:是诊断颅内压增高的准确依据,但视乳头无水肿却不能否定颅内压增高的诊断。由于急性颅内压增高病情进展迅速,一般很少发生此种情况。反之,慢性颅内压增高则往往有典型的视乳头水肿表现,首先是鼻侧边缘模糊不清、乳头颜色淡红、静脉增粗、搏动消失,继而发展为乳头生理凹陷消失,乳头肿胀隆起,其周围有时可见"火焰性"出血。

4. 意识障碍:是急性颅内压增高最重要的症状之一,系由中脑与脑桥上部的被盖部受压缺氧或出血,使脑干网状上行激活系统受损所致。慢性颅内压增高不一定有意识障碍,但随着病情进展,可出现情感障碍、兴奋、躁动、失眠、嗜睡等。

5. 脑疝:由于颅内压增高,脑组织在向阻力最小的地方移位时被挤压入硬膜间隙或颅骨生理孔道中发生嵌顿,称为脑疝。试验证明,颅内压高达 2.9 ~ 4.9kPa 持续 30 分钟就可发生脑疝。脑疝发生后,一方面是被嵌入的脑组织发生继发性病理损害(淤血、水肿、出血、软化等);另一方面是损害邻近神经组织,阻碍和破坏脑脊液和血液的循环通路和生理调节,使颅内压更为增高,形成恶性循环,以致危及生命。

临床常见的脑疝有小脑幕裂孔疝和枕骨大孔疝。前者多发生于幕上大脑半球的病变,临床表现为病灶侧瞳孔先缩小后散大、意识障碍、对侧偏瘫和生命体征变化,如心率慢、血压高、呼吸深慢和不规则等;后者主要由于增高的颅内压传导至后颅凹或因后颅凹本身病变而引起。早期临床表现为后枕部疼痛、颈项强直。急性的枕骨大孔疝常表现为突然昏迷、明显的呼吸障碍(呼吸慢、不规则或呼吸骤停),心率加快是其特征,也有心搏随呼吸并停者,而血压增高刚不如前者明显。

【有创监测】

虽然临床症状和体征可为 ICP 变化提供重要信息,但在危重病人,ICP 升高的一些典型症状和体征有可能被其他症状所掩盖,而且对体征的判断也受检测者经验和水平的影响,因此是不够准确的。判断 ICP 变化最准确的方法是进行有创的 ICP 监测。

1. 应用指征

(1) 所有开颅术后的病人。

(2) CT 显示有可以暂不必手术的损伤,但 GCS 评分<7 分,这类病人有 50% 可发展为颅内高压。

(3) 虽然 CT 正常,但 GCS<7 分,并且有下列情况两项以上者:①年龄>40 岁;②收缩压<11.0kPa;③有异常的肢体姿态,这类病人发展为颅内高压的可能性为 60% 。

2. 实施方法

(1) 脑室内测压:在颅缝与瞳孔中线交点处行颅骨钻孔并

行脑室穿刺，或在手术中置入细硅胶管，导管可与任何测压装置相连接。脑室内测压最准确，且可通过引流脑脊液控制颅内压，但有损伤脑组织的风险，在脑严重受压而使脑室移位或压扁时也不易插管成功。此外，导管也容易受压或梗阻而影响测压的准确性。脑室内测压最严重的并发症是感染，因此管道内必须保持绝对无菌并防止液体反流。

（2）硬膜下测压：即将带有压力传感器的测压装置置于硬脑膜下、软脑膜表面，可以避免脑穿刺而损伤脑组织，但准确性较脑室内测压差，感染仍是主要风险。

（3）硬膜外测压：将测压装置放在内板与硬膜之间，无感染风险，但准确性最差。

（4）腰穿测压：在急性 ICP 升高，特别是未做减压术的病人不宜采用，因有诱发脑疝形成的可能。一旦脑疝形成后，脊髓腔内压力将不能准确反映 ICP。

3. 临床意义：ICP 的正常范围为 0.80~1.6kPa，>2.0kPa 即被认为 ICP 增高，达到 2.67kPa 是临床必须采取降压措施的最高临界，这时脑容量极少的增加即可造成 ICP 急剧上升。对具体病人来说，容积-压力关系可以有所不同，并取决于脑容量增加的速度和颅内缓冲代偿能力。作为对这种脑顺应性测试的一种方法，可以向蛛膜下腔内注入或抽出 1ml 液体，如 ICP 变化>0.4kPa，即表示颅压缓冲机制已经衰竭而必须给予处理。

4. 临床分期：在临床上可将 ICP 增高的发展过程分为代偿期、早期、高峰期、晚期四个阶段。

（1）代偿期：此期颅腔内容物体积或容量的增加未超过其代偿能力，临床上可无症状，其持续时间取决于病变的性质、部位和发展速度。严重缺氧、缺血、急性颅内血肿等多为数分钟到数小时；而慢性颅内压增加如脑脓肿、肿瘤等可长达数天、数周乃至数月。

（2）早期：此期颅内容物的体积已超过代偿能力，颅内压在 2.00~3.67kPa，脑灌注压和脑血流量为平均动脉压和正常脑血流量的 2/3，有轻度脑缺血和缺氧的临床表现。此时如及时去除病因,脑功能容易恢复。

(3) 高峰期:病情发展到较严重阶段,颅内压几乎与动脉舒张压相等,脑灌注压和脑血流量仅为平均动脉压和正常脑血流量的1/2,脑组织有较重的缺血和缺氧表现,并明显地急剧发展。此期如不及时采取有效治疗措施,往往出现脑干功能衰竭。

(4) 晚期:此时颅内压几近平均动脉压,脑组织几乎无血液灌流,脑细胞活动停止、脑细胞生物电停放。临床表现为深昏迷、一切反射均消失、双瞳孔散大、去大脑强直、血压下降、心跳微弱、呼吸不规则甚至停止。

(解翠红)

第二节 意识障碍

意识障碍是多种原因引起的一种严重的脑功能紊乱,为临床常见症状之一。意识是指人们对自身和周围环境的感知状态,可通过言语及行动来表达。意识障碍是指人们对自身和环境的感知发生障碍,或人们赖以感知环境的精神活动发生障碍的一种状态。昏迷是严重的意识障碍,其主要特征为随意运动丧失,对外界刺激失去正常反应并出现病理反射活动。

【意识障碍的类型】

意识障碍按原因分为2类:意识内容改变为主的意识障碍和觉醒状态改变为主的意识障碍。

(一) 意识内容改变为主的意识障碍

多属于大脑皮质病损或抑制所致,根据严重程度可分为:

1. 意识模糊(acute confusion state):表现为注意力减退、情感反应淡漠,常有定向力障碍、活动减少,语言缺乏连贯性,错觉可为突出表现,幻觉少见。以激惹为主或与困倦交替,可伴心动过速、高血压、多汗、苍白或潮红等自主神经改变。

2. 谵妄状态(delirium):又称急性神经错乱状态,表现为意识清晰度降低,对客观环境的意识能力及反应能力均有轻度下降,注意力涣散,记忆力减退,对周围环境理解和判断失常,常产生错觉或幻觉,多种伴有紧张、恐惧的情绪。

3. 醒状昏迷(vigil coma):属于特殊类型的意识障碍。表现为双目睁开,眼睑开闭自如,但思维、情感、记忆、意识及语言活动均完全消失,对外界环境不能理解,毫无反应,肢体无自主运动,呈现意识内容消失。

（二）觉醒状态改变为主的意识障碍

多为脑干上行网状激动系统(ARAS)功能受损或抑制所致,根据严重程度可分为:

1. 嗜睡(drowsiness):是程度最浅的一种意识障碍,患者经常处于睡眠状态,给予较轻微的刺激即可被唤醒,醒后意识活动接近正常,但对周围环境的鉴别能力较差,反应迟钝,刺激停止又复入睡。

2. 昏睡(stupor):较嗜睡更深的意识障碍,表现为意识范围明显缩小,精神活动极迟钝,对较强刺激有反应。不易唤醒,醒时睁眼,但缺乏表情,对反复问话仅能作简单回答,回答时含混不清,常答非所问,各种反射活动存在。

3. 昏迷(coma):意识活动丧失,对外界各种刺激或自身内部的需要不能感知。可有无意识的活动,任何刺激均不能被唤醒。按刺激反应及反射活动等可分浅昏迷和深昏迷。

（1）浅昏迷:随意活动消失,对疼痛刺激有反应,各种生理反射(吞咽、咳嗽、角膜反射、瞳孔对光反应等)存在,体温、脉搏、呼吸多无明显改变,可伴谵妄或躁动。

（2）深昏迷:随意活动完全消失,对各种刺激皆无反应,各种生理反射消失,可有呼吸不规则、血压下降、大小便失禁、全身肌肉松弛、去大脑强直等。

临床上除将意识障碍分为嗜睡、昏睡、浅昏迷和深昏迷四级外,常用格拉斯哥昏迷计分法(Glasgow coma scale, GCS)。GCS是以睁眼(觉醒水平)、言语(意识内容)和运动反应(病损平面)三项指标的15项检查结果来判断患者昏迷和意识障碍的程度,详见表4-1。以上3项检查共计15分。GCS分值愈低,脑损害的程度愈重,预后亦愈差。

表 4-1　GCS 昏迷评定标准

	项目	评分
Ⅰ. 睁眼反应	自动睁眼	4
	呼之睁眼	3
	疼痛引起睁眼	2
	不睁眼	1
Ⅱ. 语言反应	言语正常(回答正确)	5
	言语不当(回答错误)	4
	言语错乱	3
	言语难辨	2
	不能言语	1
Ⅲ. 运动反应	能按吩咐动作	6
	对刺痛能定位	5
	对刺痛能躲避	4
	刺痛肢伸屈曲反应	3
	刺痛肢体过伸反应	2
	不能运动(无反应)	1

在 GCS 的临床应用过程中,有人提出尚需综合临床检查结果进行全面分析,同时又强调脑干反射检查的重要性。为此,Pittsburgh 又加以改进补充了另外 4 个昏迷观察项目,即对光反射、脑干反射、抽搐情况和呼吸状态,称为 Glasgow-Pittsburgh 昏迷观察表(表 4-2),合计为 7 项 35 级,最高为 35 分,最低为 7分。在颅脑损伤中,35 ~ 28 分为轻型,27 ~ 21 分为中型,20 ~ 15 分为重型,14 ~ 7 分为特重型颅脑损伤。该观察表既可判定昏迷程度,也反映了脑功能受损水平。

表 4-2 Glasgow-Pittsburgh 昏迷观察表

	项目	评分
Ⅰ.睁眼反应	自动睁眼	4
	呼之睁眼	3
	疼痛引起睁眼	2
	不睁眼	1
Ⅱ.语言反应	言语正常(回答正确)	5
	言语不当(回答错误)	4
	言语错乱	3
	言语难辨	2
	不语	1
Ⅲ.运动反应	能按吩咐动作	6
	对刺痛能定位	5
	对刺痛能躲避	4
	刺痛肢体屈曲反应	3
	刺痛肢体过伸反应	2
	不能运动(无反应)	1
Ⅳ.对光反应	正常	5
	迟钝	4
	两侧反应不同	3
	大小不等	2
	无反应	1
Ⅴ.脑干反射	全部存在	5
	睫毛反射消失	4
	角膜反射消失	3
	眼脑及眼前庭反射消失	2

续表

项目		评分
	上述反射皆消失	1
Ⅵ.抽搐情况	无抽搐	5
	局限性抽搐	4
	阵发性大发作	3
	连续大发作	2
	松弛状态	1
Ⅶ.呼吸状态	正常	5
	周期性	4
	中枢过度换气	3
	不规则或低换气	2
	呼吸停止	1

【意识障碍的诊断】

1. 迅速准确询问病史：包括起病方式、首发症状、伴随症状、发生环境及既往病史等。

2. 全面而有重点查体：因病因繁多故需全面检查，因时间紧迫故需有重点进行。

(1) 掌握生命体征，以便尽速确定抢救措施。

(2) 重点检查神经体征和脑膜刺激征，以便迅速按病因诊断进行分类，缩小检索范围。应根据提供的线索确定查体的重点。注意体温、呼吸、脉搏、血压、瞳孔、巩膜、面容、唇色、口腔及耳部情况、呼气的气味等。

3. 必要的实验室检查：如血常规、血生化、尿及粪常规、胃内容、X 线胸片、心电图、超声波、脑脊液化验、头颅 CT 及 MRI 等检查。

4. 正确分析与判断：主要以上述病史、查体及实验室检查结果为依据，确定是否为意识障碍(功能性或器质)、意识障碍的严重程度及意识障碍的病因。

【意识障碍的鉴别】

通过详询病史及临床检查,意识障碍的判断多无困难。但在诊断中应注意与一些特殊的精神、意识状态相鉴别。

1. 木僵:见于精神分裂症的紧张性木僵、严重抑郁症的抑郁性木僵、反应性精神障碍的反应性木僵等。表现为不言不动,甚至不吃不喝,面部表情固定,大小便潴留,对外界刺激缺乏反应,可伴有屈曲、违拗症,或言语刺激触及其痛处时可有流泪、心率增快等情感反应。缓解后多能清楚回忆发病过程。

2. 癔病发作:有时易误为意识障碍。但起病多有精神因素,病人发病时仍有情感反应(如眼角噙泪)及主动抗拒动作(如扒开其上眼睑时眼球有回避动作或双睑闭得更紧)。四肢肌张力多变或挣扎、乱动。神经系统无阳性体征。心理治疗可获迅速恢复。

3. 闭锁综合征:是由于脑桥腹侧病变损及皮质延髓束和皮质脊髓束所致。表现为除眼睑及眼球垂直运动外,头面及四肢运动功能丧失,不能说话,貌似意识障碍。但实际意识清楚,可以通过残存的眼睑及眼球运动回答"是"与"否"。见于脑桥肿瘤、血管病及脱髓鞘疾病等。

4. 发作性睡病:是一种不可抗拒的病理性睡眠。常在正常人不易入睡的场合下,如行走、骑车、工作、进食等情况下入睡,持续数分至数小时,可被唤醒,多伴有睡眠瘫痪、入睡幻觉及猝倒发作。

【意识障碍的临床判断及其意义】

有意识障碍的患者多丧失表达能力,不能很好配合,给了解、判断病情以确定诊断和制订治疗方案带来很多困难。因此,在接触此类病人时应注意以下几个方面:

1. 发病特点:发病急剧者多为立即直接意外,如呼吸心跳骤停、重型颅脑损伤、脑出血或因创伤所致脑损害。逐渐加重者多为代谢性因素,如低血糖、低氧血症、感染、脓毒血症、肝昏迷、酸中毒等。昏迷时间越长说明脑损害程度越重,超过 3 个月者为迁延性昏迷,超过 6 个月仍无改善表明恢复已很困难。

2. 伴随症状:体温升高意味着感染,但也可能有中枢性损伤(丘脑下部)。对伴有头痛和呕吐的意识障碍者要警惕脑水肿、血肿或脑血管疾病引起的颅内高压,此时常伴有心率减慢、血压升高、呼吸不规律等症状,若同时伴有瞳孔变化则应警惕小脑幕切迹疝的可能。酸中毒引起的意识障碍常有血压下降、心律失常、深大呼吸及少尿等临床征象。如有黄疸应注意监测血氨。

3. 意识障碍的评价:临床评价意识状况及其严重程度的方法很多。常用的分类方法是嗜睡、昏睡、昏迷,这种分类简单、容易掌握,但有时不能确切反映临床实际情况或失之笼统,因此目前比较常用的是由 Teasdale 和 Jemmett 于 1974 年制订的 GCS 评分法。

(1)眼部体征

1)眼睑:发生意识障碍时眼睑完全闭合。分开眼睑可以与睡眠状态的眼睑闭合区别,后者可迅速闭合,意识障碍时则闭眼减慢,其减慢程度与昏迷程度相关。

2)瞬目:正常人瞬目每分钟 5～6 次,入睡后消失。有意识障碍者如存在瞬目说明脑干网状结构仍起作用,其运动速度和振幅减慢程度与意识障碍程度相关。

3)眼球位置:正常人睡眠时双眼球稍向上旋。浅昏迷时,双眼球呈水平性浮动,随着昏迷的加深,眼球逐渐固定于正中位,说明脑干功能丧失。双眼呈较快的来回运动(乒乓球眼震)称为眼激动或不安眼(ocular agitation or restless eyes),常见于肝昏迷或麻醉等。当屈曲病人颈部,在睁眼的同时出现双眼球上翻——洋娃娃眼现象(Doll's eves phenomenon)则是中脑损害的体征。

4)瞳孔:注意观察瞳孔的大小,对称性及对光反射。小脑幕切迹疝时患侧瞳孔散大,光反射消失;脑桥损伤时瞳孔呈针尖样大小(直径 1mm)。在观察瞳孔时应注意与直接暴力造成的动眼神经损伤(瞳孔散大)和麻醉药、吗啡(缩小)、阿托品(扩大)等药物所引起的瞳孔变化相区别。

(2)运动与感觉:观察有无自主运动,无自主运动时观察对痛刺激的反应。随着昏迷程度的加深，对疼痛的定位、回避、肢体的屈曲和过伸都可出现不同的异常反应，甚至出现去皮质状态(上肢内收屈曲，下肢过伸内旋)和去大脑强直(四肢过伸，上肢内旋，下肢内收)。前者说明损害在皮质或内囊，后者是中脑损害的特征。深昏迷病人对疼痛可无反应，四肢张力低下，下肢呈外旋位。

(3) 反射：意识障碍的病人如无脑局灶性病变，随着意识障碍程度的加深，可表现对称性深、浅反射减弱或消失。不对称或单侧变化意味着脑和脊髓的局灶性病变。病理反射是一种原始性脊髓反应，在新生儿(1岁半以下)可出现双侧对称性病理反射，随着锥体束的发育与完善而逐渐消失。当休克、昏迷、麻醉以及锥体束损害时，由于脊髓失去了高级中枢对它的抑制作用，病理反射又复出现。常见的病理反射有霍夫曼(Hoffmann)征、巴宾斯基(Babinski)征、查多克(Chaddock)征、奥本海姆(Oppenheim)征、戈登(Gordon)征等。

(解翠红)

第三节　脑　死　亡

脑死亡是包括脑干在内的全脑功能丧失且不可逆转的状态，即死亡。

【脑死亡判定】

(一) 先决条件

1. 昏迷的原因必须明确：原发性脑损伤包括颅脑外伤、脑血管疾病等；继发性脑损伤主要指缺氧性脑病，如心跳骤停、麻醉意外、溺水、窒息等。昏迷原因不明确者不能实施脑死亡判定。

2. 排除一切可逆性昏迷的原因：如急性中毒(一氧化碳、镇静安眠药、麻醉药、精神药物、肌肉松弛剂等)、低温(肛温32℃)、严重电解质及酸碱平衡紊乱、代谢及内分泌障碍(如肝性脑病、尿毒症脑病、非酮性高血糖脑病)及休克等。

（二）临床判定

1. 深昏迷

（1）检查方法及结果判定：用拇指分别强力压迫患者两侧眶上切迹或针刺面部，不应有任何面部肌肉活动。用格拉斯哥昏迷量表（GCS）测定昏迷评分为3分。

（2）注意事项

1）任何刺激必须局限于头面部。

2）在颈部以下刺激时可引起脊髓反射。脑死亡时枕大孔以下的脊髓仍然存活，仍有脊髓反射及脊髓自动反射。脊髓反射包括各种深反射及病理反射。脊髓自动反射大多与刺激部位相关，刺激颈部可引起头部旋转运动；刺激上肢可引起上肢屈曲、伸展、上举、旋前、旋后；刺激腹部引起腹壁肌肉收缩；刺激下肢引起下肢屈曲、伸展；进行自主呼吸诱发试验时可出现Lazarus 征（典型表现为双上肢肘屈、两肩内收、双臂上举、双手呈张力失调型姿势、双手交叉并旋前伸展）。

3）脊髓自动反射必须与自发运动相区别，自发运动通常在无刺激时发生，多数为一侧性，而脊髓自动反射固定出现于特定刺激相关部位。

4）有末梢性三叉神经病变或面神经麻痹时，不应轻率判定脑死亡。

5）脑死亡者不应有去大脑强直、去皮质强直、痉挛或其他不自主运动。

6）脑死亡应与植物状态严格区别。

2. 脑干反射消失

（1）瞳孔对光反射

1）检查方法：用强光照射瞳孔，观察有无缩瞳反应。光线从侧面照射一侧瞳孔，观察同侧瞳孔有无缩小（直接对光反射）。检查一侧后再检查另一侧；光线照射一侧瞳孔，观察对侧瞳孔有无缩小（间接对光反射），检查一侧后再检查另一侧。上述检查应反复两次。

2）结果判定：双侧直接和间接对光均无反应即可判定为瞳孔对光反射消失。

3）注意事项：①脑死亡者多数伴有双侧瞳孔散大（直径>4mm），但少数瞳孔可缩小。因此，不应将瞳孔散大作为脑死亡判定的必要条件。有些药物如阿托品可以影响瞳孔的大小，但不影响对光反射。②眼部外伤可影响对光反射的观察。

（2）角膜反射

1）检查方法：抬起一侧上眼睑，露出角膜，用棉花丝触角膜，观察双侧有无眨眼动作。两侧同样操作。

2）结果判定：双侧刺激均无眨眼动作才能判断为角膜反射消失。

3）注意事项：①即使没有明确眨眼，但上下眼睑和眼周肌肉有微弱收缩时，不能判定为角膜反射消失。②操作规范，避免损伤角膜。③眼部外伤出血或球结膜水肿可影响角膜反射的出现。

（3）头眼反射

1）检查方法：用手托起头部，撑开双侧眼睑，将头从一侧急速转向另一侧，观察眼球是否向相反方向转动，检查一侧后查相反一侧。

2）结果判定：当头部向左或向右转动时，眼球均固定不动，没有向相反方向的运动，即可判定为头眼反射消失。

3）注意事项：颈椎有外伤时禁做此项检查，以免损伤脊髓。

（4）前庭眼反射（温度试验）

1）检查方法：将头部抬起30°，用一弯盘贴近外耳道，以备灌水流出用。用注射器抽吸0～4℃冰水20ml，注入一侧外耳道，注入时间为20～30秒，同时抬起两侧眼睑，观察有无眼球震颤。完成一侧检查后以同样方法测试另一侧。

2）结果判定：注水后观察1～3分钟，若无眼球震颤表示前庭眼反射消失。

3）注意事项：①试验前必须用耳镜检查两侧鼓膜有无损伤，若有破损则不做此项检查。外耳道内有血块或堵塞，处理后再行检查。②即使没有明显的眼球震颤，但有微弱的眼球活动，就不能判定前庭眼反射消失。③头面部外伤造成的眼部出血、水肿可影响眼球活动。④本试验方法与耳鼻喉科使用的温度试验不同,后者用20℃的冷水或体温±7℃的冷热水交替刺激,不能用于脑死亡的判定。

(5) 咳嗽反射

1) 检查方法:用长度超过人工气道的吸引管刺激气管黏膜,引起咳嗽反射。

2) 结果判定:刺激气管黏膜无咳嗽动作,即可判定为咳嗽反射消失。

3) 注意事项:①操作规范,以免损伤气管黏膜;②刺激时即使没有明确的咳嗽,但有胸廓运动时,仍可认为咳嗽反射存在。

3. 自主呼吸停止:脑死亡者均无自主呼吸,必须依靠呼吸机维持通气,但是判断自主呼吸停止除根据肉眼观察胸腹部有无呼吸运动外,还必须通过自主呼吸诱发试验来判定。检查必须按照严格的步骤和方法进行。

(1) 先决条件:自主呼吸诱发试验必须符合下列条件:①肛温≥36.5℃(如体温低下,可升温);②收缩压≥90mmHg或平均动脉压≥60mmHg(如血压下降,可用药物升压);③$PaCO_2 \geqslant 40mmHg$(不足时,可减少每分钟通气量);④$PaO_2 \geqslant 200mmHg$(不足时,应吸100% O_2 10~15分钟)。

(2) 试验方法及步骤:①脱离呼吸机8分钟;②将输氧导管通过气管插管插至隆突水平,输入100% O_2 6L/min;③密切观察腹部及胸部有无呼吸运动;④8分钟内测 $PaCO_2$ 不少于两次。

(3) 结果判定:若 $PaCO_2 \geqslant 60mmHg$ 或超过基线水平20mmHg仍无呼吸运动,即可确定无自主呼吸。

(4) 注意事项:自主呼吸诱发试验期间如出现发绀、低血压、心律失常或其他危险时,应立即终止试验。

(三) 确认试验

1. 脑电图(EEG)

(1) 脑电图描记:①描记前先做10秒仪器校准,将10μV方形波输入各放大器,观察8道放大器敏感性是否一致;②描记参考导联 30 分钟;③描记中分别以疼痛刺激双上肢,亮光分别照射两侧瞳孔,观察脑电图有无变化;④描记中病人情况的任何变化及对病人的任何操作(疼痛刺激、亮光刺激瞳孔等)均应实时记录;⑤应同时描记心电图;⑥30 分钟记录的全部资料必须完整保存;⑦12 小时在同等条件下重复 1 次。

(2) 结果判定:脑电图平直,不出现 $>2\mu V$ 的脑波活动,即脑电静息。

2. 正中神经短潜伏期体感诱发电位(SLSEP)

(1) 刺激技术:①刺激参数:方波脉冲刺激,持续时间 $0.1 \sim 0.5$ 毫秒,刺激频率 $2 \sim 5Hz$;②刺激强度:阈刺激强度(以诱发该神经支配的肌肉轻度收缩的强度为宜);③刺激部位:腕横纹中点上 2cm 正中神经走行的部位。

(2) 结果判定:P14 及其以后的电位消失。

3. 经颅多普勒超声(TCD)

(1) 检查部位:①颞窗:位于颧弓上方,眼外眦至耳屏之间;②眶窗:闭合眼睑上方;③枕下窗或枕旁窗:位于枕骨粗隆下方或旁开两指处的风池穴;④颈窗:位于颈前胸锁乳突肌外侧,下颌骨下方。

(2) 探查血管:①大脑中动脉(MCA);②颈内动脉虹吸段(Siphon A);③椎动脉(VA)和基底动脉(BA);④颈总动脉(CCA)、颈内动脉起始部(ICAex)和椎动脉起始部(Vaex)。

(3) 结果判定

1) 在双侧 MCA、Siphon A、VA 和 BA 的任两条脑动脉记录到以下任一种脑血流停止的 TCD 频谱:①回荡波:在一个心动周期内出现正向和反向血流,且两个方面的血流在包络线下的面积几乎相等;②收缩早期针尖样血流:收缩早期单向性正向血流信号,持续时间小于 200 毫秒,收缩峰流速低于 $50cm/s$,在心动周期的其他时间无血流信号;③无信号:检测不到脑血流信号。

2) 在颅外两侧 CCA、ICAex 和 Vapro 也记录到回荡波。

3) 重复检测(间隔时间不少于 30 分钟)均记录到上述频谱改变。

4) 除外脑室引流、开颅减压术等影响颅内压的情况。

【脑死亡的诊断标准】

1. 法国 Mollaret 等的标准(1959 年):①深昏迷,全身毫无反应;②自主呼吸停止,肌张力消失(弛缓性瘫痪);③所有反射消失;④除非用人工方法,往往不能维持血液循环;⑤脑电图检查呈一直线,对任何刺激均无反应。

2. 美国哈佛大学医学院标准(1968 年):①深昏迷,各种感觉和反应完全消失,对外界刺激毫无反应;②无自主呼吸,观察 1 小时,停用人工呼吸机 3 分钟而无自主呼吸;③一切反射均消失;④脑电图示脑电波变平或等电位脑电图;⑤所有上述表现维持 24 小时无变化;⑥排除低温和中枢神经抑制药物的影响后才能确立。

3. 北欧 Mohandas 标准(1971 年):①深昏迷,无任何自主活动;②测试 4 分钟无自主呼吸;③脑干反射(瞳孔、角膜、睫脊、吞咽等)均消失;④以上情况持续 12 小时以上。

4. 英国皇家学会标准(1976 年):①深昏迷,需除外药物中毒、低温、代谢和内分泌疾病;②自主呼吸极微弱或停止,需用呼吸机维持,脱离呼吸机后无呼吸运动,需除外肌肉松弛药中毒;③确诊为不可逆的脑部器质性损害;④所有脑干反射均消失,包括瞳孔、角膜、眼前庭、脑神经支配的运动反射、吞咽反射等;⑤24 小时后复查情况不变;⑥脊髓反射可出现或可存在;⑦脑电图检查非必需,不必做脑血管造影或脑血流测定。

5. 日本大阪大学标准(1985 年):①深昏迷;②无自主呼吸;③瞳孔扩大固定,对光反射消失;④脑干反射消失(瞳孔、角膜、睫脊、头眼、眼前庭、咽、咳嗽反射);⑤脑电图呈平直线(4 导以上,描记超过 30 分钟);⑥以上情况持续 6 小时以上。

6. 卫生部脑死亡起草小组标准:①先决条件是昏迷原因明确和排除各种原因的可逆性昏迷。②临床诊断:深昏迷;脑干反射全部消失;无自主呼吸(靠呼吸机维持,呼吸暂停试验阳性)。这几项必须全部具备。③确认试验:脑电图平直;经颅多普勒超声监测呈脑死亡图形;体感诱发电位 P14 以上波形消失。以上三项中必须有一项阳性。④脑死亡观察时间:首次确诊后,观察 12 小时无变化,方可确认为脑死亡。

(解翠红)

第四节　急性脑血管疾病

脑血管疾病(cerebrovascular disease,CVD)是指由各种原因导致的急慢性脑血管病变,其中脑卒中(stroke)是指由于急性脑循环障碍所致的局限或全面性脑功能缺损综合征或称急性脑血管病事件,包括脑梗死、脑出血、蛛网膜下腔出血等。

一、短暂性脑缺血发作

短暂性脑缺血发作(transient ischemic attack,TIA)是指因脑血管病变引起的短暂性、局限性脑功能缺失或视网膜功能障碍,临床症状一般持续 10 ~20 分钟,多在 1 小时内,不超过 24 小时,不遗留神经功能缺损症状和体征,结构性影像学(CT、MRI)检查无责任病灶。

TIA 是脑卒中的高危因素,一次 TIA 发作后,脑卒中发生率 1 个月内为 4% ~8% ,1 年内为 12% ~13% ,5 年内为 24% ~29% 。TIA 频繁发作者 48 小时内发生缺血性脑卒中的几率可达 50% 。

【病因】

TIA 的发病与动脉粥样硬化、动脉狭窄(如锁骨下动脉盗血综合征)、心脏病、血液成分改变(如真性红细胞增多症)及血流动力学改变等多种病因有关。

【诊断】

TIA 好发于 50 ~70 岁,男多于女。其临床表现根据缺血的局灶部位与范围不同而多种多样,其发作的频度与形式个体差异亦很大,但有其共同特征。

1. 共同特征主要包括:①起病的急剧性:常突然发病,数秒或数分钟内症状达高峰(从无症状到出现全部症状不到5分钟,通常在2分钟内);②病程的一过性;③发作的反复性:少者2~3次,多者达数十次或数百次;④症状的刻板性和可逆性:每次发作症状、体征基本相同,且在24小时内完全恢复。临床上常将TIA分为颈动脉系统和椎基底动脉系统两类,前者较后者多见,约10%的病人有此两个系统表现。

2. 局灶性症状

(1)颈动脉系统TIA:临床表现与受累血管分布有关。大脑中动脉(MCA)供血区的T1A可出现对侧肢体的单瘫、轻偏瘫、面瘫和舌瘫,可伴有偏身感觉障碍和对侧同向偏盲,优势半球受累时常出现失语和失用。大脑前动脉(ACA)供血区的TIA可出现人格和情感障碍、对侧下肢无力等。颈内动脉(ICA)主干TIA主要表现为眼动脉交叉瘫——由于病变侧眼动脉缺血出现同侧单眼一时性黑矇、失明(患者表现为突然出现一个眼睛的视力模糊或完全失明,几秒内达到高峰,几分钟后恢复正常,为颈内动脉系统TIA所特有)和(或)对侧偏瘫及感觉障碍,Horner交叉瘫(病侧Horner征,对侧偏瘫)。

(2)椎基底动脉系统TIA:最常见表现是眩晕、平衡障碍、眼球运动异常和复视。可有单侧或双侧面部、口周麻木,单独出现或伴有对侧肢体瘫痪、感觉障碍,呈现典型或不典型的脑干缺血综合征。此外,还可出现下列3种特殊表现的临床综合征:①跌倒发作(drop attack),表现为患者转头或仰头时,下肢突然失去张力而跌倒,但无意识障碍,常可很快自行站起,系下部脑干网状结构缺血所致;②短暂性全面遗忘症(TGA),发作时出现短时间记忆丧失,患者对此有自知力,持续数分钟至数十分钟,发作时对时间、地点定向障碍,但谈话、书写和计算能力正常,是大脑后动脉颞支缺血累及边缘系统的颞叶海马、海马旁回和穹隆所致;③双眼视力障碍发作,双侧大脑后动脉距状支缺血导致枕叶视皮质受累,引起暂时性皮质盲。

值得注意的是,椎基底动脉系统TIA患者很少出现孤立的眩晕、耳鸣、恶心、晕厥、头痛、尿便失禁、嗜睡或癫痫等症状,往往合并有其他脑干或大脑后动脉供血区缺血的症状与体征。

3. 注意事项:诊断 TIA 最重要的是病史典型而神经系统检查正常(因多数患者就诊时临床症状已消失)。TIA 在临床上的重要性在于预防以后的 TIA 再发和发生脑梗死,因此需找出病因。诊断方法:①检查时须注意有无一侧颈、颞浅、桡等动脉搏动减弱,颈动脉或锁骨上窝处是否有杂音;②检查有无动脉硬化、心瓣膜病及心肌疾病;③血液流变学测定以确定有无血液黏稠度及血小板聚集性增加;④颈椎 X 线平片以除外颈椎骨质增生对椎动脉的压迫;⑤超声多普勒、脑血管造影(DSA)、CTA、MRA 等可发现颅内动脉狭窄或闭塞等情况;⑥EEG、CT或 MRI 检查大多正常,部分病例(发作时间>20 分钟)在 MRI弥散加权(DMI)可显示片状缺血灶;⑦单光子发射计算机断层扫描(SPECT)可发现局部脑灌注量减少程度及缺血部位;⑧正电子发射断层扫描(PET)可显示局灶性代谢障碍。

【治疗】

治疗目的是消除病因、减少及预防复发、保护脑功能。

（一）病因治疗

病因明确者应该针对病因治疗,控制卒中危险因素,如动脉粥样硬化、高血压、心脏病、糖尿病、高脂血症和颈椎病等。

（二）预防性药物治疗

1. 抗血小板聚集药物:①阿司匹林,最常用,每日口服 75 ~150mg。也可选用小剂量阿司匹林 25mg/d 与双嘧达莫(潘生丁)200mg/次联合应用,每日 2 次口服。对有溃疡病者慎用。②氯吡格雷(波立维),剂量为 75mg/d。高危人群或对阿司匹林不能耐受者可选用。

2. 抗凝治疗

（1）心源性栓塞性 TIA 伴发房颤和冠心病的患者,推荐口服抗凝剂治疗,治疗目标为 INR 达到 2 ~3 或凝血酶原时间为正常值的 1.5 倍。

（2）频繁发作的 TIA 或椎基底动脉系统 TIA 患者,对抗血小板聚集药物治疗无效的病例可考虑抗凝治疗。

（3）对瓣膜置换术后已服用足量口服抗凝剂治疗的 TIA患者也可加用小剂量阿司匹林或双嘧达莫联合治疗。

（4）常用抗凝剂：①华法林：初始剂量 6～12mg/d，每晚口服 1 次，3～5 天后改为 2～6mg/d 维持，消化性溃疡或严重高血压为禁忌证；②肝素：普通肝素 100mg 加入 0.9% 氯化钠注射液 500ml 静脉滴注，20～30 滴/分，根据 INR 调整剂量；或用低分子肝素 4000～5000IU，腹壁皮下注射，2 次/d，7～10 天为一疗程。

3. 降脂治疗：颈内动脉斑块、内膜增厚或颅内动脉狭窄者可使用他汀类降脂药物。常用药物有辛伐他汀（舒降之），20mg 口服，每日 1 次。

4. 其他药物：高纤维蛋白原血症可选择降纤药改善血液高凝状态，如巴曲酶、安克洛和蚓激酶等。

（三）手术治疗

手术治疗的目的为恢复、改善脑血流量，建立侧支循环和消除微栓子来源。如确诊 TIA 的反复发作是由于颅外动脉壁粥样硬化斑块血栓碎片的脱落所致，则可采用外科手术行内膜切除术，或行颅内外动脉吻合术或血管成形术，或血管内支架置入术等，或许可减少 TIA 的发作。

二、脑 梗 死

脑梗死（cerebral infarct）是指各种原因所致脑部血液供应障碍，导致脑组织缺血、缺氧性坏死，出现相应神经功能缺损。依据脑梗死的发病机制与临床表现，通常将脑梗死分为脑血栓形成（cerebral thrombosis）、脑栓塞（cerebral embolism）和腔隙性脑梗死。

脑血栓形成是在各种原因引起的血管壁病变基础上，脑动脉主干或分支动脉管腔狭窄、闭塞或血栓形成，引起脑局部血流减少或供血中断，使脑组织缺血、缺氧性坏死，临床上常表现为偏瘫、失语等局灶性神经功能缺失，是急性缺血性脑卒中常见的类型，约占卒中的 60%。脑栓塞是指固态、液态或气体栓子沿血循环进入脑动脉系统使血供骤然阻滞所引起的脑梗死，约占卒中的 10%～15%。它与脑血栓形成不同，后者的病程呈时相性,常缓慢起病,在数小时内进行性发展,且大多在睡眠中发作;脑栓塞并非一个演进过程,常突然发作,一开始即为完全性卒中,症状即刻到高峰。

【病因】

(一)脑血栓形成

1. 动脉硬化:是脑血栓形成的基本病因,特别是动脉粥样硬化,常伴有高血压病,二者互为因果,糖尿病和高脂血症可加速动脉粥样硬化的进程。

2. 动脉炎:如结缔组织病、抗磷脂抗体综合征及细菌、病毒、螺旋体感染均可导致动脉炎症,使管腔狭窄或闭塞。

3. 其他原因:如血液系统疾病、蛋白 C 和蛋白 S 异常、脑淀粉样血管病、烟雾病等。

(二)脑栓塞

根据栓子来源可分为心源性、非心源性和来源不明性三种。

1. 心源性:占脑栓塞的 60% ~ 75% ,主要见于以下几种疾病:①心房颤动(AF),是心源性脑栓塞最常见的原因,其中瓣膜病性 AF 占 20 % ,非瓣膜病性 AF 占 70% ,其余 10% 无心脏病;②心脏瓣膜病,是指先天性发育异常或后天疾病引起的心瓣膜病变,可以影响血流动力学,累及心房或心室内膜即可导致附壁血栓的形成;③心肌梗死,面积较大或合并慢性心功能衰竭,即可导致血循环淤滞形成附壁血栓;④其他,心房黏液瘤、二尖瓣脱垂、先心病或瓣膜手术均可形成附壁血栓。

2. 非心源性:指源于心脏以外的栓子随血流进入脑内造成脑栓塞,常见有:①动脉粥样硬化斑块脱落性栓塞,主动脉弓或颈动脉粥样硬化斑块脱落形成栓子,沿颈内动脉或椎基底动脉入脑;②脂肪栓塞,见于长骨骨折或手术后;③空气栓塞,主要见于静脉穿刺、潜水减压等;④癌栓塞,浸润性生长的恶性肿瘤,可以破坏血管,瘤细胞入血形成癌栓;⑤其他:少见的感染性脓栓、寄生虫栓和异物栓等也可引起脑栓塞。

3. 来源不明性:少数病例查不到栓子来源。

【诊断】

（一）脑血栓形成

1. 病史：本病多见于 50～60 岁以上的中老年人，以 60～70 岁为发病高峰，有脑动脉粥样硬化、高血压、糖尿病等疾病史或 TIA 病史。部分患者有头晕、肢体麻木、乏力等前驱症状。起病较缓慢，常在睡眠或安静休息时发生，在若干小时内逐渐进展，多数于 1～2 天内达高峰。

2. 临床表现：除大面积脑梗死（尤在脑干梗死时）伴明显脑水肿和颅内高压外，全脑症状一般不明显，意识多清醒，血压多正常或偏高。神经系统局灶症状与体征视脑血管闭塞的部位及梗死的范围而定。

（1）颈内动脉狭窄或闭塞：①最常见的是对侧偏瘫、偏身感觉障碍与偏盲，主侧半球受累可有失语。此乃大脑中动脉供血区受损的表现。②精神障碍-偏瘫二联征：除偏瘫外，主要表现为精神障碍，可有智力减退、定向力丧失、遗忘症、人格改变，以及失认、失算、失用，甚至痴呆。此乃大脑中动脉与前动脉供血均受损的表现。③交叉性失明-偏瘫二联征：表现为病侧单眼短暂性失明或视神经萎缩，伴对侧偏瘫。此乃眼动脉与大脑中动脉供血区均受损的表现，是颈内动脉血栓闭塞的特征之一。④交叉性霍纳-偏瘫二联征：表现为患侧不完全性霍纳征（瞳孔缩小、眼球内陷与上睑下垂），伴对侧偏瘫。此乃海绵窦段血栓形成使攀附于颈内动脉外壁上的交感神经节后纤维受损所致。⑤发作性晕厥-偏瘫二联征：表现为晕厥发作，伴偏瘫，但意识障碍一般较轻。此乃病侧大脑半球突然缺血所致。④、⑤两项也是颈内动脉血栓闭塞的特征之一。

（2）大脑中动脉狭窄或闭塞：大脑中动脉是颈内动脉的直接延续，供应大脑半球血流量的 80% 左右，是血栓形成与栓塞性脑梗死最常见的发病部位。大脑中动脉狭窄或闭塞常表现对侧偏瘫，包括中枢性面、舌瘫，上肢往往重于下肢，常伴有偏身感觉障碍。如病灶位于主侧半球则可出现失语、失读、失写等。

（3）大脑前动脉狭窄或闭塞：可引起对侧偏瘫，下肢重于上肢,可伴有感觉缺失。有时出现精神症状。

(4) 基底动脉狭窄或闭塞:基底动脉狭窄或闭塞时,症状的严重程度取决于闭塞的部位与侧支循环的完善程度。单纯基底动脉血栓闭塞中约 50%～80% 是椎动脉远端的血栓延伸到基底动脉的近端,由此引起的梗死灶主要在脑桥、中脑、丘脑及枕叶。少数起病急骤者常突然昏迷、四肢瘫痪,多数在 2～4 天内死亡,也可致猝死。更多见的情况是亚急性起病,呈台阶式发展,前驱症状为眩晕、恶心、呕吐、吞咽困难、复视、眼肌麻痹、视力障碍、构音障碍、一侧或双侧肢体运动和感觉障碍、猝倒或短暂性意识丧失,病情缓慢进展,临终前才进入昏迷。在椎基底动脉系统缺血性脑卒中中以基底动脉血栓闭塞最常见。

(5) 大脑后动脉狭窄或闭塞:如闭塞发生在基底动脉顶端,累及双侧大脑后动脉起始部,则将出现双侧皮质盲,即瞳孔对光反射存在而视力丧失。如主侧大脑半球的大脑后动脉闭塞,则出现命名性失语、失读、失写、失认等顶叶综合征。

(6) 小脑后下动脉狭窄或闭塞:①前庭功能障碍:表现为眩晕、呕吐及眼球震颤。此乃前庭核及其下降根受累所致。②吞咽迷走神经障碍:表现为吞咽困难、饮水发呛、声音嘶哑、同侧软腭麻痹及咽反射消失。此乃吞咽、迷走神经及其核如疑核、孤束核及迷走神经背核受累的结果。③同侧共济失调:表现为病变同侧平衡障碍,易向病侧倾倒。此乃病侧绳状体、脊髓小脑束受累所致。④同侧霍纳(Hornet)征:表现为病侧瞳孔缩小、上睑下垂、眼球内陷、结膜充血及面部少汗。此乃网状结构中交感神经下行纤维麻痹所致。若缺血累及延髓呕吐与呼吸中枢,还可引起剧烈呕吐与顽固性呃逆。⑤交叉性感觉障碍:表现为病侧面部与对侧半身痛温觉减退。前者是病变区三叉神经脊髓束及其核受损所致,后者乃病变区上行的脊髓丘脑束受累的结果。部分病人因梗死区周围水肿累及下行的锥体束,还可出现对侧肢体轻瘫与病理征阳性。

3. 辅助检查:颅脑 CT 检查,在起病 24～48 小时后可发现低密度软化区;磁共振影像检测脑梗死更具优越性;单光子发射 CT(SPECT)可更早发现脑梗死,且能定量检测脑血流量和反映组织的病理生理变化;颈部血管和经颅血管超声多普勒检查,可检测颈部和颅底动脉的病变部位和狭窄部位以及血液流动的异常等;DSA 可发现血管狭窄及闭塞部位,显示动脉炎、Moyamoya 病、动脉瘤和动静脉畸形等。

上述辅助检查中,除头颅 CT(在有条件的医院可考虑头颅 MRI)是常规检查外,其他检查均为非常规检查。对于缺血性卒中患者,常规检查尚包括心电图、血糖、血electrolytes、肾功能、全血计数(包括血小板计数)、凝血酶原时间(PT)、部分凝血活酶时间(APTT)等。其他有选择的检查尚有肝功能、血气分析(怀疑缺氧时)、胸部 X 线(怀疑肺部疾病)、脑电图(怀疑癫痫发作)、超声心动图(怀疑心脏附壁血栓、心房黏液瘤和二尖瓣脱垂)等。

4. 鉴别诊断:主要应与脑出血、蛛网膜下腔出血、脑栓塞、硬膜下血肿、脑肿瘤、脑脓肿、高血压脑病等鉴别。

(二)脑栓塞

1. 临床表现特点

(1)发病年龄:因原发病因而不同,有风心病瓣膜病变者以青、中年女性多见;因冠心病、动脉粥样硬化或心肌梗死引起的,以老年人多见。

(2)突然起病是其主要特征。常无任何先兆的突然发病,在数秒或数分钟内症状发展到最高峰,是所有脑血管疾病中发病最快者。多属完全性卒中。活动与安静时均可发病。50%~60% 的病人起病时有短暂的意识障碍,持续数分钟后随之清醒或呈一过性神志恍惚与精神错乱。9%~18% 的患者有癫痫发作,一般先是单纯部分性发作,继之发展为全身强直-阵挛发作。少数多发性皮质栓塞可引起癫痫持续状态,预后极差。

(3)脑栓塞发病后立即出现的局灶性神经体征,按受累动脉不同而表现为各种脑血管综合征。大约 4/5 的脑栓塞累及 Willis 环的前半部,以大脑中动脉阻塞综合征最常见,表现为对侧中枢性面瘫、偏瘫或单瘫,可伴失语或单纯部分性癫痫发作。偏瘫以对侧下面部与上肢为重,下肢较轻,有时伴轻度感觉障碍。大约 1/5 的脑栓塞发生在 Willis 环的后半部,即椎基底动脉系统,表现为眩晕、皮质盲、复视、眼震、共济失调、交叉性瘫痪或四肢瘫、发音与吞咽困难等。网状结构受累为主者可出现昏迷与高热。延髓生命中枢受损严重者可立即致死。

(4) 有些病人神经体征迅速好转,可能因侧支动脉痉挛解除,或栓子溶解破裂而进入了更小的动脉。有些病人逐渐加重,可能因栓塞后继发了血栓形成并向近端蔓延,或由缺血性梗死转为出血性梗死之故。

(5) 有原发病的症状与体征,也可发现身体其他部位血管栓塞现象。如心源性脑栓塞同时可有心脏病的症状和体征。脂肪栓塞则多发生于长骨骨折或手术后,除可有突然昏迷、抽搐、颅内压增高等脑部症状以外,多先有肺部症状如胸痛、气短、咯血等。

2. 辅助检查:CT 和 MRI 检查可显示缺血性梗死或出血性梗死改变,合并出血性梗死高度支持脑栓塞诊断。许多病人继发出血性梗死临床症状并未加重,发病 3~5 天内复查 CT 可早期发现继发梗死后出血。MRA 可发现颈动脉狭窄程度或闭塞。心电图、心脏超声、X 线胸片等检查有助于了解心脏情况。如疑有主动脉弓大血管或颈部血管病变时,可行脑血管造影。

3. 鉴别诊断:主要应与脑血栓形成、脑出血、蛛网膜下腔出血鉴别。

【治疗】

(一) 脑血栓形成

1. 治疗原则:①超早期治疗:力争发病后尽早选用最佳治疗方案;②个体化治疗:根据患者年龄、缺血性卒中类型、病情严重程度和基础疾病等采取最适当的治疗;③整体化治疗:采取针对性治疗同时,进行支持疗法、对症治疗和早期康复治疗,对卒中危险因素及时采取预防性干预。

2. 一般支持性治疗和并发症的处理:多数情况下,卒中患者应该住院。中、重度脑卒中,如大面积脑梗死、小脑梗死、椎基底动脉主干梗死及病情不稳定脑梗死病人均应进入卒中单元治疗。

(1) 一般护理观察:入院后最初 24 小时内应经常评估患

者神经系统状态和生命体征,多数患者应卧床休息,一旦病情稳定就开始活动。在转换成坐位或站位时应密切观察神经系统症状是否加重。瘫痪肢体关节充分的被动活动在最初的24小时内就可以开始。

(2)保持气道通畅及供氧:昏迷患者应将头歪向一侧,以利于口腔分泌物及呕吐物流出,并可防止舌根后坠阻塞呼吸道。应进行 SaO_2 监测,使其≥95%。有意识障碍、SaO_2 下降或有缺氧现象的患者应给予吸氧。若有气道受累而导致低氧血症($PaO_2 < 60mmHg$ 或 $PaCO_2 > 50mmHg$),应行气管内插管。

(3)饮食:在允许患者进食或饮水之前应评估吞咽能力。床边水吞咽试验是有用的筛查试验。若有吞咽障碍,可插入鼻胃管或鼻十二指肠管以供喂食并便于给药。

(4)血糖控制:应监测血糖浓度,发病24小时内避免静脉使用含糖液体,对血糖>11.1mmol/L者应立即用胰岛素使血糖降低至8.3mmol/L以下,但要防止发生低血糖。

(5)血压控制:在多数情况下不应降低血压。当收缩压>220mmHg或舒张压>120mmHg时,需降压治疗。准备溶栓治疗的患者血压应控制在收缩压<185mmHg或舒张压<110mmHg水平。国内一般主张收缩压>200mmHg或舒张压>110mmHg时,应予降压治疗,但降压速度应慢。推荐使用拉贝洛尔10~20mg静注,时间超过1~2分钟,每隔10分钟可重复或加倍给药(最大剂量300mg);或者尼卡地平5mg/h静脉输注作为初始剂量,每隔5分钟滴速可增加2.5mg/h以达到预期效果,直至最大滴速15mg/h,目标是使血压降低10%~15%。舒张压>140mmHg时可选用硝普钠0.5ug/(kg·min)静注作为初始剂量,滴注至预期的血压水平。口服药物可选用卡托普利或尼卡地平。

(6)控制脑水肿、降低颅内压:常用的脱水剂有甘露醇、甘油、呋塞米、白蛋白、β七叶皂苷钠等,参见本章脑出血部分。

(7)防治心血管并发症:心肌梗死和心律失常是急性缺血性卒中潜在的并发症。应加强监测,并给予相应的治疗。

(8)防治感染:卒中患者出现发热,应及时检查有无肺炎,并尽早采取抗感染措施。

（9）防治深静脉血栓形成：早期活动（包括肢体的被动运动）、皮下注射肝素或低分子肝素，或口服阿司匹林，以及使用压力交替的长筒袜，可有效预防深静脉血栓形成。

3. 溶栓治疗

（1）适应证：适用于发病3小时内有明显神经功能缺失但意识清醒的患者。达到下列标准者可考虑溶栓治疗：①发病时间在3小时内；②头颅CT未见脑出血和明确脑梗死病灶者；③年龄在18岁以上、80岁以下者；④近3个月内未接受过大手术治疗者，无消化道及其他出血性疾病史；⑤血压在185/110mmHg以下，血糖正常；⑥血小板计数$100×10^9$/L以上；⑦无明显肝肾功能损害；⑧患者本人和家属同意。常用的溶栓药物有尿激酶（UK）、组织型纤溶酶原激活剂（tPA）和重组组织型纤溶酶原激活剂（rtPA）等。

（2）常用药物

1）rtPA：首选静脉rtPA溶栓治疗。国外静脉应用rtPA 0.9mg/kg，最大剂量90mg，输注时间>60分钟。注意事项：①患者需在ICU或脑卒中单元中接受治疗和监测；②在输注rtPA时，每15分钟进行1次神经功能评定，以后6小时每30分钟评定1次，然后每小时1次，直至开始治疗后24小时；③如果患者有严重头痛、急性高血压、恶心或呕吐等则停止用药并急诊行头颅CT检查；④在第1个2小时内，每15分钟测1次血压，随后的6小时内，每30分钟测量1次，6~24小时之间每小时测1次；⑤如果收缩压≥180mmHg或舒张压≥105mmHg，应增加测量血压的次数，并使用降压药物将血压维持在此水平或以下；⑥如果舒张压为105~120mmHg或收缩压180~230mmHg，应静脉注入拉贝洛尔，最大剂量为300mg，如血压仍未控制，应考虑使用硝普钠；⑦如果舒张压>140mmHg，按0.5mg/（kg·min）的剂量输注硝普钠；国内目前习惯用5mg静注，余下45mg在1小时静脉滴注，总量50mg。使用抗凝剂和抗血小板制剂应推迟到rtPA治疗24小时后；⑧推迟置鼻胃管、膀胱内导尿管或动脉压力管。

2) UK:国内 UK 溶栓治疗脑血栓形成的参考方案为 100 万 U 静注 30 分钟,50 万 U 静脉滴注 1 小时,临床观察患侧肢体肌力恢复超过 2 级时(提示血管再通)随时停止用药,溶栓后即刻行脑颅 CT 检查,了解有无颅内出血。如无出血,2~3 小时后加用低分子肝素。

3) 动脉溶栓:对于经选择的发病 6 小时内的大脑中动脉等大血管闭塞导致的严重脑卒中患者,可在 DSA 直视下进行超选择性介入动脉溶栓。

4. 抗凝治疗:不推荐以改善神经功能转归或预防早期卒中复发为目的的紧急应用抗凝治疗,但对于长期卧床,特别是合并高凝状态有形成深静脉血栓和肺栓塞的趋势者,可用低分子肝素 4000IU 皮下注射,每日 1~2 次。对于房颤患者可以口服华法林治疗。

5. 抗血小板治疗:应常规在 24~48 小时内应用阿司匹林(100~325mg/d),但在溶栓治疗的 24 小时内,不用阿司匹林。应用 2~4 周后调整为二级预防长期用药(75~150mg/d)。也可用氯吡格雷(75mg/d),但不建议二者联用。

6. 降纤治疗:适用于发病后 6~24 小时的患者。药物有巴曲酶、降纤酶、安克洛和蚓激酶等。巴曲酶首剂 10BU,以后隔日 5BU,静脉注射,共 3~4 次;降纤酶首剂 10U,以后隔日 10U 和 5U,5 天为 1 疗程。用药过程中监测纤维蛋白原,防止出血的发生。

7. 脑保护治疗:脑保护剂包括自由基清除剂依达拉奉、阿片受体阻断剂纳洛酮、电压门控性钙阻滞剂尼莫地平、兴奋性氨基酸受体阻断剂和镁离子等,在动物实验中显示有效,但尚缺乏循证医学证据。

8. 其他治疗:脑卒中急性期不宜使用脑细胞营养剂脑活素等,可使缺血缺氧脑细胞耗氧增加,加重脑细胞损伤,宜在脑卒中亚急性期(2~4 周)使用。中药制剂如银杏制剂、川芎嗪、三七、葛根、丹参和水蛭素等均有活血化瘀作用。

9. 外科治疗

(1)手术治疗:手术治疗方法包括颈动脉内膜切除术及颅

外、颅内动脉旁路术。幕上大面积脑梗死伴有严重脑水肿、占位效应和脑疝形成征象者,可行去骨瓣减压术;小脑梗死使脑干受压导致病情恶化时,可行抽吸梗死小脑组织和后颅窝减压术以挽救患者生命。

（2）血管内治疗:包括经皮腔内血管成形术和血管内支架置入术等。

（二）脑栓塞

与脑血栓形成治疗原则基本相同,主要是改善循环、减轻脑水肿、防止出血和减少梗死范围。注意在合并出血性梗死时,应停用溶栓、抗凝和抗血小板药物,防止出血加重。

针对性治疗原发病有利于控制脑栓塞病情和防止复发。对感染性栓塞应使用抗生素,并禁用溶栓和抗凝治疗,防止感染扩散。对脂肪栓塞,可采用肝素、5%碳酸氢钠,有助于脂肪颗粒溶解。空气栓塞者可行高压氧治疗。有心律失常者应予以纠正等。

三、脑　出　血

脑出血(intracerebral hemorrhage,ICH)是指原发性非损伤性脑实质内出血。约占全部脑卒中的20%~30%,急性期病死率为30%~40%。

【病因】

1. 高血压:ICH病例中大约60%是因高血压合并小动脉硬化所致,高血压伴发脑内小动脉病变在血压骤升时破裂出血,又称高血压性脑出血。

2. 血管畸形:约30%由动脉瘤或动-静脉血管畸形破裂所致。

3. 其他病因:包括脑动脉粥样硬化、血液病(如白血病、再生障碍性贫血、血小板减少性紫癜、血友病、红细胞增多症等)、脑淀粉样血管病变、抗凝或溶栓治疗并发症等。

【诊断】

1. 临床表现:脑出血多发生于50岁以上伴有高血压的病

人。发病通常在情绪激动、精神紧张、剧烈活动、用力过度、咳嗽、排便等诱因下，使血压升高而发病，但也可在安静无活动状态下发病。大多数病人起病急骤，常在数分钟或数小时内病情发展到高峰，也可在数分钟内即陷入昏迷，仅少部分病人发展比较缓慢，经数天才发展至高峰，类似缺血性脑梗死。较典型的脑出血首先表现为头痛、恶心、呕吐，经过数分至数小时后，出现意识障碍及局灶神经障碍体征，脉搏缓慢有力、面色潮红、大汗淋漓、大小便失禁、血压升高，甚至出现抽搐、昏迷程度加深，呈现鼾性呼吸，重者呈潮式呼吸，进而呼吸不规则或间停等，若出现脑疝则病情进一步恶化，出现呕血、脉快、体温高、血压下降等危险症状。由于出血部位及范围不同，可产生一些特殊定位性临床症状。

（1）壳核-内囊出血：最常见。系豆纹动脉尤其是其外侧支破裂所致。一般将壳核-内囊出血分为壳核外侧型（即外囊出血）和壳核内侧型（即内囊出血），壳核-内囊出血除具有脑出血的一般症状外，病灶对侧常出现偏瘫、偏身感觉障碍与偏盲等“三偏综合征”。临床上由于出血所累及的范围不同，“三偏”可不完全，最常见的是偏瘫、偏身感觉障碍。外侧型多无意识障碍，轻度偏瘫，预后较好；内侧型依血肿的量和发展的方向，临床上可出现不同程度的病变对侧中枢性面瘫、肢体瘫痪及感觉障碍和同向性偏盲。双眼向病灶侧凝视，呈“凝视病灶”。优势半球病变可有失语。如血肿破入脑室，或影响脑脊液循环时昏迷加深、偏瘫完全、头痛、呕吐、瞳孔不等大、中枢性高热、消化道出血，死亡率高。

（2）丘脑出血：系丘脑膝状体动脉和丘脑穿通动脉破裂所致。丘脑出血几乎都有眼球运动障碍，如下视麻痹、瞳孔缩小等。小量出血在临床上以偏身感觉障碍为主，无意识障碍或有轻微意识障碍，可有轻偏瘫、不自主运动，预后良好。丘脑出血破入脑室者临床表现有明显的意识障碍，甚至昏迷以及对侧肢体完全性瘫痪、颈项强直等脑膜刺激征表现。丘脑内侧或下部出血，出现双眼内收下视鼻尖，上视障碍，这是丘脑出血的典型体征。如出血少量破入脑室者，临床症状可出现缓解，大量出血破入脑室或造成梗阻性脑室扩张者使病情加重,如抢救不及时,可引起中枢性高热、四肢强直性抽搐以及脑-内脏综合征,甚至脑疝的表现。出血后很快出现昏迷者提示出血严重,所以丘脑出血的临床表现常呈多样性。

(3)脑叶出血:常由脑动静脉畸形、血管淀粉样病变、血液病等所致。出血以顶叶最常见,其次为颞叶、枕叶、额叶,也有多发脑叶出血的病例。绝大多数呈急性起病,多先有头痛、呕吐或抽搐,甚至尿失禁等临床表现;意识障碍少而轻,偏瘫较基底节出血少见,而且较轻,有昏迷者多为大量出血压迫脑干所致。受累脑叶可出现相应的神经缺损症状,颞顶叶出血可有同向偏盲、偏瘫、失语;额叶出血可有智力障碍、尿失禁等;枕叶出血则可有一过性黑矇等。

(4)小脑出血:多由小脑上动脉分支破裂所致。多表现为突然发作的枕部头痛、眩晕、呕吐、肢体或躯干共济失调及眼球震颤等,当出血量较大、锥体束受压迫时,可出现肢体瘫痪,当血肿影响到脑干和脑脊液循环通路,出现脑干受压和急性梗阻性脑积水,表现为双瞳孔缩小、眼球分离、双侧锥体束征阳性及脑神经损害症状,部分患者出现强迫头位、颈强直等。小而局限的出血多无意识障碍,只有CT检查方可确诊;重者短时间内迅速昏迷,发生小脑扁桃体疝等致突然死亡。也有部分患者呈现出进行性加重,逐渐出现昏迷和脑干受压的体征,如不能得到及时正确的治疗,多在48小时内死亡。

(5)原发性脑干出血:①中脑出血:侵犯一侧大脑脚则同侧眼球神经麻痹,伴对侧肢体瘫痪(Weber综合征);②脑桥出血:常突然剧烈头痛、恶心、呕吐、头晕或眩晕,一侧或双侧肢体乏力,偏身或半侧面部麻木;大量出血常迅速出现深昏迷,瞳孔明显缩小呈针尖样,但对光反射存在;四肢瘫痪,双侧锥体束征阳性,高热,呼吸不规则,血压不稳;头眼和前庭反射消失,部分病人并发消化道出血,病情进行性恶化,多在短时间内死亡。出血量小者,可有核间型眼球运动麻痹、外展麻痹、面神经麻痹、偏瘫、交叉性麻痹或四肢瘫、双下肢瘫等;③延髓出血:一经出现即迅速死亡。

（6）脑室出血：分为原发性和继发性两种。原发性脑室出血是指出血来源于脑室脉络丛、脑室内和脑室壁的血管，以及室管膜下1.5cm以内的脑室旁区的出血，主要表现为血液成分刺激引起的脑膜刺激征和脑脊液循环梗阻引起的颅内压增高症状。临床上见到的脑室出血绝大多数是继发性脑室出血。继发性脑室出血除了具有上述原发性脑室出血的临床特征外，还同时伴有原发性出血灶导致的神经功能障碍症状。因此，轻者仅有头痛、恶心、呕吐、颈强直等脑膜刺激征，无局灶性神经损害症状；重者表现为意识障碍、抽搐、肢体瘫痪、肌张力增高、瞳孔缩小或大小不定、双侧病理反射阳性等。血凝块堵塞室间孔、中脑导水管及第四脑室侧孔者，可因急性脑积水而致颅内压急剧增高，迅速发生脑疝而死亡。

2. 辅助检查：①颅脑CT扫描：对疑有脑出血的病人，应首选CT扫描检查，并应尽早进行，必要时还应多次检查，观察血肿的动态变化；②颅脑MRI扫描：诊断亚急性与慢性血肿比CT敏感，对脑干出血优于CT；③脑血管造影：临床上怀疑AVM或脑动脉瘤破裂出血时，行脑血管造影检查。

3. 注意事项：中老年患者在活动中或情绪激动时突然发病，迅速出现局灶性神经功能缺损症状以及头痛、呕吐等颅内高压症状应考虑ICH的可能，结合头颅CT/MRI检查，可以迅速明确诊断。鉴别诊断方面首先应与急性脑梗死、蛛网膜下腔出血等鉴别；对发病突然、迅速昏迷且局灶体征不明显者，应注意与引起昏迷的全身性疾病如中毒（酒精中毒、镇静催眠药物中毒等）及代谢性疾病（低血糖、肝性脑病、肺性脑病等）鉴别；对有头部外伤史者应与外伤性颅内血肿相鉴别。

【治疗】

（一）内科治疗

急性期内科治疗原则是制止继续出血和防止再出血，减轻和控制脑水肿，预防和治疗各种并发症，维持生命体征。

1. 一般治疗

（1）绝对卧床休息，尽量避免搬动。起病24小时内原则上以就地抢救为宜，尤其对昏迷较重、有脑疝形成者更要注意。

（2）保持呼吸道通畅、给氧、防止并发症：对意识不清的病人应及时清除口腔和鼻腔的分泌物或呕吐物，头偏向一侧，或侧卧位。必要时气管插管或行气管切开术。

（3）保持水、电解质平衡及营养支持：急性期最初 24～48 小时应予禁食，并适当静脉输液，每日控制在 1500～2000ml。48 小时后，如果意识好转，且吞咽无障碍者可试进流质，少量多餐，否则应下胃管鼻饲维持营养。

（4）保持功能体位，防止肢体畸形。

2. 控制高血压：在脑出血急性期，若 SBP ≥ 180mmHg，MBP ≥ 130mmHg 考虑应用降压药物。降压幅度 <20%，降压的靶目标不要低于 140/90 mmHg 或平均动脉压不低于 110mmHg。药物选择乌拉地尔、非诺多泮、尼卡地平、拉贝洛尔等。对低血压，在针对病因处理的同时，可静脉滴注多巴胺、间羟胺等，将血压提升并维持在 150/90mmHg 左右为宜。

3. 控制脑水肿、降低颅内压：脑出血后脑水肿约在 48 小时达高峰，维持 3～5 天后逐渐消退，可持续 2～3 周或更长。常用脱水剂：①20% 甘露醇：每次 0.25～0.5g/kg，4～6 小时 1 次。②甘油果糖：成人一次 250～500ml 静脉滴注，1～2 次/日；儿童用量为 5～10ml/kg，连续用 1～2 周。与甘露醇联合应用，既迅速降颅压、改善症状，又减轻肾脏负担、保护肾功能，还克服了甘露醇的颅内压反跳现象。③甘油：口服剂量为 1～2g/（kg·d），用生理盐水配成 50% 甘油盐水，每次 30～50ml 口服，每日 3 次。或用 10% 复方甘油注射液，成人每次 500ml，以 100～150ml/h 速度静脉输入，每日 1～2 次。④高渗盐水：适用于并发低钠血症的颅内压增高患者。⑤人体白蛋白：对血容量不足、低蛋白血症的颅内高压、脑水肿患者尤为适用。因其增加心脏负荷，有心功能不全者须慎用。⑥利尿剂：常用呋塞米每次 20～40mg，每日 2～4 次肌内注射或静注；布美他尼（丁尿胺）每次 0.5～1mg 肌内注射或静注，必要时 30 分钟后重复使用一次。不建议用激素治疗减轻脑水肿。脱水治疗时要注意水、电解质平衡。

4. 止血治疗：止血药物如氨基己酸、氨甲苯酸、巴曲酶等对高血压性脑出血的作用不大。如有凝血功能障碍，可针对性给予止血药物治疗，例如肝素治疗并发的脑出血可用鱼精蛋白中和，华法林治疗并发的脑出血用维生素 K_1 拮抗。

5. 防治并发症

（1）感染：发病早期病情较轻又无感染证据者，一般不建议常规使用抗生素；合并意识障碍的老年患者易并发肺部感染，或因导尿等易合并尿路感染，可给予预防性抗生素治疗；若已经出现系统感染，则根据经验或药敏结果选用抗生素。

（2）应激性溃疡：对重症或高龄患者应预防应用 H_2RB/PPI。一旦出血按上消化道出血的治疗常规进行。

（3）抗利尿激素分泌异常综合征：即稀释性低钠血症，可发生于 10% ICH 患者。应限制水摄入量在 800~1000ml/d，补钠 9~12g/d。

（4）脑耗盐综合征：系因心钠素分泌过高所致的低钠血症，治疗时应输液补钠。

（5）痫性发作：脑出血后出现临床的痫性发作需要进行适当的抗癫痫治疗；卒中后癫痫持续状态可按癫痫持续状态治疗原则处理；卒中 2~3 个月后再次发生的癫痫，按癫痫的常规治疗进行长期药物治疗；孤立发作一次或急性期痫性发作控制后，可以不继续长期服用抗癫痫药。急性发作时可静脉注射地西泮 10~20mg，或苯妥英钠 15~20mg/kg 缓慢静注以控制发作。

（6）中枢性高热：多采用物理降温，可试用溴隐亭治疗。

（7）下肢深静脉血栓形成或肺栓塞：急性脑出血患者发生偏瘫，如肌力小于等于 3 级，应使用阶梯式加压弹力袜联合间断肺部加压法预防静脉血栓栓塞；脑出血后 3~4 天，经确认出血停止，瘫痪的脑出血患者应考虑小剂量使用皮下注射低分子肝素或肝素；脑出血患者发生急性近端 DVT，尤其当有临床或亚临床 PE 时，应考虑尽快下腔静脉滤网置入；一旦发生 DVT，应给予普通肝素 100mg/d 静脉滴注，或低分子肝素 4000IU 皮下注射，2 次/天。

（二）手术治疗

1. 应用指征：下列情况要考虑手术治疗：①基底节区中等

量以上出血(壳核出血≥30ml,丘脑出血≥15ml);②小脑出血≥10ml或直径≥3cm,或合并明显脑积水;③重症脑室出血(脑室铸型)。手术宜在超早期(发病后6～24小时内)进行。

2. 手术方式:开颅手术和微创血肿抽吸术。

微创血肿抽吸术与传统的开颅术相比存在的优势:①减少手术时间;②局部麻醉情况下行操作的可能性;③减少组织损伤,特别是深部损伤。总之,这些优点与可能或者可行的传统开颅术相比,也许能更早促进颅内出血的吸收。然而另一方面来说,外科暴露的减少、不能处理结构损伤(动静脉畸形或者动脉瘤)、与纤溶剂使用相关的潜在再出血可能、因长时间的内置引流管带来的感染机会的增加均为此项操作的局限性。

四、蛛网膜下腔出血

蛛网膜下腔出血(subarachnoid hemorrhage,SAH)是多种原因所致的脑底或脊髓表面血管破裂出血进入蛛网膜下腔引起,它并非一种疾病,而是某些疾病的临床表现,其中70%～80%属于外科范畴。临床将蛛网膜下腔出血分为自发性和外伤性两类。

【病因】

1. 先天性颅内动脉瘤和血管畸形:SAH最常见原因。

2. 高血压脑动脉粥样硬化、颅内肿瘤、血液病、各种感染引起的动脉炎、颅底异常血管网症(moyamoya病)等。

3. 原因不明:指经全脑血管造影及脑CT扫描未找到原因者。

【临床表现】

各年龄均可发病,以青壮年多见。多在情绪激动中或用力情况下急性发生,部分患者可有反复发作头痛史。

1. 头痛与呕吐:突发剧烈头痛、呕吐、颜面苍白、全身冷汗。如头痛局限某处有定位意义,如前头痛提示小脑幕上和大脑半球(单侧痛),后头痛表示后颅凹病变。

2. 意识障碍和精神症状:多数患者无意识障碍,但可有烦躁不安。危重者可有谵妄,不同程度的意识不清甚至昏迷,少数可出现癫痫发作和精神症状。

3. 脑膜刺激征:青壮年病人多见且明显,伴有颈背部痛。老年患者、出血早期或深昏迷者可无脑膜刺激征。

4. 其他临床症状:如低热、腰背腿痛等。亦可见轻偏瘫、视力障碍,第Ⅲ、Ⅴ、Ⅵ、Ⅶ脑神经麻痹,视网膜片状出血和视乳头水肿等。此外还可并发上消化道出血和呼吸道感染等。

5. 临床分级

(1) Hunt 和 Hess 分级法:见表4-3。

表4-3 Hunt 和 Hess 分级法

分类	标准
0 级	未破裂动脉瘤
Ⅰ级	无症状或轻微头痛
Ⅱ级	中至重度头痛、脑膜刺激征、脑神经麻痹
Ⅲ级	嗜睡、意识模糊、轻度局灶神经体征
Ⅳ级	昏迷、中或重度偏瘫,有早期去脑强直或自主神经功能紊乱
Ⅴ级	深昏迷、去大脑强直、濒死状

(2) GSC 和有 WFNS 分级:见表4-4。

表4-4 WFNS 分级法(1988 年)

分级	GCS	运动障碍
Ⅰ级	15	无
Ⅱ级	14 ~ 13	无
Ⅲ级	14 ~ 13	有局灶症状
Ⅳ级	12 ~ 7	有或无
Ⅴ级	6 ~ 3	有或无

6. 发病后的主要并发症:包括再出血、脑血管痉挛、急性非交通性脑积水和正常颅压脑积水等。

（1）再出血：以 5～11 天为高峰，81% 发生在 1 个月内。颅内动脉瘤初次出血后的 24 小时内再出血率最高，约为 4.1%，至第 14 天时累计为 19%。临床表现为在经治疗病情稳定好转的情况下，突然发生剧烈头痛、恶心呕吐、意识障碍加重、原有局灶症状和体征重新出现等。

（2）血管痉挛：通常发生在出血后第 1～2 周，表现为病情稳定后再出现神经系统定位体征和意识障碍，因脑血管痉挛所致缺血性脑梗死所引起，腰穿或头颅 CT 检查无再出血表现。

（3）急性非交通性脑积水：指 SAH 后 1 周内发生的急性或亚急性脑室扩大所致的脑积水，机制主要为脑室内积血，临床表现主要为剧烈的头痛、呕吐、脑膜刺激征、意识障碍等，复查头颅 CT 可以诊断。

（4）正常颅压脑积水：出现于 SAH 的晚期，表现为精神障碍、步态异常和尿失禁。

【辅助检查】

1. 头颅 CT：是诊断 SAH 的首选方法，CT 显示蛛网膜下腔内高密度影可以确诊 SAH。根据 CT 结果可以初步判断或提示颅内动脉瘤的位置，如位于颈内动脉段是鞍上池不对称积血；大脑中动脉段多见外侧裂积血；前交通动脉段则是前间裂基底部积血；而出血在脚间池和环池，一般无动脉瘤。动态 CT 检查还有助于了解出血的吸收情况，有无再出血、继发脑梗死、脑积水及其程度等。

2. 脑脊液（CSF）检查：通常 CT 检查已确诊者，腰穿不作为临床常规检查。如果出血量少或者距起病时间较长，CT 检查可无阳性发现，而临床可疑 SAH 需要行腰穿检查 CSF。均匀血性脑脊液是蛛网膜下腔出血的特征性表现，且示新鲜出血，如 CSF 黄变或者发现吞噬了红细胞、含铁血黄素或胆红质结晶的吞噬细胞等，则提示已存在不同时间的 SAH。

3. 脑血管影像学检查：有助于发现颅内的异常血管。

（1）脑血管造影（DSA）：是诊断颅内动脉瘤最有价值的方法，阳性率达 95%，可清楚显示动脉瘤的位置、大小、与载瘤动脉的关系、有无血管痉挛等。由于血管造影可加重神经功能损害,如脑缺血、动脉瘤再次破裂出血等,因此造影时机宜避开脑血管痉挛和再出血的高峰期,即出血3天内或3周后进行为宜。

(2) CT血管成像(CTA)和MR血管成像(MRA):是无创性的脑血管显影方法,主要用于有动脉瘤家族史或破裂先兆者的筛查、动脉瘤患者的随访以及急性期不能耐受DSA检查的患者。

4. 其他:经颅超声多普勒(TCD)动态检测颅内主要动脉流速是及时发现脑血管痉挛(CVS)倾向和痉挛程度的最灵敏的方法;局部脑血流测定用以检测局部脑组织血流量的变化,可用于继发脑缺血的检测。

【诊断】

突发剧烈头痛伴呕吐、颈项强直等脑膜刺激征,伴或不伴意识模糊、反应迟钝,检查无局灶性神经体征,可高度提示蛛网膜下腔出血。如CT证实脑池和蛛网膜下腔高密度出血征象,腰穿压力明显增高和血性脑脊液,眼底检查玻璃体下片块状出血等可临床确诊。

老年人蛛网膜下腔出血临床症状可不典型,可始终无明显的脑膜刺激征或发病数天后才出现,头痛不明显,但意识障碍较突出。临床易误诊,轻型的蛛网膜下腔出血约有1/4的患者有不同程度的精神症状,可能以癔症、精神症状为主要表现形式,应予注意。

【鉴别诊断】

1. 颅内动脉瘤:蛛网膜下腔出血半数以上是由于颅内动脉瘤引起,好发部位为脑底动脉环及分支的起始部位,其中前交通动脉及大脑前动脉动脉瘤发病率最高。临床表现:①动眼神经麻痹;②海绵窦或眶上裂综合征(即有一侧第Ⅲ、Ⅳ、Ⅵ脑神经及第Ⅴ脑神经第1支损害);③明显的视野缺损,DSA能明确诊断,较大的动脉瘤MRA也能诊断。

2. 高血压脑动脉硬化:多见于老年人,起病缓慢,头痛、呕吐和脑膜刺激征可不明显,意识障碍和精神症状明显,CT表现呈广泛性、对称性脑室、脑池、脑裂内积血,而且出血量大。

3. 动静脉畸形:70%~80%动静脉畸形容易发生蛛网膜下腔出血,病变大多位于皮质,其中颞叶大脑外侧裂多见,按大脑中动脉分布。出血前,常有头痛、癫痫样发作、颅内压增高及颅内血管杂音等,出血灶密度不均,畸形血管团伴有钙化者,表现为线状、环状、斑片状钙化。

4. 脑肿瘤:脑部肿瘤破坏血管也可致血性脑脊液,但在出血前先有脑受损的局灶性症状和体征及颅内压增高的表现,脑强化 CT 扫描或脑 MRI 检查能明确诊断,DSA 检查可发现局部有占位性改变的血管走行。

5. 其他:感染性栓塞性动脉瘤破裂、血液病、结节性动脉周围炎、系统性红斑狼疮以及应用抗凝剂等也可引起蛛网膜下腔出血。

【治疗】

1. 一般治疗

(1) 保持生命体征稳定:SAH 确诊后,有条件应争取监护治疗,密切监测生命体征和神经系统体征的变化;保持气道通畅,维持稳定的呼吸、循环系统功能。

(2) 降低颅内压:适当限制液体入量,防治低钠血症、过度换气等都有助于降低颅内压。临床上主要是用脱水剂,常用的有甘露醇、呋塞米、甘油果糖或甘油氯化钠,也可以酌情选用白蛋白。若伴发的脑内血肿体积较大时,应尽早手术清除血肿,降低颅内压以抢救生命。

(3) 纠正水、电解质平衡紊乱:注意液体出入量平衡。适当补液补钠、调整饮食和静脉补液中晶体胶体的比例可以有效预防低钠血症。低钾血症也较常见,及时纠正可以避免引起或加重心律失常。

(4) 对症治疗:烦躁予镇静药,头痛予镇痛药,注意慎用阿司匹林等可能影响凝血功能的非甾体抗炎镇痛药物或吗啡、哌替啶等可能影响呼吸功能的药物。痫性发作时可以短期采用抗癫痫药物如地西泮、卡马西平或者丙戊酸钠。

(5) 加强护理:就地诊治,卧床休息,减少探视,避免声光刺激。给予高纤维、高能量饮食,保持尿便通畅。意识障碍者可予鼻胃管,小心鼻饲慎防窒息和吸入性肺炎。尿潴留者留置导尿,注意预防尿路感染。采取勤翻身、肢体被动活动、气垫床等措施预防压疮、肺不张和深静脉血栓形成等并发症。如果DSA检查证实不是颅内动脉瘤引起的,或者颅内动脉瘤已行手术夹闭或介入栓塞术且没有再出血危险的可以适当缩短卧床时间。

2. 防治再出血

(1)安静休息:绝对卧床4～6周,镇静、镇痛,避免用力和情绪刺激。

(2)调控血压:去除疼痛等诱因后,如果平均动脉压>130mmHg或收缩压>180mmHg,可在血压监测下使用短效降压药物使血压下降,保持血压稳定在正常或者起病前水平。可选用钙离子通道阻滞剂、β阻滞剂或ACEI类药物等。

(3)抗纤溶药物:为了防止动脉瘤周围的血块溶解引起再度出血,可用抗纤维蛋白溶解剂,以抑制纤维蛋白溶解原的形成。常用6-氨基己酸(EACA),初次剂量4～6g溶于100ml生理盐水或者5%葡萄糖液中静脉滴注15～30分钟,后维持静脉滴注1g/h,12～24g/d,使用2～3周或到手术前。也可用止血芳酸(PAMBA)或止血环酸(氨甲环酸)。抗纤溶治疗可以降低再出血的发生率,但同时也增加CVS和脑梗死的发生率,建议与钙离子通道阻滞剂同时使用。

(4)外科手术:动脉瘤性SAH,Hunt和Hess分级≤Ⅲ级时,多早期行手术夹闭动脉瘤或者介入栓塞。

3. 防治脑动脉痉挛及脑缺血

(1)维持正常血压和血容量:血压偏高给予降压治疗;在将动脉瘤处理后,血压偏低者,首先应去除诱因如减或停脱水和降压药物;予胶体溶液(白蛋白、血浆等)扩容升压;必要时使用升压药物如多巴胺静脉滴注。

(2)早期使用尼莫地平:常用剂量10～20mg/d,静脉滴注1mg/h,共10～14天。

(3)腰穿放CSF或CSF置换术:多年来即有人应用此方法,但缺乏多中心、随机、对照研究。在早期(起病后1～3天)

行脑脊液置换可能利于预防脑血管痉挛,减轻后遗症状。剧烈头痛、烦躁等严重脑膜刺激征的患者,可考虑酌情选用适当放CSF 或 CSF 置换治疗。注意有诱发颅内感染、再出血及脑疝的危险。

4. 防治脑积水

(1)药物治疗:轻度的急、慢性脑积水都应先行药物治疗,给予醋氮酰胺等药物减少 CSF 分泌,酌情选用甘露醇、呋塞米等。

(2)脑室穿刺 CSF 外引流术:适用于 SAH 后脑室积血扩张或形成铸型出现急性脑积水,经内科治疗后症状仍进行性加剧并有意识障碍者;或患者年老,心、肺、肾等内脏严重功能障碍,不能耐受开颅手术者。紧急脑室穿刺外引流术可以降低颅内压、改善脑脊液循环、减少梗阻性脑积水和脑血管痉挛的发生,可使 50%~80% 的患者临床症状改善,引流术后应尽快夹闭动脉瘤。CSF 外引流术可与 CSF 置换术联合应用。

(3)CSF 分流术:慢性脑积水多数经内科治疗可逆转,如内科治疗无效或脑室 CSF 外引流效果不佳,CT 或 MRI 见脑室明显扩大者,要及时行脑室-心房或脑室-腹腔分流术,以防加重脑损害。

5. 病变血管的处理

(1)血管内介入治疗:介入治疗无需开颅和全身麻醉,对循环影响小,近年来已经广泛应用于颅内动脉瘤治疗。术前须控制血压,使用尼莫地平预防血管痉挛,行 DSA 检查确定动脉瘤部位及大小、形态,选择栓塞材料行瘤体栓塞或者载瘤动脉的闭塞术。颅内动静脉畸形(AVM)有适应证者也可以采用介入治疗闭塞病变动脉。

(2)外科手术:需要综合考虑动脉瘤的复杂性、手术难易程度、患者临床情况的分级等以决定手术时机。动脉瘤性 SAH 倾向于早期手术(3 天内)夹闭动脉瘤;一般 Hunt 和 Hess 分级 ≤ Ⅲ级时多主张早期手术。Ⅳ、Ⅴ级患者经药物保守治疗情况好转后可行延迟性手术(10~14 天)。对 AVM 反复出血者、年轻患者、病变范围局限和曾有出血史的患者首选显微手术切除。

(3) 立体定向放射治疗（γ刀治疗）：主要用于小型 AVM 以及栓塞或手术治疗后残余病灶的治疗。

（解翠红）

第五节 癫痫持续状态

癫痫持续状态（status epilepicuh，SE）或称癫痫状态，是一种以持续的癫痫发作为特征的病理状况，为神经科的急症，一旦发作持续就应予紧急处理。既往国内沿用的定义为出现两次以上的癫痫发作，而在发作间期意识未完全恢复或者一次癫痫发作持续 30 分钟以上。目前，基于癫痫持续状态的临床控制和对脑的保护，提出临床上更为实用的定义：一次发作没有停止，持续时间大大超过了具有该型癫痫的大多数病人发作的时间；或反复的发作，在发作间期患者的意识状态不能恢复到基线期水平。长时间（>30 分钟）癫痫发作若不及时治疗，可因高热、循环衰竭或神经元兴奋毒性损伤导致不可逆的脑损伤，致残率和病死率很高。各种癫痫发作均可发生持续状态，但临床以强直-阵挛持续状态最常见。全身性发作的癫痫持续状态常伴有不同程度的意识、运动功能障碍，严重者更有脑水肿和颅压增高表现。

【病因】

1. **不规范抗痫药治疗**：多见于新近发病患者开始规范药物治疗后突然停药减量、不及时或未遵医嘱服药、多次漏服药物、自行停药、改用"偏方"和随意变更药物剂量或种类等，导致不能达到有效血药浓度，使 21% 的癫痫患儿和 34% 的成人患者发生癫痫状态。

2. **脑器质性病变**：脑外伤、脑肿瘤、脑出血、脑梗死、脑炎、代谢性脑病和药物中毒患者，以癫痫状态为首发症状占 50%~60%，有癫痫史出现癫痫状态占 30%~40%。

3. **急性代谢性疾病**：无癫痫发作史的急性代谢性疾病患

者以癫痫持续状态为首发症状占 12%～41% ,有癫痫史者以持续状态为反复发作症状者占 5% 。

4. 自身因素:癫痫患者在发热、全身感染、外科手术、精神高度紧张及过度疲劳等时,即使维持有效血药浓度也可诱发持续状态。

5. 诱发因素:发热、感染、劳累、饮酒、酒精戒断、妊娠及分娩等,停用镇静剂,服用异烟肼、三环或四环类抗抑郁药亦可诱发。

【临床分型】

1. 全身性持续状态(generalized status epilepticus):表现为反复强直阵挛、发作间歇期不能恢复正常觉醒状态,或表现为一侧肢体阵挛性抽搐、持续性肌张力增高等。

2. 部分性持续状态(partial status epilepticus):表现为身体某一部分持续性抽搐,如眼睑、口角抽动,前臂持续阵挛性抽动或频繁的肌阵挛发作。单纯性部分持续发作可无意识障碍,复杂性部分持续发作可伴意识障碍。

3. 非惊厥性癫痫持续状态(non-convulsive status epilepticus):亦称失神持续状态,表现为不同程度的意识障碍,如思维迟缓、少动或嗜睡、对强烈刺激有反应,唤醒后可用手势作答;多有明显的时间、空间及人物定向障碍。

4. 新生儿期癫痫持续状态(status epilepticus of newborn):临床表现形式多样,有的表现为阵发性肢体强直或肌张力增高;有的反复呼吸暂停或阵发性咀嚼动作、面肌抽动、眼球震颤等;有的上肢摆动似划船动作,下肢类似蹬踏板样动作。

2001 年 ILAE 对癫痫状态分类:

1. 全面性癫痫持续状态:全面性强直阵挛性癫痫持续状态,阵挛性癫痫持续状态,失神性癫痫持续状态,强直性癫痫持续状态,肌阵挛性癫痫持续状态。

2. 局灶性癫痫持续状态:部分性持续性癫痫,持续性先兆性癫痫持续状态。

实际上,在临床工作中,根据有无惊厥发作可分为惊厥持续状态和非惊厥持续状态。其中临床最多见的是全身强直阵挛持续状态和非惊厥持续状态中的失神持续状态(ASE)和复杂部分性持续状态(CPSE)。

【治疗】

SE 的治疗包括 4 个方面:终止发作、防止复发、处理促发因素及治疗并发症。

(一) 治疗药物

理想的抗 SE 药物应有以下特点:①可静脉给药,因为临床上惊厥持续 5 分钟以上就要考虑静脉给药。肌内注射吸收慢而不可靠,故不提倡。②可快速进入脑内,阻止癫痫发作,且在脑内存在时间足够长,因而可防止再次发作。③不引起难以接受的副作用,尤其是对呼吸和心脏的抑制作用要弱或无。

1. 常用一线药物

(1) 地西泮(diazepam,安定):长期以来一直是治疗癫痫持续状态的首选药物。一般 1~2 分钟即可生效,80% 患者都能在 5 分钟内迅速止惊,作用可维持 15~30 分钟。静脉给药常用量每次 0.3~0.5mg/kg,最大剂量 10mg/次,本药分布半衰期短,很快再分布到脂肪组织,使脑浓度下降,可导致惊厥再次发作。必要时 15~30 分钟可重复上述剂量一次,24 小时内可用 2~4 次。缺点是抑制呼吸,对已用过苯巴比妥的病人更应慎重。

(2) 氯硝西泮(clonazepam,氯硝安定):抗痫效果较地西泮强 5~10 倍,对绝大多数患者有效;且半衰期较地西泮长,维持时间可达 2~6 小时。一般剂量为每次 0.03~0.06mg/kg,个别可达每次 0.05~0.08mg/kg。不良反应:嗜睡、肌无力、抑制呼吸较安定强。

(3) 劳拉西泮(lorazepam):静脉注射很容易透过血脑屏障,作用迅速,2~3 分钟内生效。作用时间比地西泮长,可维持 12~48 小时。抗痫谱广,国外常用作癫痫持续状态首选药。

(4) 咪哒唑仑(midazolam,咪唑安定):是一种新型的水溶性 BZDs,水溶性稳定,刺激性小,吸收迅速,但作用时间短。它不仅可用于静脉给药,也可以肌内注射。剂量:0.15~0.2mg/kg 静脉注射后,0.1~0.6mg/(kg·h)维持静脉滴注。由于 BZDs 类作用时间短,须同时联用苯妥英钠和苯巴比妥等长效抗癫痫药物以防止SE,尤其是前者与BZDs合用可使94%的SE停止发作。

(5)苯妥英钠(phenytoin):静脉注射负荷量为20mg/kg,溶于生理盐水或注射用水,注射速度每分钟1mg/kg(<50mg/min),该药注射不能太快,否则会引起血压下降、心率减慢,甚至心跳停止,用药时须注意监测心率和血压。苯妥英钠属碱性药物,只能用生理盐水稀释,且不能肌内注射。

(6)苯巴比妥(phenobarbital):静脉注射负荷量为15~20mg/kg,注射速度<50mg/min,一次剂量<0.3g。负荷量后10~20分钟起效,虽然血、脑浓度平衡需要1小时以上,但可很快达到有效浓度(15~35μg/ml)。因其半衰期很长,故维持时间也长,可达6~12小时。

(7)丙戊酸钠(valproate,德巴金):对70%~85%的SE有较好的控制效果。首次剂量10~15mg/kg静脉推注,以后按1~2mg/(kg·h)速度静脉滴注,总量20~30mg/kg。具有广谱、耐受性好的特点,无呼吸抑制及降压的副作用。

2. 二线用药

(1)副醛(paraldehyde):一线药物无效时选用。

(2)利多卡因(lidocaine):一线药物无效时可选用,对某些难治性癫痫持续状态速效而安全。首剂1~2mg/kg静脉缓注,以后每分钟20~40μg/kg维持,该药具有作用快、维持时间短、不降低意识水平、不抑制呼吸等优点,但剂量过高可致心律失常、血压下降、体温不升,因而需要心电监护和密切的临床观察。

(3)磷喷妥英(fosphenytoin,FPHT):为苯妥英钠的前体,是目前最为理想的急救新药。据报道它是与劳拉西泮联合应用的抗癫痫持续状态最好的配伍。

(二)难控制癫痫持续状态的用药

如果选用一线抗癫痫药,并使用充分的剂量,在1小时后仍没有控制惊厥,就要考虑使用全身麻醉。应在ICU监护下进行,并应持续脑电图和脑功能监测,随时观察麻醉下惊厥的情况,在惊厥控制后,至少维持2小时,再缓慢撤药。

1. 硫喷妥钠：为快速作用的巴比妥类药物，静脉注射或肌内注射，开始缓慢静脉注射，每次剂量 4mg/kg，之后以 2mg/min 维持，至发作停止。本药有较强的中枢性呼吸抑制的副作用，应事先备好气管插管或呼吸机，随时准备呼吸的抢救。

2. 阿米妥钠：为中效巴比妥类药物。0.5g 加入生理盐水 100ml 中，静注速度 0.05g/min，缓慢静脉滴注，惊厥控制后立即停药。应备有人工呼吸机。

（三）非惊厥性癫痫持续状态的药物治疗

非惊厥性癫痫持续状态一般不危及生命，但可致不可逆性脑损伤，所以一旦诊断明确，应及时控制发作。

1. 复杂部分性癫痫持续状态可静脉用苯妥英钠、苯二氮䓬类药物治疗。

2. 失神癫痫持续状态可静脉用苯二氮䓬类药物、丙戊酸钠治疗。

（四）癫痫持续状态的处理流程

第一步　诊疗者在最短时间内观察发作情况、询问病史、查体，注意呼吸道是否通畅及呼吸和循环是否稳定。吸氧，必要时予气管插管，并开放静脉。

第二步　发作超过 2 分钟，血液检查血常规、生化（快速血糖、尿素氮、肝功能）、血气分析，根据病史决定是否做毒物检测、抗癫痫药的血浓度，怀疑低血糖则给予 50% 葡萄糖静脉推注。

第三步　发作超过 5 分钟采用下列方法之一：①首选地西泮 0.25mg/kg，速度 <2mg/min 静注，或劳拉西泮（lorazepam）0.1mg/kg，速度 <2mg/min 静注。如发作持续可重复使用。②磷化苯妥英钠，负荷量 20mg/kg 静脉滴注，不超过 150mg/min。③丙戊酸，以 10～20mg/kg 的负荷量静脉滴注，然后以 1～2mg/(kg·h) 静脉维持。

第四步　如果发作依然持续就进入难治性癫痫状态，应复查实验室检查结果并纠正任何不正常情况。监测血氧饱和度、血压、心率，准备气管插管并进行 EEG 监测，可采用下列药物之一：①苯巴比妥 20mg/kg 负荷量静脉滴注，速度 50～100mg/min，后予 0.5 ~ 5mg/(kg·h)静脉滴注维持;②咪哒唑仑 0.15 ~ 0.20mg/kg 负荷剂量,然后 0.1 ~ 0.6mg/(kg·h)静脉滴注维持;③异丙酚(propofol)1 ~ 2mg/kg 负荷剂量,然后 3 ~ 10mg/(kg·h)静脉滴注。达到 EEG 没有放电或形成爆发抑制模式。

第五步 仍不能控制则全麻,在发作停止 12 ~ 24 小时后可停用静脉用抗癫痫药物。

第六步 确定和治疗可能存在的病因和神经系统疾病。注意并发症的处理。

(五)其他治疗

1. 降颅压、糖皮质激素治疗:对重症患者及时处理脑水肿,静注 20% 甘露醇 1g/(kg·次),4 ~ 6 小时 1 次,也可合用呋塞米、地塞米松等药物。

2. 惊厥控制后的后续治疗。

3. 发作停止以后应进行长期抗癫痫治疗。

(解翠红)

第六节 重症肌无力

重症肌无力(myasthenia gravis, MG)是一种主要累及神经肌肉接头突触后膜上乙酰胆碱受体(acetylcholine receptor, AchR)的自身免疫性疾病。临床主要表现为部分或全身骨骼肌无力和易疲劳,活动后症状加重,经休息和胆碱酯酶抑制剂(cholinesterase inhibitors, ChEI)治疗后症状减轻。

【病因及发病机制】

目前 MG 被认为是最经典的自身免疫性疾病,发病机制与自身抗体介导的 AChR 的损害有关。主要由 AChR 抗体介导,在细胞免疫和补体参与下突触后膜的 AChR 被大量破坏,不能产生足够的终板电位,导致突触后膜传递功能障碍而发生肌无力。针对 AChR 的免疫应答与胸腺有着密切关系,MG 患者中有 65% ~ 80% 有胸腺增生,10% ~ 20% 伴发胸腺瘤。胸腺中的"肌样细胞"具有 AChR 的抗原性,对 AChR 抗体的产生有促进作用。

【临床表现】

从新生儿到老年人的任何年龄均可发病。女性发病高峰在 20～30 岁，男性在 50～60 岁，多合并胸腺瘤。少数患者有家族史。起病隐匿，整个病程有波动，缓解与复发交替。晚期患者休息后不能完全恢复。多数病例迁延数年至数十年，靠药物维持。少数病例可自然缓解。

（一）临床特征

1. 肌无力：MG 患者肌无力的显著特点是每日呈波动性，肌无力于下午或傍晚劳累后加重，晨起或休息后减轻，此种波动现象称为"晨轻暮重"。全身骨骼肌均可受累，以眼外肌受累最为常见，其次是面部及咽喉肌以及四肢近端肌肉受累。肌无力常从一组肌群开始，范围逐步扩大。首发症状常为一侧或双侧眼外肌麻痹，如上睑下垂、斜视和复视，重者眼球运动明显受限，甚至眼球固定，但瞳孔括约肌不受累。面部及咽喉肌受累时出现表情淡漠、苦笑面容，连续咀嚼无力、饮水呛咳、吞咽困难、说话带鼻音、发音障碍等。累及胸锁乳突肌和斜方肌时则表现为颈软、抬头困难、转颈、耸肩无力。四肢肌肉受累以近端无力为重，表现为抬臂、梳头、上楼梯困难，腱反射通常不受影响，感觉正常。呼吸肌受累往往会导致不良后果，出现严重的呼吸困难时称为"危象"。心肌偶可受累，可引起突然死亡。

2. 诱发因素：呼吸道感染、手术（包括胸腺切除术）、精神紧张、全身疾病等。

3. 合并症：除了肌无力症状以外，MG 还可以合并胸腺瘤和胸腺增生以及其他与自身免疫有关的疾病如甲状腺功能亢进、甲状腺功能减退、视神经脊髓炎、多发性硬化、系统性红斑狼疮、多发性肌炎、类风湿关节炎和类肌无力综合征（Lambert-Eaton myasthenia syndrome，LEMS）。

（二）临床分型

为了便于分层治疗和预后判断，Osserman 将 MG 分为 4 个类型，这种分型目前已被广泛接受。

Ⅰ型：眼型（ocular MG），仅上睑提肌和眼外肌受累，约占

20% ~ 30%。

ⅡA型：轻度全身型（mild generalized，MG），以四肢肌肉轻度无力为主要表现，对药物治疗反应好，无呼吸肌麻痹，约占30%。

ⅡB型：中度全身型（moderate generalized，MG），较严重的四肢无力，生活不能自理，药物治疗反应欠佳，但无呼吸困难，约占25%。

Ⅲ型：急性暴发型（acute fulminate，MG），急性起病，半年内迅速出现严重的肌无力症状和呼吸困难，药物治疗反应差，常合并胸腺瘤，死亡率高，约占15%。

Ⅳ型：晚期重症型（late severe，MG），临床症状与Ⅲ型相似，但病程较长，多在2年以上，由Ⅰ型或Ⅱ型逐渐进展形成，约占10%。

此外，MG母亲的新生儿15%可有出生后一过性肌无力症状，称为新生儿型重症肌无力（neonatal，MG），表现为吸奶困难、哭声无力、四肢活动减少、全身肌张力降低，多在6周内自然减轻、痊愈。

（三）重症肌无力危象

重症肌无力危象是指MG患者在病程中由于某种原因突然发生的病情急剧恶化、呼吸困难、危及生命的危重现象。根据不同的原因，MG危象通常分成3种类型：因胆碱酯酶抑制剂用量不足所致的肌无力危象、胆碱酯酶抑制剂过量所致的胆碱能危象以及无法判定诱因的反拗性危象。

1. 肌无力危象（myasthenic crisis）：大多是由于疾病本身的发展所致，也可因感染、过度疲劳、精神刺激、月经、分娩、手术、外伤或应用了对神经肌肉传导有阻滞作用的药物，而未能适当增加胆碱酯酶抑制剂的剂量而诱发。常发生于Ⅲ型和Ⅳ型患者。临床表现为患者的肌无力症状突然加重，咽喉肌和呼吸肌极度无力，不能吞咽和咳痰，呼吸困难，常伴烦躁不安、大汗淋漓，甚至出现窒息、口唇和指甲发绀等缺氧症状。

2. 胆碱能危象（cholinergic crisis）：见于长期服用较大剂量的胆碱酯酶抑制剂的患者。发生危象之前常先表现出明显的胆碱酯酶抑制剂的副作用,如恶心、呕吐、腹痛、腹泻、多汗、流泪、皮肤湿冷、口腔分泌物增多、肌束震颤以及情绪激动、焦虑等精神症状。

3. 反拗危象(brittle crisis):胆碱酯酶抑制剂的剂量未变,但突然对该药失效而出现了严重的呼吸困难。常见于Ⅲ型 MG 或胸腺切除术后数天,也可因感染、电解质紊乱或其他不明原因所致。通常无胆碱能副作用表现。

以上 3 种危象中肌无力危象最常见,其次为反拗性危象,真正的胆碱能危象甚为罕见。

【辅助检查】

1. 重复神经电刺激(repeating nerve stimulation, RNS):为常用的具有确诊价值的检查方法。MG 患者表现为典型的突触后膜 RNS 改变:复合肌肉动作电位(compound muscle action potential, CMAP)波幅正常,活动后无增高或轻度增高,低频刺激(3Hz、5Hz)CMAP 波幅递减 15% 以上(通常以第 4 或 5 波与第 1 波比较),部分患者高频刺激(20Hz 以上)时可出现递减 30% 以上(通常以最后 1 个波与第 1 波比较)。最常选择刺激的神经是腋神经、副神经、面神经和尺神经,通常近端神经刺激阳性率较高。全身型 MG 患者 RNS 的阳性率为 50% ~ 70%,且波幅下降的程度与病情轻重相关。单纯眼肌型患者的阳性率较低。RNS 应在停用新斯的明 17 小时后进行,否则可出现假阴性。

2. 单纤维肌电图(single fibre electromyography, SFEMG):是较 RNS 更为敏感的神经肌肉接头传导异常的检测手段,主要观测指标包括"颤抖"(jitter)和"阻滞"(blocking)。可以在 RNS 和临床症状均正常时根据"颤抖"的增加而发现神经肌肉传导的异常。在无力的肌肉上如果 SFEMG 正常则可排除 MG。

3. AChR 抗体滴度的检测:对重症肌无力的诊断具有特征性意义。80% ~ 90% 的全身型和 60% 的眼肌型 MG 可以检测到血清 AChR 抗体。抗体滴度的高低与临床症状的严重程度并不完全一致。此外,较低滴度的 AChR 抗体还可见于无 MG 的胸腺瘤患者和胆汁性肝硬化、线粒体肌病、红斑狼疮、多发性肌炎以及骨髓移植后的患者。

4. 疲劳试验(Jolly test)：正常人的肌肉持续性收缩时也会出现疲劳，但是 MG 患者常常过早出现疲劳，称为病态疲劳。以下几种疲劳试验有助于发现病态疲劳现象。

(1) 提上睑肌疲劳试验：让眼睑下垂的患者用力持续向上方注视，观察开始出现眼睑下垂或加重的时间。

(2) 眼轮匝肌疲劳试验：正常人用力闭眼后有埋睫征存在(即睫毛均可埋进上下眼睑之间)。面肌受累的 MG 患者持续用力闭眼 60 秒后可出现埋睫征不全(睫毛大部分露在外面)、消失甚至闭目不全和露白现象。

(3) 颈前屈肌肌群疲劳试验：患者去枕平卧，令其用力持续抬头，维持 45°。正常人可持续抬头 120 秒。颈前屈肌无力的 MG 患者，抬头试验持续时间明显缩短，最严重时甚至抬头不能。

(4) 三角肌疲劳试验：令患者双上肢用力持续侧平举 90°，观察维持侧平举的时间。正常人应该超过 120 秒。MG 患者三角肌受累时侧平举时间明显缩短。

(5) 髂腰肌疲劳试验：令患者仰卧后一条腿直腿抬高离开床面 45°，正常人能维持 120 秒以上。维持的时间越短，髂腰肌病态疲劳程度越重。

5. 新斯的明试验(neostigmine test)：成年人一般用甲基硫酸新斯的明 1～1.5mg(0.02mg/kg) 肌注，2 岁以下一般用 0.2mg，2 岁以上每岁增加 0.1mg，但最大剂量不超过 1mg。注射前和注射后 30 分钟分别根据上述方法进行各项疲劳试验，将两次疲劳试验结果比较，如果有一项或一项以上明显改善，即为阳性。为对抗新斯的明的心动过缓、腹痛、腹泻、呕吐等毒蕈碱样副作用，在注射新斯的明前 5 分钟先肌注阿托品 0.5～1mg。肌注新斯的明前应该常规检查心电图，发现窦性心动过缓、室性心动过速、明显心肌缺血者禁用。有哮喘病史患者禁用。

6. 胸腺 CT 和 MRI：可发现胸腺增生或胸腺瘤，必要时应行强化扫描进一步明确。

【诊断】

1. 临床诊断的主要依据是具有病态疲劳性和每日波动性

的肌无力表现。

2. 确诊依靠细致、准确的新斯的明试验,绝大多数患者均是通过此项试验而确诊,但新斯的明试验阴性不能完全排除 MG 的可能。

3. 重复神经电刺激、单纤维肌电图以及 AChR 抗体检测可为新斯的明试验不确定的患者提供有价值的实验室诊断依据。

【鉴别诊断】

MG 需与其他各种原因导致的眼外肌麻痹、吞咽和构音障碍、颈肌无力以及急性或亚急性四肢弛缓性瘫痪进行鉴别。

1. 眼外肌麻痹:需与线粒体肌病的慢性进行性眼外肌麻痹型、眼咽型肌营养不良、霍纳综合征、动眼神经麻痹、下颌瞬目综合征、老年性睑下垂、Graves 病、Fisher 综合征、痛性眼肌麻痹综合征进行鉴别。

2. 吞咽困难和构音障碍:需与多发性肌炎或皮肌炎、吉兰-巴雷综合征、假性延髓性麻痹、眼咽型肌营养不良、肌萎缩侧索硬化(延髓型)以及脂质沉积性肌病引起的吞咽困难和构音障碍相鉴别。

3. 急性或亚急性四肢弛缓性瘫痪:需与 Lambert-Eaton 肌无力综合征(LEMS)、多发性肌炎或皮肌炎、吉兰-巴雷综合征、周期性瘫痪、进行性脊肌萎缩症、线粒体肌病、脂质沉积性肌病以及甲状腺功能亢进性肌病鉴别。

LEMS 又称肌无力综合征或类重症肌无力,为一组自身免疫性疾病。与 MG 不同的是,LEMS 为突触前膜病变,其自身抗体的靶抗原为突触前膜和 ACh 囊泡释放区的钙离子通道。60% 以上的 LEMS 患者血清中可查到抗电压门控的钙通道抗体。本病主要见于男性,男女比例为 9∶1,多见于 50 岁左右的老年人,双下肢近端无力明显,很少侵犯眼外肌,常伴有小细胞肺癌或其他部位恶性肿瘤;也可伴有口干和阳痿等自主神经症状以及其他自身免疫性疾病,如甲状腺疾病、类风湿关节炎、恶性贫血、干燥综合征等。LEMS 还可与 MG 同时存在。本病诊断主要依靠神经重复电刺激试验,MG 和 LEMS 在低频刺激(3Hz、5Hz)时 CMAP 波幅改变相似,均递减 15% 以上。但高频刺激(20Hz 以上)时,LEMS 患者的 CMAP 波幅递增 100% 以上,而 MG 患者无变化或轻度递减,个别可出现递增现象,但递增一般不超过 56%。高频刺激的不同特征可对 MG 和 LEMS 进行区别。LEMS 患者新斯的明试验改善不明显。

【治疗】

MG 的治疗可分为两部分:对症治疗,仅用于暂时改善肌无力症状;针对 MG 病理生理机制中的不同环节进行干预治疗。

1. 对症治疗:胆碱酯酶抑制剂可以通过抑制胆碱酯酶的活性来增加突触间隙乙酰胆碱的含量。它只是暂时改善症状,维持基本生命活动,争取进一步实施免疫治疗的时间。只有当肌无力影响患者的生活质量并出现明显的四肢无力、吞咽和呼吸困难时才考虑使用胆碱酯酶抑制剂。

常用药物:溴吡斯的明,每片 60mg,每 4~6 小时服 1 片,可根据肌无力症状的轻重而适当调整给药时间,每日最大剂量成人不超过 600mg,儿童不超过 7mg/kg。对吞咽极度困难而无法口服者可给予硫酸新斯的明 1mg 肌内注射,1~2 小时后当该药作用尚未消失时再继以溴吡斯的明口服。与免疫抑制剂联合应用时,取得明显治疗效果后,应首先逐渐减量或停用胆碱酯酶抑制剂。

2. 病因治疗:包括药物治疗、放射治疗和手术治疗。

(1)肾上腺皮质激素:是现今国际公认有效的常规疗法。可作为眼肌型(Ⅰ型)、轻度全身型(ⅡA)的首选治疗。MGⅡB型、Ⅲ型和Ⅳ型患者在选用血浆交换或大剂量免疫球蛋白等临时措施的同时,也要加用激素;此外还用于胸腺切除手术前的诱导缓解治疗。激素疗法要掌握足量、足够疗程、缓慢减量和适当维持剂量的治疗原则。

MG 的激素治疗有渐减法(下楼法)和渐增法(上楼法)。对于眼肌型的患者,通常给小剂量泼尼松治疗以减少副作用,一般采用 20~35mg 隔日一次。由于激素在 MG 治疗初期有加重肌无力症状、诱发危象的可能,因此有人主张对病情较重的ⅡB、Ⅲ和Ⅳ型患者应用渐增法。可从泼尼松每天 15~20mg/d 开始,每 2~3 天增加 5mg,若无明显加重,一直增至每天 50~

60mg。待症状恒定改善4~5天后渐减。为减轻和预防激素治疗导致的一过性肌无力加重现象,可酌情增加溴吡斯的明的剂量和次数。

(2) 免疫抑制剂:出现下列情况应考虑加用或改用免疫抑制剂:①肾上腺皮质激素疗法不能耐受者;②肾上腺皮质激素疗法无效或疗效缓慢者;③胸腺切除术疗效不佳者;④肾上腺皮质激素减量即复发者;⑤MG伴有胸腺瘤者。

1) 环磷酰胺:环磷酰胺1000mg,加入生理盐水或葡萄糖液500ml内静脉滴注,每5日1次,总量达10g以上。现认为冲击疗法的副作用较少,总量越大,疗程越长,其疗效越好,总量30g以上,100%有效。使用过程中要注意密切观察,及时调整用药,一旦发现持续性血尿或肝功不良应立即停用。

2) 硫唑嘌呤:用法为每日1~3mg/kg,成人150~200mg/d口服,连用1~10年,4~26周后显效,61%有效。之后逐渐减量,100~150mg/d维持。

3) 环孢素A:主要影响细胞免疫,能抑制辅助性T细胞的功能,不影响抑制性T细胞的激活和表达。用量为6mg/(kg·d),口服,以后根据药物的血浆浓度(维持在400~600μg/L)和肾功能情况(肌酐176μmol/L以下)调节药物剂量。治疗开始后2周即可见症状改善,平均3.6个月达到高峰。总疗程12个月。

(3) 胸腺切除:现今认为胸腺切除是治疗MG最根本的方法。随着胸外科手术技术的不断改进,手术的安全性越来越高,几乎所有类型的MG患者都可以尝试选择胸腺切除治疗。5岁以前的儿童因考虑到胸腺在生长和发育过程中的生理作用,一般不采用手术治疗。65岁以上的老年人考虑到对手术的耐受性比较差,也应谨慎选择胸腺切除治疗。眼肌型对激素反应良好者,一般可不手术。Ⅱ~Ⅳ型MG患者,胸腺切除均可作为首选治疗方案,病程越短手术效果越好。任何年龄的胸腺瘤患者都是胸腺切除的绝对适应证。Ⅰ期和Ⅱ期胸腺瘤患者可以先试用非手术疗法,而对伴有浸润型(Ⅲ、Ⅳ期)胸腺瘤的MG患者应尽早手术治疗。胸腺切除术后容易发生危象,甚至术中死亡,术前应先给予免疫抑制、血浆交换或静脉用丙种球蛋白(IVIG)治疗,待肌无力症状得到明显改善后再做手术。术后应继续给予免疫抑制,以减少术后危象的发生,降低死亡率。

(4) MG危象的处理:一旦发生严重的呼吸困难,应立刻行气管插管或气管切开,进行机械辅助通气。加强呼吸管理是挽救MG危象患者生命的关键环节。肌无力危象时应即刻给肌内注射硫酸新斯的明,可迅速缓解症状。不论何种危象,均应注意确保呼吸道通畅,经早期处理病情无好转时,应立即进行气管插管或气管切开,应用人工呼吸器辅助呼吸;停用抗胆碱酯酶药物以减少气管内的分泌物;选用有效、足量和对神经-肌肉接头无阻滞作用的抗生素积极控制肺部感染;静脉应用大剂量皮质类固醇激素或大剂量丙种球蛋白;必要时采用血浆置换。

1) 血浆置换:可清除血浆中的AChR抗体、补体及免疫复合物等。适用于危象的抢救,不适于常规治疗。每次可交换血浆2000ml左右。隔天1次,3~4次为一个疗程,多在治疗后1~2周改善,疗效可维持数周至数月。

2) 大剂量IVIG疗法:适合于危象的抢救或胸腺切除术的术前诱导缓解,用法为400mg/(kg·d),连用5天。

3) 甲泼尼龙冲击疗法:在保证有效的辅助呼吸的情况下,可以采用甲泼尼龙冲击治疗。方法为甲泼尼龙500~1000mg/d,连用3天,继之以60~100mg泼尼松口服,待症状改善后逐渐减量。

【预防】

1. 预防或去除诱因:常见诱因有感染、手术、精神创伤、全身性疾病、过度疲劳、妊娠、分娩等,有时甚至可以诱发重症肌无力危象。

2. 避免使用引起MG症状加重的药物,主要包括:①抗生素类,如链霉素、卡那霉素、庆大霉素、新霉素、四环素、洁霉素、氟哌酸、环丙氟哌酸、氨苄青霉素、妥布霉素、多黏菌素B和多黏菌素E等;②心血管类药物,如利多卡因、奎尼丁、普鲁卡因酰胺、普萘洛尔、心得平、美多心安、氨酰心安、异搏定、咪噻芬、缓脉灵;③抗癫痫药物,如苯妥英钠、乙琥胺、三甲双酮等;

④抗精神病药物,如碳酸锂、苯乙肼、氯丙嗪、氯硝西泮、地西泮(特别是注射剂);⑤麻醉药,如吗啡、三氯甲烷、箭毒、乙醚。若因手术必须麻醉时可选用氟烷、氧化亚氮、环丙烷、琥珀胆碱等;⑥其他药物,如青霉胺、氯喹、喹宁、氯化胆碱和肉碱等。

(解翠红)

第七节 脑 外 伤

颅脑外伤是外界暴力直接或间接作用于头部所造成的损伤。按损伤后脑组织是否与外界相通分为开放性和闭合性损伤。常见的脑外伤有头皮裂伤、头皮撕脱伤、头皮血肿、颅骨骨折、脑震荡、脑挫裂伤、颅内血肿等。脑外伤是35岁以下男性死亡的第二位原因(枪伤为第一位)。大约50%严重脑外伤患者不能存活。

【急性闭合性颅脑损伤的临床分型】

1. 轻型:单纯性脑震荡伴有或无颅骨骨折。

(1)昏迷时间在30分钟以内。

(2)仅有轻度头昏、头痛等自觉症状。

(3)神经系统和脑脊液检查无明显改变。

2. 中型:轻度脑挫裂伤伴有或无颅骨骨折及蛛网膜下腔出血,无脑受压。

(1)昏迷时间在12小时以内。

(2)有轻度神经系统阳性体征。

(3)体温、呼吸、脉搏、血压有轻度改变。

3. 重型:广泛颅骨骨折,广泛脑挫裂伤及脑干损伤或颅内血肿。

(1)深昏迷,昏迷在12小时以上,意识障碍逐渐加重或出现再昏迷。

(2)有明显神经系统阳性体征。

(3)体温、呼吸、脉搏、血压有明显改变。

4. 特重型(指重型中更急更重者)

(1) 脑原发伤重,伤后深昏迷,有去大脑强直或伴有其他部位的脏器伤、休克等。

(2) 已有晚期脑疝,包括双瞳散大、生命体征严重紊乱或呼吸已近停止。

格拉斯哥结果分级(Glasgow outcome scale,GOS)

Ⅰ级　死亡。

Ⅱ级　植物生存,长期昏迷,呈去皮质或去脑强直状态。

Ⅲ级　重残,需要他人照顾。

Ⅳ级　中残,生活自理。

Ⅴ级　良好,成人能工作、学习。

【急诊处理】

1. 轻型:①留急诊室观察24小时;②观察意识、瞳孔、生命体征及神经系统体征变化;③颅骨X线摄片,必要时做头颅CT检查;④对症处理;⑤向家属交代有迟发性颅内血肿可能。

2. 中型:①意识清楚者留急诊室或住院观察48~72小时,有意识障碍者须住院;②观察意识、瞳孔、生命体征及神经系统体征变化;③颅骨X线摄片,头部CT检查;④对症处理;⑤有病情变化时,头部CT复查,做好随时手术的准备工作。

3. 重型及特重型:①须住院或在重症监护病房;②观察意识、瞳孔、生命体征及神经系统体征变化;③选用头部CT监测、颅内压监测或脑诱发电位监测;④积极处理高热、躁动、癫痫等,有颅内压增高表现者,给予脱水等治疗,维持良好的周围循环和脑灌注压;⑤注重昏迷的护理与治疗,首先保证呼吸道通畅;⑥有手术指征者尽早手术;已有脑疝时,先予以20%甘露醇250ml及呋塞米40mg静脉注射,立即手术。

【昏迷患者的护理与治疗】

长期昏迷多因较重的原发性脑损伤或继发性脑损伤未能及时处理所致。昏迷期间如能防止各种并发症,保持内外环境的稳定,使机体不再受到脑缺血、缺氧、营养障碍或水、电解质紊乱等不利因素影响,相当一部分患者可望争取较好的预后。

1. 呼吸道:保证呼吸道通畅、防止气体交换不足是首要任务。在现场急救和运送过程中须注意清除呼吸道分泌物,呕吐时将头转向一侧以免误吸,对深昏迷者须抬起下颌,或将咽通气管放入口咽腔,以免舌根下坠阻碍呼吸。估计在短时间内不能清醒者,宜尽早行气管插管或气管切开。呼吸减弱潮气量不足者,应及早用呼吸机辅助呼吸,依靠血气分析监测调整和维持正常呼吸生理。

2. 头位与体位:头部升高15°有利于脑部静脉回流,对脑水肿的治疗有帮助。为预防压疮,必须坚持采用定时翻身等方法,不断变更身体与床褥接触的部位,以免骨突出部位的皮肤持续受压缺血。

3. 营养:营养障碍将降低机体的免疫力和修复功能,使易于发生或加剧并发症。早期采用肠道外营养,待肠蠕动恢复后,即可采用肠道内营养逐步代替静脉途径,通过鼻胃管或鼻肠管给予每日所需营养;超过1个月以上的肠道内营养可考虑行胃造瘘术,以避免鼻、咽、食管的炎症和糜烂。

4. 尿潴留:长期留置导尿管是引起泌尿系统感染的主要原因。尽可能采用非导尿方法,如在膀胱尚未过分膨胀时,用热敷、按摩来促使排尿;必须导尿时,选择优质硅胶带囊导尿管,并尽早拔除导尿管,留置时间不宜超过3～5天。需要长期导尿者,可考虑行耻骨上膀胱造瘘术,以减轻泌尿系感染。

5. 促苏醒:关键在于早期的防治脑水肿和及时解除颅内压增高,并避免缺氧、高热、癫痫、感染等不良因素对脑组织的进一步危害;病情稳定后如仍未清醒,可选用胞二磷胆碱、乙酰谷酰胺、氯酯醒以及能量合剂等药物或高压氧舱治疗。

【脑水肿的治疗】

1. 脱水疗法:适用于病情较重的脑挫裂伤,有头痛、呕吐等颅内压增高表现,腰椎穿刺或颅内压监测压力偏高、CT发现脑挫裂伤合并脑水肿,以及手术治疗前后。

常用的药物为甘露醇、呋塞米及白蛋白等。用法:①20%甘露醇每次0.5～1g/kg静脉快速滴注,于15～30分钟内滴完,依病情轻重每6、8或12小时重复一次;②20%甘露醇与呋塞米联合应用,可增强疗效,成人量前者用125～250ml,每8～12

小时一次;后者用 20~60mg,静脉或肌内注射,每 8~12 小时一次,两者可同时或交替使用;③白蛋白与呋塞米联合应用,可保持正常血容量,不引起血液浓缩,成人用量前者 10g/d,静脉滴入;后者用 20~60mg,静脉或肌内注射,每 8~12 小时一次;④甘油果糖,很少引起电解质紊乱,脱水作用较缓慢,成人用量250ml 每 12 小时一次。

2. 激素:皮质激素用于重型脑损伤,其防治脑水肿作用不甚确定;如若使用,以尽早短期使用为宜。

用法:①地塞米松,成人量 5mg 肌内注射,6 小时一次,或20mg/d 静脉滴注,一般用药 3 天;②ACTH,成人量 25~50U/d,静脉滴注,一般用药 3 天。用药期间可能发生消化道出血或加重感染,宜同时应用 H_2 受体拮抗剂如雷尼替丁等及大剂量抗生素。

3. 过度换气:适用于重度脑损伤早期已行气管内插管或气管切开者。静脉给予肌松剂后,借助呼吸机作控制性过度换气,使血 CO_2 分压降低,促使脑血管适度收缩,从而降低颅内压。CO_2 分压宜维持在 30~35mmHg,不应低于 25mmHg,持续时间不宜超过 24 小时,以免引起脑缺血。

4. 其他:曾用于临床的尚有氧气治疗、亚低温治疗、巴比妥治疗等。

【手术治疗】

1. 开放性脑损伤:原则上须尽早行清创缝合术,使之成为闭合性脑损伤。清创缝合应争取在伤后 6 小时内进行;在应用抗生素的前提下,72 小时内尚可行清创缝合。如无明显颅内出血,也无明显脑水肿或感染征象存在,应争取缝合或修复硬脑膜,以减少颅内感染和癫痫发生率。硬脑膜外可置放引流。其他的手术治疗原则同闭合性脑损伤。

2. 闭合性脑损伤:手术主要是针对颅内血肿或重度脑挫裂伤合并脑水肿引起的颅内压增高和脑疝,其次为颅内血肿引起的局灶性脑损害。

由于 CT 检查在临床诊断和观察中广泛应用,已改变了以往的"血肿即是手术指征"的观点。部分颅内血肿病人,在有严格观察及特殊监测的条件下,应用脱水等非手术治疗,可取得良好疗效。颅内血肿可暂不手术的指征为:①无意识障碍或颅内压增高症状,或虽有意识障碍或颅内压增高症状但已见明显减轻好转;②无局灶性脑损害体征;③CT检查所见血肿不大(幕上者<40ml,幕下者<10ml),中线结构无明显移位(移位<0.5cm),也无脑室或脑池明显受压情况;④ICP<270mmH$_2$O。上述病例在采用脱水等治疗的同时,须严密监测,并做好随时手术的准备,一旦有手术指征,即可尽早手术。

颅内血肿的手术指征:①意识障碍程度逐渐加深;②ICP>270mmH$_2$O,并呈进行性升高表现;③有局灶性脑损害体征;④尚无明显意识障碍或颅内压增高症状,但CT检查血肿较大(幕上者>40ml,幕下者>10ml),或血肿虽不大但中线结构移位明显(移位>1cm),脑室或脑池受压明显者;⑤在非手术治疗过程中病情恶化者。颞叶血肿因易导致小脑幕切迹疝,手术指征应放宽;硬脑膜外血肿因不易吸收,也应放宽手术指征。

重度脑挫裂伤合并脑水肿的手术指征:①意识障碍进行性加重或已有一侧瞳孔散大的脑疝表现;②CT检查发现中线结构明显移位、脑室明显受压;③在脱水等治疗过程中病情恶化者。

凡有手术指征者皆应及时手术,以便尽早地去除颅内压增高的病因和解除脑受压。已经出现一侧瞳孔散大的小脑幕切迹疝征象,更应力争在30分钟或最迟1小时以内将血肿清除或去骨瓣减压;超过3小时者将产生严重后果。常用的手术方式包括开颅血肿清除术、去骨瓣减压术、钻孔探查术、脑室引流术、钻孔引流术。

【对症处理与并发症治疗】

1. 高热:常见原因为脑干或下丘脑损伤以及呼吸道、泌尿系或颅内感染等。高热造成脑组织相对性缺氧,加重脑的损害,故须采取积极降温措施。常用物理降温法有冰帽,或于头、颈、腋、腹股沟等处放置冰袋或敷冰水毛巾等。如体温过高物理降温无效或引起寒战时,需采用冬眠疗法。常用氯丙嗪及异丙嗪各25mg或50mg肌内注射或静脉慢注,用药20分钟后开始物理降温,保持直肠温度36℃左右,依照有无寒战及病人对药物的耐受性,可每4~6小时重复用药,一般维持3~5天。冬眠疗法需维持血压,保证呼吸道通畅。

2. 躁动:观察期间患者突然变得躁动不安,常为意识恶化的预兆,提示有颅内血肿或脑水肿可能;意识模糊的病人出现躁动,可能为疼痛、颅内压增高、尿潴留、体位或环境不适等原因引起,须先寻找其原因作相应的处理,然后才考虑给予镇静剂。

3. 蛛网膜下腔出血:为脑挫裂伤所致,有头痛、发热及颈强直等表现,可给予解热镇痛药作为对症治疗。伤后2~3天当病情趋于稳定后,为解除头痛,可每日或隔日做腰椎穿刺,放出适量血性脑脊液,直至脑脊液清亮为止。受伤早期当颅内血肿不能排除,或颅内压明显增高脑疝不能排除时,禁忌做腰椎穿刺,以免促使脑疝形成或加重脑疝。

4. 外伤性癫痫:任何部位脑损伤均可发生癫痫,但以大脑皮质运动区、额叶、顶叶皮质区受损发生率最高。癫痫发作时用地西泮(安定)10~20mg静脉缓慢注射,如未能制止抽搐,可重复注射,直至制止抽搐,然后将地西泮加入10%葡萄糖溶液内静脉滴注,每日用量不超过100mg,连续3日。癫痫完全控制后,应继续服药1~2年,必须逐渐减量后才能停药。突然中断服药常是癫痫发作的诱因。脑电图尚有棘波、棘慢波或阵发性慢波存在时,不应减量或停药。

5. 消化道出血:为下丘脑或脑干损伤引起应激性溃疡所致,大量使用皮质激素也可诱发。除了输血补充血容量、停用激素外,应用质子泵抑制剂奥美拉唑(洛赛克)40mg静脉注射,每8~12小时一次,直至出血停止,然后用H_2受体拮抗剂雷尼替丁0.4g或西咪替丁0.8g静脉滴注,每日1次,连续3~5天。

6. 尿崩:为下丘脑受损所致,尿量每日>4000ml,尿比重<1.005。给予垂体后叶素首次2.5~5U皮下注射,记录每小时尿量,如超过200ml/h时,追加1次用药。也可采用醋酸去氨加压素静脉注射、口服或鼻滴剂,较长时间不愈者,可肌注长效的鞣酸加压素油剂。尿量增多期间,须注意补钾(按每1000ml

尿量补充 1g 氯化钾计算),定时监测血电解质。

7. 急性神经源性肺水肿:可见于下丘脑和脑干损伤。主要表现为呼吸困难、咳出血性泡沫痰、肺部满布水泡音,血气分析显示 PaO_2 降低和 $PaCO_2$ 升高。病人应取头胸稍高位,双下肢下垂,以减少回心血量;气管切开,保持呼吸道通畅,吸入经过水封瓶内 95% 乙醇的 40% ~ 60% 浓度氧,以消除泡沫;最好用呼吸机辅助呼吸,行 PEEP 通气;并给予呋塞米 40mg、地塞米松 10mg、毛花苷 C 0.4mg 静脉注射,以增加心排血量、改善肺循环和减轻肺水肿。

一、脑 震 荡

脑震荡(cerebral concussion)是脑损伤中最轻的一种,其特点是头部外伤后短暂意识障碍,清醒后有近事遗忘,无神经系统功能缺失表现。过去认为"仅属一过性脑功能障碍而无确定的器质性损害"。近代认为是脑干网状上行激活系统功能受损导致意识障碍,并伴有亚细胞结构和分子水平改变的症状表现。

【临床表现】

1. 意识障碍:程度较轻而时间短暂,可以短至数秒或数分钟,一般不超过半小时,偶尔为意识混乱或恍惚。

2. 近事遗忘:清醒后对受伤当时情况及受伤经过不能回忆,但对受伤前的事情能清楚地回忆(逆行性遗忘)。

3. 其他症状:常有头痛、头晕、恶心、厌食、呕吐、耳鸣、失眠、畏光、注意力不集中和反应迟钝等症状。

4. 神经系统检查无阳性体征。

【诊断】

1. 意识障碍大多不超过半小时。

2. 有逆行性遗忘,伴有头痛、恶心、呕吐、头晕等症状。

3. 伤后可有自主神经功能紊乱表现。

4. 无神经系统阳性体征。

5. 头颅 CT 扫描和腰穿检查均正常。

【治疗】

1. 脑震荡病人伤后应短期留院观察 2~3 天,定时观察意识、瞳孔和生命体征的变化, 以便及时发现可能并发的颅内血肿。

2. 适当卧床休息,减少脑力和体力劳动。

3. 对症支持治疗。

4. 精神鼓励,消除顾虑。

二、脑 挫 伤

脑挫伤(cerebral contusion)是一种常见的原发性脑损伤,由于外力作用形成的软脑膜完整而脑皮质浅层的出血和(或)挫碎。主要因脑组织在外力作用后在颅内作直线加速或减速运动,或旋转运动,脑表面与颅骨内面或颅底碰撞、摩擦而形成。

【临床表现】

1. 意识障碍多较严重、持续时间较长,甚至伤后昏迷持续到死亡。

2. 意识恢复后多有头痛和脑激惹及功能障碍。

3. 常有比较明显的自主神经(植物神经)功能紊乱,表现为呼吸、脉搏、血压和体温的波动,严重者可因呼吸、循环障碍及高热导致死亡。

4. 神经系统方面的症状、体征,如失语、偏瘫等。

【治疗】

以非手术治疗为主,应尽量减少脑损伤后的一系列病理生理反应,严密观察颅内有无继发血肿,维持机体内外环境的生理平衡及预防各种合并症的发生。除非颅内有继发性血肿或有难以遏制的颅内高压外,一般不需外科处理。

1. 非手术治疗:目的首先是防止脑伤后一系列病理生理变化加重脑损害,其次是提供一个良好的内环境,使部分受损脑细胞恢复功能。因此,正确的处理既应着眼于颅内,又应顾及到全身。

（1）一般处理：对轻型和部分创伤反应较小的中型脑挫裂伤病人，主要是对症治疗、防治脑水肿，密切观察病情，及时进行颅内压监护及（或）复查 CT 扫描。对处于昏迷状态的中、重型病人，除给予非手术治疗外，应加强护理。有条件时可送入ICU（加强监护病室），密切监测生命体征。

（2）特殊处理：严重脑挫裂伤病人常因挣扎躁动、四肢强直、高热、抽搐而致病情加重，应查明原因给予及时有效的处理。对伤后早期就出现中枢性高热、频繁去脑强直或癫痫持续发作者，宜行冬眠降温及（或）巴比妥治疗。外伤性急性脑肿胀又称散性脑肿胀（DBS），是重型脑损伤早期广泛性脑肿大，可能与脑血管麻痹扩张或缺血后急性水肿有关，好发于青少年。一旦发生应尽早采用过度换气和用巴比妥、激素及强力脱水剂治疗，同时冬眠降温、降压也有减轻血管源性脑水肿的作用。

（3）降低颅内高压：几乎所有的脑挫裂伤病人都有不同程度的颅内压增高。轻者可酌情给予卧床、输氧、激素及脱水等常规治疗。重症则应尽早予过度换气、大剂量激素治疗，并在颅内压监护下进行脱水治疗。伤情严重时尚应考虑冬眠降温及巴比妥疗法。

（4）脑功能恢复治疗：目的在于减少伤残率，提高生存质量，使颅脑外伤病人在生活、工作和社交能力上尽可能达到自主、自立。脑功能恢复虽是对颅脑外伤后期的瘫痪、失语、癫痫以及精神智力等并发症或后遗症的治疗，但必须强调早期预防性治疗的重要性。在颅脑外伤急性期治疗中就应注意保护脑功能，尽量减少废损。当渡过危险期后，病情较为稳定时，即应给予恢复神经功能的药物。同时开始功能锻炼，包括理疗、按摩、针灸及被动的或主动的运动训练。

2. 手术治疗：原发性脑挫裂伤一般不需要手术治疗，但当有继发性损害引起颅内高压甚至脑疝形成时，则有手术之必要。对伴有颅内血肿 30ml 以上、CT 示有占位效应、非手术治疗效果欠佳或 ICP>30mmHg 或顺应性较差时，应及时施行开颅手术清除血肿。对脑挫裂伤严重，因挫碎组织及脑水肿而致进行性颅内压增高、降低颅压处理无效、ICP>40mmHg 时，应开颅清除糜烂组织,行内、外减压术,放置脑基底池或脑室引流;脑挫裂伤后期并发脑积水时,应先行脑室引流并积极查找原因,给予相应处理。

三、硬膜外血肿

硬膜外血肿(epidural hematoma)位于颅骨内板与硬脑膜之间的血肿,好发于幕上半球凸面,约占外伤性颅内血肿的30%,其形成与颅骨损伤有密切关系,骨折或颅骨的短暂变形撕破位于骨沟的硬脑膜动脉或静脉窦引起出血或骨折的板障出血,90%的硬脑膜外血肿与颅骨线形骨折有关。

【临床表现】

硬膜外血肿的临床表现与血肿的部位、增长速度和并发的硬膜下损伤有关。

1. 意识障碍:病人受伤后的意识改变有以下5种类型:①伤后一直清醒;②伤后一直昏迷;③伤后清醒随即昏迷;④伤后昏迷随即清醒;⑤伤后昏迷,有一中间清醒期,随即又昏迷。中间清醒期是指受伤当时昏迷,数分钟或数小时后意识障碍好转,甚至完全清醒,继而因为硬膜外血肿的形成、脑受压引起再度昏迷。通常认为这种意识状态的变化不仅仅是硬膜外血肿的典型临床表现,也是其他颅脑血肿的表现。病人意识状态的改变取决于原发脑损伤的程度、血肿形成速度和颅内其他损伤的存在。

2. 神经系统症状:单纯的硬膜外血肿早期较少出现神经系统体征,仅在血肿压迫脑功能区时才表现出相应症状。但如血肿持续增大引起脑疝时,则可表现出患侧瞳孔散大、对侧肢体瘫痪等典型征象。出现此类症状时,应及时手术减压以挽救生命。

3. 颅内压增高:随着血肿的体积增大,病人常有头痛、呕吐加剧,如颅内压持续增高,则引起脑疝,造成严重后果。

【影像学表现】

1. CT表现:硬脑膜外血肿绝大多数都有典型的CT特点,

即在颅骨内板下方有双凸形或梭形边缘清楚的高密度影,少数血肿可呈半月形或新月形;个别血肿可通过分离的骨折缝隙渗到颅外软组织下;骨窗位常可显示骨折。此外,部分可见占位效应,中线结构移位,病变侧脑室受压、变形和移位。静脉源性硬膜外血肿因静脉压力低,血肿形成晚,CT 扫描时血肿可能溶解,表现为略高密度或低密度区。少数病人受伤时无症状,以后发生慢性硬膜外血肿,此时增强扫描可显示血肿内缘的包膜增强,有助于等密度硬膜外血肿的诊断。

2. MRI 表现:血肿发生的部位多位于直接接受暴力的位置,常有局部骨折、头皮血肿,一般血肿较局限,不超越颅缝的界限。硬膜外血肿的形态改变和 CT 相仿。血肿呈双凸形或梭形,边界锐利,位于颅骨内板和脑表面之间。血肿的信号强度改变与血肿的期龄有关。此外,由于血肿占位效应,患侧脑皮质受压扭曲,即脑回移位征。与颅骨内极距离增大,脑表面(皮质)血管内移等提示脑外占位病变征象。

【治疗】

1. 非手术治疗:对于意识清醒或轻度嗜睡、瞳孔无变化、血肿量幕上 < 30ml、幕下 < 10ml、层厚 < 10mm、中线结构移位 <10mm 且病情稳定者可在严密临床观察的前提下予以保守治疗,主要措施是脱水、用激素、止血、抗感染等治疗,应用脱水剂时在早期不宜大剂量,应以能缓解症状为宜,以免颅内压下降过多,导致硬膜外血肿扩大。保守治疗期间,应密切注意意识、瞳孔及生命体征的变化,并行 CT 动态观察,一旦出现手术指征应急诊施行手术清除血肿,以缓解颅内高压。

2. 手术治疗

(1) 手术指征:①意识障碍程度逐渐加深;②颅内压的监测压力在 2.7kPa 以上,并呈进行性升高表现;③有局灶性脑损害体征;④在非手术治疗过程中病情恶化;⑤儿童硬膜外血肿幕上>20ml,幕下>10ml 可考虑手术;⑥尚无明显意识障碍或颅内压增高症状,但 CT 检查血肿较大(幕上>30ml,幕下>10ml,颞部>20ml,或血肿虽不大但中线移位>1cm),脑室或脑池受压明显;⑦横窦沟微型硬膜外血肿如出现排除其他原因引起的进行性颅内压增高征象,应积极手术。

(2)禁忌证:除手术常规禁忌外,还包括频死、GCS 3 分、极度虚弱、无反应、瞳孔散大、无自主呼吸或血压不升的患者。国外认为,大于 75 岁、GCS 5 分或以下的病人,也应该非手术治疗,因为术治疗不能改善预后。

(3)手术方式

1)骨瓣开颅术:适用于血肿定位准确的患者,术毕回置骨瓣。术前已有脑疝形成特别是双侧瞳孔散大者可考虑去骨瓣减压及硬膜扩大修补。如颅骨已粉碎,可考虑行骨窗开颅术。

2)钻孔探查术:在紧急情况下对病情急剧恶化、来不及行诊断性检查时,就应进行钻孔探查术。

3)钻孔穿刺抽吸术:简便易行,有利于迅速挽救患者生命,用于特急性硬膜外血肿的紧急抢救,可暂时、部分缓解颅高压,赢得时间,常常用于院前或术前急救。

4)钻孔置管引流术:也可用于部分急性硬膜外血肿的治疗,做到快速引流血肿,抢救病人。其适应证为病情相对稳定,出血量约 20 ~ 50ml,经 CT 明确定位,中线移位达 0.5cm 以上并无继续出血者。方法:按照 CT 片所示血肿最厚层面处行锥孔或钻孔,插入吸引针管或小引流管,排出部分血肿后再反复多次注入溶栓药物如尿激酶等并引流,3 ~ 6 天左右 CT 复查血肿消失即可拔除引流管。

四、硬脑膜下血肿

硬膜下血肿(subdural hematoma)发生在硬膜下腔,是颅内血肿中最常见类型,约占 50% ~ 60%,根据血肿出现症状时间分为急性、亚急性和慢性 3 种。

【病因】

1. 大多数血肿主要来源于脑皮质挫裂伤灶中的静脉和动脉受损伤出血,常发生于外伤着力部位以及对冲部位的颅骨骨折致脑表面的动脉或静脉破裂。

2. 脑表面的桥静脉,即脑表面浅静脉回流至静脉窦处被撕裂也可形成硬膜下血肿,此类血肿多不伴有脑挫裂伤,仅为单纯性血肿,但血肿较广泛。

【临床表现】

硬膜下血肿以急性及亚急性较多见,且经常合并严重脑挫裂伤,因此常有严重意识障碍、昏迷加深或清醒后昏迷、单侧瞳孔散大和其他脑压迫症状。并发脑疝时可出现生命功能衰竭的症状。

1. 急性硬脑膜下血肿:由于多数有脑挫裂伤及继发脑水肿同时存在,故病情一般较重。如脑挫裂伤较重或血肿形成速度较快,则脑挫裂伤的昏迷和血肿所致脑疝的昏迷相重叠,表现为意识障碍进行性加深,无中间清醒期或意识好转期表现。颅内压增高与脑疝的其他征象也多在 1~3 天内进行性加重,单凭临床表现难以与其他急性颅内血肿相区别。如脑挫裂伤相对较轻,血肿形成速度较慢,则可有意识好转期存在,其颅内压增高与脑疝的征象可在受伤72小时以后出现,属于亚急性型,此类血肿与脑挫裂伤的继发性脑水肿很难从临床表现上作出区别。少数不伴有脑挫裂伤的单纯性硬脑膜下血肿,其意识障碍过程可与硬脑膜外血肿相似,有中间清醒期。

2. 慢性硬膜下血肿:好发于 50 岁以上老人,仅有轻微头部外伤或没有外伤史,有的病人本身尚患有血管性或出血性疾病。血肿可发生于一侧或双侧,大多覆盖于颞额部大脑表面,介于硬脑膜和蛛网膜之间,形成完整包膜。血肿增大缓慢,一般在 2~3 周后由于脑的直接受压和颅内压增高两种原因引起临床病象。临床表现如下:

(1)慢性颅内压增高症状:头痛、恶心、呕吐和视乳头水肿等。

(2)血肿压迫所致的局灶症状和体征:轻偏瘫、失语和局限性癫痫等。

(3)脑萎缩、脑供血不全症状:智力障碍、精神失常和记忆力减退等。

【影像学表现】

1. CT 表现:CT 是硬膜下血肿的首选检查方法。在 CT 平扫上,血肿的密度直接与血红蛋白含量有关。在急性期及亚急性期,CT 主要表现为沿颅骨内板下出现新月形高密度影,体积大,也可以表现为双凸形高密度影。部分可为混杂密度影,有时可出现液-液平面,即高密度血凝块沉于血肿下部或溶血后含铁血红蛋白下沉所致。无论急性期/亚急性还是慢性期的硬膜下血肿,均伴有脑挫裂伤或脑水肿,在 CT 片上均有占位效应,表现为病变侧灰白质界限内移,脑沟消失,脑室普遍受压变形,甚至消失,中线结构向健侧移位。

2. MRI 表现:硬膜下血肿的 MRI 信号改变,随着血肿不同时期而不同,其信号强度变化规律和硬膜外血肿相同。

【治疗】

1. 手术指征

(1)不管 GCS 评分如何,硬膜下血肿厚度>10mm,或中线移位>5mm 的病人,均需手术清除血肿。

(2)对于最大厚度<10mm、中线移位小于 5mm 并昏迷的硬膜下血肿病人(GCS<9 分)如果受伤时、于医院就诊时 GCS 评分下降 2 分以上,和(或)瞳孔不等大或瞳孔固定散大和(或)ICP>20mmHg,也应手术治疗。

2. 手术方法

(1)骨瓣开颅血肿清除术:为传统术式,临床应用广泛。其优点是便于彻底清除血肿,立即止血和便于硬膜下探查。

(2)骨窗开颅血肿清除术:临床应用较多,其疗效可靠。常应用于来院时脑疝已形成、来不及进行更多检查的危急患者。先进行钻孔探查,然后扩大骨窗清除血肿。由于采用此术式后遗留骨缺损,应在适当时机行颅骨修补。

(3)颅骨钻孔血肿引流术:仅应用于急性硬膜外血肿的紧急救治,暂时缓解颅内压,为进一步的治疗赢得时间、打下基础。近年来不少文献报道将此方法用于相当部分急性硬膜外血肿的治疗,先颅骨锥孔或钻孔后吸出部分血肿,置入引流管,注入尿激酶,反复数次,放置数日然后拔除引流管,据称可获得满意的疗效。

五、脑内血肿

脑内血肿(intracerebral hematoma)有2种类型:①浅部血肿的出血均来自脑挫裂伤灶,血肿位于伤灶附近或伤灶裂口中,部位多数与脑挫裂伤的好发部位一致,少数与凹陷骨折的部位相应;②深部血肿多见于老年人,血肿位于白质深部,脑的表面可无明显挫伤。临床表现以进行性意识障碍加重为主,与急性硬脑膜下血肿甚为相似,其意识障碍过程受原发性脑损伤程度和血肿形成的速度影响。CT检查在脑挫裂伤灶附近或脑深部白质内可见圆形或不规则高密度血肿影,以及血肿周围的低密度水肿区。

【外伤性脑内血肿的手术治疗】

1. 手术指征

(1) 对于急性脑实质损伤(脑内血肿、脑挫裂伤)的病人,如果出现进行性意识障碍和神经功能损害,药物无法控制高颅压,CT出现明显占位效应,应立刻行外科手术治疗。

(2) 额颞顶叶挫裂伤体积>20ml,中线移位>5mm,伴基底池受压,应立刻行外科手术治疗。

(3) 急性脑实质损伤(脑内血肿、脑挫裂伤)病人,通过脱水等药物治疗后ICP≥25mmHg,颅内灌注压(CPP)≤65mmHg,应该行外科手术治疗。

(4) 急性脑实质损伤(脑内血肿、脑挫裂伤)病人无意识改变和神经损害表现,药物能有效控制高颅压,CT未显示明显占位,可在严密观察意识和瞳孔等病情变化下,继续药物保守治疗。

2. 手术方法

(1) 对于额颞顶广泛脑挫裂伤合并脑内血肿、CT出现明显占位效应病人,应提倡采用标准外伤大骨瓣开颅清除脑内血肿和失活脑挫裂伤组织、彻底止血,常规行去骨瓣减压、硬膜减张缝合技术。

(2) 对于无脑内血肿、额颞顶广泛脑挫裂伤脑肿胀合并难以控制的高颅压、出现小脑幕切迹疝征象的病人,应常规行标准外伤大骨瓣开颅、硬膜减张缝合技术,去骨瓣减压。

(3)对于单纯脑内血肿、无明显脑挫裂伤、CT 出现明显占位效应的病人,按照血肿部位,采用相应部位较大骨瓣开颅清除血肿、彻底止血,根据术中颅内压情况决定保留或去骨瓣减压,硬膜原位缝合或减张缝合。

(4)对于后枕部着地减速性损伤、对冲伤导致的双侧大脑半球脑实质损伤(脑内血肿、脑挫裂伤)导致的脑内多发血肿,应该首先对损伤严重侧病灶进行开颅手术,必要时行双侧开颅大骨瓣减压手术。

(解翠红)

第五章 胃肠功能的监护及治疗

第一节 胃肠功能的监测

【粪便的监测】

粪便的监测包括粪便的颜色、形状和次数。在 ICU 的病人,肠内和肠外营养效果判断的一个重要指标就是粪便的颜色和次数。粪便的细菌培养对于 ICU 留置胃管的患者可帮助判断感染的位置和来源。对于 ICU 高危病人,在使用抗生素数天后,一旦出现腹泻,解大量水样便或绿色黏液、恶臭粪便,要高度怀疑抗生素相关性腹泻的可能。

【消化道出血的监测】

呕吐物和胃肠引流物的潜血检测可以帮助判断上消化道出血的部位和出血量。粪便的潜血试验监测有助于消化道出血的诊断。一般认为,成人每日消化道出血 5 ~ 10ml 或以上,粪便隐血试验可出现阳性,每日出血量 50 ~ 100ml 可出现黑便。胃内储积血量在 250 ~ 300ml 可引起呕血。

【胃肠黏膜内 pH(pHi)】

胃肠黏膜内 pH(pHi)指胃肠黏膜的酸碱度。胃肠道黏膜属于血液灌注丰富的器官。pHi 正常范围为 7.38±0.03,pHi≤7.32 考虑胃肠黏膜低灌注。循环病理生理学表明,在循环遭受打击时,最早做出反应且最晚恢复的是胃肠道的血液灌注,且灌注不足而导致局部的组织缺氧和酸中毒。pHi 监测能够早期预警机体的缺血缺氧状态,从侧面反映重要器官组织的灌注情况。

1. **液体分压测定仪(Tonometry) 监测**:Tonometry 的基本结构包括一根细长的鼻胃导管和一个硅胶球囊,二者相连接,球囊可以通透二氧化碳。Tonometry 的使用方法:插入鼻胃管后,向球囊内注入生理盐水,60~90 分钟后可达到平衡,盐水中的 $PaCO_2$ 即为胃黏膜内的 $PaCO_2$。对球囊内盐水运用血气分析仪测定 $PaCO_2$(代表胃黏膜内 PCO_2,$PjCO_2$),同时取动脉血行动脉血气分析检查,动脉血碳酸氢根(HCO_3^-)代表胃肠黏膜内 HCO_3^-。最后根据上述结果,运用 Henderson-Hassebalch 平衡方程式计算出 pHi。

2. 无创胃肠张力监测仪(Tonocap™)监测:Tonocap™ 能间断或连续监测 pHi 和 $PjCO_2$。相对于 Tonometry 监测不能连续监测、标准化较难及存在人工误差等缺陷,显示出较多优点。Tonocap™ 的核心技术是红外线自动测量胃张力气囊内的 CO_2 分压,并自动计算结果。Tonocap™ 的具体方法为定时向气囊内注入空气,当胃黏膜内的 CO_2 和气囊内的 CO_2 达到弥散平衡时,监护仪会自动抽取气囊内的气体样品通过红外线测量器测定 CO_2 分压,同时获得动脉血气分析数据并输入监护仪,自动算出 pHi 和 Pi-aCO_2 值(即 $PiCO_2$-$PaCO_2$ 差值)。

【体格检查】

体格检查包括有无腹胀、腹痛、腹水,肠鸣音情况,以及有无胃肠蠕动波、肠型等。此外,需观察局部有无出血点及瘀斑,如急性胰腺炎的 Grey-Furner 征(两侧胁腹部瘀斑)、Cullen 征(脐周青紫)、皮肤红色结节(皮下脂肪坏死引起)等。

【腹内压(IAP)监测】

(一) IAP 监测方法

对于有腹内高压/腹腔间隔室综合征(IAH/ACS)高危因素的患者,应常规行 IAP 监测。

1. 直接测压法:直接置管于腹腔内,然后连接压力传感器和气压计测压。

2. 间接测压法:通过测定内脏压力来间接反映 IAP,包括膀胱测压法、胃内测压法、下腔静脉测压法等。膀胱压在一定范围内和直接测定的 IAP 是相等的。因此,在临床应用中,膀胱测压法技术应用简便且可靠,并发症较少,是间接测量 IAP

的最佳方法。

膀胱测压的具体方法:向膀胱内置一根 Foley 导管,排空膀胱内尿液,注入 50 ~ 100ml 生理盐水,患者仰卧,以耻骨联合为"0"点,水柱高度即为腹内压,或通过"T"形连接或三通接头导管与测压器连接。

（二）IAP 监测意义

Meldrum 等提出了腹腔间隔室综合征(ACS)四级治疗方案,分级治疗的基础是膀胱压力的测定和器官功能衰竭并发症。Ⅰ级:IAP 12 ~ 15mmHg,需行维持有效血容量的保守治疗;Ⅱ级:IAP16 ~ 20mmHg,行积极的液体复苏以维持心排血量;Ⅲ级:IAP 21 ~ 25mmHg,可行各种腹腔减压术;Ⅳ级:IAP>25mmHg,肠道毛细血管通透性受到损害,可能存在显著的腹腔内缺血,所有的患者均存在呼吸、心血管和肾功能障碍,应行标准的开腹减压术。

【其他监测】

有研究表明,血循环 D-乳酸水平有助于急性肠缺血所致肠屏障功能损伤、肠通透性增加的诊断。外周血中二胺氧化酶(DAO)活性变化能反映创伤后小肠黏膜屏障功能受损和修复情况。因此,可以动态监测外周血中 DAO 活性,以了解肠道黏膜病变改善情况。

（王　进）

第二节　消化道出血

消化道出血是重症患者常见的临床症状,根据出血部位分为上消化道出血和下消化道出血。Treitz 韧带是区分上、下消化道出血的解剖标志。上消化道出血是指屈氏(Treitz)韧带以上的食管、胃、十二指肠、胆胰病变和胃空肠吻合术后的空肠上段病变引起的出血;下消化道出血是指屈氏韧带以下的肠道出血。呕血提示出血来自上消化道;若出血量达 50 ~ 100ml,且在胃肠道内保留了足够长的时间使细菌得以降解血液,则产生黑便,也提示出血来自上消化道。85% ~ 90% 的血便(经直肠排出鲜血)来自下消化道。

【常见病因】

消化道出血可由消化道局部炎症、损伤、血管病变、肿瘤所致;也可因邻近器官病变或全身性疾病累及消化道引起。应激性溃疡是胃黏膜的缺血缺氧导致胃黏膜防御屏障功能削弱,是ICU收治患者中最常见的消化道出血原因之一。

1. 上消化道出血:临床最常见的病因是消化性溃疡、食管-胃底静脉曲张破裂、急性糜烂出血性胃炎等。

(1) 食管疾病:食管炎症、溃疡、黏膜撕裂症和物理或化学损伤。

(2) 胃、十二指肠疾病:消化性溃疡、急慢性胃炎和十二指肠炎、胃黏膜脱垂、急性胃扩张、胃癌、淋巴瘤、平滑肌瘤、憩室炎、胃扭转和血管瘤等。

(3) 胃肠吻合术后的吻合口溃疡和空肠溃疡。

(4) 门静脉高压、食管-胃底静脉曲张破裂出血、门静脉炎或门静脉阻塞等。

(5) 上消化道邻近组织或器官疾病:胆道出血、胰腺疾病累及十二指肠、纵隔脓肿破入食管等。

2. 下消化道出血:最常见病因是大肠息肉和癌症、肠道炎症性疾病和血管病变。

(1) 肛管疾病:如痔疮、肛裂和肛瘘。

(2) 直肠疾病:如直肠炎症和损伤、直肠肿瘤或脓肿侵入直肠。

(3) 结肠疾病:如痢疾、结肠炎、憩室、息肉等。

(4) 小肠疾病:急性出血坏死性肠炎、肠结核、克罗恩病、空肠憩室炎、肠套叠、血管瘤、血管畸形等。

【临床表现】

消化道出血的临床表现取决于出血病变的性质、部位、失血量与速度和全身情况。

1. 呕血、黑便和便血:为消化道出血特征性临床表现。上消化道急性大量出血多表现为呕鲜红色血,如出血后在胃内潴留,则呕吐物呈咖啡色,少量出血则表现粪便隐血阳性。右半结肠出血时,粪便颜色常为暗红色;左半结肠和直肠出血,粪便颜色则为鲜红色。

2. 失血性休克:消化道出血如失血量过大、出血速度过快,则可表现为急性循环衰竭,出现四肢湿冷、心率加快、血压下降,甚至休克。

3. 贫血:急性出血早期血红蛋白可无明显变化,随后因血液稀释,血红蛋白和红细胞数值降低。慢性消化道出血可以出现缺铁性贫血。

4. 氮质血症:大量上消化道出血时,由于血液蛋白在肠道被分解、吸收,可引起肠源性氮质血症。如果出现失血性休克,可造成肾血流减少,引起肾前性氮质血症,严重而持续的休克状态不能纠正,可发生肾性氮质血症。

5. 发热:消化道出血后,患者在 24 小时内可出现低热,并持续数日。

【诊断】

(一)消化道出血的鉴别与病因

一般呕血或黑便常可提示有消化道出血,但还需与下列因素鉴别,如口鼻咽部的出血、呼吸道的出血、口服食物或药物引起粪便发黑等因素。由于少数大量消化道出血患者在临床还没有出现呕血、黑便时即发生休克,因此,在排除其他休克原因和疾病外,需要考虑急性消化道出血的可能。

此外,处于应激状态(如严重创伤、烧伤、手术或严重感染等)或服用肾上腺皮质激素、非甾体抗炎药的患者,其出血可能为急性胃黏膜病变。呕大量鲜红血伴有慢性肝脏疾病的患者,应首先考虑门静脉高压伴食管-胃底静脉曲张破裂出血,其次为消化性溃疡、急性糜烂出血性胃炎等。突然腹痛、休克和便血者,应考虑动脉瘤破裂。老年有房颤病史的腹痛和便血者,缺血性肠病可能大。黄疸、发热、腹痛和消化道出血时,胆源性出血不能除外。

(二)出血严重程度的评估

临床对消化道出血量精确估计比较困难,出血量在 5 ~ 10ml/天或以上,粪便隐血试验可呈阳性;出血量 50 ~ 100ml/d,

可出现黑便；胃积血 250～300ml，可发生呕血；出血量 400～500ml 时，患者可出现全身症状，如头昏、心悸、乏力；快速失血，出血量>1000ml 时，可出现周围循环衰竭表现。另外，动态观察血压、脉搏等临床表现，结合血红细胞计数、血红蛋白量和血细胞比容测定，有助于估计失血程度。

（三）活动性出血的判断

有下列情况发生时，应考虑存在活动性出血：①反复呕血，或呕血转为鲜红色；黑便次数增多，粪便变稀薄，呈暗红色，伴有肠鸣音亢进；②周围循环衰竭，或须积极快速补液输血，血压才能稳定，或稳定后有波动；③血红细胞计数、血红蛋白量和血细胞比容持续下降。

（四）特殊诊断方法

1. 内镜检查：是消化道出血定性、定位诊断的首选方法，可解决 90% 以上消化道出血的病因，其诊断正确率可达 80%～90%。急诊内镜最好在生命体征平稳后进行。

对于上消化道出血，食管-胃-十二指肠内镜检查（EGD）可明确诊断，并可以作即刻治疗。大出血的病例应行急诊内镜检查。EGD 的并发症发生率约为 0.5%，主要是穿孔、出血和误吸，死亡相对罕见。在进行其他诊断检查（如血管造影）之前，推荐进行 EGD 检查。

对于下消化道出血，结肠镜可使 72%～86% 的病例明确诊断。若出血量大无法进行结肠镜检查，或结肠镜检查未发现病变，则可能需要进行核素显像或血管造影检查。

2. 血管造影：在活动性出血情况下，选择性血管造影（DSA）对消化道出血的诊断和治疗具有重要作用，有助于发现 EGD 或结肠镜不能发现的隐匿出血，应用于下消化道出血的诊断率为 40%～92%，对确定下消化道出血部位及病因更有帮助，也是发现血管畸形、血管瘤所致出血的可靠方法。DSA 的并发症较罕见，包括造影剂肾病和血管壁斑块脱落造成远端栓塞。当持续出血速度达 0.5～1ml/min 时 DSA 可出现阳性结果，其检测范围为从远端食管直至结肠。DSA 可为后续内镜或手术治疗提供指示，也可在造影同时给予治疗，如血管栓塞或选择性局部输注血管紧张素。

3. X线钡剂检查：只适用于出血停止和病情稳定的患者，对出血诊断阳性率不高；但对胃镜检查出血原因未明、疑病变在十二指肠降段以下小肠段者，则有特殊诊断价值。检查一般在出血停止数天后进行。

4. 剖腹探查：对各种检查均无法明确出血原因时，应考虑剖腹探查。术中联合内镜、血管造影等方法可提高诊断成功率。

【治疗】

消化道出血患者的处理原则是迅速评估血流动力学状态，尽快启动必要的循环复苏，在尽可能维持循环稳定的前提下，开始后续的诊治步骤，包括判断出血来源、选择适当止血措施等。

（一）初始评估和治疗

保持患者呼吸道通畅，避免呕血时引起窒息。大量出血应禁食。留置胃管可了解出血情况，帮助明确出血部位，并可及时吸出胃内容物和用冰水洗胃止血。

初始评估和治疗应同时进行，并遵循复苏原则。误吸风险较高（呕血伴意识障碍）的患者需要气管插管以保护气道。大号针头和静脉通路对于输液和保证灌注是必要的。

应询问患者相关病史，如服用阿司匹林、非甾体抗炎药（NSAID）及饮酒或吸烟。其他重要的病史包括既往消化道出血、肾衰竭、冠心病、外周血管疾病和既往手术。查体应注意生命体征、体位性心率（HR）变化、血压（BP）、胃肠道基础病和其他疾病的体征（如肝病体征和心脏杂音）。

初始评估包括为大量补液作准备，选择合适的有创监测（如动脉导管、尿管、CVP监测、CO监测）；做交叉配血，必要时输血；应连续监测血细胞比容和凝血指标。有以下危险因素的患者病死率最高：年龄>60岁，HR>100次/分，收缩压<100mmHg，合并其他严重基础病，内镜下正在出血或新近出血，上消化道恶性肿瘤导致出血和继发出血。

（二）循环复苏

消化道大出血治疗成功的关键是保证重要脏器的血流灌注和氧供需求。

1. 迅速建立通畅的静脉通路，快速补液，保证氧供。同时密切监测生命体征和尿量。既往心肺功能不全患者可通过监测 CVP 或 PAWP 来指导补液。出血早期一般不需要使用升压药物维持血压，但对补充血容量无明显治疗反应的休克患者，可选择性使用升压药物。

2. 补充血容量可选择晶体液（生理盐水和林格液）、胶体液（羟乙基淀粉等）和血液制品。循环复苏时一般先采用晶体液，如低血压改善不明显或存在低蛋白血症时可补充胶体液，如患者存在出血倾向或重要脏器氧供不足，应考虑输注血制品。

3. 无活动性出血的年轻患者，维持血红蛋白>80g/L，就可保证重要脏器的血供和氧供需求，而老年、有心脑血管疾病或再出血危险性大的患者，可将血红蛋白提高至 100g/L。凝血功能障碍患者应补充凝血因子或血浆，血小板明显减少（<60×10^9/L）或功能障碍患者需补充血小板。

（三）病因治疗

1. 上消化道大出血的处理

（1）胃内降温：用胃管以 10～14℃冰盐水反复灌洗胃腔，使血管收缩、血流减少，抑制胃酸分泌，降低出血部位纤维蛋白溶解酶活力而达到止血目的。

（2）口服止血剂：去甲肾上腺素 8mg 加入冰盐水 150ml 内分次口服，但不适于老年人。还可予凝血酶、立止血、孟氏液等口服。

（3）抑制胃酸分泌：法莫替丁（famotidine）40mg 加入 10% 葡萄糖溶液 250ml 中静脉滴注，或奥美拉唑（omeprazole）40mg 静脉推注等，均每日 1 次。

（4）内镜直视下止血：①在内镜直视下局部用药，如纤维蛋白酶 3U 溶于 30ml 生理盐水中，局部喷洒，此种方法对出血量在 1000ml 以下者的有效率可达 93.3%；②直视下高频电灼血管止血等。

(5) 食管静脉曲张出血的急诊非外科手术治疗

1) 球囊压迫：是一种有效的止血方法，近期止血率达90%。但有呼吸道阻塞、食管壁缺血坏死、吸入性肺炎等并发症，应尽量避免使用。球囊压迫在内镜和药物治疗失败后的止血率为60%~90%，但只是一种临时措施。很多患者在球囊放气后会再次出血。球囊持续压迫容易造成组织坏死，因此压迫24~48小时后必须放气。其他严重并发症包括误吸、气管破裂、气管食管瘘和食管溃疡。

2) 药物治疗：以降低门脉压力为目的，减少出血量。常用药物包括：①血管加压素及其衍生物，如垂体后叶素以0.4U/min速度静脉滴注；②生长抑素及其衍生物，如奥曲肽（施他宁，sandostatin），先用100μg静脉缓慢推注，继以2.5μg/h静脉滴注；③血管扩张剂，一般与血管加压素合用，常用的有硝酸甘油（nitroglycerin）5mg加入10%葡萄糖溶液500ml中静脉滴注。奥曲肽或联合应用血管紧张素和硝酸甘油可作为内镜的辅助治疗。

3) 内镜下硬化剂注射和圈扎术：此法既可控制急性出血，又可治疗食管静脉曲张。

4) 经皮肝穿刺胃冠状静脉栓塞止血：此法操作复杂，较少采用。适用于食管-胃底静脉曲张破裂出血用加压素或气囊填塞止血失败者。

2. 下消化道出血的处理

(1) 止血治疗和血管加压素应用（见前文 1. 上消化道出血的处理）。

(2) 内镜下止血治疗：是下消化道出血的首选疗法，可在局部应用5%孟氏液、去甲肾上腺素、凝血酶等，也可行电凝术或激光治疗。

(3) 选择性血管造影并行栓塞治疗：适用于药物治疗无效者。

(四) 手术治疗

在非手术治疗仍不能控制出血者，如食管-胃底静脉曲张破裂出血、溃疡病出血等应考虑手术治疗。对于食管-胃底静脉曲张破裂出血采用非手术治疗仍不能控制出血者,应做紧急静脉曲张结扎术或颈静脉肝内门体分流术(TIPS)等手术治疗。对于溃疡病出血,上消化道出血持续超过48小时仍不能停止;24小时内输血1500ml仍不能纠正血容量、血压不稳定;保守治疗期间发生再出血;内镜下发现有活动性出血情况等应尽早外科手术治疗。

(万 磊)

第三节 重症急性胰腺炎

重症急性胰腺炎(severe acute pancreatitis,SAP)是多种病因引起的胰腺局部炎症、坏死和感染,并伴全身炎症反应和多个器官功能损害的疾病。尽管近年来SAP的综合治疗已取得重要进展,但病死率仍高达17%。近年来随着对SAP病理生理和疾病发展过程认识的加深,对SAP的治疗模式、治疗理念和器官功能支持手段都有明显的进展。

【SAP的概念与分类】

1992年9月在亚特兰大召开的国际急性胰腺炎研讨会将急性胰腺炎分为轻型和重型。同时把局部并发症分为急性液体积聚、坏死、急性假性囊肿、胰腺脓肿,同时对定义、临床表现作出了明确的说明。急性胰腺炎临床分类标准如下:

1. **急性胰腺炎**:是胰腺的急性炎症过程,并涉及各种局部组织或远处器官系统。起病急、上腹痛和不同程度的腹部体征,呕吐、发热、心率快、白细胞增多,血、尿淀粉酶升高。胰腺大体观:胰腺和胰周坏死和出血。镜检:胰间质水肿和脂肪坏死。

2. **SAP**:急性胰腺炎伴有器官衰竭和(或)局部并发症,如坏死、脓肿或假性囊肿;Ranson标准≥3,APACHEⅡ≥8;器官衰竭有休克(收缩压<90mmHg)、肺功能不全(PaO_2≤60mmHg)、肾功能衰竭(肌酐>177μmol/L)、胃肠道出血(>500ml/24h)、DIC(血小板≤$10×10^9$/L)、纤维蛋白原<1.0g/L、纤维蛋白分解产物

≥80μg/ml、严重代谢紊乱(血钙1.87mmol/L)。

3. 轻型急性胰腺炎:伴有轻度器官功能损害,无上述SAP的临床表现,对恰当的补液反应良好。若48~72小时内未见好转,则应考虑有并发症的可能。CT增强扫描显示胰实质正常。病理变化以水肿为主,偶见胰实质及胰周围脂肪坏死。

4. 胰腺坏死:是弥漫性或局灶性胰实质无生机,多伴有胰周围脂肪坏死,临床症状严重。在静脉注射增强剂后,坏死区CT的增强密度不超过50Hu(正常区的增强密度为50~100Hu),坏死区一般位于胰腺组织外周。临床上应区分无菌性坏死和感染性坏死,前者不需手术治疗,后者病情严重必须手术引流。两者的区别可根据经皮穿刺抽吸培养的结果而定。

5. 急性液体积聚:发生于胰腺炎病程的后期,位于胰腺内或胰周,无囊壁包裹的液体积聚。通常靠影像学检查发现。影像学上为无明显囊壁包裹的急性液体积聚。急性液体积聚多会自行吸取,少数可发展为急性假性囊肿或胰腺脓肿。

6. 急性胰腺假性囊肿:指急性胰腺炎后形成的有纤维组织或肉芽壁包裹的胰液积聚。急性胰腺炎患者的假性囊肿少数可通过触诊发现,多数通过影像学检查确定诊断,常呈圆形或椭圆形,囊壁清晰。

7. 胰腺脓肿:发生于急性胰腺炎胰腺周围的包裹性积脓,感染征象是最常见的临床表现。它发生于重症胰腺炎的后期,常在发病后4周或4周以后。有脓液存在,细菌或真菌培养阳性,含极少或不含胰腺坏死组织,这是区别于感染性坏死的特点。胰腺脓肿多数情况下是由局灶性坏死液化继发感染而形成的。

【SAP的诊断与病情评估】

(一)诊断和鉴别诊断

急性腹痛伴有不同程度的腹膜刺激体征,血和(或)尿淀粉酶升高,并能排除消化道穿孔和机械性肠梗阻等其他急腹症,可诊断为急性胰腺炎。急性胰腺炎伴有脏器功能障碍或出现胰腺坏死、脓肿或假性囊肿等局部并发症,或全身和局部并发症兼有之,可诊断为SAP。需与以下疾病鉴别,如消化道溃疡急性穿孔、急性胃肠炎、胆囊炎和胆石症、急性肠梗阻、急性心肌梗死等。

（二）病情严重度评估

SAP 病情的变化迅速、预后凶险，单凭临床经验有时难以正确估计，严重度的评估有利于了解病情，以指导临床治疗。急性胰腺炎严重度估计包括 3 个方面：全身评分系统、局部估计以及多器官功能不全评分系统。

1. 全身评分系统

（1）Ranson 评分：该评分系统包括入院时的 5 项临床指标和入院 48 小时的 6 项临床指标，合计 11 分。当评分在 3 分以上时，即为重症胰腺炎，需要做灌洗治疗。同时发现胰腺炎患者的 Ranson 评分与病死率有明显的关系，3 分以下的病死率为 9%，3～4 分为 16%，5～6 分为 40%，6 分以上为 100%。详见第十八章危重患者的严重程度评分。

（2）APACHE Ⅱ评分：采用 12 个急性生理指数，结合年龄因素、慢性健康评分和 Glasgow 昏迷评分，共 15 项。由于 APACHE Ⅱ评分能对急性胰腺炎的严重度进行临床评估，在 1992 年美国亚特兰大举行的急性胰腺炎国际会议上，将 Ranson 评分在 3 分或 3 分以上，或 APACHE 评分在 8 分或 8 分以上规定为重症胰腺炎。特别提醒 Ranson 评分限用于发病 48 小时以内，而 APACHE Ⅱ评分能在急性胰腺炎病程的任何时间内应用。详见第十八章危重患者的严重程度评分。

2. 局部严重度评估：上述所有的全身评分系统都是针对疾病严重度，不具备对急性胰腺炎的特异性，对胰腺坏死的判断是急性胰腺炎严重度评估的一个重要部分。胰腺坏死是急性胰腺炎最严重的局部并发症，如果合并有感染并且未得到及时恰当的治疗，其病死率为 100%。在初始积极复苏后，需重点关注胰腺坏死情况，可通过适时的手术治疗明显地降低病死率。

胰腺坏死的临床症状包括逐渐加重的腹痛和腹胀，可引起生理状态的逐渐改变和全身毒性症状的恶化。胰腺坏死的判断和评估依赖于临床表现评估、疾病评分、血清学指标、器官影像学表现和胰腺的细针穿刺活检。

（1）血清学指标：如 α_2 巨球蛋白和 C3 、C4 补体片段的降低，α_2 抗蛋白酶、C 反应蛋白和胰腺核糖核酸酶的升高。但因为缺乏绝对的敏感性，仅可作为其他的评估方法的辅助指标。

（2）CT 检查：因其无创性，可多次检查、动态观察胰腺病变，在局部评估中具有独特优点。因此，目前公认动态的增强 CT 扫描是临床诊断胰腺有无坏死和坏死程度的金标准，其中 Balthazar CT 评分系统已广泛地应用于科研和临床工作中。Balthazar 评分系统包括胰腺和胰外病变，定量较为准确，评分方法简单易掌握。初始的 CT 扫描用于疾病的诊断和疾病严重度的判断。通过重复 CT 检查来监测胰腺局部病灶的进展。如果临床表现逐渐改善，可在 1 周之后再次行 CT 检查。若发病初期经过充分液体复苏效果不佳或病情持续进展，需早期评估，必要时可行动态血管增强扫描来判断胰腺坏死的存在和范围。

（3）CT 引导下的胰腺或胰周积液的穿刺检查：在判断胰腺的叠加感染时可作为一种诊断方法。在治疗的初始阶段，穿刺培养证实至少有 40% 坏死组织被感染。最常见的病原微生物是大肠埃希菌，细菌培养也可分离出其他的革兰阴性或阳性需氧菌、厌氧菌，可以是一单菌种，也可以是混合菌种生长。细针穿刺培养结果可以指导抗生素的选择。

3. 多器官功能障碍的评价：全身评分系统和局部估计对急性胰腺炎严重度的评分和预测不能代替对伴发 MODS 及其病死率的评估和预测，APACHE Ⅱ 评分中的慢性健康状况虽然涉及器官系统功能衰竭或免疫障碍，急性生理指标中包括部分脏器功能指标，如血肌酐、心率、Glasgow 评分等，但也未能代表完整的器官功能。唯有 MODS 的评分系统能全面估测器官功能的变化。关于器官功能衰竭的评分系统非常多，目前多采用 Marshall 的 MODS 评分系统评估器官功能。详见第十八章危重患者的严重程度评分。

由于 SAP 患者既存在局部病变，又有全身病变和（或）伴器官功能损伤，病情评估应结合全身、局部和多器官功能评估，目前通常分别采用 APACHEⅡ评分、Balthazar 的 CT 评分和 Marshall

的评分系统,这样可以获得良好的病情判断和预后评估。

【SAP 治疗】

（一）SAP 的治疗模式

2002 年国际胃肠病学会急性胰腺炎的诊治指南和 2004 年 SAP 管理指南明确建议,SAP 患者的初始复苏必须在 ICU 内进行,并由多专业小组来治疗,小组人员包括具备内镜、ERCP 技能的内科医师、外科医师和介入放射医师。

（二）SAP 的治疗重点

1. 早期液体复苏和组织供氧的维护:组织供氧的维护是 MODS 防治的重要环节,及时纠正低血容量和低氧血症有助于维护氧输送。现已证明,不充足的液体复苏往往导致组织低灌注和早期器官功能障碍,过度的液体复苏可能造成腹腔高压和急性肺损伤的加重。应用早期目标指导的液体复苏能更好掌握液体治疗的剂量、程度和速度,具体实施方法见感染性休克相关章节。适当增加胶体液的补充,避免或减轻因组织低灌注所致脏器功能的损害。

2. 器官功能维护:通过呼吸频率、呼吸形态、血气分析和氧合指数的计算了解肺功能;通过尿量、血肌酐和尿素氮的监测了解肾功能状况。一旦出现脏器功能障碍,则要给予相应的器官功能支持治疗,如一旦有 ARDS 存在就要考虑呼吸机治疗,一旦有肾功能障碍就要考虑血液净化治疗,同时要在治疗策略上考虑如何使脏器功能障碍逆转,应观察是否存在腹内高压、感染灶等。

3. 持续血液净化治疗（CRRT）急性胰腺炎早期的应用:CRRT 已经成为 ICU 中重症患者救治的成熟技术之一,能通过调节促炎和抗炎因子的平衡改善机体免疫麻痹,减轻器官功能损害。在胰腺炎治疗中,CRRT 的有效作用包括:①对促炎因子有显著的清除作用;②对机体免疫紊乱的调节作用;③对器官有显著的保护作用;④可显著延长 SAP 猪的存活时间。目前多数的临床研究和临床应用报告表明,在急性胰腺炎早期应用 CRRT 有助于改善患者的炎症反应,减轻器官功能损害,并改善患者的预后。CRRT 已成为伴有 MODS 的 SAP 重要的辅助治疗措施。

4. 腹内高压(IAH)的监测和腹腔间隔室综合征(ACS)的防治:IAH 在一定程度上反应 SAP 患者的病情严重程度。一方面，IAP 进行性升高，预示腹部情况未得到有效控制;另一方面，液体复苏同样可以导致 IAP 增高。IAH/ACS 还会引起或加重脏器功能障碍，最常受累的是心、肺和肾功能，还可以引起肝、肠道和神经系统的功能障碍或紊乱，如呼吸频率增快、气道峰压增高、心排量下降或少尿等，应加强相关监测，积极有效地处理。

（三）抑制胰酶和血小板活化对 SAP 的作用

胰蛋白酶及血小板活化因子的激活被认为是胰腺坏死形成的重要步骤。因此多年来，对于确诊的急性胰腺炎患者给予蛋白酶抑制剂加贝酯、抗胰酶分泌药物生长抑素以及血小板活化因子的拮抗剂，被认为是特异性治疗。在国内的诊疗方案中，这已是一项常规手段。但近年的循证医学研究表明，临床使用胰腺功能的抑制剂如胰高血糖素和奥曲肽并无益处，蛋白酶抑制剂也缺乏明显的治疗效果，因而并不支持这些药物作为常规治疗。

（四）营养支持在 SAP 的应用

急性胰腺炎存在一种类似脓毒症的高代谢状态，同时后腹膜水肿可引起长时间的肠道功能紊乱。通过肠道休息来抑制胰腺外分泌一直被认为是控制 SAP 进展的重要手段，因此早年提倡采用全静脉营养(TPN)支持。早期的全胃肠外营养支持并不是关键性治疗，在血流动力学不稳定时，建议延迟全肠外营养的给药时机。动物实验和临床研究均显示禁食期间肠道黏膜会发生萎缩，而肠内营养(EN)可保持肠道黏膜正常结构。同时，导致胰腺坏死继发感染的病菌来源于胃肠道，EN 可减少这种严重并发症的发生。因此，EN 能改善肠黏膜屏障功能、调节全身炎症反应、预防肠源性感染。

1. 早期肠内营养对 SAP 预后的影响:目前较一致的观点认为，EN 与 TPN 相比，可降低感染并发症的发生，国内外治疗指南也都推荐 SAP 患者应该优先选择肠内营养。在 EN 制剂中添加一些特殊成分(如植物乳杆菌)有可能进一步减少感染并发症。

2. 早期肠内营养的实施方法

（1）早期肠内营养的开始时机：在 SAP 初步复苏后，血流动力学和内环境稳定时，立即建立空肠营养通道开始 EN，只有当 EN 不能实施时，才考虑用 TPN。

（2）早期肠内营养的途径：目前多数学者都认为空肠营养比较安全，应将喂养管放置到屈氏韧带下方。一般认为如果将营养管置于空肠内，EN 不会刺激胰腺外分泌功能。目前最常用的途径是鼻空肠管和经皮内镜下空肠造口术（percutaneous endoscopic jejunostomy，PEJ）两种途径。在内镜或 X 线引导下放置鼻空肠管是当前比较实用而成熟的操作。

（五）预防性使用抗生素

胰腺坏死伴全身性感染是 SAP 最严重的并发症，死亡率很高。虽然通过使用抗生素来防止感染应该可以降低死亡率，但目前对其实际效果仍有争议。

（六）手术治疗

坏死性胰腺炎的外科治疗从广泛的胰腺切除演变为目前以保存腺体为目标的保守治疗。目前认为，胰腺坏死本身并不是手术治疗的指征，有感染症状及体征的感染性胰腺坏死是手术治疗及放射介入引流的指征。急性胰腺炎手术的方式和范围的选择有赖于胰腺影像学表现和对患者生理状态的评估。

1. 腹腔和后腹膜灌洗：尽管存在争议，但一般仍认为治疗性腹腔灌洗可以降低急性重症胰腺炎患者胰源性脓毒症的发生率和病死率。

2. 胆道手术：在急性胰腺炎的处理中需要评估清除胆总管结石的临床意义，因为在急性期早期手术可带来极高的病死率。对部分重症病例，急诊内镜逆行胰胆管造影（ERCP）和括约肌切开术（EST）可能会改善患者的生存率。一般等患者渡过急性期可择期行胆囊切除术。

3. 坏死组织清除：经验性清除失活胰腺组织的治疗方法的治疗效果主要依赖于手术时机的合理性。如患者临床情况允许，应尽可能地推迟手术时间，除非有特定指征，在发病后 14 日内对坏死性胰腺炎患者不推荐施行手术。手术时应尽可能地减小清创范围。引流管的放置和胰床的冲洗可以降低病死率。

4. 出血：胰床的炎症使得局部的解剖关系变得复杂，故而即使精确的外科分离技术也较难用于治疗大出血，但通过血管造影技术阻塞出血的血管可能有效。

5. 胰腺脓肿：胰腺脓肿是局限性胰腺坏死组织迟发感染而形成，经历了分解、液化和隔离的过程。CT扫描是最好的诊断方法。治疗方法包括CT引导下的引流与剖腹手术。对于无菌性胰腺坏死(细针穿刺细菌学阴性)的患者应采用保守疗法，仅对一些特殊病例手术治疗。

6. 胰腺假性囊肿：大约2%的急性胰腺炎患者可继发假性囊肿。除症状体征外，CT扫描是明确诊断的最好方法，而连续的超声波检查可观察到假性囊肿体积的变化。其主要并发症为感染、破裂和出血。对于非手术病人，重点在于关注胃肠外营养支持和感染性并发症的治疗。

（万　磊）

第四节　腹内高压和腹腔间隔室综合征

腹腔内压增高常继发于腹部创伤、腹部手术、肠梗阻、大面积烧伤、重症急性胰腺炎及短期内需要大量液体复苏的病人。实验和临床证据表明，腹内压增高(intra-abdominal hypertension, IAH)将对循环、呼吸、肾脏及机体代谢等功能产生不良影响。最终导致腹腔间隔室综合征(abdominal compartment syndrome, ACS)的发生。

【病因】

1. 腹部的创伤或手术打击：前者通常伴有肝、脾和血管的损伤，腹部和骨盆同时损伤时更易发生。后者多见于腹部外科手术后、肠道功能障碍，继发麻痹性、机械性或假性肠梗阻。

2. 特殊情况：包括腹腔镜和气腹、长时间腹带加压包扎及大量液体复苏时。

无论是内、外科 ICU 中的危重病人 IAH/ACS 均有较高的发病率,仅认为 IAH/ACS 主要发生在腹部创伤或手术的病人中而忽视其他病人是极其危险的。

【定义】

1. 腹内压(intra-abdominal pressure,IAP):为密闭的腹腔内的压力,腹内压可随呼吸变化,正常腹内压大约 5mmHg。

2. 腹腔内高压(IAH):IAP 病理性持续或反复增高 >12mmHg。

3. 腹腔间隔室综合征(ACS):IAP 持续>20mmHg(有/无腹腔灌注压<60mmHg),同时伴有 IAH 相关的新的器官功能障碍/衰竭。

4. 腹腔高压的分级:I 级,IAP 12~15mmHg;II 级,IAP 16~20mmHg;III 级,IAP 21~25mmHg;IV 级,IAP>25mmHg。

【临床表现及病理生理】

1. 腹腔高压对胃肠道的影响:胃肠道是对 IAP 升高最敏感、受 IAH/ACS 影响最早的器官。IAH 时,不但可导致肠黏膜血流量减少,还可引起肠道通透性显著增加、细菌易位至肠系膜淋巴结。肠系膜静脉高压、肠壁淋巴回流明显下降,内脏水肿进一步加剧,胃肠血流灌注进一步减少。严重的腹内高压还会导致肠道缺血和梗死。

2. 腹腔高压对呼吸系统的影响:随着 IAP 的升高,IAH 通过膈肌直接将压力传导给胸腔或通过膈肌头侧的上抬传导给胸部,使胸腔内压升高、肺实质被压缩、肺容积减少、肺泡膨胀不全和肺毛细血管氧输送减少,患者肺血管阻力增加、通气/血流比值失调,主要表现为高通气阻力、低氧血症及高碳酸血症。

3. 腹腔高压对循环系统的影响:IAH/ACS 对心血管的直接影响一方面表现在回心血量及心排血量(CO)的减少,其次是由于 IAP 增高导致膈肌抬高,可使胸腔内压显著升高,压力传导至心脏和中心静脉系统,导致 CVP、PAP、PAWP 测量读数升高。由于 CVP 等血流动力学参数已不能准确反映血容量状况,如果未注意到 IAP 的影响,液体复苏往往延误治疗。

4. 腹腔高压对肾脏的影响:ACS 可导致肾功能障碍,主要表现为少尿或无尿、氮质血症。通常认为,IAH 时肾脏灌注压下降,肾动脉血流明显减少,而肾静脉压及肾血管阻力明显增加,引起肾皮质、肾小球血流减少,肾小球滤过率下降。

5. 腹腔高压对中枢神经系统的影响:IAP 急性升高可导致CVP 和胸腔内压快速升高,ICP 明显升高达 3~4mmHg,CPP 显著下降,造成脑组织灌注不良。IAH 是颅内高压的"颅外"重要因素之一。

6. 腹腔高压对肝脏的影响:IAH 时由于心排血量下降,肝动脉血流减少;IAH 导致肝脏机械性受压以及肝静脉穿过膈肌处的解剖性狭窄,从而使肝静脉和门静脉血流量降低,乳酸清除率下降。

7. 腹腔高压对机体炎症介质的影响:IAP 急剧升高后与单纯休克相比机体应激反应加重,导致全身炎症反应进一步加剧,并发 MODS。

【诊断标准】

根据 WSACS 2004 年的标准,ACS 的诊断通常包括:①IAP ≥20mmHg(有/无腹腔灌注压<60mmHg);②出现一个或一个以上 IAH 相关的新器官功能障碍/衰竭。ACS 不分级,可分为3 类:

1. 原发性 ACS:包括原发于腹盆部的外伤或疾病,或者腹部手术后病情发展如腹部创伤、腹膜炎、肠梗阻、腹腔或腹膜后出血等。常需要外科或影像介入治疗。

2. 继发性 ACS:疾病原发部位在腹部以外,如脓毒症、大面积烧伤、短期输注大量液体复苏等病人,出现与原发性 ACS 相同的症状和体征。

3. 复发性 ACS:原发或继发 ACS 经治疗缓解后再发展为ACS,这类病人的死亡率极高。

病史和体征对 ACS 的诊断提供有价值的线索。大多数患者都有严重腹部创伤或手术史,有严重腹部疾病如腹主动脉瘤、肠梗阻、腹腔感染,凝血功能障碍致腹腔出血、行腹腔填塞等;少数则有如 APACHE Ⅱ积分较高、大量液体复苏、大面积烧伤、颅脑损伤等高危因素存在。临床上有下述表现者往往提示可能存在 ACS:①急性腹胀和触诊时腹肌张力增大;②液体复苏后心率加快和(或)血压下降;③气道峰压逐步增加、出现低氧血症必须增加吸入氧浓度;④出现少尿或无尿,液体复苏后应用利尿剂无效。

【临床监测】

1. IAP 监测:3 种方法被认为是 IAP 测压的金标准。①直接 IAP 测压:穿刺针直接穿入腹腔测得的压力(如通过腹膜透析管或腹腔镜);②间接间歇 IAP 测压:通过测量胃、结肠、膀胱、子宫的压力获得;③间接连续 IAP 测压:通过置放于胃内气囊导管或通过膀胱灌洗连续监测 IAP。目前在世界范围内应用最为普遍,同时最简单和重复性最好的是间接膀胱压测定。具体方法见本章第一节胃肠功能监测。

2. 监测 CVP 和 PAWP 的校正:腹腔高压时,腹腔压力通过膈肌传导到胸腔,使胸腔内压力(ITP)增高,直接导致反应心脏充盈的压力监测指标如 CVP 和 PAWP“错误”升高,用常规的临床思维解读此时的血流动力学参数常导致患者容量不足。因此,必须考虑对监测的读数进行腹腔压力的校正,即跨壁 CVP = CVP-ITP,跨壁 PAWP = PAWP-ITP。也可根据经验公式计算:跨壁(transmural)PAWP = PAWP-0.5×IAP,跨壁 CVP = CVP-0.5×IAP。

3. 腹腔灌注压(abdominal perfusion pressure,APP):APP 为平均动脉压与腹腔内压的差值,即 APP = MAP-IAP。APP 考虑了平均动脉压和静脉阻力,比单独的腹腔压力更准确反映腹腔内脏器灌注的情况,是更好的预后指标。早期应用升压药物,将 APP 提高到 60mmHg 以上,可以减轻腹腔脏器的低灌注,同时避免输入过多的液体,加重内脏水肿、增加 IAP。如果经液体复苏和升压药物的治疗,APP 依然难以维持在 50 ~ 60mmHg,提示患者预后不佳,可能需要剖腹减压。

【治疗】

1. 非手术措施降低 IAP

(1) 减少腹腔内容物:胃肠减压、导泻、结直肠灌肠减压、肛管减压可以显著降低腹腔压力。在胃肠动力障碍引起腹腔高压的病例,胃肠动力药物如西沙必利、甲氧氯普胺等有助于胃肠功能的恢复。生长抑素可以减少胃肠道消化液分泌从而降低IAP。

（2）腹腔穿刺引流：评估患者腹腔及腹膜后聚集的液体情况，CT或超声引导下经皮穿刺引流腹水和腹膜后液体聚集可显著降低腹腔压力，腹腔内积血、血肿和脓肿的穿刺引流对降低腹腔压力同样重要。

（3）减少机体液体负荷：在维持循环有效灌注的前提下，限制液体、使用人工或天然胶体及利尿剂、纠正或减轻液体的正平衡，有助于减低腹腔压力。CRRT可降低炎症介质浓度，减轻机体炎症反应，同时通过超滤作用减轻腹腔内脏器和腹壁水肿，从而可以降低IAP。

2. 剖腹减压手术：尽管剖腹减压是ACS时唯一的确定性的治疗措施，但对其适应证和时机尚有争议。有学者认为IAP>25mmHg时应考虑行腹部减压术，IAP>35mmHg时应当立即进行行腹部减压手术。也有研究认为，如果保守治疗不能维持APP在50~60mmHg，需要开腹减压。还有学者认为，当IAP>20mmHg并出现明显的生理指标异常如少尿、气道压力升高就应及时减压。

外科治疗ACS的最常用方法是剖腹减压并行临时性腹腔关闭（temporary abdominal closure，TAC）。TAC可以避免开放腹腔所带来的污染、水电解质丢失，保护裸露的腹内脏器，防止膨出的脏器特别是肠管外露损伤穿孔等并发症发生。TAC的方法有多种多样，其原则是维持腹壁无张力并保持腹内脏器被完全覆盖。

（万 磊）

第五节　肠道功能障碍

肠功能障碍分为2种类型，一种类型是以短肠综合征（SBS）为代表的功能性肠道减少，另一类型则是各种因素导致的运动功能受损和广泛实质损伤所致的肠衰竭，包括黏膜屏功能障碍，消化、吸收障碍和动力障碍三个方面。在当前ICU领域，"肠功能障碍"并没有形成确切的概念和诊断标准，而是泛指重症患者相关的胃肠道问题,包括腹胀、腹泻、应激性溃疡、无结石性胆囊炎、肠黏膜屏障损害、腹腔高压,甚至包括肠梗死等一组临床表现。

【临床表现】

(一)消化吸收障碍

临床主要表现为腹泻或对肠内营养不耐受。通常情况下,经口服或分泌入肠道的液体量每日达9~10L,其中大多数在小肠被吸收。危重患者慢性腹泻的病理生理基础包括肠黏膜结构改变、消化酶活力减弱、肠系膜血流减少等,其他影响因素包括感染、肠内营养和药物、低蛋白血症、肠道水肿、菌群失调、肠瘘、胰腺功能不全等。

(二)肠道动力障碍

临床上主要表现为腹胀。重症患者几乎都存在不同程度的腹胀、肠鸣音减弱及大便不通。胃肠动力障碍可引起腹腔内压力增高,甚至腹腔间室综合征,并对全身各系统功能产生重要影响,显著加重病情。影响胃肠动力最重要的因素包括:①腹腔内炎症或感染,包括出血、急性胰腺炎等;②食物消化吸收不良;③电解质紊乱,特别是低血钾;④全身感染和休克;⑤肠道菌群改变;⑥颅内压增高;⑦药物,包括镇静剂、钙离子拮抗剂、抗胆碱药。

(三)肠黏膜屏障损伤

临床上主要表现为肠道细菌、内毒素易位,肠源性感染等。早期肠黏膜屏障损伤由以下因素所致:①肠道有效血循环量不足,处于缺血、缺氧状态,激活黄嘌呤氧化酶,产生过量氧自由基,损伤肠黏膜;②各种打击降低肠摄取和利用氧的能力,减少肠上皮细胞能量供给,影响肠黏膜修复;③肠腔细菌过度繁殖,黏附到肠壁的细菌增多,定植机会增加,产生大量代谢产物和毒素,破坏肠黏膜结构;④肠道抗原递呈细胞激活,释放血小板活化因子(PAF)、肿瘤坏死因子(TNF)等细胞因子,引起肠黏膜屏障功能损伤。肠黏膜屏障的破坏为致病微生物的入侵敞开大门,进一步导致肠源性内毒素血症。内毒素进入血液后可引起发热反应、激活补体系统,并作用于粒细胞系统、血小板、红细胞,触发全身炎症反应,促进了 MODS 的发展。

【治疗】

在重症患者中,肠功能障碍被认为是 MODS 的启动因素之一。治疗原则主要包括:①积极治疗原发病;②稳定内环境,改善组织血供与氧供;③肠内营养;④黏膜上皮特殊营养物;⑤对症处理等。

(一)积极治疗原发病

肠功能异常往往是机体对严重疾病状态的肠道局部反应,因此,去除原发病对于肠功能的改善至关重要。主要措施包括控制感染、纠正休克、有效的止血以及对腹腔病变的处理。多科协作治疗显得尤为重要。在原发病没有得到有效治疗的情况下,肠道功能很难从根本上得到改善。

(二)改善机体的灌注和组织氧供

组织低灌注是重症患者普遍存在的问题,是 MODS 发生发展的重要环节之一,也是应激性溃疡、肠道通透性增加的重要原因之一。因此,维持机体良好的组织灌注和氧供是对重症患者治疗的基本原则,也是维护重症患者胃肠功能的基本要求。

组织的氧输送涉及呼吸、循环和血液等系统,与氧分压、心脏前负荷、心排血量、血红蛋白等因素密切相关。因此,改善组织灌注和氧供,需要适当的液体负荷、理想的氧分压、心肌收缩力和血红蛋白等,临床上常通过液体复苏、氧疗/机械通气、应用血管活性药物和正性肌力药物等环节实现这一目标。

(三)对症支持

临床最常见的肠功能障碍症状是腹胀和腹泻,可导致肠道功能进一步受损,同时成为一个新的应激源加重全身的反应,造成恶性循环。给予适当的胃肠减压、通便等治疗能有效缓解胃肠道症状,对整个疾病的治疗具有重要意义。

(四)肠内营养

肠内营养可改善肠黏膜屏障功能,促使肠蠕动功能的恢复,加速门静脉系统的血液循环,促进胃肠道激素的分泌,为肠黏膜细胞提供必需的直接养分,促进营养物质中的营养因子直接进入肝脏等。因此,肠内营养不但能直接供给营养,而且能改善肠道的各种功能。及时给予重症患者肠内营养,为肠道提供充分的营养底物以保证肠黏膜的营养供应,对预防肠黏膜细胞的萎缩坏死、保护肠黏膜屏障具有积极的意义。同时,新型肠内营养途径的建立、肠内营养制剂的不断丰富和输注技术的进步,使重症患者在胃肠功能障碍的情况下进行肠内营养成为现实。

（五）肠黏膜特殊营养物

1. 谷氨酰胺(Gln):Gln 是人体重要的氨基酸,是肠道的主要供能物质。在标准 TPN 液中增加 Gln 或口服 Gln 均能有效地预防肠道黏膜萎缩,增强小肠和结肠细胞的活性。肠内给予 Gln 可以预防肠道细菌易位,减少肠管通透性,提高生存率,并通过改善对葡萄糖、钠等物质的吸收而最大限度增加肠道功能,这种药理作用对吸收不良、腹泻伴脱水及进行性营养不良的患者有着重要的临床意义。常用剂量:$0.5g/(kg \cdot d)$。

2. 膳食纤维:饮食中水溶性和非水溶性纤维素对小肠、大肠的黏膜生长和细胞增殖均有刺激和促进作用。非水溶性纤维(如纤维素)可增加粪便容积,加速肠道运送;而特异性水溶性纤维(如果胶)则可延缓胃排空,延长肠道运送时间,因而具有抗腹泻作用,可以减少液体配方饮食应用者排水样便的次数。可发酵的水溶性纤维以及不能吸收的碳水化合物,对短肠综合征患者的治疗颇有益处。短链脂肪酸(SCFA)易于被结肠黏膜吸收,并作为能量而利用。

3. 生长激素(GH)和胰岛素样生长因子-1(IGF-1):外源性给予 GH 及其类似物可产生以下作用:①促进广泛肠切除后残存肠管的黏膜增生,从而影响适应性代偿改变;②增加结肠的容积和生物机械强度,从而增进结肠的贮积功能和蠕动,延长肠道运行时间;③调节肠腔内氨基酸的吸收,促进水、钠转运;④增加黏膜刷状缘功能性载体的数目,从而增加小肠内氨基酸的转运。IGF-1 受 GH 的调节,可增加小肠和大肠的重量和长度,增加氮的吸收,促进广泛肠切除后残存肠管的增生和代偿。

（万　磊）

第六章 肝功能的监护与治疗

第一节 肝功能监测

【常规肝功能监测】

（一）肝细胞损伤监测

1. 血清转氨酶及其同工酶:临床常用的为谷氨酸丙酮酸转氨酶(glutamic-pyruvie transaminase,GPT)或称丙氨酸转氨酶(alanine aminotransferase,ALT)和谷氨酸草酰乙酸转氨酶(glutamic-oxaloacetic transaminase,GOT)或称门冬氨酸转氨酶(aspartate aminotransferase,AST)。许多脏器和组织均含有这两种转氨酶,ALT 含量:肝>肾>心>肌肉;AST 含量:心>肝>肌肉>肾。肝内 AST 的绝对值超过 ALT。临床评价中的注意事项:①许多肝外疾病均可导致 ALT 活力升高;②虽然酶活性水平反映肝坏死程度,但与病理改变之间不一定相关。酶活性下降可以是疾病恢复的表现,也可提示预后严重(如肝细胞大量坏死无能力产生转氨酶,血清中 ALT 可轻度升高,而黄疸升高明显,呈酶–胆分离现象);③酒精性肝病时 ALT 无明显升高,此与乙醇导致吡哆醇缺乏有关;④急性胆道梗阻早期酶活性可升高至正常的 8 倍以上,但不论梗阻有无消除,24～72 小时内均可降至正常或接近正常水平;⑤约20% 的转氨酶升高与血红蛋白病、Wilson 病、α_1 抗胰蛋白酶缺乏性肝病以及某些非肝性疾病(如乳糜泻、肌炎或过度运动后肌肉损伤)有关。

正常情况下血清 AST/ALT 比值(De Ritis 比值)约为 1.15。ALT 主要分布在肝细胞的胞浆水溶相中,AST 主要分布在线粒体中。细胞通透性增加时,从细胞内逸出的主要为 ALT,而肝细胞严重变性坏死时,线粒体内 AST 就释放出来,导致 AST/ALT 升高。

2. 乳酸脱氢酶及其同工酶:乳酸脱氢酶(lactate dehydro-

genase,LDH)是一种糖酵解酶,广泛存在于人体组织内。正常人血清 $LDH_2 > LDH_1 > LDH_3 > LDH_4 > LDH_5$,肝病时其同工酶 LDH_5 增加为主且 $LDH_5 > LDH_4$,反映肝损害往往比转氨酶更敏感;心肌病变时 LDH_1 增加为主且 $LDH_1 > LDH_2$;肺梗死时 LDH_3 增加为主。

（二）肝脏合成功能监测

1. 血清蛋白质测定

（1）血清总蛋白质、白蛋白与球蛋白:血清总蛋白质正常值为 $60 \sim 80g/L$,白蛋白为 $35 \sim 55/L$,白球蛋白比值（$1.5 \sim 2.5$）:1。肝脏是合成白蛋白的唯一场所,如能除外其他因素,血清白蛋白下降通常反映肝细胞对其合成减少。白蛋白体内半寿期长达 21 天,即使白蛋白合成完全停止,8 天后也仅减少 25%,所以肝损害后白蛋白的降低常在病后 1 周才能显示出来。

（2）血清球蛋白:血清蛋白电泳除了显示白蛋白和前白蛋白之外,还显示 α_1、α_2、β 和 γ 球蛋白。

（3）前白蛋白（prealbumin,PA）:PA 在肝脏合成,正常人血清含量 $280 \sim 350mg/L$,体内半寿期 1.9 天,远比白蛋白为短,因此更敏感地反映肝实质的损害。PA 下降与肝细胞损害程度一致。

2. 凝血功能测定:肝脏能合成除组织因子、Ca^{2+} 和因子 VIII_a 以外的所有凝血因子、多种凝血抑制物质和纤维溶解物质;肝脏内巨噬细胞系统能够迅速清除血液循环中活化的凝血因子及其衍生物。因此,肝细胞严重损害必然导致凝血障碍和临床出血倾向。

（1）凝血酶原时间（prothrombin time,PT）:可反映凝血因子 I、II、V、VII、X 的活性,不受因子 VIII、IX、XI、XII 和血小板的影响。PT 有 3 种表达方法:①PT 延长绝对值比对照延长或缩短 3 秒为异常;②国际正常化比值（international normalized ratio,INR）:通过一定的校正系数计算患者 PT 与正常对照 PT 的比值,>1.2 为异常;③凝血酶原活动度（prothrombin activity,PTA）:PTA =（正常对照 PT - 8.7）÷（患者实测 PT - 8.7）× 100%。正常情况下 PTA 值为 80%~100%。

（2）部分凝血活酶时间（active partial thromboplastin time，APTT）：为内源性凝血系统的过筛实验。肝细胞损害时 APTT 延长者占 95.4%；APTT 缩短见于严重肝损伤所致 DIC 的高凝期。

（3）凝血酶时间（thrombintime，TT）：反映凝血因子 I 转化成纤维蛋白的速率。严重肝细胞损伤致凝血因子 I 严重减少（<75mg/dl）时 TT 延长。

3. 脂质和脂蛋白代谢监测：血浆中脂质包括游离胆固醇、胆固醇酯、磷脂、三酰甘油和游离脂酸等。肝细胞损伤与胆道疾病时必然影响到脂质代谢的正常进行，监测血清脂质和脂蛋白的变化可反映肝胆系统功能状况。

4. 血清胆碱酯酶（cholinesterase，ChE）：ChE 由肝脏生成后分泌入血，反映肝实质合成蛋白的能力，与血清白蛋白的减低大致平行，但能更敏感地反映病情变化。随着病情好转，ChE 迅速上升，而白蛋白恢复较慢。脂肪肝时 ChE 往往上升，多伴有高脂蛋白血症，反映肝脂质代谢异常，可能与肝脏代偿性合成、分泌增加有关。营养不良、感染、贫血性疾病、有机磷中毒时 ChE 也下降。

5. 血氨（blood amitlonia）：生理情况下体内氨主要在肝内经鸟氨酸循环合成尿素，再由尿排出体外。血氨升高的主要机制：① 肝细胞损害致鸟氨酸-瓜氨酸-精氨酸循环障碍，氨移除减少；②门脉高压致门-体静脉短路，门静脉内氨逃脱肝的解毒直接进入体循环。血氨的正常值随测定方法而异，血氨>118μmol/L（200μg/dl）者常伴有不同程度的意识障碍，意识障碍的程度与血氨浓度成正比，称为"氨性肝昏迷"。急性肝衰竭（acute hepatic failure，AHF）者尽管肝脏清除氨的能力衰减，但往往在血氨尚未明显升高时即已陷入深度昏迷，提示此类肝昏迷与血氨浓度无关，又称为"非氨性肝昏迷"。

（三）肝脏排泄功能监测

1. 血清胆红素成分测定：血清胆红素水平取决于胆红素生成和清除两种因素。胆红素每日生成量略低于 50mg，而正常肝脏每天能处理胆红素 1500mg，因此，血清胆红素并非肝功能的敏感试验。同时,除了溶血和肝胆疾患可影响血清胆红素浓度外,某些肝外因素(如剧烈运动、饮酒、妊娠、口服避孕药和苯巴比妥等)也可影响血清胆红素的测定结果。

2. 血清胆汁酸(bile acid,BA)测定:BA 是由肝排泄的主要有机阴离子,由胆固醇在肝细胞微粒体上经多个酶的作用转化而成。胆汁酸在周围血中的浓度很低,肝损害时由于功能性肝细胞减少或有门体循环短路导致肝脏摄取胆汁酸减少和周围血中胆汁酸水平升高,故测定血清胆汁酸含量可反映肝功能状况。

(四)胆汁淤积监测

1. 血清碱性磷酸酶(alkdine phosphatase,ALP):ALP 是一组同工酶,由肝细胞合成分泌,自胆道排泄。在胆汁淤积、肝内炎症和癌症时,肝细胞过度制造 ALP,经淋巴道和肝窦进入血流使血清 ALP 升高。血清 ALP 反映肝细胞损害并不敏感,因为在严重肝损害时可能由于以下原因导致血清 ALP 无明显升高:①肝细胞内 ALP 浓度与血清相比仅高 5～10 倍,远较转氨酶为少;②肝细胞内 ALP 与脂性膜紧密结合,不易释放;③肝内 ALP 主要位于胆管区,远离肝窦,进入胆汁的量多于进入血清中的量。

2. γ-谷氨酰转肽酶(γ-glutamyl transpeptidase,γ-GT):γ-GT 为一种膜接合酶,正常人血清 γ-GT 主要来自肝脏。γ-GT 由肝细胞线粒体产生,从胆道排泄。AHF 患者累及胆管导致胆汁淤积时 γ-GT 可以明显升高。

(五)肝免疫防御功能监测

在肝实质细胞损害的同时,网状内皮系统也遭受损害,其吞噬、杀灭细菌以及对细菌毒素的解毒功能均受到抑制,加之肝细胞受损,球蛋白、白蛋白合成功能受到影响,致使免疫功能减退。血清 γ 球蛋白、免疫球蛋白(immunoglobulin,IG)、补体和鲎试验(lymlus lysate test,LLT)可反映肝免疫防御功能变化。

【肝血流量监测】

(一)直接测量法

利用各种血流量计分别测定肝动脉、肝静脉的血流量。这种方法测得的结果比较可靠。但是,由于需要开腹和进行有创插管,只限于术中和动物实验使用。

（二）间接测量法

1. 同位素法:采用同位素标记的胶体物质,如^{32}P 标记的铬磷酸、^{198}AU 或^{131}I 标记的人体白蛋白,经静脉注射,然后测定外周静脉血的放射性强度。该方法的优点是无需肝静脉插管。不足之处在于这些物质大约有 10% 被骨髓或其他组织摄取,会影响数值的可靠性和结果判断。

2. 惰性气体法:将放射性惰性气体如^{85}Kr 或^{133}Xe 注射到周围血管、肝动脉或门静脉中,测定肝脏内该放射性物质强度,通过连续测得的数值绘出其衰变曲线,计算出肝脏血流量。此法用于人体时,一般需要开腹经肝脏血管注入,有时也可经脐静脉插管途径。为避免创伤,也用吸入该放射性惰性气体来测定。

3. 廓清率的测定:将肝脏所能清除的物质静脉注入到体内,间隔一定时间后,测定该物质的血浓度,计算出单位时间内肝脏清除的量。常用廓清物质为靛青绿(ICG)、半乳糖等,进入血液中不经任何代谢,唯由肝细胞摄取,原样由胆汁排出。用廓清率法表示肝脏血流或肝脏功能,在创伤、门体分流术及肝硬化病人中已有广泛研究,测定结果可预示肝切除术后肝衰竭的发生与否。

（三）核医学微电脑技术

将同位素标记的^{99m}Tc-disofenin 注入体内,然后将肝扫描图像连续输入微电脑中,经数学处理,计算出该化合物进出肝脏的时间差,即平均运行时间(MTT)。该方法的最大优点就是能反映出尚未发生明显病理改变的轻度肝缺血,目前认为是肝缺血时较敏感、迅速又易推广的指标。

【肝脏的形态学监测】

肝脏的形态学监测包括超声检查、放射学检查(CT 及 MRI)、肝血管与胆道造影、核素显像、腹腔镜检查、肝组织活检和病理学检查等,主要目的在于:①确定肝内占位性病变,如肝肿瘤、肝脓肿和囊肿的有无、大小、位置与性质;②鉴别右上腹肿块的来源;③了解肝的结构和其他病变,如门静脉高压的原因及其侧支循环形成的情况。CT和B超可在无损伤的情况下查知肝内的结构并显示病变,已成为首选检查方法。肝动脉造影对诊断肝占位性病变和血管病变有较大价值,常在B超和CT不能确诊的情况下,或在介入治疗前施行。

(万 磊)

第二节 肝性脑病

肝性脑病(hepatic encephalopathy,HE)是由急、慢性肝功能衰竭或各种门-体分流(porto-systemic venous shunting)引起的以代谢紊乱为基础,并排除了其他已知脑病的中枢神经系统功能失调综合征。该综合征具有潜在的可逆性,临床上可表现为程度和范围较广的神经精神异常,甚至发生不同程度的意识障碍。过去所称的肝性昏迷(hepatic coma)只是HE中程度较严重的一期,并不能代表HE的全部。

【临床分型】

根据HE病因不同可分为下列3种类型:

A型:急性肝功能衰竭(acute liver failure)相关的HE。常于起病2周内出现脑病症状。亚急性肝功能衰竭时,HE出现于2~12周,常有明确诱因。

B型:门-体旁路(portal systemic bypass)性HE。患者存在明显的门-体分流,但无肝脏本身的疾病,肝组织学正常。临床表现和肝硬化伴HE者相似。这种门-体分流可以是自发的,如先天性血管畸形、肝内或肝外水平门静脉的部分阻塞、门静脉高压等,或由于外科或介入手术造成。

C型:慢性肝病、肝硬化基础上发生的HE,常常伴门静脉高压和(或)门-体分流,是HE中最为常见的类型。其中肝功能衰竭是脑病发生的主要因素,而门-体分流居于次要地位。

在我国,大多数HE为C型,A型及B型相对较少。

【发病机制】

HE 发病机制迄今尚未完全阐明,目前认为其发生的疾病基础是急性、慢性肝功能衰竭和(或)门-体分流导致肠道吸收的毒性物质不能由肝脏解毒、清除,直接进入体循环,透过血脑屏障到达脑组织而引起中枢神经系统功能紊乱,是多种因素综合作用的结果。其中高血氨是公认的最关键因素之一。

【常见诱因】

1. 摄入过量的含氮食物:主要是蛋白质摄入过量,使血氨升高而诱发 HE。

2. 消化道大出血:可从三个方面诱发脑病,包括致肠道内大量积血使肠道产氨增加;加重支链氨基酸/芳香族氨基酸比例的失衡;失血后血容量不足,脑缺血、缺氧,增加中枢神经系统对氨及其他毒性物质的敏感性。

3. 感染:如自发性腹膜炎、肺炎、尿路感染、菌血症等,可增加组织分解代谢产氨增多;同时可继发内毒素血症,加重肝损伤,增加血脑屏障的通透性,促发 HE。

4. 电解质紊乱:低血钠能影响细胞内外渗透压而导致脑水肿,诱发 HE;低血钾常合并代谢性碱中毒,大量利尿或放腹水亦可引起碱中毒,NH_4^+ 易变成 NH_3 而易被肠道吸收或通过血脑屏障诱发 HE。

5. 氮质血症:各种原因所造成的血容量不足,如厌食、腹泻或限制液体用量、应用大量利尿剂或大量放腹水,均可诱发肾前性氮质血症;肝肾综合征或其他原因可致肾性氮质血症。

6. 便秘:可使肠道来源的氨及其他毒性物质与肠黏膜的接触时间延长、吸收增加。

7. 低血糖:可使脑内脱氨作用降低。

8. 镇静剂:可直接与脑内 GABA-苯二氮䓬受体结合,对大脑产生抑制作用。

【临床表现及分期】

HE 因基础病的性质、肝细胞损伤的程度、快慢及诱因的不同,其临床表现可有较大差别。早期常无明确的临床症状,只有通过神经心理及智能测试才能测出,进一步可发展为有症状型 HE。A 型 HE 发生在急性肝功能衰竭基础上,常在起病数日内由轻度的意识错乱迅速陷入深昏迷,甚至死亡,并伴有急性肝功能衰竭的表现,如黄疸、出血、凝血酶原活动度降低等。C 型 HE 以慢性反复发作的性格、行为改变,甚至木僵、昏迷为特征,常伴有肌张力增高、腱反射亢进、扑翼征、踝阵挛阳性,或巴宾斯基征阳性等神经系统异常。

根据患者意识障碍程度、神经系统表现及脑电图改变,可将 HE 分为 5 期,各期可重叠或相互转化(表 6-1)。

【辅助检查】

1. 肝功能:胆红素升高、酶胆分离、凝血酶原活动度降低等。

2. 血氨:正常人空腹静脉血氨为 6 ~ 35μg/L(血清)或 47 ~ 65μg/L(全血)。B 型、C 型 HE 血氨升高,A 型 HE 血氨常正常。

3. 血浆氨基酸:支链氨基酸减少,芳香族氨基酸增高,二者比值≤1(正常>3)。

4. 神经心理和智能测试:对轻微型 HE 的诊断有重要帮助,但受患者年龄、性别、受教育程度影响。

5. 神经生理测试:包括脑电图检查、诱发电位检测、临界闪烁频率(critical flicker frequency,CFF)检测。

6. 影像学检查:颅脑 CT 及 MRI 可发现脑水肿。头颅 CT 及 MRI 检查的主要意义在于排除脑血管意外、颅内肿瘤等疾病。

【诊断】

目前尚无统一的 HE 诊断标准,主要依赖于排他性诊断。

1. 存在引起 HE 的基础疾病。

2. 有神经精神症状及体征,如情绪和性格改变、意识错乱及行为失常、定向障碍、嗜睡和兴奋交替、肌张力增高、扑翼样震颤、踝阵挛及病理反射阳性等,严重者可出现昏睡、神志错乱甚至昏迷。

3. 有引起 HE 的诱因,如上消化道出血、大量放腹水和利尿、高蛋白饮食、服用镇静药物、感染等。

表 6-1 肝性脑病临床分期

分期	认知功能障碍及性格、行为异常的程度	神经系统体征	脑电图改变
0 期（轻微型肝性脑病）	无行为、性格的异常，只在心理测试或智力测试时才有轻微异常	无	正常 α 节律
1 期（前驱期）	轻度性格改变或行为异常，如欣快、激动或淡漠、衣冠不整或随地便溺，应答尚准确，但吐字不清且缓慢，注意力不集中或睡眠时间倒错（昼睡夜醒）	可测到扑翼样震颤	不规则的本底活动（α 和 θ 节律）
2 期（昏迷前期）	睡眠障碍和精神错乱为主，反应迟钝，定向障碍，计算力及理解力均减退，言语不清、书写障碍，行为反常，睡眠时间倒错明显，甚至出现幻觉、恐惧、狂躁，可有不随意运动或运动失调	腱反射亢进，肌张力增高，踝阵挛阳性，巴氏征阳性，扑翼征明显阳性	持续的 θ 波，偶有 δ 波
3 期（昏睡期）	以昏睡和精神错乱为主，但能唤醒，醒时能应答，但常有神志不清或幻觉	扑翼征阳性，踝阵挛、腱反射亢进，四肢肌张力增高，锥体束征阳性	普通的 θ 波，一过性的含有棘波和慢波的多相综合波
4 期（昏迷期）	神志完全丧失，不能被唤醒。浅昏迷时对疼痛刺激有反应，深昏迷时对各种刺激均无反应	浅昏迷时腱反射和肌张力仍亢进，踝阵挛阳性，由于不合作扑翼征无法检查，深昏迷时各种反射消失	持续的 δ 波，大量的含有棘波和慢波的综合波

4. 排除其他代谢性脑病,如酮症酸中毒、低血糖、尿毒症等所致的脑病,中毒性脑病,神经系统疾病如颅内出血、颅内肿瘤、颅内感染,精神疾病及镇静剂过量等情况。

【治疗】

应根据临床类型、不同诱因及疾病的严重程度设计不同的治疗方案。早期识别、及时治疗是改善 HE 预后的关键。

(一)去除诱因

1. 针对食管曲张静脉破裂大出血,积极止血、纠正贫血、清除肠道积血等有利于控制 HE。

2. 积极控制感染、纠正水电解质紊乱、消除便秘、改善肾功能等亦为控制 HE 必须的基础治疗。

(二)轻微肝性脑病(MHE)的治疗

1. 调整饮食结构,适当减少蛋白摄入量。

2. 试用不吸收双糖如乳果糖、乳梨醇等。

3. 睡眠障碍者忌用苯二氮䓬类药物,以免诱发临床型 HE。

(三)对症及支持治疗

1. 急性 HE 及 3、4 期 HE 开始数日禁食蛋白,清醒后逐渐增加蛋白摄入量,每 2 ~ 3 天增加 10g,直至 1.2 g/(kg·d)。

2. 1、2 期 HE 开始数日予低蛋白饮食(20g/d),每 2 ~ 3 天增加 10g,如无 HE 发生,则继续增加至 1.2 g/(kg·d)。

3. 蛋白种类以植物蛋白为主,其次是牛奶蛋白,尽量避免用动物蛋白。

4. 口服或静脉补充必需氨基酸及支链氨基酸有利于调整氨基酸比例的平衡、促进正氮平衡,增加患者对蛋白的耐受性。

5. 给予足够的热量,一般 146 ~ 167kJ/(kg·d)[35 ~ 40kcal/(kg·d)],以糖类(碳水化合物)为主。不能进食者可予鼻饲,必要时可予静脉营养补充。

(四)针对发病机制治疗

1. 减少肠道内氨及其他有害物质的生成和吸收

(1)清洁肠道,导泻或灌肠:口服或鼻饲 25% 硫酸镁溶液

30~60ml 导泻;亦可用不吸收的双糖如乳果糖 300~500ml,加水 500ml 灌肠,尤其适用于门-体分流性 HE。

（2）降低肠道 pH,抑制肠道细菌生长:①不吸收双糖,如乳果糖、乳山梨醇;②益生菌制剂;③抗菌药物:利福昔明 1200mg/d,分 3 次;④抗菌药物与不吸收双糖的联合应用。

2. 促进氨的代谢,拮抗假性神经递质,改善氨基酸平衡

（1）降低血氨

1) 门冬氨酸-鸟氨酸(L-ornithine-L-aspartate,OA):其中鸟氨酸作为体内鸟氨酸循环的底物,可促进尿素的合成;门冬氨酸作为谷氨酰胺合成的底物,可消耗血氨。用法:急、慢性 HE 在 24 小时内可给予 40g,清醒后逐渐减量至 20g/d。

2) 精氨酸:是肝脏合成尿素的鸟氨酸循环中的中间代谢产物,可促进尿素的合成而降低血氨。用法:25% 盐酸精氨酸溶液 40~80ml 加入葡萄糖液中静脉输注,每日 1 次。

（2）拮抗假性神经递质:临床效果并不肯定。用过苯二氮䓬类药物者可用氟马西尼 1 mg 静脉注射;有锥体外系体征且其他治疗方案效果不佳者可口服溴隐亭 30mg,每日 2 次。

（3）改善氨基酸平衡:口服或静脉输注以支链氨基酸为主的氨基酸混合液,可纠正氨基酸代谢不平衡,抑制大脑中假神经递质的形成。用法:每日 250~500ml 静脉输注。

（五）基础疾病的治疗

积极治疗肝衰竭,可从根本上防治 HE。

1. 人工肝支持系统:目前临床上广泛应用的主要是非生物型,包括血液透析、血液滤过、血浆置换、血液灌流、血浆吸附等方式。人工肝支持系统可代替肝脏的部分功能,清除体内积聚的毒物,为肝细胞的再生提供条件和时间,也是等待肝移植术的过渡疗法,可用于急、慢性 HE。

2. 肝移植术:对于内科治疗不满意的各种顽固性、严重 HE,原位肝移植术是一种有效的手段。

3. 阻断门-体分流:从理论上讲,对于门-体分流严重的患者采用介入或手术永久性或暂时性部分或全部阻断门-体分流,可改善 HE。但由于门脉高压的存在,该方法可增加消化道

出血的风险,应权衡利弊。

（万　磊）

第三节　肝肾综合征

肝肾综合征(hepato-renal syndrome,HRS)是终末期肝病患者常见的严重并发症,是在肝衰竭的基础上出现以肾功能损害、动脉循环和内源性血管活性系统活性明显异常为特征的临床综合征。肾内表现为肾血管显著收缩导致的肾小球滤过率(GFR)降低,肾外表现为动脉舒张占主导地位的体循环血管阻力和动脉压下降。因肾脏在组织学上并无显著的器质性变化,故又称功能性肾衰竭(FRF)。

【诊断标准】

1. 肝硬化合并腹腔积液。

2. 血清肌酐>133μmol/L。

3. 经白蛋白扩容并停用利尿剂 2 天以上,血肌酐值无明显下降(未降至 133μmol/L 以下)。白蛋白推荐剂量:1g/(kg·d),最大 100g/d。

4. 排除休克。

5. 目前或近期未应用肾毒性药物。

6. 排除肾实质性疾病,如尿蛋白>500mg/d、尿红细胞>50个/HP 和(或)超声下肾实质病变。

需要特别提出,HRS 是一种排他性诊断,应排除其他原因所致的肾衰竭,如血容量不足、休克所致的肾前性氮质血症、尿路梗阻和器质性急性与慢性肾衰竭。特别强调大剂量白蛋白的使用,排除低血容量。

【临床分型及表现】

临床上按照 HRS 的病情进展、严重程度和预后,可将其分为 2 型。

1. 1 型 HRS:表现为急进性肾衰竭,可以是自发性的,更多由诱发因素特别是自发性细菌性腹膜炎(SBP)所致。患者 2

周内血肌酐升高超过正常上限的 2 倍(≥226μmol/L)。除肾衰竭外,常伴有肝功能和循环功能恶化,低血压和内源性缩血管系统激活,甚至发生肝性脑病。预后极差,平均生存期少于2 周。

2. 2 型 HRS:表现为稳定、缓慢进展的中度肾衰竭,循环功能不全,突出表现为难治性腹水。此型患者血肌酐 133 ~ 226μmol/L(1. 5 ~ 2. 5 mg/dl),多为自发性。生存期较无氮质血症的肝硬化腹水患者差,但较 1 型 HRS 为优,平均生存期3 ~ 6 个月。

【治疗进展】

1. 血管活性药物:缩血管药物与白蛋白联合应用,包括垂体加压素类似物(特利加压素和鸟氨酸加压素)、生长抑素类似物(奥曲肽)和 α_1 受体激动剂(去甲肾上腺素和甲氧胺福林)等,可控制门脉高压引起的内脏血管扩张。目前推荐将血管收缩剂,尤其是特利加压素与白蛋白联合应用作为 1 型 HRS 的一线治疗用药。用法:特利加压素 1mg/4 ~ 6h,静脉推注,联合白蛋白治疗。治疗目标:充分改善肾功能至血肌酐<133μmol/L (1. 5 mg/dl)。如治疗 3 天后血肌酐未能下降 25%,应将特利加压素的剂量逐步增加,直至最大剂量(2mg/4h)。对于血肌酐未降至 133μmol/L 以下或血肌酐未降低患者,应在 14 天内终止治疗。另外,特利加压素与白蛋白联用对 60% ~ 70% 的2 型 HRS 患者有效。

特利加压素治疗的禁忌证主要是缺血性心血管疾病。应密切监测心律失常的发生、内脏或肢端缺血体征以及液体超负荷,以调整或停止治疗。

2. 经颈静脉肝内门-体分流术(TIPS):TIPS 是应用介入放射技术建立门静脉-肝静脉分流,对于提高肾小球滤过率、改善肾功能有肯定疗效,可作为肝移植前的过渡性治疗。对 HRS可采用先给予药物治疗,继以 TIPS 治疗的序贯疗法,有望提高HRS 患者的存活率,降低肝性脑病、门静脉和肝静脉狭窄或栓塞等严重并发症的发生。

3. 连续性肾脏替代治疗(CRRT):CRRT 具有血流动力学

稳定,精确控制容量,维持水、电解质酸碱平衡和内环境稳定,改善氮质血症等优点,是治疗急、慢性肾功能衰竭的有效方法。CRRT 对 HRS 也可能有一定疗效。

4. 分子吸附再循环系统(MARS):MARS 是改良的血液透析系统,其含白蛋白的透析液和活性炭-离子交换柱,可选择性清除与白蛋白结合的各种毒素,吸收过多的水分和水溶性毒素。目前认为,MARS 可清除 TNF、IL-6 等细胞因子,对减轻炎症反应和改善肾内血液循环有一定益处。

5. 肝移植:目前仍然是治疗 1 型 HRS 的最有效手段。由于发生 HRS 的患者肝移植治疗效果比无 HRS 患者的效果差,应在肝移植前应使用上述治疗手段,尽可能恢复肾功能。目前肝移植技术已趋成熟,但因供体肝源不足使其应用受到限制。

(万　磊)

第四节　急性肝衰竭

肝衰竭是多种因素引起的严重肝脏损害,导致其合成、解毒、排泄和生物转化等功能发生严重障碍或失代偿,出现以凝血机制障碍和黄疸、肝性脑病、腹水等为主要表现的一组临床症候群。急性肝衰竭(acute hepatic failure,AHF)是指既往肝功能正常的患者在短期(2 周)内出现肝脏功能急剧恶化,导致进行性神志改变直至昏迷和凝血功能障碍的症候群。

【病因】

对于 AHF 重症患者的常见病因包括缺血缺氧、全身性感染、药物与有毒物质中毒、创伤与手术打击、急性妊娠脂肪肝等。过去临床常见的乙型肝炎与甲型肝炎引起的 AHF 在重症患者非常罕见。急性肝衰竭多发生于中青年,病死率极高,如无肝移植生存率不足 15%。

1. 缺血缺氧:肝脏缺血缺氧及缺血再灌注损伤,可引起肝功能损害。常见于:①各种原因所致的休克或严重的低心排血量导致的缺血;②充血型心力衰竭;③急性进行性肝豆状核变性(Wilson 病)伴血管内溶血;④急性闭塞性肝静脉内腔炎(Budd-Chiari 综合征),肝静脉突然闭塞引起肝脏淤血性坏死;⑤施行肝动脉栓塞和(或)化疗。

2. 全身性感染:感染过程中,肝脏作为全身物质能量代谢的中心而成为最易受损的靶器官之一,AHF 可发生在全身性感染的任何阶段。

3. 药物与有毒物质中毒:各种药物引起 AHF 的发病类型可归纳为剂量依赖性肝损伤和特异质性肝损伤两种。前者主要是药物的直接毒性所致,与药物过量或体内蓄积中毒有关,如对乙酰氨基酚(扑热息痛)、环磷酰胺、四氯化碳等所致的中毒性肝损伤;后者取决于机体对药物的反应而不是给药剂量或药物及其代谢物的化学结构。

4. 创伤与手术打击:机体在遭受严重创伤打击后,由于补体激活、炎症介质释放、毒素吸收以及创伤失血性休克和缺血再灌注损伤等一系列病理生理变化,导致全身多脏器功能损害,肝脏是其中最先受损且程度最为严重的靶器官之一。此外,麻醉和手术期间,机体因受疾病、麻醉手术、药物以及应激反应等诸多因素的打击,也可使肝功能发生暂时性低下。

5. 急性妊娠脂肪肝(AFLP)/HELLP 综合征:AFLP 是妊娠 35 周后发生的以肝细胞广泛脂肪浸润、肝功能衰竭和肝性脑病为特征的临床综合征,预后差,以初产妇和双胎妊娠多见。HELLP 综合征以溶血(hemolysis, H)、肝酶升高(elevated liver enzymes, EL)和血小板减少(low platelets, LP)为特点,是妊娠期高血压疾病的严重并发症。AFLP 和 HELLP 综合征所致 AHF 应尽快终止妊娠。

【临床表现】

AHF 不仅累及肝脏,还会引起多器官损害,导致其临床表现复杂多样,除了原发病的相关症状和体征外,尚可出现以下临床表现与并发症:

1. 全身症状:体质极度虚弱、全身情况极差、高度乏力、发热。

2. 消化道症状:恶心、呕吐、腹胀、顽固性呃逆、肠麻痹,黄疸进行性加重。

3. 肝臭:由于含硫氨基酸在肠道经细菌分解生成硫醇,当肝功能衰竭时不能经肝脏代谢而从呼气中呼出产生的气味。

4. 凝血机能异常:表现为口腔、鼻、消化道和颅内出血,常发展至 DIC。

5. 肝性脑病(HE):由于肝功能严重减退导致毒性代谢产物在血循环内堆积引起意识障碍、智能改变与神经肌肉功能损害的一组临床综合征。相关内容见本章第二节肝性脑病。

6. 肝肾综合征(HRS):HRS 是在肝衰竭的基础上出现以肾功能损害、动脉循环和内源性血管活性系统活性明显异常为特征的临床综合征。相关内容见本章第三节肝肾综合征。

7. 脑水肿:HE 死亡病例尸检可见到不同程度的脑水肿。HE 合并脑水肿时烦躁与肌张力增强较单纯 HE 多见,可作为早期诊断参考,若出现瞳孔、呼吸改变以及抽搐或癫痫发作,提示脑疝形成,是 AHF 的主要死亡原因之一。

8. 循环功能障碍:AHF 患者存在高动力循环,表现为心排血量增高和外周血管阻力降低,系周围动脉扩张所致。这种血流动力学极易演变成低动力循环。临床可以出现低血压、休克、心律失常和心力衰竭。

9. 肺损伤与低氧血症:30% 以上 AHF 患者发生 ALI/ARDS。

10. 低血糖:AHF 患者由于肝糖原储备耗竭、残存肝糖原分解及糖异生功能衰竭,导致 40% 以上病例发生空腹低血糖并可发生低血糖昏迷,后者常被误认为 HE。

11. 感染:由于肝脏单核巨噬细胞系统清除肠源性内毒素的功能急剧障碍,许多 AHF 患者可发生内毒素血症并继而加重肝损害。此外,患者经常继发原发性腹膜炎以及胆道、肠道、呼吸道和泌尿系感染。

【分类与分期】

(一)分类

根据病理组织学特征和病情发展速度,肝衰竭可分为 4 类:急性肝衰竭(acute liver failure, ALF)、亚急性肝衰竭

（subacute liver failure，SALF）、慢性肝衰竭急性加重（acute on chronic liver failure，ACLF）和慢性肝衰竭（chronic liver failure，CLF）。

1. ALF：起病急，发病 2 周内出现以 Ⅱ 度以上肝性脑病为特征的肝衰竭综合征。

2. SALF：起病较急，发病 15 天 ~ 26 周内出现肝衰竭症候群。

3. ACLF：肝衰竭是在慢性肝病基础上出现的急性肝功能失代偿。

4. CLF：在肝硬化基础上肝功能进行性减退。

（二）分期

根据临床表现的严重程度，AHF 可分为早期、中期和晚期。

1. 早期

（1）极度乏力，并有明显厌食、呕吐和腹胀等严重消化道症状。

（2）黄疸进行性加深（血清总胆红素 ≥171μmol/L 或每日上升 ≥17.1μmol/ L）。

（3）有出血倾向，30% < 凝血酶原活动度（prothrombin activity，PTA）≤40 %。

（4）未出现肝性脑病或明显腹水。

2. 中期：在肝衰竭早期表现基础上，病情进一步发展，出现以下两条之一：

（1）出现 Ⅱ 度以下肝性脑病和（或）明显腹水。

（2）出血倾向明显（出血点或瘀斑），且 20% < PTA ≤30 %。

3. 晚期：在肝衰竭中期表现基础上，病情进一步加重，出现以下三条之一：

（1）有难治性并发症，如肝肾综合征、上消化道大出血、严重感染和难以纠正的电解质紊乱等。

（2）出现 Ⅱ 度以上肝性脑病。

（3）有严重出血倾向（注射部位瘀斑等），PTA ≤20 %。

【诊断】

肝衰竭的临床诊断需要依据病史、临床表现和辅助检查等综合分析确定。

1. **急性肝衰竭**：急性起病，2周内出现Ⅱ度及以上肝性脑病，并有下列表现：①极度乏力，并有明显厌食、腹胀、恶心、呕吐等严重消化道症状；②短期内黄疸进行性加深；③出血倾向明显，PTA≤40%，且排除其他原因；④肝脏进行性缩小。

2. **亚急性肝衰竭**：起病较急，15天~26周出现以下表现：①极度乏力，有明显的消化道症状；②黄疸迅速加深，血清总胆红素大于正常值上限10倍或每日上升≥17.1μmol/L；③PT明显延长，PTA≤40%并排除其他原因者。

3. **慢性肝衰竭急性加重**：在慢性肝病基础上，短期内发生急性肝功能失代偿。

4. **慢性肝衰竭**：在肝硬化基础上，肝功能进行性减退和失代偿。诊断要点：①有腹水或其他门静脉高压表现；②可有肝性脑病；③血清总胆红素升高，白蛋白明显降低；④有凝血功能障碍，PTA≤40%。

【治疗】

(一) 内科治疗

目前肝衰竭的内科治疗尚缺乏特效药物和手段。原则上强调早期诊断、早期治疗，针对不同病因采取相应的综合治疗措施，并积极防治各种并发症。

1. **一般支持治疗**

(1) 卧床休息，减少体力消耗，减轻肝脏负担。

(2) 对缺血引起的ALF，应加强心血管支持治疗。推荐液体复苏和保持足够的血容量。低血压的初步治疗可静脉应用生理盐水。对于扩容无效的低血压或者为了维持足够的脑灌注压，可应用血管活性药物如去甲肾上腺素等，对于去甲肾上腺素治疗效果不佳的病例可加用血管加压素或特利加压素。ALF循环支持的目标：平均动脉压（MAP）≥75mmHg，脑灌注压（CPP）60~80 mmHg。

(3) 若无禁忌，主张肠内营养支持：高糖类（碳水化合物）、低脂、适量蛋白质饮食。进食不足者每日静脉补给足够的液体和维生素,保证每日 1500kcal 以上总热量。

(4) 注意消毒隔离,加强口腔护理,预防医院内感染发生。

(5) 积极纠正低蛋白血症,补充白蛋白或新鲜血浆,并酌情补充凝血因子。

(6) 纠正水电解质及酸碱平衡紊乱,特别注意纠正低钠、低氯、低钾血症和碱中毒。

2. 针对病因和发病机制的治疗

(1) 纠正全身因素导致的 AHF,控制应激反应、各种严重全身性感染,早期发现和及时纠正休克、低氧血症。

(2) 对于药物性肝衰竭,应首先停用可能导致肝损害的药物;对乙酰氨基酚中毒所致者,给予 N-乙酰半胱氨酸(NAC)治疗;毒蕈中毒可应用水飞蓟素或青霉素 G。

(3) 对 HBV DNA 阳性的肝衰竭患者,可尽早使用核苷类似物如拉米夫定、阿德福韦酯、恩替卡韦等。对甲型肝炎病毒和戊型肝炎病毒导致的 ALF 应加强支持疗法,因为目前尚无针对这些病毒的特异性抗病毒治疗方案。对已确诊或可疑单纯疱疹病毒或水痘-带状疱疹病毒感染所致 ALF 者,应给予阿昔洛韦(5~10mg/kg,1 次/8 小时)治疗,同时考虑肝移植。

(4) 怀疑自身免疫性肝炎是导致 ALF 的病因时,应考虑激素治疗(泼尼松 40~60mg/d),同时考虑肝移植。

(5) 以往有肿瘤病史或存在明显肝肿大而怀疑恶变的 ALF 应进行影像学和肝穿刺活检以确诊或排除。

(6) 经过综合评估仍不能确定病因者,应考虑肝活检明确病因以指导制订治疗方案。

(7) 免疫调节治疗:在非病毒感染性肝衰竭,如自身免疫性肝病及急性乙醇中毒,肾上腺皮质激素是其适应证。其他原因所致的肝衰竭早期,若病情发展迅速且无严重感染、出血等并发症者,亦可酌情使用。为调节肝衰竭患者机体的免疫功能、减少感染等并发症,还可使用 α_1 胸腺肽等免疫调节剂。

(8) 促肝细胞生长治疗:为减少肝细胞坏死,促进肝细胞再生,可酌情使用促肝细胞生长素和前列腺素 E_1 脂质体等药物,但疗效尚需进一步确认。

(9) 可应用肠道微生态调节剂、乳果糖或拉克替醇,以减少肠道细菌易位或内毒素血症;酌情选用改善微循环药物及抗氧化剂,如 NAC 和还原型谷胱甘肽等治疗。

(二)针对并发症的治疗

1. 肝性脑病的治疗措施包括:①去除诱因,如严重感染、出血及电解质紊乱等;②限制蛋白质饮食;③应用乳果糖或拉克替醇,口服或高位灌肠,可酸化肠道,促进氨的排出,减少肠源性毒素吸收;④视患者的电解质和酸碱平衡情况酌情选择精氨酸、鸟氨酸-门冬氨酸等降氨药物;⑤使用支链氨基酸以纠正氨基酸失衡;⑥人工肝支持治疗。相关内容见本章第二节肝性脑病。

2. 脑水肿:①有颅内压增高者,给予高渗性脱水剂,如20%甘露醇或甘油果糖,但肝肾综合征患者慎用;②人工肝支持治疗。

3. 肝肾综合征的治疗措施包括:①大剂量襻利尿剂冲击,可用呋塞米持续泵入;②限制液体入量,24 小时总入量不超过尿量加 500~700ml;③肾灌注压不足者可应用白蛋白扩容或加用特利加压素等药物,但急性肝衰竭患者慎用特利加压素,以免因肾血流量增加而加重脑水肿;④人工肝支持治疗。相关内容见本章第三节肝肾综合征。

4. 感染:AHF 患者常见感染包括自发性腹膜炎、肺部感染和严重全身性感染等,感染的常见病原体为革兰阴性杆菌、革兰阳性球菌以及真菌。一旦出现感染,应首先继续经验治疗,选用强效抗菌药物或联合应用抗菌药物,同时可加服微生态调节剂。应用抗菌药物应进行病原体分离及药敏试验,并根据药敏实验结果调整用药。同时注意防治二重感染。

5. 出血:①预防性给予 H_2 受体拮抗剂或质子泵抑制剂(硫糖铝可作为二线用药)以预防应激性胃肠道出血;②DIC 患者给予新鲜血浆、凝血酶原复合物和纤维蛋白原,血小板显著减少者予输注血小板,可酌情给予小剂量低分子肝素或普通肝素,对有纤溶亢进证据者应用氨甲环酸或止血芳酸等抗纤溶药物;③门静脉高压性出血患者,为降低门静脉压力,首选生长抑素类似物,也可使用垂体后叶素(或联合应用硝酸酯类药物),还可用三腔管压迫止血,或行内镜下硬化剂注射或套扎治疗止血。内科保守治疗无效时,可急诊手术治疗。

(三)人工肝支持治疗

1. 治疗机制:人工肝是指通过体外机械、物理化学或生物装置,清除各种有害物质,补充必需物质,改善内环境,暂时替代衰竭肝脏部分功能的治疗方法,能为肝细胞再生及肝功能恢复创造条件或等待机会进行肝移植。

2. 治疗方法:人工肝支持系统分为非生物型、生物型和组合型三种。目前临床使用的主要是指非生物型人工肝,包括血浆置换(plasma exchange,PE)、血液灌流(hemoperfusion,HP)、血浆胆红素吸附(plasma bilirubin absorption,PBA)、血液滤过(hemofiltration,HF)、血液透析(hemodialysis,HD)、白蛋白透析(albumin dialysis,AD)、血浆滤过透析(plasmadiafiltration,PDF)和持续性血液净化疗法(continuous blood purification,CBP)等。由于各种人工肝的原理不同,应根据患者的具体情况选择不同方法单独或联合使用。伴有脑水肿或肾衰竭时,可选用 PE 联合 CBP、HF 或 PDF;伴有高胆红素血症时,可选用 PBA 或 PE;伴有水电解质紊乱时,可选用 HD 或 AD。

3. 适应证

(1)各种原因引起的肝衰竭早、中期,PTA 在 20% ~ 40%,血小板>50×10^9/L。未达到肝衰竭诊断标准,但有肝衰竭倾向者,也可考虑早期干预。

(2)晚期肝衰竭患者在肝移植术前等待供体、肝移植术后排异反应、移植肝无功能期。

4. 相对禁忌证

(1)严重活动性出血或 DIC 者。

(2)对治疗过程中所用血制品或药品如血浆、肝素和鱼精蛋白等高度过敏者。

(3)循环功能衰竭者。

(4)心脑梗死非稳定期者。

（5）妊娠晚期。

（四）肝移植

肝移植是治疗晚期肝衰竭最有效的治疗手段,应严格掌握其适应证和禁忌证。

（万　磊）

第七章　肾功能的监护与治疗

第一节　肾功能监测

动态观察肾功能变化可作为评价病情严重程度、判断治疗效果以及估计预后的依据。临床上肾功能的检查包括肾小球滤过功能和肾小管重吸收、酸化等功能，但肾小球滤过功能检查的意义远大于肾小管功能的检查。

【肾小球滤过功能监测】

1. 内生肌酐清除率：肌酐是肌酸的代谢产物，其中98%存在于肌肉组织中，2%存在于血液中，人体每天排出的肌酐约为2g，绝大部分从肾小球滤过，不被肾小管重吸收。故肌酐清除率的值很接近肾小球滤过率，临床上常用肌酐清除率来推测肾小球滤过率。人体血液中肌酐的生成可有内、外源性两种，如在严格控制饮食条件和肌肉活动相对稳定的情况下，血浆肌酐的生成量和其排出量较恒定，其含量的变化主要受内源性肌酐的影响，故肾单位时间内把若干毫升血浆中的内生肌酐全部清除出去，称为内生肌酐清除率（Ccr）。

（1）计算公式：Ccr（ml/min）＝尿肌酐浓度×尿量（ml/min）/血浆肌酐浓度。

由于每个人身高、体重存在差异，每个人的肾脏的大小不相同，所清除肌酐的量也有差异，为了排除这种个体差异，可用体表面积来校正：矫正清除率＝实际清除率×$1.73m^2$/受试者的体表面积。

（2）临床意义：Ccr正常值为80～120ml/min，是目前临床判断肾小球滤过功能最常用的指标。Ccr低于正常值80%，表示肾小球滤过功能减退。临床常用Ccr评估肾小球功能受损的程度，并用于指导治疗，如Ccr下降到30～40ml/min时，应开始限制蛋白质的摄入量；<10ml/min，应该开始肾替代治疗；肾

衰竭时使用经肾脏排泄的药物，也要根据 Ccr 调整用药剂量。

2. 血尿素氮测定：血液中尿素氮大部分经肾小球滤过排出，小部分经肾小管分泌排出，当肾疾病时，肾小球滤过功能降低，血尿素氮浓度升高。和血肌酐一样，在肾功能损害早期血尿素氮可在正常范围；当肾小球滤过率下降到正常的 50% 以下时，血尿素氮的浓度才迅速升高。肾损害以外的某些因素会使血尿素氮浓度升高，如蛋白分解或摄入增加的因素，包括高热、上消化道大出血、大面积烧伤、严重创伤和甲状腺功能亢进等。

3. 血肌酐测定：血液中的肌酐主要从肾小球滤过，不被肾小管重吸收，经肾小管分泌的量很少。血清肌酐的浓度变化主要由肾小球的滤过能力（肾小球滤过率）决定，滤过能力下降，则肌酐浓度升高。因此，血肌酐浓度可作为肾小球滤过功能受损的指标。由于人体肾脏代谢能力强，只有当肾小球滤过功能下降到正常人的 1/3 时，血肌酐浓度才会明显上升，故血肌酐不是肾小球滤过功能下降的敏感指标。

4. 血 β_2 微球蛋白：血 β_2 微球蛋白是体内有核细胞产生的一种小分子球蛋白，存在于血浆、脑脊液、唾液中，可经肾小球完全滤过，但在肾小管内几乎完全重吸收。正常人血中 β_2 微球蛋白浓度很低。当肾小球滤过功能下降时，血 β_2 微球蛋白浓度升高，其升高与年龄、性别、体重无关，能很好地反映肾小球的滤过功能。

5. 半胱氨酸蛋白酶抑制剂 C：胱抑素 C 是半胱氨酸蛋白酶抑制剂，由 122 个氨基酸组成，人体的各种有核细胞都可以合成。胱抑素 C 可自由地经肾小球滤过但不能被小管分泌，重吸收是在近端小管。与 Scr 相比更不容易受年龄、性别、人群、肌肉指数及肾小管分泌等因素的影响。因此，胱抑素 C 与 Scr 相比能更好更特异地反映肾小球的滤过功能。

【肾小管功能测定】

（一）近端肾小管功能测定

1. 尿 β_2 微球蛋白：正常人 β_2 微球蛋白的合成率及从细胞膜上的释放量相当恒定，β_2 微球蛋白可从肾小球自由滤过，

99.9% 在近端肾小管吸收,并在肾小管上皮细胞中分解破坏,故而正常情况下 β_2 微球蛋白的排出是很微量的。当近曲小管病变时,对原尿中的 β_2 微球蛋白吸收减少,尿中 β_2 微球蛋白浓度升高常作为用药监测,亦可作为上、下尿路感染的鉴别。

2. 尿 N-乙酰-β-D-氨基葡萄糖酐酶:尿 N-乙酰 β-D-氨基葡萄糖酐酶(NAG)广泛存在于各组织的溶酶体中,近端肾小管上皮细胞中含量特别丰富,正常情况下,血清中的 NAG 不能通过肾小球滤过膜,因而 NAG 是肾小管功能损害最敏感的指标之一。NAG 增高可见于各种肾病,因而特异性较差,如缺血或中毒引起的肾小管性肾炎、肾移植排斥、急性肾小球肾炎、梗阻性肾病、急性肾盂肾炎或慢性肾盂肾炎的活动期等。

(二)远端肾小管功能测定

1. 肾脏浓缩和稀释功能测定:肾脏对体内水平衡的调节是通过肾脏的浓缩和稀释功能完成的。正常人在缺水或禁水16 小时、各种原因脱水导致血容量不足的情况下,远曲小管和集合管对水的重吸收增加,尿液浓缩,尿比重可升高至 1.020以上;在大量饮水后,肾小管和集合管对水的重吸收减少,尿液稀释,尿量增多,比重下降,可低至 1.010 以下。

在日常或特定的饮食条件下,观察患者的尿量和尿比重的变化,用以判断肾脏的浓缩和稀释功能的方法即浓缩稀释试验。尿量少而比重高提示患者的血容量不足,尿量多、比重低、夜尿多、比重差小或尿比重固定在 1.010 时,表明肾脏的浓缩功能差,常见于慢性肾疾病,如慢性肾盂肾炎、慢性间质性肾炎、急性肾衰竭的多尿期等。

2. 尿渗透压测定:尿渗透压是指尿内全部溶质的微粒总数量,当尿液浓缩时,尿渗透压升高;尿液稀释时,尿渗透压降低。因此,尿渗透压可用于判断肾脏的浓缩功能;还可用来鉴别少尿的原因是肾前性急性肾衰竭或急性肾小管坏死,前者肾小管浓缩功能好,尿渗透压较高,常大于 450mOsm/(kg·H₂O),后者肾小管功能受损,尿渗透降低,常低于 350mOsm/(kg·H₂O)。

(陈华文)

第二节　急性肾衰竭

急性肾衰竭(acute renal failure,ARF)是肾脏本身或肾外原因引起肾脏泌尿功能急剧降低以致机体内环境出现严重紊乱的临床综合征,主要表现为少尿或无尿、氮质血症、高钾血症和代谢酸中毒。根据病因及病理生理的不同可分:肾前性,如失血、休克、严重失水、急性循环衰竭等;肾性,如急性肾小球肾炎、急性肾小管坏死、大面积挤压伤等;肾后性,如完全性尿路梗阻等。其中以急性肾小管坏死最为常见,也最具特征性,而且肾前性衰竭持续发展也会转化为急性肾小管坏死。

【病因】

1. 肾前性 ARF:由于各种因素引起的有效循环血量减少,造成肾脏灌注压下降,使肾小球不能保持足够的滤过率,而肾实质的组织完整性却没有损害。引起肾前性 ARF 常见原因包括:

(1) 血管内容量减少:细胞外液丢失（烧伤、腹泻、呕吐、用利尿剂、消化道出血等）细胞外液滞留（胰腺炎、烧伤、挤压综合征、创伤、肾病综合征等）。

(2) 心排血量减少:各种原因引起的心功能不全,如心肌梗死、心律失常、心肌病等。

(3) 外周血管扩张:用降压药、脓毒症、肾上腺皮质功能不全、高碳酸血症等。

(4) 肾血管严重收缩:脓毒症、肝肾综合征、用 NSAID 及 β 阻滞剂等药物。

(5) 肾血流动力学的自身调节紊乱:常见于前列腺素抑制剂、血管紧张素转换酶抑制剂、环孢素的作用。

(6) 肾动脉机械闭锁:血栓、栓塞、创伤等。

2. 肾性 ARF:由肾实质病变所致,包括肾小球、肾小管间质及肾血管性病变。根据病因和病理变化不同,引起肾性 ARF 的原因可分为肾中毒型和肾缺血型。

(1) 肾中毒型:①外源性毒素:重金属、X 线造影剂、抗生素、磺胺类药、灭虫药、生物毒等;②内源性毒素:肌红蛋白和血红蛋白等。

（2）肾缺血型:①血循环容量因创伤、大出血、大手术、烧伤、感染性休克、过敏性休克而减少;②肾血管、肾组织病变,如肾小球肾炎、急性间质性肾炎、流行性出血热、妊娠毒血症、肾动脉栓塞等。

3. 肾后性 ARF:尿路的梗阻可发生在从肾脏到尿道途中的任何部位,而且应该是双侧性尿流突然受阻,包括肾盂、输尿管、膀胱、尿道的梗阻,如双侧输尿管结石、前列腺增生、膀胱功能失调等,最终导致肾小球滤过率降低。由前列腺(包括增生、肿瘤)所致的膀胱颈部梗阻是最常见原因。其他原因为神经原性膀胱、下尿路梗阻(如血块堵塞、结石及外部压迫等)。需要强调,对所有 ARF 患者都应考虑有无梗阻的可能,特别是尿液常规检查未见异常发现的患者。

【临床表现】

（一）少尿期

1. 少尿或无尿:大多数在先驱症状 12～24 小时后开始出现少尿(每日尿量 50～400ml)或无尿。一般持续 2～4 周。

2. 全身症状:厌食、恶心、呕吐、腹泻、呃逆、头昏、头痛、烦躁不安、贫血、出血倾向、呼吸深而快,甚至昏迷、抽搐。

3. 代谢产物的蓄积:血尿素氮、肌酐等升高,出现代谢性酸中毒。

4. 电解质紊乱:可有高血钾、低血钠、高血镁、高血磷、低血钙等。尤其是高钾血症,严重者可导致心跳骤停。

5. 水平衡失调:水钠潴溜,严重者导致心力衰竭、肺水肿或脑水肿。

6. 继发呼吸系统及尿路感染。

（二）多尿期

少尿期后尿量逐渐增加,进入多尿期,最高尿量每日 3000～6000ml,甚至可达到 10 000ml 以上。在多尿期初始,尿量虽增多,但肾脏清除率仍低,体内代谢产物的蓄积仍存在。约 4～5 天后,血尿素氮、肌酐等随尿量增多而逐渐下降,尿毒症症状也随之好转。钾、钠、氯等电解质从尿中大量排出可导致电解质紊乱或脱水,此期持续 1~3 周。

（三）恢复期

尿量逐渐恢复正常,3~12 个月肾功能逐渐复原,大部分患者肾功能可恢复到正常水平,只有少数患者转为慢性肾功能衰竭。

【诊断与鉴别诊断】

1. **肾前性 ARF 的鉴别诊断**:在低血容量状态或有效循环容量不足的情况下,可出现肾前性 ARF,此时如果及时补充血容量,肾功能可快速恢复,补液试验可资鉴别。

2. **尿路梗阻性 ARF 的鉴别诊断**:具有泌尿系结石、肿瘤、前列腺肥大或膀胱颈口硬化等原发病表现,影像学检查可见肾盂、输尿管扩张或积液,临床上可有多尿与无尿交替出现,鉴别诊断往往不难。

3. **肾内梗阻性 ARF 的鉴别诊断**:高尿酸血症、高钙血症、多发性骨髓瘤等疾病伴急性肾衰竭时,常为管型阻塞肾小管致肾内梗阻引起。检查血尿酸、血钙及免疫球蛋白、轻链水平,有助于做出鉴别诊断。

4. **急性肾小管坏死的鉴别诊断**:往往由于肾脏缺血、中毒引起,常见原因为有效容量不足致肾脏较长时间的缺血,可见于大手术、创伤、严重低血压、败血症、大出血等多种情况;肾毒性物质主要包括氨基糖苷类抗生素、利福平、非甾体类消炎药、造影剂等药物的使用,接触重金属及有机溶剂,或蛇毒、毒蕈、鱼胆等生物毒素也是急性肾衰竭中最常见的类型,在临床上往往经历典型的少尿期、多尿期等过程。

5. **肾小球疾病所致 ARF 的鉴别诊断**:见于急进性肾小球肾炎、急性重症链球菌感染后肾小球肾炎以及各种继发性肾脏疾病,此类患者往往有大量蛋白尿,血尿明显,抗中性粒细胞细胞质抗体、补体、自身抗体等检查有助于鉴别诊断。

6. **肾血管疾病所致 ARF 的鉴别诊断**:溶血性尿毒症综合征、血栓性血小板减少性紫癜、恶性高血压均可以导致 ARF。溶血性尿毒症综合征常见于儿童,而血栓性血小板减少性紫癜常有神经系统受累,恶性高血压根据舒张压超过 130mmHg,伴眼底Ⅲ级以上改变,诊断不难。

7. **肾间质疾病所致 ARF 的鉴别诊断**:急性间质性肾炎是导致 ARF 的主要原因之一,约 70% 是由于药物过敏引起,临床上多有药物过敏的全身表现,如发热、皮疹等,可有嗜酸粒细胞增多、血 IgE 升高等表现。另外,多种病原微生物的感染也可以引起急性间质性肾炎。

8. **肾病综合征并 ARF 的鉴别诊断**:肾病综合征是肾脏疾病中常见的临床症候群,常存在严重低蛋白血症、有效血容量下降,易并发 ARF。

9. **妊娠期 ARF 的鉴别诊断**:妊娠期 ARF 多由于血容量不足、肾血管痉挛、微血管内凝血或羊水栓塞等原因引起。可表现为先兆子痫、肾皮质坏死、妊娠期急性脂肪肝或产后特发性肾衰竭。由于发生在孕期或产褥期,鉴别诊断不难。

【治疗】

治疗原则:去除病因,维持水、电解质及酸碱平衡,减轻症状,改善肾功能,防止并发症发生。对肾前性 ARF 主要是补充液体、纠正细胞外液量及溶质成分异常、改善肾血流、防止演变为急性肾小管坏死;对肾后性 ARF 应积极消除病因,解除梗阻。

(一)少尿期

少尿期常因急性肺水肿、高钾血症、上消化道出血、并发感染等导致死亡,故治疗重点为调节水、电解质和酸碱平衡,控制氮质血症,供给适当营养,防治并发症和治疗原发病。

1. **卧床休息**:所有确诊患者均应严格卧床休息。

2. **饮食**:能进食者尽量利用胃肠道补充营养,以给予清淡流质或半流质食物为主,酌情限制水分、钠盐和钾盐,早期应限制蛋白质(高生物效价蛋白质 0.5g/kg)入量。

3. **维护水平衡**:少尿期患者应严格计算 24 小时出入水量,24 小时补液量为显性失液量及不显性失液量之和减去内生水量,补液原则应防止体液过多,但必须注意有无血容量不足因素,以免过分限制补液量加重缺血性肾损害,使少尿期延长。

补液量适中的指标:①皮下无脱水或水肿现象;②每天体重不增加或增加不超过 0.5kg;③血清钠浓度正常;④CVP 5 ~ 12cmH₂O;⑤胸部 X 片血管影正常;⑥呼吸循环稳定。

4. 高钾血症的处理:最有效的方法为血液透析或腹膜透析,若有严重高钾血症或高分解代谢状态,以血液透析为宜,在准备透析治疗前应予以紧急处理。

(1) 伴代谢性酸中毒者给予 5% 碳酸氢钠 250ml 静脉滴注。

(2) 10% 葡萄糖酸钙溶液 10ml 静脉注射,拮抗钾离子对心肌的毒性作用。

(3) 25% 葡萄糖液 500ml 加胰岛素 16 ~ 20U 静脉滴注,促使葡萄糖和钾离子等转移至细胞内合成糖原。

(4) 钠型或钙型离子交换树脂 15 ~ 20g 加入 25% 山梨醇溶液 100ml 口服,3 ~ 4 次/日。

(5) 其他:限制高钾食物的摄入,避免输注库血,及时清除体内坏死组织。

若上述措施无效,血钾仍大于 6.5mmol/L 应尽快透析治疗。

5. 低钠血症的处理:低钠血症一般为稀释性,体内钠总量并未减少,因此仅在血钠<120mmol/L 或虽在 120 ~ 130mmol/L 但有低钠症状时补充 3% 氯化钠或 5% 碳酸氢钠。

6. 低钙血症与高磷血症的处理:补钙可用 10% 葡萄糖酸钙溶液,高磷血症应限含磷食物并可服用氢氧化铝或磷酸钙。

7. 纠正代谢性酸中毒:对非高分解代谢的少尿期患者补充足够热量,减少体内组织分解,一般代谢性酸中毒并不严重。但高分解代谢型代谢性酸中毒发生早,程度严重,可加重高钾血症,应及时治疗。当实际碳酸氢根<15mmol/L 应予 5% 碳酸氢钠 100 ~ 250ml 静脉滴注,对严重代谢性酸中毒应尽早行血液透析。

8. 应用呋塞米和甘露醇:少尿病例在判定无血容量不足的因素后,可试用呋塞米。呋塞米可扩张血管降、低肾小血管阻力,增加肾血流量和肾小球滤过率,并调节肾内血流分布,减轻肾小管和间质水肿,早期使用有预防急性肾衰的作用。目前血液净化技术已普遍应用,对利尿无反应者应早期透析。

9. 抗感染治疗:根据细菌培养和药物敏感试验合理选用对肾脏无毒性作用的抗生素治疗,并注意调整抗菌药物的剂量。

10. 营养支持疗法:ARF 患者特别是伴有高分解代谢状态,每天热量摄入不足易导致氮质血症,营养支持可提供足够热量减少体内蛋白分解,从而减缓血氮质升高速度,增加机体抵抗力,降低少尿期死亡率。蛋白质的摄入限制在 0.7~1.0g/(kg·d),主要由富含必需氨基酸的食物组成。补充糖和脂肪,保证足够的热能摄入。对不能进食的患者,应静脉输注必需氨基酸和葡萄糖。

11. 血液透析或腹膜透析:分为预防性透析、一般透析和紧急透析。预防性透析系指在出现并发症之前施行透析,可迅速清除体内过多代谢产物,维持水、电解质和酸碱平衡,减少 ARF 患者发生感染、出血、高钾血症、体液潴留和昏迷等危及生命的并发症。一般透析指征:①少尿或无尿 2 天以上;②出现尿毒症症状如呕吐、神志淡漠、烦躁或嗜睡;③高分解代谢状态;④出现体液潴留现象;⑤血 pH<7.25,实际碳酸氢盐<15mmol/L,或二氧化碳结合力<13mmol/L;⑥血尿素氮>17.8mmol/L,或血肌酐>442μmol/L;⑦对非少尿患者出现体液过多,如眼结膜水肿、奔马律或中心静脉压高于正常,血钾>5.5mmol/L,心电图疑有高钾图形等任何一种情况者亦应透析治疗。紧急透析指征:①急性肺水肿或充血性心力衰竭;②严重高钾血症:血钾>6.5mmol/L 以上或心电图已出现明显异位心律伴 QRS 波增宽。

12. 连续肾脏替代疗法(continuous renal replacement therapy,CRRT):该方法对心血管系统影响甚微,故特别适用于循环功能不稳定的 ARF 或 MODS 患者。

(二)多尿期治疗

治疗重点仍为维持水电解质和酸碱平衡、控制氮质血症、治疗原发病和防止各种并发症。输液量逐渐减少(比出量少500~1000ml),并尽可能经胃肠道补充,以缩短多尿期。对卧床病人尤应防治肺部和尿路感染。在多尿早期,已施行透析者仍应继续透析,一般情况明显改善者可试停透析观察。

（三）恢复期治疗

一般无需特殊处理,定期随访肾功能,避免使用对肾脏有损害的药物。

（陈华文）

第三节　连续性血液净化

连续性血液净化（continuous biood purification,CBP）是所有缓慢、连续性清除溶质的血液净化技术的总称,既往又称为连续性肾脏替代治疗（continuous renal replacement treatment,CRRT）。近年来,随着技术日趋成熟,临床疗效评价日益肯定,其临床应用范围远远超出肾脏替代治疗的领域,已经扩展到临床上常见危重病的急救。由于连续性肾脏替代治疗不能包含连续性血液净化的全部内容如对肝功能的支持等,目前倾向使用连续性血液净化这一名称。

【CBP 的特点】

1. **血流动力学稳定**:CBP 在重症 ARF 患者的治疗中有良好的安全性和耐受性,特别是在那些传统的血液净化治疗中易出现低血压和心功能不稳定的患者,更适用 CBP 治疗。与传统的血液净化相比,CBP 是连续、缓慢、等渗地清除水分和溶质,能不断地调节液体平衡,清除更多的液体量,更符合生理状况,而且等渗超滤有利于血浆再充盈,肾素、血管紧张素系统稳定,细胞外液渗透压稳定,治疗中体温下降,因此能较好地维持血流动力学的稳定性。

2. **溶质清除率高**:CBP 是缓慢、连续性清除溶质,在整个治疗过程中,CBP 清除的尿素累积量明显优于每周 4 次间歇性血液透析（IHD）所达到的效果。CBP 治疗能使氮质血症控制在稳定的水平。

3. **营养支持**:急性肾功能不全的病人无疑要进行营养支

持,在对这类病人进行营养支持时存在着两大问题,即液体负荷和氮负荷。CBP 对溶液和溶质的清除能力相对较强,当对急性肾功能不全病人进行营养支持时,可很好地解决营养支持所带来的液体负荷和氮负荷。

4. 清除炎性介质:CBP 早已应用于治疗脓毒症和 MODS 患者,特别是高通量血液滤过,通过对流、吸附机制清除多种炎性介质,改善患者免疫调节功能。

【CBP 与 MODS】

MODS 是严重创伤或感染后,同时或序贯出现的两个或两个以上系统器官功能不全或衰竭的临床综合征。严重创伤或感染使患者机体应激反应过度释放众多介质,血浆内毒素及细胞因子浓度升高,造成炎症反应失控和免疫功能紊乱。

近年来,在治疗复杂性急性肾功能不全时发现,CBP 可通过对流和滤器的吸附作用清除多种炎性介质,如白细胞介素 1(IL-1)、IL-6、IL-8 及肿瘤坏死因子 α(TNF-α)等,进而终止细胞因子的瀑布反应,延缓炎症因子导致的脏器功能损害。

CBP 在 MODS 临床应用的疗效可能表现在以下方面:①对于合并急性肾功能不全的 MODS,CBP 是根本的治疗手段;②连续调整体液负荷,维持心血管功能稳定,为重症感染患者的静脉内营养支持、抗生素应用等提供了容量条件;③溶质清除和纠正酸碱及电解质紊乱,维持内环境的稳定;④改善组织水肿和呼吸功能,使血管外肺水肿明显减轻,动脉氧和肺顺应性明显改善;⑤改善血流动力学紊乱,降低血管活性药物的用量,逆转高动力和高代谢状态。

【CBP 的临床应用】

（一）适应证

适应证主要包括:①急性肾功能衰竭;②药物、毒物中毒;③脓毒症;④重症急性胰腺炎;⑤挤压综合征;⑥急性呼吸窘迫综合征;⑦严重水、电解质及酸碱失衡;⑧充血性心力衰竭;⑨高热;⑩肝性脑病。

（二）分类

1. 根据溶质的清除原理可分为连续性血液透析、连续性血液滤过、连续性血液透析滤过、连续性血液滤过灌流。血液透析和血液滤过在清除不同分子的毒性物质时,其清除效果是有差异的,而血液透析滤过是血液透析和血液滤过的联合,兼有两者的优点,因此,血液透析滤过越来越为人们所重视。血液灌流是一种吸附型的解毒装置,通过具有广谱解毒效应的吸附剂清除体内有害的代谢产物或外源性毒物,把它和血液滤过结合起来,能更好地清除体内的毒性物质,这一治疗形式在肝功能不全的病人中有重要地位。

2. 根据血管通路可分为动脉-静脉和静脉-静脉两大类。

3. 根据治疗剂量可分为缓慢和高流量两大类。缓慢的CBP适用于血压偏低、血流动力学不稳定的患者;而对于血流动力学好的病人,可以增加血流量,加大治疗剂量,以清除更多的溶质和液体。

(三)血管通路的建立

建立血管通路是CBP的前提条件。理想的血管通路应符合以下条件:①血流量达到100~300ml/min;②可反复使用,操作简便且对患者日常生活影响较小;③安全,不易发生出血、血栓、感染等,心血管稳定性好。

血管通路的建立有2种方式:①直接的血管穿刺,建立比较容易,但留置时间短,治疗过程中容易滑脱,血流量不易保证,护理较困难;②在中心静脉留置单针双腔管。中心静脉置管常用的部位是颈内静脉、锁骨下静脉、股静脉。利用单针双腔管建立血管通路最为常用。

(四)治疗参数的设置和调整

以连续性血液滤过(CVVH)为例。

1. 置换液输入途径:有前置换和后置换两种。置换液在滤器之前输入为前置换,在滤器之后输入为后置换。前置换的溶质清除效率低,置换液用量大,但血液经过滤器时呈稀释状态,血流阻力小,不易发生凝血。后置换的溶质清除效率高,置换液用量小,较前置换易发生凝血。

2. 血流量:指从体内引血进入滤器的速度,对血流动力学的影响大,应根据病人的具体情况进行调节。对血流动力学不稳定的病人,血流量在 100ml/min 以下;对血流动力学稳定的病人,可将血流量设置在 200ml/min 左右。血流量在一定程度上决定着置换量的大小。

3. 置换量:指置换液进入体内的速度,是连续性血液滤过的治疗剂量,决定患者体内毒性物质的清除效果。应根据血流量和治疗的需要来决定。

4. 超滤量:是指清除体内液体的速度。维持危重病人的液体平衡,是抢救成败的关键性因素之一。根据患者液体平衡情况、当日所需治疗的液体量和预计的尿量决定。

(五) 置换液的配制

置换液是输入体内以替代从患者血液中被滤过出来的液体。因此,首先应保证置换液无菌和不含致热原。其次,置换液的成分应与正常人血液 pH、渗透压、电解质浓度相近。

置换液的配方有多种,但最终置换液中的成分应都是相同的。为配制方便,根据我们的条件,在 Port 的配方基础上进行一些改动,使其配制和调整均较为便利(表 7-1)。

表 7 1　CVVH 置换液配方

成分	总量 4000ml	成分	浓度(mmol/L)
生理盐水	2800	钠	142.8
5% 葡萄糖液	500	糖	34.8
注射用水	450	氯	116
5% 碳酸氢钠	235	碳酸氢盐	35
10% 氯化钾	12	钾	4.03
25% 硫酸镁	3	镁	1.57
10% 葡萄糖酸钙每小时 10ml 另管静脉滴入		钙	2.28

在治疗过程中,应根据病人血电解质及酸碱监测结果,对置换液电解质和酸碱进行调整(表 7-2 ~ 表 7-4)。

表 7-2　钠浓度调整

生理盐水(ml)	注射用水(ml)	钠浓度(mmol/L)
3000	250	150.5
2900	350	146.7
2800	450	142.8
2700	550	139
2600	650	135.1
2500	750	131.3

表 7-3　碳酸氢盐浓度调整

5% 碳酸氢钠(ml)	碳酸氢盐浓度(mmol/L)	钠浓度(mmol/L)
200	29.8	137.6
220	32.7	140.5
235	35	142.8
250	37.2	145
265	39.4	147.4
280	41.7	149.5

表 7-4　钾浓度调整

10% 氯化钾(ml)	钾浓度(mmol/L)
8	2.68
10	3.36
12	4.03
14	4.7
16	5.37

注：置换液离子浓度计算公式

Na^+ 浓度(mmol/L) = [0.9% NaCl(L)×154 + 5% $NaHCO_3$(L)×595]/总体积(L)。

HCO_3^- 浓度(mmol/L) = 5% $NaHCO_3$(L)×595/总体积(L)。

K^+ 浓度(mmol/L) = 10% KCl(ml)×1.342/总体积(L)。

葡萄糖浓度(mmol/L) = 5% 葡萄糖(L)×277.8/总体积(L)。

（六）抗凝剂的应用

血液净化存在体外血管通路，抗凝是必须的。抗凝不充分，血管通路和滤器容易堵塞，导致治疗效果下降、滤器使用时间缩短；过度抗凝则容易引起出血。与传统血液净化不同，CBP治疗时间长、抗凝剂用量相对较大，加之病人全身情况复杂，多数病人存在出血倾向或已有出血发生。因此，CBP抗凝目标是既要保证治疗顺利进行，又不引起出血或加重出血并发症。

1. 普通肝素：是目前CBP最常用的抗凝剂，其作用能被鱼精蛋白中和。使用方法：①治疗前，将12 500U肝素加入3000ml生理盐水中，对管道和滤器进行预充处理；②治疗开始，从血路中注入首剂肝素1250～2500U，随后每小时注入肝素250～500U，根据监测结果对肝素的用量进行调节。

2. 低分子肝素：与普通肝素相比，低分子肝素更能预测剂量-效应关系，其半衰期较长，对血小板功能影响较小，鱼精蛋白对其不起作用，目前也常用于CBP的抗凝。首剂从血路注入3000U，以后每4小时注入1000～2000U，根据监测结果和治疗的需要进行调整。

3. 局部枸橼酸盐抗凝：在滤器前的血路中注入枸橼酸盐，通过与血中的离子钙结合，在体外血管通路发挥抗凝作用，然后在滤器后的血路中注入氯化钙，补充血中的离子钙，恢复体内凝血功能。主要用于有高度出血倾向的患者，合并严重肝功能障碍和代谢性碱中毒不宜选择枸橼酸盐抗凝。

（七）治疗过程中的监测

1. 血流动力学：在治疗开始阶段，应注意监测病人的血流动力学。如血压偏低，最初的血流量应适当下调，待血压稳定后再逐步增加血流量。进入持续治疗状态后，CBP对血流动力学的影响减小，血压、心率相对稳定。此时如出现血压、心率的变化，应考虑病情本身变化所致。

2. 电解质和酸碱状态：CBP治疗时间长，治疗剂量大，容易发生电解质、酸碱紊乱，需密切监测，并根据监测结果调整置换液配方。

3. 凝血功能:通常监测部分凝血活酶时间(APTT),使其保持在正常值的 1 ~ 1.5 倍;还可监测活化的凝血时间(ACT)。

4. 管路和滤器压力:通过血液净化仪的压力监测系统观察管路和滤器的各项压力指标,及早发现管路和滤器是否有凝血、堵塞倾向。

5. 滤器的滤过效率:将尿素氮作为观察指标,定时比较血液和滤过液中尿素氮的浓度,二者的比值反映滤器的滤过效率。滤过效率降低往往提示抗凝不充分。

(陈华文)

第八章 凝血功能的监护与治疗

第一节 凝血和止血功能的监测

生理情况下,凝血和抗凝系统保持动态平衡,平衡失调即导致异常的出血或血栓形成。病理状态下,由于原发疾病、手术麻醉和应激、大量输血输液及手术后严重并发症等因素,可影响血管功能、血小板数量与功能、凝血、抗凝机制及纤维蛋白溶解系统,使凝血-抗凝系统的平衡失控,造成出血或血栓形成。

出凝血监测包括临床监测和实验室监测:临床监测为实验室监测提供线索,而实验室监测为疾病诊断提供依据。

【临床监测】

临床监测包括详细了解出血史、出血倾向、诱因、过敏史、职业史、家族史以及全面的体格检查。

1. 引起出血的原因

(1) 局部原因:如手术止血不全、外伤、皮肤黏膜糜烂等。

(2) 出凝血机制异常:①不能单纯用局部因素来解释的出血;②自发性出血或轻微创伤引起的出血不止;③同时有多个部位出血;④有家族遗传史或自幼出血史;⑤伴有引起出血的基础疾病,如严重肝病、尿毒症。

2. 出凝血机制异常的分析步骤:根据不同的出血特点,可从以下几个环节进行分析:

(1) 血管因素。

(2) 血小板计数异常或功能缺陷:①原发或继发性血小板减少症;②原发性血小板增多症;③血小板功能缺陷。

(3) 凝血因子缺乏或异常。

(4) 纤维蛋白溶解亢进。

(5) 异常抗凝物质增多。

3. 出血病情动态监测包括:①出血部位和范围的监测;②凝血功能的实验室指标监测;③生命体征监测;④警惕并发症的发生。

【实验室监测】

出血性疾病的病因,一般需要实验室检查的结果作为确定诊断和鉴别诊断的依据。由于机体的止血凝血机制比较复杂,参与止血和凝血反应的因素较多,反映止血和凝血功能的监测项目也很多。比较各监测项目从不同的方面反映止血和凝血功能的变化。

(一)检查血管壁和血小板的试验

1. 出血时间(bleeding time,BT):指皮肤被刺破后出血至出血自然停止所需的时间,目前已少用。

2. 毛细血管脆性试验(capillary fragility test,CRT):又称束臂试验,用肢体加压的方法使静脉充血并使毛细血管受到一定的内在压力,根据新出现出血点的数量及其大小来估计毛细血管的脆性。当毛细血管有缺陷时出血点可增多,但不能鉴别是毛细血管还是血小板功能缺陷。

(二)检查血小板的试验

1. 血小板计数(blood platelet count,BPC):是指单位容积的血液中血小板的含量,若低于正常值表示血小板减少,常见于原发性或继发性血小板减少症。

2. 骨髓检查:骨髓涂片或骨髓病理切片检查了解巨核细胞的数量和形态,对鉴别血小板减少的原因有重要意义。如涂片或切片显示骨髓增生活跃,巨核细胞增生正常或增多伴成熟障碍,提示血小板减少原因是消耗破坏增多;反之,则提示血小板减少原因是骨髓生成障碍所致。

3. 血小板相关免疫球蛋白(platelet associated immunoglobin,PAIg):多采用酶联免疫吸附的方法测定。PAIg升高见于特发性血小板减少性紫癜、淋巴瘤等;经过治疗后,特发性血小板减少性紫癜患者的PAIg水平下降,复发后又升高。

4. 血小板聚集试验(platelet aggregation test,PAgT)和血小板黏附试验(platelet adhension test,PAdT):血小板的聚集功能

和黏附功能,PAgT 以血小板最大聚集率为观察指标,正常参考值为(62.7±16.1)%;PAdT 的正常参考值为(62.5±8.61)%。PAgT 和 PAdT 增高,见于血栓前状态和血栓性疾病;PAgT 和 PAdT 减低,见于血管性血友病、血小板无力症、尿毒症以及服用抗血小板药物等。

5. 血小板寿命(platelet life span):在血小板破坏增多的疾病,如特发性血小板减少性紫癜、脾功能亢进时血小板寿命明显缩短,正常血小板寿命为 7～14 天,血小板破坏增多的疾病可使血小板寿命缩短至 1～2 天甚至几小时。

(三)检查凝血因子的试验

1. 凝血时间(clotting time,CT):需采用试管法测凝血时间,用标准小试管[(0.6cm×8cm,内径均一)进行,正常值 4～12 分钟(试管法)]。反映内源性凝血系统的功能。CT 延长常见于凝血因子Ⅷ、Ⅸ、Ⅺ缺乏症;严重的凝血因子Ⅱ、Ⅴ、Ⅹ和纤维蛋白原缺乏;纤溶亢进;血液中有抗凝物质等。CT 缩短见于高凝状态。CT 只在凝血因子严重缺乏时才延长,且影响 CT 的因素较多,因此目前 CT 测定已经渐为 APTT 所取代。

2. 部分凝血活酶时间(APTT):正常值 32～43 秒,与正常对照比较延长 10 秒以上为异常。APTT 主要反映内源性凝血系统的功能。APTT 延长常见于血友病和各类凝血因子的严重缺乏,此外 APTT 还是监测肝素用量和诊断循环血中存在狼疮样抗凝物质的常用试验。

3. 凝血酶原时间(prothroriibin time,PT):正常值 11～13 秒。PT 是反映外源性凝血系统缺陷的筛选试验,PT 较正常对照延长 3 秒以上有诊断意义。凝血酶原时间比值(pro-thrombin ratio,PTR)是被检血浆的凝血酶原时间(秒)与正常血浆的凝血酶原时间(秒)的比值,参考值是(1.0±0.05)。国际标准化比值(international normalized ratio,INR)即 PTRisi,参考值为(2.0±0.1),国际灵敏指数(international sensitivity index,ISI)反映了实验室检测试剂中组织凝血活酶(组织因子)的灵敏度,ISI 越小,试剂中组织凝血活酶灵敏性越高。PT 延长提示凝血因子Ⅱ、Ⅴ、Ⅶ、Ⅹ缺乏,获得性凝血因子Ⅰ、Ⅴ、Ⅷ、Ⅹ缺乏常见于严重肝病、弥散性血管内凝血(disseminated intravascular coagulation, DIC)、阻塞性黄疸或口服抗凝药过量等。

4. 凝血酶时间(thrombin time, TT):正常值 15 ~ 18 秒, TT 延长 3 秒以上为异常。TT 延长见于纤维蛋白原减低、血液中纤维蛋白降解产物增多或存在肝素及类肝素样抗凝物质。

5. 血浆凝血因子活性测定:临床常检测的凝血因子有 FⅧ、FⅨ、FⅪ、FⅫ,以及 FⅡ、FⅤ、FⅤd、FⅩ 促凝活性(FⅧ:C、FⅨ:C、FⅪ:C、FⅡ:C、FⅤ:C、FⅦ:C、FⅩ:C)。以上各因子的促凝活性的正常范围大致为 70% ~ 130%;依减低活性的因子不同,提示不同的疾病,FⅧ:C 减低见于血友病 A、血管性血友病;FⅡ:C 减低见于血友病 B、口服抗凝药等;余各因子活性减低见于各类型的先天性因子缺乏症。严重肝脏疾病、双香豆素类药物过量等维生素 K 依赖凝血因子缺乏会出现 FⅡ:C、FⅦ:C、FⅨ:C、FⅩ:C 同时减低。

(四)检查纤维蛋白溶解的试验

1. 血浆纤维蛋白原定量(fibrinogen, Fg):正常值 2 ~ 4g/L,Fg 降低见于 DIC 消耗性低凝血期及纤溶期、重症肝病以及原发性纤溶亢进等。Fg 增高往往提示血液高凝状态。

2. 血浆硫酸鱼精蛋白副凝试验(plasma protamine paracoagulation test, 3P 试验):检测血浆中是否存在可溶性纤维蛋白单体与纤维蛋白降解产物复合物的试验。阳性见于 DIC 早期,但在恶性肿瘤、外科大手术、败血症、肾小球疾病、人工流产、分娩等会出现阳性,故阳性结果需结合临床具体分析。

3. 纤维蛋白降解产物(fibrinogen degradation products, FDP)和 D-二聚体检测(D-dimer, D-D):FDP 正常值为 0 ~ 5mg/L。FDP≥20mg/L 有诊断意义。FDP 增高见于原发性或继发性纤溶、溶栓治疗、尿毒症等。D-D 是继发性纤溶标志物,正常为阴性,阳性是诊断 DIC 的辅助条件。D-D 是鉴别原发性纤溶和继发性纤溶的指标,原发性纤溶 D-D 多为阴性,而继发性纤溶(如 DIC)D-D 为阳性或明显增高。

4. 血浆纤溶酶原活性(plasrninogen activity, PLG:A):正常值为 75% ~ 140 %。PLG:A 增高表示纤溶活性减低,提示高凝

状态;PLG:A 减低表示纤溶活性增高,见于原发性纤溶、继发性纤溶和先天性 PLG 缺乏症。

（五）抗凝物质检测

1. 抗凝血酶Ⅲ活性(antithrombin Ⅲ activity,AT-Ⅲ:A)：AT-Ⅲ:A 的正常值为 96.6%±19.40o%;AT-Ⅲ:A 降低多见于DIC、血栓形成、严重肝病等。

2. 蛋白C(protein C,PC)、蛋白S(protein S,PS)：PC 和 PS都是体内抗凝因子,PC 活性正常值为(102.5±20.1)%,PS 活性正常值为(100.9±29.1)%。PC 或 PS 减低均见于先天性或获得性缺乏症,获得性可见于 DIC、严重肝病、口服抗凝剂等。

3. 循环抗凝物质测定:包括血浆游离肝素时间(free heparin time)和狼疮样抗凝物质(lupus anticoagulate material)测定。血浆游离肝素时间是在 TT 延长的受检血浆中加入甲苯胺蓝后,TT 缩短 5 秒以上,提示受检血浆中有肝素或类肝素物质增多;如果 TT 不缩短,提示延长的 TT 不是由肝素类物质所致。本试验可明确血浆中是否存在肝素样抗凝物质。血浆中肝素样抗凝物质增多见于过量应用肝素、严重肝病、DIC、放化疗后等。狼疮样抗凝物质(lupus anticoagulate material)正常为阴性,阳性见于有狼疮样抗凝物质存在的患者,如 SLE、自发性流产等。

4. 血浆凝血因子抗体测定:将正常人血浆和患者血浆混合,37℃水浴 2 小时,然后测定混合血浆中有关凝血因子的活性。如患者血浆中存在因子Ⅷ抗体时,正常人血浆中 FⅧ:C 被中和,因子Ⅷ的活性因而降低。临床上抗因子Ⅷ抗体较多见,多见于血友病 A 反复多次输注血制品替代治疗时。当因子现抗体滴度增高时,血友病 A 的因子Ⅷ替代治疗效果变差。

【围术期的出凝血监测】

围术期出血多是手术所致,但是凝血功能障碍所致的出血往往容易被忽略。围术期出血应从两方面考虑:①术前已存在凝血功能障碍性疾病,应根据疾病类别认真作好术前准备;②术中或术后渗血不止,要考虑手术中止血不彻底,还应考虑手术激活凝血系统致 DIC 或原有凝血功能障碍性疾病,术前未作相关检验。

（一）出凝血功能的术前评估

对有凝血功能障碍的病人进行手术前风险评估，除应详细了解患者的症状、体征、病史、家族史、既往史外，还应从以下两个方面进行评估。

1. 血小板数量与质量的评估：如果血小板功能正常，则①血小板≥$100×10^9$/L以上，即使接受大手术也无异常出血。②血小板$50×10^9$~$100×10^9$/L，可耐受一般穿刺及小手术，但大手术后可能出现创面渗血不止。③血小板$20×10^9$~$50×10^9$/L，虽然自发性出血少见，但大、中手术术中和术后可能发生创面渗血，危险性大，手术要慎重。术前必须积极治疗以提高血小板数，可输注浓缩血小板。术前最好使血小板达到安全水平。④血小板<$20×10^9$/L，患者有严重的出血危险，包括颅内出血，属手术禁忌。⑤血小板增多症：这类患者应采取血小板去除术（plateletpheresis），经基脉、同位素^{32}P治疗等方法，使术前血小板计数降至$200×10^9$~$300×100^9$/L。需要注意，血小板增多症患者不仅有血栓形成的风险，还有出血的风险。

许多药物可引起血小板功能异常，最主要的是阿司匹林和非甾体抗炎药物。这类药物不可逆地抑制血小板环氧合酶，从而抑制血栓烷A_2生成。长期服用阿司匹林的病人停药7~10天，出血时间才能恢复，非甾体抗炎药物的作用持续时间较短。尿毒症时体内未被清除的代谢物质可干扰血小板功能，出血时间可长达15~20分钟。

2. 凝血因子评估：无论是先天性还是后天性凝血因子的缺乏均可引起术中异常出血。对于先天性凝血因子缺乏的患者，术前需要应用相应的凝血因子作为替代治疗。

（二）术中与术后出血分析

1. 麻醉因素：几乎所有麻醉药都可扩张毛细血管而增加渗血，长时间或大量应用乙醚、氟烷可抑制血小板聚集，引起纤溶亢进。

2. 手术因素：手术期间血浆纤溶活性升高、凝血因子消耗、凝血功能障碍，导致出血或渗血不止。做肝移植的患者应注意补充凝血因子。

3. 大量输血输液: 大量输血、输液导致稀释性血小板降低、凝血因子减少引出出血倾向,有肝、肾疾病更易发生;输入库存血时凝血因子与血小板减少可导致出血。

4. 体外循环: 体外循环对凝血功能的影响较为复杂,引起出血的原因也较多。主要与血小板减少、纤溶活性增强、凝血因子消耗、术后中和肝素不足以及鱼精蛋白过量等因素有关,尤其以鱼精蛋白过量引起的出血最为常见。体外循环手术后如病人发生异常出血,必须鉴别出血原因是凝血障碍还是手术止血不彻底。如病人为单纯胸腔引流增加,往往为手术止血不彻底所致。如手术结束时出血严重,或术后数小时内出血停止,以后全身性出血又再度增加,则提示血液循环中残留肝素,或是因滞留于周围血管内未被鱼精蛋白中和的肝素进入血液循环所致的肝素反跳,此时应追加鱼精蛋白。若体外循环手术后发生异常出血,又能排除术中止血不全和肝素中和不全等因素,需进行凝血功能相关检查及凝血因子的测定,注意手术对凝血抗凝系统的激活。

(房明浩)

第二节　凝血与止血功能异常的处理

凝血与止血功能异常常导致不同程度的出血,应根据不同的原因和发病机制,采用不同的措施和方法。

【血管因素】

此类出血除治疗病因和局部止血(包括压迫、包扎、冷敷、局部应用凝血酶等)外,可给予减低毛细血管脆性和通透性的药物,有些病例需给予收缩血管药物和免疫抑制剂。

1. 维生素 P: 常用的是芦丁(rutin),此类药物有增强毛细血管抗力的作用。

2. 卡巴克络(carbazochrome): 又称安络血,可增强毛细血管对损伤的抵抗力,降低毛细血管的通透性,促进受损毛细血管端回缩而止血。

3. 酚磺乙胺(etamsylate)：又称止血敏，可增加血小板聚集和黏附功能，缩短出血时间，加速血块收缩，减低毛细血管通透性。

4. 维生素 C：维生素 C 是保持毛细血管壁完整性必需的维生素。维生素 C 缺乏所致出血性疾病称为维生素 C 缺乏症，可出现骨膜下、胃肠道、颅内出血等。维生素 C 在其他出血性疾病的应用主要是可以减低毛细血管通透性及脆性。大剂量维生素 C(2～3g/d)静脉注射，对特发性血小板减少性紫癜和过敏性紫癜有效。

5. 收缩血管药：加压素(抗利尿激素)能使血管收缩，用于治疗遗传性出血性毛细血管扩张症所引起的出血在有较好的疗效。也用于治疗肺结核大咯血。成人剂量每次 10～20U。不良反应为心悸、胸闷、腹痛、血压升高，故患有高血压、冠心病、肺心病者忌用。

6. 免疫抑制剂：主要用于治疗过敏性紫癜所引起的出血。

【血小板因素】

(一)血小板增多

因血小板增多而引起的出血在临床较少见，仅见于原发性血小板增多症，血小板多超过 $800×10^9/L$，且伴血小板功能障碍。此病的治疗主要是应用抑制骨髓增生的药物(如羟基脲 2～4g/d，^{32}P)，也可采用血小板单采术减低血小板数量。血小板恢复正常范围后，可明显降低出血的发生率。

(二)血小板减少

根据血小板减少的原因和发病机制应采用不同的治疗方法。

1. 促血小板生成药：目前有以下 2 种：①血小板生成素(thrombopoietin，TPO)。②白介素-11(interleukin-11，IL-11)。这两类药物可用于免疫性血小板减少性紫癜；肿瘤化疗后应用此类药物可缩短血小板减少时间，减少出血的风险和血小板输注量。以上两类药物应用均需每 1～2 日复查血小板数量，当血小板数量恢复至>50×10^9/L时需及时停药,以免血小板持续增高形成血栓。

2. 免疫抑制剂:适用于免疫性血小板减少性紫癜,常用药为:①肾上腺皮质激素,其作用是减少抗血小板抗体的产生,阻断巨噬细胞的Fc受体,使血小板免受巨噬细胞破坏,从而使血小板升高。②环磷酰胺、硫唑嘌呤、长春新碱,此类药物阻断免疫反应,减少抗体形成。③环孢素对少数免疫性血小板减少性紫癜有效。

3. 大剂量免疫球蛋白静脉注射:主要用于治疗特发性血小板减少性紫癜、血小板<20×10^9/L者急的症处理。剂量为0.4g/(kg·d),静脉滴注,4~5天为一疗程,1个月后可重复。作用机制与单核-巨噬细胞Fc受体封闭、抗体中和以及免疫调节等有关。

4. 脾切除:主要指征是经内科积极治疗未能奏效的特发性血小板减少性紫癜,作用是减少血小板破坏和抗体形成。

5. 血小板输注

(1) 适应证:①血小板减少症,包括生成障碍(再生障碍性贫血、急性白血病等)、破坏过多(免疫性血小板减少症)、消耗过快(感染、弥散性血管内凝血);②遗传性或先天性血小板功能缺陷(如血小板无力症、巨血小板综合征等)或获得性血小板功能缺陷(如尿毒症等)。

(2) 指征:①血小板<20×10^9/L并伴明显出血,可能危及患者生命、伴头痛有颅内出血表现或可能者,尤其当血小板<10×10^9/L时;②严重血小板减少,有出血危险者,可预防性输注血小板,如药物引起的急性骨髓抑制;③血小板减少或血小板功能缺陷需要施行手术、活检或严重外伤者,输注血小板的目的是在短时间内提高血小板数量,预防手术中或术后出血。

(3) 不良反应:与输血或输其他血细胞一样,输血小板可传播传染病(如病毒性肝炎、艾滋病)、溶血、过敏、发热及其他并发症,如与输血相关的急性肺损伤、免疫缺陷等。

(三)血小板功能缺陷

1. 原发性血小板功能缺陷:目前无根治方法。禁用可影响血小板功能的药物,如阿司匹林、吲哚美辛等非甾体抗炎药及抗凝药。出血严重及需要手术时,应输注血小板。可用减低毛细血管脆性和通透性的"止血"药,如芦丁、卡巴克络、维生素 C 等作为辅助疗法。部分遗传性血小板功能缺陷,如血小板无力症,可随着年龄的增长而出血减轻。

2. 继发性血小板功能缺陷:主要治疗原发病,也可用减低毛细血管脆性和通透性的"止血"药,出血明显或围手术期可输注血小板。

【凝血因子缺乏或缺陷】

(一)遗传性凝血因子缺乏

1. 替代疗法:是遗传性凝血因子缺乏的主要治疗方法。正常人血浆中含所有凝血因子,因此最简单的替代疗法是输注新鲜血浆,使凝血因子提高到安全水平。但受限于血液储存、检测要求,新鲜血浆不易取得,并且往往对达到止血要求的新鲜血浆的需要量较大,短期内输注会增加循环负荷,导致心衰。故目前主要应用成分输血的方法,防治遗传性出血性疾病的出血。

(1)凝血因子制剂:①血浆冷沉淀物:内含 FⅧ、纤维蛋白原、FⅧ及少量 FⅡ、FⅤ、FⅨ。FⅧ含量约为原血浆的 2/3,纤维蛋白原为原血浆的 30%;冷沉淀物可保留 80%～140% 的 vWF 多聚体,而容积只有原血浆的 10%～20% ,冷沉淀主要用于治疗血友病 A 及血管性血友病。②纤维蛋白原:每瓶含 0.5g 或 1g,用时加注射用水 100ml 稀释,60min 内静脉滴注完毕。适用于先天性或获得性纤维蛋白原缺乏症、异常纤维蛋白原血症。每注射纤维蛋白原 2g 可使血浆纤维蛋白原提高约 0. 5g/L 。③FⅧ制剂:每支剂量 100ml 至 400ml,相当于 100ml 至 400ml 血中所含的 FⅧ。FⅧ制剂主要用于防治血友病 A 的出血。④凝血酶原复合物(prothrombin complex,PTC):每瓶 200U 或 300U,所含的 FⅡ,FⅦ,FⅨ,FⅩ 的量相当于 200ml 或 300ml 新鲜血浆中的量。主要用于治疗血友病 B,先天性 FⅦ,FⅩ,凝血酶原缺乏症,以及肝脏病、维生素 K 缺乏、双香豆素类口服抗凝剂过量所致获得性依赖维生素 K 凝血因子减少所致出血。⑤FⅦ:重组人凝血因子Ⅶ已进入临床,用于治疗先天性 F V 缺乏症;也用于治疗血友病 A 或 B 产生抗体的患者。

(2) 各类凝血因子的止血水平:大多数凝血因子只要达到正常水平的10%~20%,即可防止轻度自发性出血;对创伤或手术后所致重度出血,需要达到正常的20%~40%,纤维蛋白原需要达2g/L。以下情况,则凝血因子需要更高水平才能止血:①感染、发热、组织坏死;②手术,尤其是大手术及范围较广的手术;③严重创伤;④同时有其他因素引起的出血,如血管或血小板因素;⑤循环中出现凝血因子的抑制物。例如在轻型血友病 A 患者的血浆中,FⅧ的水平达正常的5%~25%时,一般不会发生明显的自发性出血,但若遇外伤或需要手术,则血浆中的FⅧ的水平需达到正常的25%~40%才能止血。血友病 A 进行大手术时,FⅧ的水平要达到60%,也有80%,才能避免出血的危险,并使创口早日愈合。

(3) 计算方法:理论值计算方法如下:除纤维蛋白原以 mg 计算外,其他凝血因子以 U(单位)计,1ml 正常血浆中含凝血因子1U。

需要输入的血浆量(ml)= 患者血浆容积×(要达到的水平-治疗前水平)。

血浆容积(L)= 0.07×体重(kg)×(1-血细胞比容)。

此外,尚应把输入后体内回收率和半衰期考虑在内,算出输注的间隔时间。

输注的凝血因子量,还应根据有无感染、发热、创伤、手术的大小等因素予以调整。一般来说,应定时检测该因子在血浆中的活性水平,随时调整剂量,直至出血停止。

(4) 并发症和不良反应:①血容量过高引起的心衰等并发症。②过敏反应偶可发生,常发生在输注后1~2小时,表现为头痛、寒战、荨麻疹、胸闷,极少数情况下可引起肺水肿,严重者可以导致死亡。发生过敏反应时应立即停止输注,注射抗组胺药、地塞米松,可使过敏反应缓解。少数情况下,需要注射肾上腺素。③传播病毒性肝炎、艾滋病等。④凝血因子抗体,见于重型血友病 A 和 B 反复输注 FⅧ或 FⅨ制品。⑤溶血反应。

⑥血栓栓塞。

2. 1-脱氨基-8-右旋-精氨酸加压素(1-desamino-8-D-argininwasopressin,DDAVP)是人工合成的加压素衍化物,缩血管的作用很弱或没有,有抗利尿活性。其主要作用是使内皮细胞内储存的 vWF 释放出来,故可提高血浆中的 vWF 和 FⅧ水平。DDAVP 主要用于治疗轻型血管性血友病及血友病 A,可以使出血得到控制,有的可进行拔牙、扁桃体摘除等小手术。有遗传性血小板功能缺陷的患者施行外科手术时应用本品,可促进止血。对肝硬化、尿毒症伴有血小板功能障碍的患者,DDAVP 可缩短出血时间,防止尿毒症患者手术所引起出血,有一定效果。对重型血友病 A 和重型血管性血友病,以及血循环中有抗体—抗凝物质的患者,DDAVP 无效。DDAVP 禁用于且 B 型血管性血友病,因可引起血小板减少。

DDAVP 的剂量,成人一般是 0.3μg/kg,缓慢静脉注射 15 ~ 30 分钟,3 小时后,效果达高峰,可持续至少 6 小时。内皮细胞中 vWF 形成和贮存需要时间,因此第二个剂量应在 24 小时后再用。DDAVP 同时还促进纤溶活性,因此在用本品的同时,应该用抗纤溶剂,如氨甲环酸等。DD AVP 有抗利尿作用,可引起水储留,导致低钠血症,故在使用时应注意水电解质的平衡。

3. 基因疗法:是遗传性凝血因子缺乏的理想根治方法。其原理是将有关凝血因子的 cDNA 全部或具有功能的部分构建掺入能转录的病毒载体,然后转染患者靶细胞,使其不断产生有关的凝血因子。

(二)获得性凝血因子缺乏症

1. 病因治疗:如肝脏疾病、阻塞性黄疸,长期服用肠道抗生素、磺胺或水杨酸类药物,肠道功能障碍等引起的出血,积极治疗原发病。

2. 重组活化凝血因子Ⅶ(rFⅦa):近年来,国外许多国家都已推荐 rFⅦa 用于各种原因引起的危急出血的抢救,如心胸外科手术围手术期的凝血功能障碍性出血、产科出血、创伤出血等难治性出血。其作用机制为血管壁损伤后组织因子(TF)暴露于血液循环中,与 FⅦa 形成复合物(TF-FⅦa),并且激活凝血因子X(FX)形成活化凝血因子X(FXa),导致凝血酶原转化为凝血酶。rFⅦa在创伤、手术或其他情况下出现的获得性凝血功能障碍中可发挥止血作用,能通过增加活化血小板表面的凝血酶生成来促进止血,有利于形成稳定的纤维蛋白凝块,抵抗早期的纤维蛋白凝块过早溶解。

3. 维生素 K:用于依赖维生素 K 凝血因子缺乏症。维生素 K_4,口服每次 4mg,3 次/天,疗效不如天然的维生素 K_1。口服双香豆类抗凝剂过量所致出血,用维生素 K_1 10mg 缓慢静脉注射。3~6 小时后,凝血酶原时间可恢复到止血水平。维生素 K 的毒性较小,但新生儿用量过大可致溶血反应,尤其是红细胞葡萄糖-6-磷酸脱氢酶缺乏症患者,可引起高胆红素血症,导致胆红素脑病,静脉注射过快可引起面部潮红、出汗、胸闷等。

4. 清除抗FⅧ:C 抗体:包括给予免疫抑制剂、大剂量静注免疫球蛋白、血浆置换和免疫吸附、利妥昔单抗治疗等,用于获得性因子Ⅷ缺乏症(获得性血友病 A)。抗 FⅧ:C 抗体是一种可以抑制和中和 FⅧ凝血活性的自身免疫性抗体,主要见于反复输注 FⅧ浓缩剂的血友病 A 患者,非血友病患者体内检出抗 FⅧ:C 抗体,称为获得性血友病 A。

5. 其他治疗:如输注新鲜血浆,用于 FV 缺乏;使用纤维蛋白原制剂,用于纤维蛋白原缺乏,见于严重肝脏细胞受损的疾病及纤溶亢进、DIC。

6. DIC 的治疗:最根本的是治疗是去除引起 DIC 的病因,可用肝素或低分子肝素,输新鲜冰冻血浆和纤维蛋白原,输注血小板悬液等。

【病理性抗凝物质增多引起的出血】

根据抗凝物质的性质和作用,可采用以下治疗方法。

1. 泼尼松和其他免疫抑制:用于治疗血循环中出现 FⅧ,FⅨ,FⅧ等抗体。可发生在患有这些因子缺乏者的替代疗法过程中,也见于系统性红斑狼疮和老年患者。

2. 硫酸鱼精蛋白:适用于血循环中有类肝素抗凝物质所引起的出血。

【纤溶亢进引起的出血】

纤溶亢进引起的出血主要是用抗纤溶剂治疗。抗纤溶剂是一类具有抑制纤溶活力的药物,其作用机制是抑制纤溶酶原,如氨基己酸(epsilon amiriocaproic acid,EACA)、氨甲苯酸(aminomethyl benzoic acid,PAMBA)等。抗纤溶制剂最严重的副作用是并发血栓形成,故弥散性血管内凝血时,若抗纤溶剂应用不当,组织缺血、缺氧加重,要权衡利弊后慎用抗纤溶剂。

(房明浩)

第三节 成分输血

将供者的全血用物理或者化学的方法分离,制成各种较浓或者较纯的制品供临床使用,并根据不同患者需要,分别输注,称为成分输血。成分输血具有疗效好,副作用少,节约血液资源和便于储存、运输的优点,现已完全替代了全血输注在临床应用。

【理论依据】

血液由不同生理功能的成分组成,因此,具有不同生理功能的血液成分本身就构成了开展成分输血的先决条件。绝大多数患者并不需要全血的输注,而仅仅需要血液中的某些成分,而全血输注不但造成浪费,还对患者有害。

免疫血液学的研究表明,红细胞、白细胞、血小板以及血浆蛋白,具有多个血型系统(如红细胞有23个血型系统)和多达百种的抗原,包括人类白细胞抗原系统(human leucocyte antigen,HLA)。上述复杂多样的抗原系统,使输血反应,即抗原抗体相结合的同种免疫复合物反应,变得容易发生,只有成分输血,才能尽可能地避免上述缺陷。

同时,各种成分输血器具和仪器设备的改进,以及血液成分分离技术的提高,为成分输血的开展奠定了物质基础。

常见成分输血的种类和特点见表8-1。

表 8-1　常用血制品的种类和特点

品名	特点	保存期限
浓缩红细胞（CRC）	每袋含 200ml 全血中全部 RBC	(4±2)℃ 21 天
洗涤红细胞（WRC）	400ml 或 200ml 全血去除血浆和白细胞，以无菌生理盐水洗涤 3~4 次，加 150ml 生理盐水悬浮	(4±2)℃ 24 小时
机器单采浓缩血小板(PC-2)	以细胞分离机单采技术，从单个供血者循环血液中采集，150~250ml/袋，每袋内含血小板≥$2.5×10^{11}$	(22±2)℃ 5 天
新鲜血浆（FLP）	含有新鲜血浆中全部凝血因子、血浆蛋白和纤维蛋白原	(4±2)℃ 24 小时
新鲜冰冻血浆（FFP）	自采血后 6~8 小时内速冻成块，含有的凝血因子、血浆蛋白、纤维蛋白原与 FLP 相同	−20℃ 以下，1 年
冷沉淀（Cryo）	每袋由 200ml 血浆制成，含有Ⅷ因子 80~100U，纤维蛋白原约 250mg，血浆 20ml	−20℃ 以下，1 年

【红细胞输注】

红细胞输注的目的是补充红细胞，纠正贫血，现代输血 80% 属于此类。常用浓缩红细胞（concentrated red blood cells, CRC）。

（1）适应证：①血容量正常的各种贫血；②各种原因引起的失血和手术用血；③有脏器功能不全或者年老体弱患者的输血。

（2）输注方法：一般按照 1U CRC（200ml 全血制备）提高 5g/L 来计算，输注前注意血型检查和交叉配血，年老体弱及心衰患者，注意控制输血速度。

（房明浩）

第四节　弥散性血管内凝血

弥散性血管内凝血(disseminated intravascular coagulation, DIC)是在某些严重疾病基础上,由特定诱因引发的复杂的病理过程。致病因素导致弥散性血管内微血栓形成;继之消耗性降低多种凝血因子和血小板;纤溶系统亦可激活,或继发纤溶亢进。临床上以出血、栓塞、微循环障碍和微血管病性溶血等为突出表现。本病分急性及慢性两类。大多数 DIC 起病急骤,发展迅猛,预后凶险,如果不及时识别处理,常危及患者生命。

【病因和诱因】

(一) 病因

易于发生 DIC 的基础疾病甚多,以感染性疾病最为常见,其次为恶性肿瘤、严重创伤和病理产科,约占 DIC 发病总数的80% 以上。

(二) 诱因

可诱导或促进 DIC 的发生、发展的诱因主要包括:①单核-巨噬细胞系统受抑,见于重症肝炎、脾切除、连续大量使用糖皮质激素;②纤溶系统活性降低,主要见于抗纤溶药物使用不当或过量;③妊娠、病理产科等高凝状态;④可致 DIC"启动阈"下降的因素,如缺氧、酸中毒、血流淤滞、脱水、休克等。

【诊断标准和临床分期分型】

(一) 诊断标准

1. 一般诊断标准

(1) 存在易于引起 DIC 基础疾病,如感染、恶性肿瘤、病理产科、大型手术及创伤等。

(2) 有下列两项以上临床表现:①多发性出血倾向;②不易以原发病解释的微循环衰竭或休克;③多发性微血管栓塞症状、体征,如皮肤、皮下、黏膜栓塞坏死及早期出现的肾、肺、脑等脏器功能不全;④抗凝治疗有效。

(3) 实验室检查符合下列标准(同时有下列三项以上异

常):①血小板低于100×10⁹/L或进行性下降;②纤维蛋白原<
1.5g/L或呈进行性下降,或>4.0g/L;③3P试验阳性或纤维蛋
白降解产物(fibrin degradation product,FDP)>20mg/L或D-二
聚体水平增高(阳性);④凝血酶原时间(prothrombin time,PT)
缩短或延长3秒以上或呈动态变化或活化的部分凝血活酶时
间(activated partial thromboplastin time,APTT)延长10秒以上;
⑤疑难或其他特殊患者,可考虑行抗凝血酶、因子Ⅷ:C及凝
血、纤溶、血小板活化分子LAG标志物测定。

2. 肝病合并DIC的实验室诊断标准

(1)血小板<50×10⁹/L或有两项以上血小板活化产物升
高[β-血小板球蛋白(B-throm-boglobin,B-TG)、血小板因子4
(platelet factor 4,PF4)、血栓烷B₂(thromboxane B₂,TXB₂),P-
选择素。

(2)纤维蛋白原<1.0g/L。

(3)血浆因子Ⅷ:C活性<50%。

(4)凝血酶原时间延长J秒以上或呈动态性变化。

(5)3P试验阳性或血浆FDP>60mg/L或D-二聚体水平
升高。

3. 白血病并发DIC实验室诊断标准

(1)血小板<50×10⁹/L或呈进行性下降或血小板活化、代
谢产物水平增高。

(2)血浆纤维蛋白原含量<1.8g/L。

(3)凝血酶原时间延长5秒以上或呈动态性变化。

(4)3P试验阳性或血浆FDP>60mg/L或D-二聚体水平
升高。

4. 基层医院DIC实验室诊断参考标准(同时有下列三项
以上异常)

(1)血小板<100×10⁹/L或呈进行性下降。

(2)血浆纤维蛋白原含量<1.5g/L,或进行性下降。

(3)3P试验阳性或血浆FDP>20mg/L。

(4)凝血酶原时间缩短或延长3秒以上呈动态性变化。

(5)外周血破碎红细胞比例>10%。

（6）血沉低于 10mm/h。

（二）分型

按临床经过分为急性型、慢性型。

（三）临床分期

临床上 DIC 可分为：临床前期（前 DIC）、早期（高凝期）、中期（低凝期）、晚期（纤溶亢进期）。DIC 临床前期亦称前 DIC（PreDIC），是指在 DIC 基础疾病存在的前提下，体内与凝血、纤溶过程有关各系统或血液流变学方面等发生了一系列病理变化，但尚未出现典型 DIC 临床症状及体征，或尚未达到 DIC 确诊标准的一种亚临床状态。前 DIC 诊断参考标准：

（1）存在易致 DIC 的疾病基础。

（2）有下列 1 项以上临床表现：①皮肤、黏膜栓塞，灶性缺血性坏死及溃疡形成等；②原发病的微循环障碍，如皮肤苍白、湿冷及发绀等；③不明原因的肺、肾、脑等轻度或可逆性脏器功能障碍；④抗凝治疗有效。

（3）有下列 3 项以上实验异常：①正常操作条件下，采集血标本易凝固，或 PT 缩短 1 秒以上，APTT 缩短 1 秒以上；②血浆血小板活化分子标志物含量增加，如 B-TG、PF4、TXB_2、P-选择素；③凝血激活分子标志物含量增加：凝血酶原片段 1+2（prothrombin fragment 1+2，F_{1+2}）、凝血酶-抗凝血酶复合物（thrombin-antithrombin m complex，TAT）、纤维蛋白肽 A（fibrinopeptide A，FPA）、可溶性纤维蛋白单体复合物（soluble fibrin monomer complex，SFMC）等；④抗凝活性降低：抗凝血酶活性降低，蛋白 C 活性降低；⑤血管内皮细胞分子标志物升高：内皮素-1（endothelin-1，ET-1）、血栓调节蛋白（thrombomoduline，TM）。

【治疗】

DIC 的治疗原则是序贯性、及时性、个体性和动态性。主要治疗包括：①治疗或去除诱发 DIC 的基础疾病；②阻断血管内凝血过程；③恢复正常血小板和血浆凝血因子水平；④抗纤溶治疗；⑤溶栓治疗；⑥对症和支持治疗。

（一）治疗原发病和消除诱因

治疗原发病：原发病的治疗是终止 DIC 病理过程的最关键措施。临床实践表明，凡是病因能迅速去除或控制的 DIC 患者，其治疗较易获得疗效。相反，DIC 基础疾病未予去除或难于去除者，DIC 治疗则甚为棘手或易出现反复。某些诱因的存在，是促发 DIC 的重要因素。因此，积极消除诱因，如防治休克、纠正酸中毒、改善缺氧、保护和恢复单核-巨噬细胞系统功能，可以预防或阻止 DIC 的发生、发展，为人体正常凝血-抗凝、凝血-纤溶平衡的恢复创造条件。

（二）抗凝治疗

抗凝治疗是阻断 DIC 病理过程最重要的措施之一。其目的在于抑制广泛性毛细血管内微血栓形成的病理过程，防止血小板和各种凝血因子进一步消耗，为恢复其正常血浆水平、重建正常凝血与抗凝平衡创造条件。

1. 肝素是最主要的抗凝治疗药物：目前，临床上使用的肝素分为沿用已久的标准肝素亦称"普通肝素"和近年由酶解法等获得的低分子量肝素（low molecular weight heparin，LMWH）。LMWH 为一组由标准肝素裂解或分离出的低分子碎片，分子量在 3000 ~ 6000Da。由于其具有某些药理学优势，近年已广泛应用于临床，并有取代标准肝素之势。

（1）与标准肝素相比，LMWH 有以下药理学特点：①抗因子 Xa 作用更强，其抗因子 Xa 与抗凝血酶活性的比例为 4：1，而标准肝素为 1：1。一般认为抗因子 Xa 活性，与其抗血栓形成的能力密切相关；而抗凝血酶活性则与用药后的出血并发症有关。② LMWH 去除了部分与血小板结合的部位，因此用药后诱发血小板减少及功能障碍者相对少见。③用量较小，对抗凝血酶（ antithrombin，AT）的依赖性较低，且不诱发 AT 水平下降，这一特点在 DIC 治疗中具有重要意义。④皮下注射吸收率高达 90%（标准肝素<50%），抗因子 Xa 作用可持续 24 小时（标准肝素 0. 68 小时），每日皮下注射一次即可满足抗凝治疗需要。⑤促内皮细胞释放组织型纤溶酶原激活剂（ tissue type plasmiriogen activator，t-PA）作用强，促纤溶活性高于标准肝素，

对早、中期 DIC 治疗有利。⑥与鱼精蛋白结合速度较快,且结合后仍保持其抗因子 Ⅰa 之活性。

（2）适应证及禁忌证:基本同标准肝素,但尺度可适当放宽。

（3）用法:①预防:每日 50～100 IUT/kg,一次或分两次皮下注射,疗程 5～10 天或更长。由于用药方便,在 DIC 预防中更为常用。②治疗:每次 50～100IU/kg,每日 2～3 次,疗程 5～8 天。

（4）血液学监护:常规剂量下,一般无须严格血流学监护,如用量过大或疑有用药相关性出血,可以抗 Xa 活性试验进行监测,使其维持在 0.4～0.7IU/ml 为最佳治疗剂量。

2. 活化蛋白 C(activated protein C,APC)治疗

（1）作用机制:①抗凝作用:抑制病理凝血反应,防止血栓形成;②抗炎作用:抑制单核细胞分泌 TNF、IL-6,下调 TF 的生成及释放;③增强纤溶活性;④其他:粒细胞与内皮黏附分子、信号转导及基因转录。

（2）使用方法及结果:APC-drotrecogin-a 1～18μg/(kg·h) 或 24～30μg/(kg·h),持续静脉滴注 4 天。

（3）适应证:①DIC 早、中期;②严重脓毒血症:脑膜炎球菌脑膜炎可常规使用。

（4）禁忌证:①活动性脏器出血;②血小板低于 30×10^9/L。

3. 水蛭素:目前使用者主要为基因重组水蛭素(r-Hirudin),本制剂为强力凝血酶抑制剂。其作用不依赖 AT;抗原性弱,少有过敏反应;不与血小板结合,极少导致血小板减少;生物学稳定性好,不受体内其他因素影响;以原形从肾脏排出、毒性低等是其优点。水蛭素主要用于急性 DIC,特别是其早期,或用于血栓形成为主型 DIC 患者。用法:0.005mg/(kg·h),持续静脉滴注,疗程 4～8 天。

（三）补充血小板及凝血因子

DIC 患者血小板和凝血因子的补充,应在充分抗凝治疗基础上进行。

1. 新鲜全血:可提供血小板和去除组织因子、钙离子以外

的全部凝血因子。为迅速纠正 DIC 的消耗性低凝状态,在心功能允许的条件下,可一次输血 800 ~ 1500ml,或按 20 ~ 30ml/kg 的剂量输入,以使血小板升至约 $50×10^9$/L,各种凝血因子水平升至正常含量的 50% 以上。为避免因输入血小板和凝血因子再次诱发或加重 DIC,可在输血同时按每毫升血(其他血液制品亦然)加入 5 ~ 10U 标准肝素,并计入全天肝素治疗总量,称为"肝素化血液制品输注"。

2. 新鲜血浆:新鲜血浆所含血小板和凝血因子与新鲜全血相似,并可减少输入液体总量、避免红细胞破坏产生膜磷脂等促凝因子进入患者体内,是 DIC 患者较理想的凝血因子和血小板的补充制剂。血浆输入还有助于纠正休克和微循环。

3. 纤维蛋白原:适用于急性 DIC 有明显低纤维蛋白原血症或出血极为严重者。首剂 2 ~ 4g,静脉滴注,以后根据血浆纤维蛋白原含量而补充,以使血浆纤维蛋白原含量达到 1.0g/L 以上为度。由于纤维蛋白原半衰期长达 96 ~ 144 小时,在纤维蛋白原血浆浓度恢复到 1.0g/L 以上或无明显纤溶亢进的患者,24 小时后一般不需要重复使用。

4. 血小板悬液:血小板计数低于 $20×10^9$/L,疑有颅内出血或临床有广泛而严重的脏器出血的 DIC 患者,需紧急输入血小板悬液。血小板输注要求足量,首次用量至少在 4 个单位以上(每 200ml 新鲜全血所分离出的血小板为 1 个单位)。欲使血小板达到有效止血水平,24 小时用量最好在 10 个单位以上。从理论上讲,患者血小板升至 $50×10^9$/L 以上时,方可避免严重的出血。输入血小板的有效作用时间一般约 48 小时,如 DIC 病情未得良好控制者,需 1 ~ 3 天重复输注一次血小板。

5. 其他凝血因子制剂:DIC 的中、晚期,可出现多种凝血因子的缺乏,在病情需要和条件许可的情况下,可酌用下列凝血因子制剂。

(1)凝血酶原复合物:剂量为 20 ~ 40U/kg,每日 1 ~ 2 次。

(2)因子Ⅷ:C 浓缩剂:剂量为每次 20 ~ 40U/kg,20 分钟内静脉输注完毕,1 次/日。

(3)维生素 K:在急性 DIC 时的应用价值有限,但是在亚急性和慢性型 DIC 患者,作为一种辅助性凝血因子补充剂仍有一定价值。

（四）纤溶抑制物

1. 主要适应证

（1）DIC 的病因及诱发因素已经去除或基本控制,已行有效抗凝治疗和补充血小板、凝血因子,出血仍难控制。

（2）纤溶亢进为主型 DIC。

（3）DIC 后期,纤溶亢进已成为 DIC 主要病理过程和再发性出血或出血加重的主要原因。

（4）DIC 时,纤溶试验指标证实有明显继发性纤溶亢进。

2. 主要制剂

（1）氨基己酸(6-aminocaproic acid,EACA)：DIC 治疗一般用注射剂,每次 4～6g,以 500ml 葡萄糖或生理盐水 100ml 稀释,维持剂量 1g/h。

（2）氨甲苯酸(p-aminomethyl benzoic acid,PAMBA)：每次 200～600mg 加于葡萄糖液 100ml 中,静脉滴注,每日 1～2 次。

（五）溶栓治疗

溶栓治疗用于 DIC 的治疗尚在试验探索阶段。有人认为 DIC 是出血性疾病中唯一的溶栓治疗适应证。

1. 适应证：①血栓形成为主型 DIC,经前述治疗未能有效纠正者;②DIC 后期,凝血和纤溶过程已基本终止,而脏器功能恢复缓慢或欠佳者;③有明显血栓栓塞临床和辅助检查证据者。

2. 主要制剂：①尿激酶(urokinase,UK)：因本药不具纤维蛋白选择性,注入体内可致全身性纤溶激活和纤维蛋白原降解。首剂 4000IU/kg,静脉注射,随之以 4000IU/h,持续滴注,可持续用药 3～5 天。②t-PA：为高效特异性纤溶酶原激活剂,可选择性激活纤维蛋白血栓中的纤溶酶原。剂量和用法：首剂 10mg,静脉注射,余 90mg 于随后 2 小时内匀速静脉滴注,第 2～3 天可酌情重复。

（房明浩）

第九章 内分泌重症

第一节 糖尿病酮症酸中毒

糖尿病酮症酸中毒(diabetic ketoacidosis,DKA)是糖尿病最常见的急性并发症之一,是体内胰岛素严重缺乏引起的高血糖、高血酮、酸中毒的一组临床综合征。最常发生于1型糖尿病患者,2型糖尿病患者在某些情况下亦可发生。临床特点为发病急、病情重、变化快。

【病因与诱因】

1型糖尿病患者发生DKA的原因多是由于中断胰岛素治疗或胰岛素用量不足。2型糖尿病患者大多因存在应激因素,其常见诱因包括:

(1)感染:呼吸道感染最为常见,如肺炎、肺结核等。泌尿系统感染如急性肾盂肾炎、膀胱炎等,此外还有阑尾炎、腹膜炎、盆腔炎等。

(2)各种应激状态:急性心肌梗死、心力衰竭、脑血管意外、外伤、手术、麻醉及严重的精神刺激。

(3)胰岛素停用或减量。

(4)饮食失调,进食含糖或脂肪过多的食物,或进食碳水化合物过少(<100g/d)。

(5)妊娠:尤其在妊娠后半阶段,由于对胰岛素的需求显著增加,可能诱发酮症,甚至酮症酸中毒。

(6)其他:某些药物如糖皮质激素的应用,某些疾病如库欣病、肢端肥大症、胰升糖素瘤等。

【发病机制】

近年来,国内外学者普遍认为DKA的发生原因是由于多激素的异常,破坏了激素分泌的动态平衡主要为胰岛素绝对或相对分泌不足;胰高血糖素分泌过多;其他反调节激素如肾上腺素、生长激素和皮质醇水平升高,脂肪代谢紊乱。当胰岛素分泌绝对或相对不足时,拮抗胰岛素的激素绝对或相对增多而促进了体内的代谢分解,抑制合成,引起葡萄糖代谢紊乱,脂肪和蛋白质的分解加速,合成受抑,脂肪动员增加,酮体生成增多,最终导致 DKA。

【诊断】

(一)临床表现

极度烦渴、尿多,明显脱水、极度乏力、恶心、呕吐、食欲低下,头痛。精神萎靡或烦躁、神志渐恍惚,最后嗜睡、昏迷;严重酸中毒时出现深大呼吸,频率不快,也无呼吸困难感,呼气有烂苹果味。脱水程度不一,双眼球凹陷,皮肤弹性差,脉快,血压低或偏低,少数患者表现为全腹不固定疼痛,有时较剧烈,有时易误诊为急腹症,但无腹肌紧张和仅有轻压痛,此外,尚有诱因本身的症候群,如感染、心脑血管病变的症状和体征。

(二)实验室检查

1. 血糖、尿糖过高:血糖多为 16.7 ~ 33.3mmol/L,有时可达 55mmol/L 以上。

2. 酮体:血酮体>4mmol/L。尿酮体阳性。

3. 血常规:有感染时血细胞总数及中性粒细胞升高。血液浓缩时,血红蛋白及红细胞升高。

4. 血气分析:血浆 CO_2 结合力降低,血浆 pH<7.35。标准碳酸氢盐、缓冲碱低于正常。

早期诊断是决定治疗成败的关键,临床上对以原因不明的恶心呕吐、酸中毒、失水、休克、昏迷的患者,尤其是呼吸有烂苹果味、血压低而尿量多者,无论有无糖尿病史,均应想到此症。剩余负值增大。

【鉴别诊断】

1. 低血糖昏迷:无口渴、多饮、多尿,查血糖明显低于正常,尿糖阴性是其特点不难鉴别。

2. 高渗性非酮症糖尿病昏迷。

3. 乳酸性酸中毒:多见于 50 岁以上 2 型 DM 患者,在使用双胍类降糖药过程中或在 DKA 时伴发。如酸中毒严重而酮症相对较轻,血酮增高不明显,应想到本症,需测定血浆乳酸,当>2. 9mmol/L,属可疑;>5. 0mmol/L 有诊断意义。

4. 急性脑血管病:单纯急性脑血管病,除有偏瘫的定位体征外,血糖、尿糖正常或仅轻微升高,酮体多正常。但如原有糖尿病伴发脑血管病时,是否并发酮症酸中毒,亦应测检血糖、尿糖、及尿酮体是否异常升高。

【治疗】

尽快补液以恢复血容量,纠正失水状态,降低血糖,纠正电解质及酸碱平衡失调,同时积极寻找和消除诱因,防治并发症,降低病死率。

1. 补液:迅速输液,恢复有效循环血容量是抢救 DKA 的关键,不但有利于脱水的纠正,且有助于血糖的下降和酮体的消除。

(1)补液总量:一般按病人体重(kg)的 10% 估算,成人 DKA 一般失水 4 ~6L。

(2)补液种类:开始以生理盐水为主,若开始输液时血糖不是严重升高或治疗后血糖下降至 13. 9mmol/L 后,应输入 5% 葡萄糖或糖盐水,以利消除酮症。

(3)补液速度:按先快后慢为原则。原则上前 4 小时输入总失水量的 1/3 ~ 1/2,在前 12 小时内输入量 4000ml 左右,达输液总量的 2/3。其余部分于 24 ~28 小时内补足,整个输液中均应密切注意有无左心功能不全表现。

2. 胰岛素治疗:目的是尽快恢复机体的正常代谢,抑制脂肪过多的分解,酮体生成,糖原分解,促进周身组织对葡萄糖的利用。现多采用小剂量正规胰岛素(regular insulin, RI)疗法[0. 1U/(kg·h)],有简便、有效、安全、较少引起脑水肿、低血糖、低钾等优点。用药过程中要严密监测血糖,若血糖不降或下降不明显,尤其是合并感染或原有胰岛素抵抗的患者。

3. 纠正电解质及酸碱平衡失调:一般经输液和胰岛素治疗后,酮体水平下降,酸中毒可自行纠正,一般不必补碱,补碱指征为血 pH<7. 1,HCO_3^-<5mmol/L。应采用等渗碳酸氢钠溶

液,补碱不宜过多过快。

补钾很重要,应根据血钾和尿量:①如治疗前血钾低于正常,则开始治疗时即应补钾,头 2~4 小时内,每小时补氯化钾 1~1.5g;②如治疗前血钾正常,每小时尿量>40ml,可在输液及应用 RI 的同时开始补钾;若每小时尿量<30ml,宜暂缓补钾;③如治疗前血钾高于正常,应暂缓补钾。经输液,RI 应用 4 小时后,根据血钾,尿量再适当补钾。待病情恢复,病人清醒,再继续口服钾数天,直至血钾稳定在正常范围。

4. 对症治疗:针对感染、心衰、心律失常以及重要器官功能的保护等的治疗。

(冯 俊)

第二节 糖尿病非酮症高渗性昏迷

糖尿病非酮症高渗性昏迷(hyperosmolar nonketotic diabetic coma)简称高渗性昏迷,是一种常发生在老年 2 型糖尿病患者的急性并发症,在 1 型糖尿病病友身上比较少见,临床主要表现有口渴、多尿、脱水、进行性意识障碍以至昏迷,血糖显著升高,但血酮体仅轻度升高或正常,易并发多器官功能衰竭,死亡率也远比酮症酸中毒昏迷为高。

【诱因】

主要诱因包括:①糖尿病而毫无察觉,没有采取正规的治疗,甚至因其他疾病而误用高糖输液致使血糖显著升高;②应激:有感染、心绞痛或心肌梗塞、脑血管意外、外科手术等急性情况;③严重肾脏病变,血液或腹膜透析,应用利尿剂或糖皮质激素过程中,或疾病早期因口渴而饮用大量含糖饮料。

【诊断】

(一) 临床表现

1. 有或无糖尿病史,可找到有上述一种或几种诱因存在。

2. 起病时尿多远远超过饮水量,食欲减退、恶心、呕吐和软弱无力。

3. 重度脱水或处于休克状态,而尿量不但不少甚或多尿。

4. 神经精神症状:进行性意识障碍、嗜睡、局部抽搐或癫痫样大发作、幻视、失语、严重者昏迷。

(二)实验室检查

1. 高血糖:血糖常近 55.5mmol/L,明显高于大多数 DKA 病人。

2. 高血钠:常高达 145mmol/L 以上,有时高达 180mmol/L

3. 高血浆渗透压:正常值 280 ~ 310mOsm/L,>320mOsm/L 有诊断意义,显著增高可高达 330 ~ 460mOsm/L。

4. 尿酮体(-),或(± ~ +)。

【治疗】

紧急治疗目的是:扩容,稳定血压,改善循环和增加尿量。

1. 补液:充足补液往往可使血糖降低,胰岛素治疗可能不是必需的。非酮高血糖高渗性昏迷(NKHHC)病人对胰岛素十分敏感,大剂量可使血糖明显降低,血浆渗透压急剧下降可导致脑水肿。由于严重失水、高渗状态为本症的特点,故迅速补液、扩容、纠正高渗为处理的关键。

(1)补液性质:目前多数主张开始输等渗液,优点是大量等渗液不会引起溶血,有利于恢复血容量和防止因血渗透压下降过快导致脑水肿。具体按以下情况掌握:①对血压较低、血钠<150mmol/L 者,首先用等渗液以恢复血容量和血压,若血容量恢复血压上升而渗透压仍不下降时再改用低渗液;②血压正常,血钠>150mmol/L 时,可一开始就用低渗溶液;③若有休克或收缩压持续低于 80mmHg 时,除开始补等渗液外,应间断输血浆或全血。

(2)补液剂量:一般按病人的失水量相当其体重的 10% ~ 12% 估计。精确估计病人的失液量比较困难,实际上也不必要。

(3)补液速度:按先快后慢的原则,一般头 2 小时输 1000 ~ 2000ml,头 4 小时输液量占总失水量的 1/3,以后渐减慢,一般第一日可补给估计失水总量的 1/2 左右,尤其是老年病人以及有冠心病者可根据中心静脉压补液,不宜过快过多。经输液后血糖降至小于或等于 13.9mmol/L 时,液体可改为 5% 葡萄糖液,若此时血钠仍低于正常时,可用 5% 葡萄糖生理盐水。

2. 胰岛素治疗:胰岛素治疗并非必需,大剂量可使血糖明显降低,首次剂量 3~5U 左右,每 2 小时测血糖 1 次,及时调整RI 剂量,若血糖已降至 16.7mmol/L,改用 5% 葡萄糖液 500ml加 RI6~8U 维持,以免发生低血糖。

3. 纠正电解质紊乱及对症处理:补钾补磷,纠酸及诱因的处理和重要器官功能衰竭的防治均与 DKA 相同。

(冯 俊)

第三节 甲状腺功能亢进危象

甲状腺功能亢进危象(thyrotoxic crisis)简称甲亢危象。是指甲状腺功能亢进未能得到及时有效治疗,甲状腺毒症病情的极度增重并危及患者生命的严重合并症。

【诱因】

多数病例常可找到诱因。常见诱因有:①应激刺激:如急性感染、精神刺激、外伤、外科手术、急性心肌梗死;②^{131}I 放射治疗甲亢;③手术挤压甲状腺也是常见诱发因素之一;④突然停用抗甲亢药物;⑤洋地黄中毒。

【发病机制】

发病机制和病理生理未完全阐明,可能与下列因素有关:

1. 大量甲状腺激素释放至循环血中。

2. 血中游离甲状腺激素增加。

3. 机体对甲状腺激素反应的改变。

4. 肾上腺皮质功能减退。

5. 肾上腺素的活力增加甲状腺素在肝中清除降低。

【诊断】

(一) 临床表现

1. 高热:高热是甲亢危象的特征表现,多数患者有高热、超高热及皮肤潮红、多汗。

2. 心血管症状:心动过速是所有甲亢病人必有的表现,常超过 160 次/分以上,心律失常以期前收缩及心房颤动最为多见,严重者可发生心衰、休克。

3. 神经精神症状:烦躁不安、焦虑、恐惧感、精神变态、嗜睡,严重者昏迷。

4. 胃肠道症状:食欲极差、恶心、呕吐、腹痛、腹泻、加上多汗甚至脱水。有些老年人以消化系统症状为突出表现。

(二)实验室检查

1. 血清 T_3、T_4 增高,FT_3 和 FT_4 增高更明显些。

2. 如血白细胞总数及中性粒细胞明显升高,提示存在感染。

3. 有些病人可有脱水和电解质紊乱,心电图可见快速性心律失常。

【治疗】

1. 全身支持疗法:静脉输液,纠正水电解质和酸碱平衡紊乱。

2. 积极治疗诱发因素:有感染时,应用足量有效抗生素。

3. 积极物理降温:冰袋、酒精擦浴、冷生埋盐水保留灌肠。

4. 镇静:病人兴奋烦躁时给予适量镇静剂。

5. 抑制甲状腺激素生物合成:丙基硫氧嘧啶为最佳,不仅可以抑制甲状腺激素的合成,还可抑制外周组织中 5′ 脱碘酶从而阻断 T_4 向生物活性更强的 T_3 转换,首剂 600mg 口服,以后 200mg 每 8 小时一次。待危象消除改用常规用量。

6. 阻止甲状腺激素的释放:服用上述抗甲亢药后 1～2 小时,用复方碘溶液首剂 30～60 滴,以后 5～10 滴,3 次/日。或用碘化钠 0.5～1.0g 加入 5% 葡萄糖盐水 500～1000ml 中静脉滴注 12～24 小时,病情好转,危象消除即停用。

7. 降低周围组织对甲状腺素反应:可用 β 肾上腺素受体阻滞剂如普萘洛尔 20～30mg 每 8 小时一次,对心脏储备不全、心脏传导阻滞、心房扑动、支气管哮喘等患者应慎用或禁用。危象消除后改成常规维持量。

8. 肾上腺皮质激素的应用:甲亢危象时肾上腺皮质功能相对不足,糖皮质激素有抗高热、减轻甲状腺素的毒性作用、抗休克等作用,一般采用氢化可的松 100～300mg 或地塞米松 15～30mg。

(冯　俊)

第四节　急性肾上腺危象

急性肾上腺危象(acute adrenal crisis)是指由各种原因引起的急性肾上腺皮质功能衰竭状态。起病急骤,临床主要表现有高热、胃肠紊乱、循环虚脱、神志淡漠、萎靡或躁动不安,谵妄甚至昏迷等,如不及时抢救,常可导致死亡。

【病因】

(一)急性肾上腺皮质受损破坏。

1. 严重感染:常见的为严重败血症,主要是脑膜炎双球菌败血症引起肾上腺出血,与弥散性血管内凝血(DIC)有关,其他细菌所致败血症、流行性出血热等也可并发肾上腺出血。

2. 各种出血性疾病。

3. 其他:受伤静脉血栓形成,如肾部受伤后引起双侧肾上腺血栓形成导致肾上腺皮质功能衰竭。

(二)肾上腺切除术后

双侧肾上腺全切,次全切或单侧肿瘤切除而对侧肾上腺萎缩或可因术前、术中处理不周,或术后如不补充激素或在应激状况下不相应增加激素剂量,也可引起急性肾上腺皮质功能减退。

(三)原有慢性肾上腺皮质功能减退(Addison's disease)

因感染、创伤和手术、呕吐、腹泻、分娩等应激情况下,或长期应用皮质激素而突然中断或减量过快均可诱发肾上腺皮质功能急性减弱。

【诊断】

(一)病史

急性肾上腺皮质危象一定具有上述病因中的任何一种才

有可能导致肾上腺皮质功能衰竭,故仔细询问病史、掌握原发病在诊断上至关重要。

（二）危象的主要临床表现

1. 发热:多见,可有高热达 40℃ 以上,有时体温可低于正常。

2. 消化系统:恶心、呕吐、厌食等常为早期症状,也可有腹痛、腹泻等症状。

3. 神经系统:精神萎靡、淡漠、嗜睡,也可表现为烦躁不安、谵妄甚至昏迷。

4. 循环系统:心率加快,可达 160 次/分,四肢厥冷、循环衰竭、血压下降,陷入休克。

（三）实验室检查

1. 24 小时尿 17-羟固醇、17-羟固醇明显降低,血中 ACTH 明显升高。

2. 血皮质醇总量降低,<10μg/dl 应高度怀疑本症。

3. 血生化检查:低血糖、低血钠、高血钾、氮质血征等。

4. 白细胞总数增高,血浓缩和感染所致。中性多核细胞增多。

主要依靠上述可能的原发病史,临床特点及实验室特殊检查的结果确诊。

【治疗】

1. 补充皮质激素:开始 2～4 小时内迅速将氢化可的松(hydrocortisone)100mg 加入 250ml10% 葡萄糖液中,静脉滴入。以后可每 4～8 小时滴入氢化可的松 100mg,第一个 24 小时内总量约 400mg,第 2～3 天减至 300mg,如病情好转,继续减至 200mg～100mg/d,当病人呕吐停止、血压恢复、神志清晰后,可改成口服,如醋酸氢化可的松 20～40mg,3～4 次/日,待病情稳定逐渐减量至每天 37.5mg 早上 8 时前服 25mg,下午 4 时服 12.5mg 作为生理替代治疗,长期使用。

2. 纠正脱水和电解质紊乱:补液量尚需根据个体的脱水程度、年龄和心脏情况而定,5% 葡萄糖盐水,第 1～2 天每天 2000～3000ml,并注意电解质平衡。

3. 抗休克:补液后不能升高血压者应注意纠正酸中毒,当血 HCO_3^- <10mmol/L 时,可补充适量碳酸氢钠。必要时使用血管活性药物。

4. 合并感染时应选用有效、适量的抗生素。

5. 对症治疗。

(冯 俊)

第五节 嗜铬细胞瘤

嗜铬细胞瘤(pheochromocytoma)起源于肾上腺髓质,交感神经节或其他部位的嗜铬组织。这种瘤体持续地或间断地释放大量儿茶酚胺,引起持续性或阵发性高血压和多个器官功能及代谢紊乱。如能及早治疗,大多可以治愈,但严重者病情凶险,变化多端,当突然血压急剧升高时,发生高血压危象(也称嗜铬细胞瘤危象)。也可突然发生心搏骤停,导致猝死。男性居多,以 20～50 岁最为多见。

【病理】

约 80%～90% 位于肾上腺髓质内,多为一侧,少数为双侧。位于肾上腺外者,多位于腹腔内,多见于腹膜后、腹主动脉旁,其他位于肾门处、肾上腺上极或下极、肝门处、肝及下腔静脉之间、近胰头处、髂窝或近髂血管处、卵巢内、膀胱内、肛门后,亦可见于胸腔内(后纵隔、脊柱旁、心脏内)颈部及颅内。少数嗜铬细胞瘤为多发性,多见于儿童及家族性患者。

【诊断】

(一)临床表现

主要是由于瘤细胞释放大量儿茶酚胺作用于肾上腺素受体所致,以心血管系统症状为主要表现,高血压为最主要症状,有阵发性与持续性两型,后者亦可有阵发性加剧,故在高血压急症中常需鉴别。

1. 阵发性高血压型

(1)高血压的阵发性为本型的特征性表现,平时血压可正常,发作时,血压骤然升至 200～300/130～180mmHg。

(2) 发作重时呈高血压危象表现,如剧烈头痛、面色苍白、大汗淋漓、心前区或上腹部紧缩感、心前区疼痛、心动过速、心律失常、焦虑恐惧恶心呕吐、视力模糊、复视。亦可发生急性左心衰或脑血管意外,但当释放儿茶酚胺类物质终止后,血压可自行恢复,上述症状亦随之缓解。

(3) 发作原因主要因瘤体细胞间断地释放较多的儿茶酚胺类物质如去甲肾上腺素等,并同时进入血循环所致。发作时间最短数秒,一般数分钟,长者可 1～2 小时,偶可持续 24 小时以上,发作频率不一,可一日数次,或可数月一次。随病情进展,发作渐频,时间渐长,一部分为持续性,阵发性加剧。

(4) 发作诱因,如情绪激动、体位改变、吸烟、创伤、小便或大便时、灌肠、按压瘤体部位、腹膜后充气造影、麻醉诱导期、外科手术时对瘤体牵拉、移位等均可诱发发作。甚至在术中发生反射性心搏骤停。

2. 持续性高血压型:持续性高血压可由阵发性高血压型演变而成,亦可一开始即为持续型,此型易被误诊为原发性高血压。但对持续性高血压患者常伴畏冷、低热、心悸、心动过速、心律失常、头痛、烦躁、焦虑、逐渐消瘦,站立时易发生低血压,或血压波动大,应考虑本病此型的可能,尤其儿童和青年在排除甲亢后更应考虑本病。

有些青少年病情呈恶性高血压表现,舒张压>130mmHg,伴眼底损害,视神经萎缩可致失明。亦可发生氮质血症、心力衰竭或高血压脑病。这时应在作相应辅助检查排除了嗜铬细胞瘤后才可考虑恶性高血压的诊断。

3. 高血压与低血压交替出现型:嗜铬细胞瘤的另一型特征为高血压与低血压交替出现,有的病人在 1 分钟至数分钟内间隔交替出现血压迅速上升和降低。或发生低血压和晕厥,其原因可能是末梢血管在过量儿茶酚胺的作用下强烈收缩,这一方面使血压升高,另一方面毛细血管通透性增加,血浆蛋白渗漏,血容量减少,结果血压下降。然后又反射性地引起儿茶酚胺分泌增多,血压又迅速上升,随后血容量又减少,血压再次下降,如此反复发生,则血压上升及下降交替出现,此型少见。

（二）实验室检查

1. 尿儿茶酚胺测定:24 小时尿儿茶酚胺总排出量明显增高>100～200mg,有诊断意义。

2. 尿儿茶酚胺代谢产物(VMA)定量测定:VMA >正常2倍有诊断意义,特别发作时升高明显,不发作时接近正常,更具诊断意义。

3. 酚妥拉明(phentolamine, regitin)试验:血压升高时静脉注射酚妥拉明5mg,每30秒测量血压一次,如2～4分钟内,血压下降>30mmHg 时为阳性。

4. ECT 检查(放射性核素扫描):肿瘤部位对放射性核素吸收最多,故显影最强,不但肾上腺病灶部位可以显出,肾上腺外病灶部位亦可显出,理论上是诊断本病较好的方法。

5. ^{131}I 间位碘苄胍(MIBG)显像:诊断小肿瘤和肾上腺外肿瘤,多发性嗜酪细胞瘤及嗜铬细胞癌转移癌,其准确性更好,定位明确,是肾上腺外嗜铬细胞瘤的最好诊断方法。

6. CT 与 MRI 检查:有较大意义,阳性率高,但小肿瘤及肾上腺外肿瘤可靠性较差。

【鉴别诊断】

根据以上的临床表现及辅助检查特点,诊断本病比较容易,因其他高血压没有上述这些特征。注意与肾上腺髓质增生鉴别,后者 B 超、CT、MRI 可见肾上腺增生,而不是肿瘤,多为双侧,发作性高血压没有嗜铬细胞瘤凶险。手术行肾上腺髓质大部切除可以缓解,降压药物治疗较有效,故也有人认为它是嗜铬细胞瘤的前期表现。

【治疗】

大多数嗜铬细胞瘤为良性,手术切除可根治。未进行手术前需用药物治疗控制血压。

（一）药物治疗

1. 紧急治疗:适用于血压很高,患者出现心慌、心悸、大汗、头痛、眩晕、恶心、呕吐等症状时。选用酚妥拉明,系 α_1、α_2 受体阻滞剂,有血管舒张作用,静脉给药作用快,适合本病急用。用量与用法:应急时可静脉注射 5mg,无效 15 分钟后重复 5mg。血压下降后可在 5% 葡萄糖溶液 250ml 中加入 10~20mg 缓慢滴注以维持血压在理想水平,待血压稳定后逐缓慢减量,改口服药维持血压。

2. 维持治疗

(1)哌唑嗪(prazosin):为选择性突触后 α_1 受体阻滞剂,能松弛血管平滑肌产生降压效用。它不能影响 α_2 受体,不引起反射性心动过速,也不增加肾素分泌,口服半小时起效,1~2 小时血压达高峰,作用维持 6~10 小时,即能扩张小动脉和小静脉,更适用于嗜铬细胞瘤患者。用量与用法:开始口服 0.5~1mg;如无不适,第二天可增加至 1~2mg,2~3 次/天;以后可逐增量至 2~10mg,2 次/天维持使用。不良反应:初次服用后,可有恶心、眩晕、头痛、嗜睡、体位性低血压,称首剂现象,如初次只服 0.5mg,睡前服用可避免。

(2)美托洛尔(metoprolol,betaloc):为选择性 β_1 受体阻滞剂,无内在拟交感活性,可减慢心率,减弱心肌收缩力,减少心排血量,立位或卧位均可降低血压,与哌唑嗪联合使用更适于嗜铬细胞瘤降压。用量与用法:口服个体差异大,故剂量需个体化。一般与哌唑嗪合用时,开始用量 50mg,2 次/天,或 100mg,1 次/天。必需时增至 100mg,每日两次,口服一小时后起效,作用持续 3~6 小时以上。注意事项:①常有胃部不适、眩晕、头痛、倦怠、失眠;②伴哮喘病人不宜使用大剂量,最好上述剂量的 1/4~1/3 量;③伴糖尿病,者慎用;④二、三度房室传导阻滞,严重窦性心动过缓及心力衰竭病人不用。

如发生嗜铬细胞瘤危象,按高血压危象处理。

(二)手术治疗摘除瘤体。

注意防止术中可能发生的意外。

(冯 俊)

第十章 水、电解质与酸碱平衡

第一节 水、电解质代谢失衡

一、高渗性脱水

高渗性脱水(hypertonic dehydration)又称原发性脱水,水和钠同时丧失,但缺水多于缺钠,细胞外液呈高渗状态,血清 Na^+ 浓度>145mmol,血浆渗透压>310mOsm/L 为主要特征。

【病因】

(一)水摄入量不足

1. 不能或不会饮水:多见于口腔、咽及食管疾患、频繁呕吐的患者,昏迷或极度衰弱的病人。

2. 渴感障碍:下丘脑病变可损害口渴中枢,部分脑血管意外病人也会丧失渴感。

3. 水源断绝:见于沙漠迷路、海上失事等。

(二)水分丢失过多

包括单纯失水和失水多于失钠,即丧失低渗性液体两种情况。

1. 单纯失水:高热、甲状腺功能亢进和过度通气使隐性蒸发量增加;中枢性尿崩症时抗利尿激素(ADH)产生和释放不足,肾性尿崩症时肾远曲小管和集合管对 ADH 的反应缺乏,使肾排出大量水分。

2. 失水多于失钠:多见于下列情况:①经胃肠道丧失含钠低的消化液,主要见于部分婴幼儿水样便腹泻,粪便钠浓度<60mmol/L 以下;②大汗淋漓时丢失低渗性液体,常在高温环境中发生;③反复静脉注射高渗物质(如甘露醇、高渗葡萄糖),可因肾小管液渗透压增高而引起渗透性利尿,导致失水多于失钠。

【诊断】

(一)临床表现

缺水程度不同,症状亦不相同,一般按体液丢失量将脱水程度分为三度。

1. 轻度脱水:除有口渴外,多无其他症状。缺水量为体重的2%~4%。

2. 中度脱水:有极度口渴,伴乏力、尿少、尿比重高。唇干舌燥、皮肤弹性差、眼窝凹陷,常有烦躁。缺水量为体重的4%~6%。

3. 重度脱水:除上述症状外,出现躁狂、幻觉、谵语甚至昏迷等脑功能障碍的症状。缺水量为体重的6%以上,严重时出现急性肾功能衰竭。

(二)实验室检查

1. 血常规:红细胞计数、血红蛋白、血细胞压积(Hct)轻度升高。

2. 尿常规:尿比重升高。

3. 血清 Na^+ 升高>145mmol/L,血浆渗透压>310mOsm/L。

根据病史、口渴和少尿等临床表现及血钠、血浆渗透压升高、尿比重升高,可诊断高渗性脱水。

【治疗】

(一)积极治疗原发病

去除病因,使病人不再失液。

(二)补液

1. 原则:一般补充低渗液体。轻度失水者,口服补液;若病人不能口服或中、重度脱水者,则需静脉补液。

2. 方法:①补充已丧失液体量应根据临床表现估计缺水程度。轻度脱水的缺水量按体重的30%计算;中度脱水按体重的50%计算;重度脱水按血钠浓度计算,即补水量(ml)=[血钠测得值(mmol)-血钠正常值(mmol)]×体重(kg)×4。②初期补充5%葡萄糖溶液,待血 Na^+、尿比重降低后,可补充5%葡萄糖生理盐水。若血浆渗透压升高明显或血 Na^+>150mmol/L,早期可使用0.45%氯化钠溶液,需防止发生溶血。③补液速度原则上先快后慢,第一日补给1/2或2/3,其余第二日补完。同时应加上每日生理需要量2000ml及额外丢失液体。④如同时有缺钾纠正,应在尿量到达40ml/h后补钾。

二、低渗性脱水

低渗性脱水(hypotonic dehydrtation)又称继发性脱水,以失钠多于失水,血 Na^+ <135mmol/L,血浆渗透压<280mOsm/L 为主要特征。

【病因】

1. 细胞外液丢失后,只补充了水或盐补充不足,以致体内缺钠多于缺水。

2. 胃肠道消化液持续性丧失,如腹泻、呕吐、消化道瘘、肠梗阻等,钠随消化液大量丧失。

3. 大创面渗液,如烧伤、手术后广泛渗液。

4. 肾脏排出水和钠过多,如长期使用利尿剂,抑制肾小管再吸收钠。

5. 急性肾功能衰竭多尿期、失盐性肾炎、肾小管性酸中毒、Addison病时肾脏排钠增多,只补充了水分。

【诊断】

(一)临床表现

常见症状为头晕、视觉模糊、软弱无力、脉搏细速,严重者肌肉痉挛性疼痛、肌腱反射减弱、神志不清甚至昏迷等。根据缺钠程度,临床将低渗性缺水分为三度。

1. 轻度缺钠:疲乏、头晕、手足麻木,口渴不明显。血清钠<135mmol/L,尿钠减少。

2. 中度缺钠:除上述症状外,常有恶心、呕吐、脉搏细速、血压不稳定、视力模糊、尿量少,血清钠<130mmol/L。

3. 重度缺钠:神志不清、肌腱反射减弱或消失,出现木僵甚至昏迷,常发生休克。血清钠<120mmol/L。

(二)实验室检查

1. 红细胞计数、血红蛋白量、血细胞比容、血尿素氮均有增高。

2. 尿液检查：尿比重<1.010。

3. 血 Na^+<135mmol/L，血浆渗透压降低。

根据体液丧失病史及上述临床表现和实验室检查，一般可明确诊断。

【治疗】

（一）积极治疗原发病

去除病因，使病人不再失液。

（二）补液

1. 根据临床缺钠程度估计需要补给的液体量。

2. 对休克患者，应先补足血容量，以改善微循环和组织器官的灌流。

3. 针对缺钠多于缺水的特点，采用含盐溶液或高渗盐水静脉滴注。可先给 5% 氯化钠溶液 200～300ml，尽快纠正血钠过低，恢复细胞外液量和渗透压，使水从水肿的细胞内外移。以后再根据病情继续给高渗盐水或等渗盐水。

4. 缺钠伴有酸中毒时，宜在补充血容量和钠盐的基础上，予以纠正。

5. 缺钠往往伴有缺钾，应在尿量达到 40ml/h 后及时补充钾盐。

三、等渗性脱水

等渗性脱水（isotonic dehydration）又称混合性脱水，水和钠成比例地丧失，血清钠在正常范围，血浆渗透压维持在 280～310mOsm/L 为特征。

【病因】

1. 消化液的急性丧失，如大量呕吐、肠瘘等。

2. 体液在体内转移，分布于感染区或软组织内，如腹腔感染、肠梗阻、烧伤等。

【诊断】

（一）临床表现

1. 病人一般不口渴，可有尿少、厌食、恶心、乏力、舌干、眼球下陷、皮肤干燥、松弛等表现。

2. 体液丧失达体重的 5%，即丧失细胞外液的 25% 时，病人出现脉搏细速、肢端湿冷、血压降低等血容量不足的表现。

3. 体液丧失达体重的 6%~7%，即丧失细胞外液的 30%~35% 时，休克严重，常伴有代谢性酸中毒。

4. 若病人丧失的体液主要为胃液，因有 Cl^- 大量丧失，可伴有代谢性碱中毒。

（二）实验室检查

1. 红细胞计数、血红蛋白量和血细胞比容明显增高。

2. 尿液检查：尿比重增高。

3. 血清 Na^+ 和 Cl^- 一般无明显降低，血浆渗透压在正常范围。

4. 血气分析：可有代谢性酸中毒或代谢性碱中毒。

根据病史、兼有缺水和缺钠的临床表现以及血钠、血浆渗透压正常可确诊。

【治疗】

（一）积极治疗原发病

尽可能去除引起等渗性失水的原因，以减少水和钠的丧失。

（二）补液

1. 原则上应补充平衡盐或等渗盐水。

2. 重度缺水或休克状态下宜补充平衡盐液。因为此时肾血流量减少，影响排氯功能，若大量输给等渗盐水，有导致血 Cl^- 过高，引起高氯性酸中毒的危险；而平衡盐溶液的电解质含量和血浆内含量相仿，用来治疗缺水更加符合生理，可避免输入过多 Cl^-，并对酸中毒的纠正有一定帮助。

3. 在纠正缺水后，钾的排泄有所增加，K^+ 浓度也会因细胞外液量增加而被稀释降低，故应注意低钾血症的发生。一般应在尿量达到 40ml/h 后补充氯化钾。

四、急性水中毒

急性水中毒（acute water intoxication）指在病理和（或）人为

治疗因素的作用下,患者在短期内摄入水总量超过排水总量,使血浆渗透压降低,循环血容量增多及细胞内水过多。

【病因】

1. ADH 过多

(1) 某些恶性肿瘤及肺部疾患(如肺癌、结核、结节病等)合成和分泌异源性 ADH 或类 ADH 活性的物质。

(2) 剧痛、大手术、创伤、休克、失血、颅脑外伤、中枢神经系统疾病(如脑膜炎、脑炎、肿瘤、卒中等)、强烈精神刺激、急性卟啉症及某些药物(如吗啡、氯苯丁酯、三环类抗忧郁药、长春花碱、环磷酰胺等)均可刺激下丘脑分泌 ADH。

(3) ADH 用量过多:尿崩症患者在治疗过程中,ADH 用量过多且未控制水的摄入。

2. 肾脏排水功能不足

急性肾功能衰竭少尿期、慢性肾功能不全终末期及严重心力衰竭时,因肾脏排水功能减退,而未控制水的摄入均可引起急性水中毒。

3. 内分泌异常

主要有甲状腺功能减退和肾上腺皮质功能减退,前者可能与心搏出量减少和肾小球滤过率降低有关,后者由于肾上腺皮质激素减少,使肾小球滤过率下降和髓质血流减少,且对 ADH 的分泌起刺激作用,此时摄水过多,易引起急性水中毒。

4. 低渗性脱水治疗不当,大量补充不含钠盐的溶液。

【诊断】

(一) 临床表现

起病急。由于脑水肿和颅内压增高,故脑部症状出现最早且突出,可产生头痛、呕吐、失语、精神失常、定向障碍、嗜睡、躁动、抽搐、惊厥、谵妄,昏迷等一系列神经精神症状;严重时可因脑疝形成而致呼吸、心搏停止。

另外,因细胞外液量增加,可出现多尿、水肿、气急、心悸、血压升高,严重时可发生急性左心衰竭、肺水肿。

(二) 实验室检查

1. 血常规:红细胞计数、血红蛋白、血细胞比容、红细胞平均血红蛋白浓度(MCHC)降低,红细胞平均体积(MCV)增加。

2. 尿液检查:尿比重低,尿钠增多。

3. 血浆渗透压、血 Na^+ 明显降低。血 K^+、血 Cl^- 亦降低。

根据病史、临床表现、血浆渗透压和血 Na^+ 明显降低、MCV增大、血细胞比容降低,一般可明确诊断。

【治疗】

1. 积极治疗原发病。

2. 严格控制入水量,停止水的摄入。

3. 使用速效利尿剂,增加水的排出。宜选用袢利尿剂如呋塞米(furosemide),有肾功能不全者,可加大剂量。

4. 纠正细胞内、外液的低渗状态。常用 5% 氯化钠溶液,一般剂量为 5 ~ 10ml/kg 体重,先给予 100ml 于 1 小时内缓慢静脉滴注,以后根据病情再决定继续用量。

5. 处理并发症:合并脑水肿,可选用 20% 甘露醇 250ml 静脉快速滴注。肺水肿时可选用毛花苷 C(lanatoside C,西地兰)0. 2 ~ 0.4mg 静脉推注;呋塞米 20 ~ 40mg 静脉推注。惊厥者,可给予 10% 葡萄糖酸钙 10 ~ 20ml,静脉推注。低钾者酌情补钾。

6. 透析治疗:适应于病情严重患者。

五、高 钾 血 症

高钾血症(hyperkalemia)指血清钾离子浓度超过 5.5mmol/L。

【病因】

(一) 摄入或输入钾过多

见于静脉或消化道补钾过量、输大量库存较久的血液、使用含钾药物等。

(二) 肾脏排泄钾减少

1. 急性肾功能不全,出现少尿或无尿,为临床最常见、最重要的原因。

2. 慢性肾功能不全由于肾功能的调节有限,在摄入或输入钾盐过多的情况下,或机体应激状态下,也可发生急性高钾血症。

3. 潴钾利尿剂和转换酶抑制剂。

4. 远端肾小管上皮细胞分泌钾的功能障碍,主要见于狼疮性肾炎、移植肾、镰状细胞贫血性肾病、梗阻性肾病、假性低醛固酮症等。

5. 醛固酮水平下降或肾素-血管紧张素-醛固酮系统功能减退,导致肾脏保钠排钾作用减弱,发生高钾血血症。

(三)细胞内钾释出或外移

见于急性溶血反应、大面积烧伤、创伤、中毒性感染、组织缺氧、休克、急性酸中毒、高钾性周期性麻痹等。

【诊断】

(一)临床表现

高钾血症易引发多种损害,其中主要是心脏和神经肌肉的损害。

1. 神经肌肉症状:血钾轻度增高,仅有四肢乏力、手足感觉异常、肌肉酸痛。当血清钾>7.0mmol/L 时,可出现下肢软瘫,表现为行走困难、站立不稳。随着血钾的升高,肌无力进一步加重,并累及躯干和上肢肌肉。少数情况下呼吸肌也可累及,甚至发生呼吸衰竭。

2. 心血管症状:心肌收缩力减弱、心脏扩大、心音减低,可发生各种心律失常,主要表现为窦性心动过缓、传导阻滞和异位心律失常,如有恶性心律失常,可出现面色苍白、肢体湿冷。

3. 其他系统症状:神经系统表现为表情淡漠、反应迟钝、嗜睡、昏迷;消化系统表现为恶心、呕吐、腹痛,严重者可出现肠麻痹。

(二)实验室检查

1. 血清钾>5.5mmol/L。

2. 心电图:一般早期出现 T 波高尖,QT 时间缩短。当血清钾>8.0mmol/L 时,P 波消失,QRS 波增宽,QT 间期延长,严重时甚至出现房室传导阻滞、心室颤动。

根据病史、临床表现、血钾>5.5mmol/L 及心电图改变,一般可确诊。

【治疗】

（一）治疗原则

1. 立即停止钾盐摄入。

2. 积极防治心律失常。

3. 迅速降低血钾浓度。

4. 及时处理原发病，改善肾功能。

（二）具体措施

1. 对抗心律失常：常用钙剂拮抗钾的作用，应立即给予10%葡萄糖酸钙10～20 ml静脉注射，一般数分钟起效，必要时可重复使用。

2. 降低血钾浓度

（1）促进钾进入细胞内：①5%碳酸氢钠溶液100～200ml静脉推注；②25%～50%葡萄糖溶液100ml或10%葡萄糖溶液500ml加入胰岛素静脉输注，一般葡萄糖和胰岛素的比例为3～4:1。

（2）促进钾排出体外：①口服钾离子交换树脂；②排钾利尿剂，促进肾脏排钾；③严重高钾血症可行血液透析。

六、低 钾 血 症

低钾血症(hypokalemia)指血清钾浓度低于3.5mmol/L。

【病因】

（一）钾摄入不足

见于长期禁食而补钾不足或未补钾者，如昏迷、手术后、消化道疾病等导致的不能进食或严重进食不足；慢性消耗性疾病患者，肌肉组织少，整体储钾量少，进食不足，也易发生低钾血症。

（二）钾丢失或排出过多

1. 呕吐和胃液引流，胆管和胰液的引流等，经消化道失钾。

2. 使用排钾性利尿剂、近端或远端肾小管酸中毒、肾功能不全多尿期、失钾性肾炎、Bartter综合征等，经肾脏失钾。

3. 肾上腺糖皮质激素或盐皮质激素水平升高或效应增强,原发性或继发性醛固酮增多症、皮质醇增多症、肾动脉狭窄及肾素瘤等,尿钾排出过多。

（三）钾在体内分布异常

血清钾向细胞内转移,见于家族性低钾性周期性麻痹、应用大剂量胰岛素及葡萄糖静脉滴注、急性碱中毒、棉酚中毒及儿茶酚胺分泌增加等。此时,血钾虽降低,但体内总钾并不减少。

【诊断】

（一）临床表现

轻度低钾可无任何症状。当血 K^+<3mmol/L 时,即可出现症状。因低钾血症对机体有多方面影响,所以症状十分复杂。

1. 神经肌肉系统症状:最早表现为肌肉软弱无力,一般血清钾浓度<3mmol/L 时可发生肌无力,<2.5mmol/L 时可发生瘫痪,也容易并发呼吸衰竭。

2. 消化系统症状:主要导致胃肠道平滑肌张力减退,易发生食欲不振、恶心、呕吐、腹胀、便秘,甚至肠麻痹。

3. 循环系统症状:因低钾引起心肌兴奋性、自律性增高,传导性降低,可出现各种心律失常、传导阻滞,严重时出现心室颤动,部分患者可出现心功能不全和低血压。

4. 泌尿系统症状:主要病表现为肾小管功能减退,肾小管上皮细胞钠泵活性减弱,浓缩功能减退而产氨能力增加,排酸增加和慢性肾功能减退。

5. 对酸碱平衡的影响:肾小管上皮细胞钠泵活性减弱,加重碱中毒和低钠血症;产氨能力增加,进一步加重代谢性碱中毒;保氯能力相应下降,出现血氯降低。

（二）实验室检查

1. 血 K^+<3.5mmol/L。

2. 尿钾检查:尿钾<20mmol/L,多提示胃肠道失钾;尿钾>20mmol/L,多提示肾脏失钾。

3. 心电图:一般早期表现为 ST 段下降,T 波降低并出现 U

波,QT 时间延长,低钾严重者可出现各种心律失常。

根据病史、临床表现、血 K$^+$浓度<3.5mmol/L 及典型心电图改变,可明确诊断。

【治疗】

(一)积极治疗原发病

设法去除致病因素,尽早恢复正常饮食。

(二)补钾

1. 轻度低钾血症患者,应以口服氯化钾溶液为主,每日补钾约 3g。

2. 重度缺钾或不能口服补钾者,需静脉补钾。常用 10%氯化钾溶液 15～30ml 加入 5～10% 葡萄糖 1000ml(钾浓度为 20～40mmol/L)静脉滴注。补钾速度不得超过 20mmol/h,一般每日补钾 3～6g,2 小时左右复查血钾 1 次,每次升高 0.1～0.3mmol/L,直至正常。需严格控制入液量的患者可选择深静脉置管,使用微泵输注,提高补钾浓度,减少入水量。重度缺钾者,可每日补钾 9～12g。

3. 补钾时应注意尿量,24 小时排尿量超过 700ml 或每小时尿量超过 40ml,补钾是安全的。少尿、无尿患者一般不补钾,除非有严重的低钾血症。

七、高 钠 血 症

高钠血症(hypernatremia)指血清钠>150mmol/L,主要是由失水引起,有时也伴失钠,但失水程度大于失钠,机体内总钠量可增多、正常或减少。

【病因】

1. 水摄入不足:见于水源缺乏、昏迷、拒食、消化道病变引起饮水困难,严重颅脑损伤、脑血管意外等导致渴感中枢迟钝或渗透压感受器不敏感,均可引起水摄入不足导致高钠血症。

2. 水丢失过多:经肾外丢失主要由高热、高温环境剧烈运动导致的大量出汗,引起水从皮肤大量丧失;过度换气、气管切开等可使水从呼吸道丢失过多;经肾丢失主要由中枢性尿崩症及肾性尿崩症或应用大量渗透性利尿药引起。

3. 肾排钠减少：见于右心衰竭、肾病综合征、肝硬化腹水等肾前性少尿；急、慢性肾功能衰竭等肾性少尿；代谢性酸中毒、心肺复苏等待补碱过多。

4. 钠输入过多：常见于碳酸氢钠、高渗氯化钠输注过多。

【诊断】

高钠血症使血浆渗透压升高，细胞内水流至细胞外，引起细胞脱水。早期主要症状为口渴、尿量减少、软弱无力、恶心、呕吐和体温升高，常有失水征。由于脑细胞失水，晚期主要表现为神经症状，如神志恍惚、易激惹或精神淡漠、肌张力增高、抽搐、昏迷甚至死亡。体征包括肌张力增高和反射亢进。

【治疗】

1. 失水过多性高钠血症除病因治疗外，主要是纠正失水，补液首选等渗盐水与 5% 葡萄糖液。

2. 钠排泄障碍所致的高钠血症，治疗主要是排除体内过多的钠，可输 5% 葡萄糖液，同时用排钠利尿药（如呋塞米）以增加排钠。注意纠正高渗状态时，速度不宜过快，应在 48 小时内逐步恢复，以免导致脑水肿。

3. 严重高钠血症药物治疗效果不佳时可行血液净化治疗。

八、低 钠 血 症

低钠血症（hyponatremia）指血清钠<135mmol/L，仅反映钠在血浆中浓度降低，并不一定表示体内总钠量的丢失，总体钠可以正常甚至稍有增加。可分为 3 类：缺钠性低钠血症、稀释性低钠血症、消耗性低钠血症。

【病因】

1. 缺钠性低钠血症：主要因体液丢失时失钠多于失水，即低渗性脱水。慢性肾上腺皮质功能低下，严格控制钠盐摄入亦可发生。

2. 稀释性低钠血症：水钠在体内潴留，但水较钠潴留更多，多见于肝硬化失代偿期、肾病综合征、慢性充血性心力衰竭及ADH 分泌过多等。

3. 消耗性低钠血症：又称特发性低钠血症，多见于肺结核、恶性肿瘤、肝硬化等消耗性疾病。往往提示患者预后恶劣，发病机制尚不清楚。

【诊断】

缺钠性低钠血症和稀释性低钠血症参阅本篇低渗性脱水和水中毒。消耗性低钠血症低钠程度较轻，除原发病表现外无其他症状。上述三种低钠血症的特点见表 10-1，可作为诊断和鉴别诊断依据。

表 10-1　三种低钠血症鉴别要点

	缺钠性低钠血症	稀释性低钠血症	消耗性低钠血症
病理生理	缺钠	水过多	"恒渗器"调节失常
临床表现	无力、恶心、呕吐；肌肉痉挛、精神神经症状	同左	原发病表现
	血容量不足，循环衰竭症候群	脑水肿、颅内高压症候群	
体重	减轻	增加	进行性减轻
神经	严重者木僵、昏迷	严重者惊厥、昏迷	一般病理反射征阳性
血压	低	正常或升高	正常或偏低
血钠	低于正常	明显低于正常	正常轻度低于正常
红细胞压积	增高	降低	视原发病而定
尿量	少	少、正常或多	正常
尿比重	高	低	正常
尿钠	少	多	正常
尿氯	少	多	正常

【治疗】

缺钠性低血症和稀释性低钠血症的治疗参阅本节低渗性脱水和水中毒;消耗性低钠血症主要是治疗原发病。

(冯 俊)

第二节 酸碱平衡紊乱

一、代谢性酸中毒

代谢性酸中毒(metabolic acidosis)是由于体内酸性物质生成过多和排出障碍,或由于体内 HCO_3^- 丢失过多,使血浆 $[HCO_3^-]$ 原发性减少所致。根据 AG 是否增大分为两类:AG 正常的代谢性酸中毒和 AG 增大的代谢性酸中毒。

【病因】

(一) AG 正常的代谢性酸中毒

1. $[HCO_3^-]$ 丢失过多:主要见于腹泻、肠瘘、胆瘘、胰瘘及输尿管乙状结肠吻合术后;长期应用碳酸酐酶抑制剂亦可引起 $[HCO_3^-]$ 丢失.

2. 肾小管酸中毒:包括远曲肾小管性酸中毒、近曲小管性酸中毒,前者泌 H^+ 功能障碍,后者对 HCO_3^- 的重吸收障碍。

3. 输入盐酸或其前体:某些疾病因治疗需要给予氯化铵、盐酸精氨酸、盐酸赖氨酸、盐酸或大量生理盐水。

4. 输尿管乙状结肠吻合术:常出现明显高 Cl^- 性酸中毒。

(二) AG 增大的代谢性酸中毒

1. 机体内酸性物质产生过多

(1) 酮症酸中毒:因糖尿病、酒精中毒、饥饿时大量酮体堆积,产生酮症酸中毒。

(2) 乳酸性酸中毒:因休克、肺水肿、心跳骤停、抽搐、严重贫血、氰化物中毒、剧烈运动时引起组织缺氧、糖酵解增强、导致乳酸产生过多,产生乳酸性酸中毒。另外,还可见于严重肝病(乳酸利用障碍)和糖尿病。

2. 肾功能不全:急慢性肾功能衰竭时,因肾脏排酸保碱功能障碍,引起代谢性酸中毒,常持久而严重。

3. 某些药物或毒物中毒:见于水杨酸类、甲醇、副醛、甘油乙腈中毒。

【诊断】

(一)临床表现

轻者因机体代偿,可无症状。重者早期有疲乏、头晕、嗜睡,最突出表现为呼吸深大(Kussmaul 呼吸)。糖尿病酮症酸中毒者,呼出气带有烂苹果味。当 CO_2 CP<15mmol/L 时,病情加重,出现恶心、呕吐、昏迷、血压下降甚至休克。体检可见面色潮红、口唇呈樱桃红、心率加快,对称性肌张力减退,腱反射减弱或消失。伴有严重失水时,皮肤黏膜干燥。

(二)实验室检查

1. 血 pH:代偿期,pH 在正常范围;失代偿期,pH<7.35。

2. 血[HCO_3^-]<22mmol/L。

3. AB、SB、BB 均降低,BE 负值增大。

4. CO_2 CP:除外呼吸性碱中毒时,CO_2 CP 降低。

5. 血糖、血酮、尿糖、尿酮:糖尿病酮症酸中毒时,血糖>16.7mmol/L,血酮>15mmol/L,尿糖、尿酮呈强阳性。

6. 血乳酸:乳酸性酸中毒时,血乳酸>3mmol/L。

7. 电解质:可有血钾升高。

8. 血尿素氮、肌酐:因肾功能不全引起酸中毒时,血尿素氮、肌酐升高。

9. AG:可正常或增大。

根据病史和临床表现,尤其是呼吸深大应怀疑代谢性酸中毒,但确诊有赖于实验室检查。若除外原发性呼吸因素,CO_2 CP 下降可提示代谢性酸中毒并反映其程度,轻度:CO_2 CP>15mmol/L;中度:CO_2 CP 15 ~ 8mmol/L;重度:CO_2 CP<8mmol/L。

【治疗】

1. 积极治疗原发病。

2. 补液及对症处理。

3. 碱性药物的使用

(1) $CO_2CP>15mmol/L$，若能除去病因，且纠正失水和低血容量，可不给予碱性溶液。

(2) $CO_2CP<15mmol/L$，应迅速静脉给予碱性溶液，可选用5%碳酸氢钠，按 $2\sim2.5ml/(Kg\cdot次)$ 计算；或选用11.2%乳酸钠溶液，按 $1\sim1.5ml/(kg\cdot次)$ 计算，稀释5倍量后静脉滴注；忌钠盐者，可选用3.63%氨丁三醇(trometamol，THAM)，按 $4\sim6ml/(kg\cdot次)$ 计算，等量稀释后静脉滴注。亦可根据 CO_2CP 测定值计算所需碱性药物的量。

5% $NaHCO_3$ 量(ml) = [CO_2CP 正常值 − CO_2CP 测定值] (mmol/L)×体重(kg)×0.3×2

11.2%乳酸钠量(ml) = [CO_2CP 正常值 − CO_2CP 测定值] (mmol/L)×体重(kg)×0.2×2

3.63% THAM 量(ml) = [CO_2CP 正常值 − CO_2CP 测定值] (mmol/L)×体重(kg)×2

(3) 一般先给予计算量的 1/2～1/3，然后根据临床症状改善情况及实验室检查结果，决定是否给予剩余量的全部或部分。纠正酸中毒的速度不宜过快，一般以使血 pH 纠正至 7.20 为宜。给予碳酸氢钠时，不宜过快使血浆 [HCO_3^-] 超过 14～16mmol/L，以免发生低钙，产生手足抽搐；同时，用量不宜过大，以免导致血浆渗透压过高及心脏负荷加重。乳酸钠不宜在组织缺氧、肝功能不良及乳酸酸中毒时应用。THAM 不宜大量使用，以免发生低血糖、低血压、低钙和呼吸抑制，同时要避免外溢。

4. 纠正代谢性酸中毒后注意补钾、补钙。

二、代谢性碱中毒

代谢性碱中毒(metabolic alkalosis)是由于酸丢失过多或碱

摄入过多,使血浆$[HCO_3^-]$原发性升高为基本特征的酸碱平衡紊乱。

【病因】

1. 酸性胃液丢失过多:常见于严重呕吐、幽门梗阻、长期胃肠减压。

2. 钾缺乏。

3. 碱性药物摄入过多:见于代谢性酸中毒时补充碱性药物过量,消化性溃疡长期服用可吸收碱性药物。

4. 某些利尿剂的作用:如呋塞米和利尿酸可抑制近曲肾小管对Na^+和Cl^-的重吸收,而不影响Na^+-H^+交换,使排Cl^-多于排Na^+,同时K^+排出增多引起低氯性碱中毒。

5. 某些疾病:如肾素瘤、原发性醛固酮增多症、皮质醇增多症、肾动脉狭窄、Bartter综合征,因尿Cl^-排出增多,引起低氯性碱中毒,这种碱中毒不能为补充Cl^-而纠正。甲状旁腺功能减退症因甲状旁腺分泌不足,使肾小管对$NaHCO_3$的重吸收增加,亦可引起代谢性碱中毒。

【诊断】

(一)临床表现

代谢性碱中毒的临床表现往往被原发疾病所掩盖,缺乏典型的症状或体征。患者最常见的症状是手足抽搐、面部和肢体肌肉抽动、肌反射亢进、惊厥等。伴低钾血症时,可有四肢软瘫、腹胀。严重时因脑组织缺氧,可出现烦躁不安、谵妄、精神错乱乃至昏迷。

(二)实验室检查

1. 血pH:代偿期,pH正常;失代偿期pH>7.45。

2. 血$[HCO_3^-]$>32mmol/L。

3. SB、BB增大,BE正值增大。

4. CO_2CP:除外呼吸性酸中毒时,CO_2 CP增高。

5. 电解质:可有血钾、钙、氯降低,血钠增高。

6. 尿液检查

(1)尿液呈酸性,提示低钾性碱中毒。

（2）因呕吐、胃肠引流引起者，尿 Cl^- <10mmol/L。

（3）皮质醇增多症、原发性醛固酮增多症、Bartter 综合征、严重缺钾引起者，尿 Cl^- >20mmol/L。

（4）利尿剂引起者，早期尿 Cl^- > 10mmol/L，晚期 Cl^- <10mmol/L。

病史、临床表现对诊断有一定的价值，但确诊有赖于实验室检查。

【治疗】

1. 治疗原发病，积极去除能引起代谢性碱中毒的原因。

2. 轻症只需补充足够的生理盐水，同时补充氯化钾，即可纠正。

3. 重症者，除上述措施外，能口服氯化铵者，可给予 1～2g，分 3～4 次口服。不能口服者，可采用盐酸溶液静脉滴注。以细胞外液为纠正对象，所需盐酸的量按血清 Cl^- 的测定值计算。所需 0.1mol 盐酸量（ml）= ［血 Cl^- 正常值－血 Cl^- 测定值］（mmol/L）×体重（kg）×2。一般在第 1 日给予计算量的 1/2～1/3，以后根据血 Cl^-、Na^+ 及 CO_2CP 等，确定剩余量需要与否。亦可采用氯化铵，按每千克体重用 2% 氯化铵 1ml 能降低 CO_2CP 约 0.45mmol/L，计算出应给予的氯化铵量，以 5% 葡萄糖稀释成 0.9% 等渗溶液，分 2～3 次静脉滴入，肝功能不良者禁用。

4. 盐皮质激素过多的病人应尽量少用髓袢或噻嗪类利尿剂，可给予碳酸酐酶抑制剂乙酰唑胺等治疗；失氯、失钾引起者，则需同时补充氯化钾促进碱中毒的纠正。

5. 碱中毒合并低钙血症，出现手足抽搐时，可用 10% 葡萄糖酸钙 20ml 缓慢静脉注射。

三、呼吸性酸中毒

呼吸性酸中毒（respiratory acidosis）是由于肺通气、弥散及肺循环功能障碍，不能充分排出体内生成的 CO_2，使血液 $PaCO_2$ 增高，引起的高碳酸血症。

【病因】

1. 呼吸中枢抑制:见于全身麻醉过深、镇静剂过量、中枢神经系统感染、肿瘤、外伤、急性脑血管病等。

2. 呼吸神经和肌肉功能缺陷:见于急性脊髓灰质炎、急性感染性多发性神经根炎、高位脊髓损伤、重症肌无力、低钾血症、家族性周期性麻痹等。

3. 肺部疾病:见于慢性阻塞性肺气肿、哮喘、肺间质疾病、肺水肿、急性呼吸窘迫综合征、广泛肺栓塞等。

4. 气道阻塞:见于喉头水肿、异物阻塞、溺水窒息。

5. 胸廓疾病:见于胸廓畸形、脊柱弯曲畸形、胸膜增厚、胸腔积液、气胸等。

【诊断】

(一)临床表现

1. 急性呼吸性酸中毒:常因中枢抑制或呼吸道阻塞,产生急性缺氧和 CO_2 潴留。表现为呼吸急促、呼吸困难、发绀及明显神经系统症状,如头痛、视物模糊、烦躁不安;严重时呼吸不规则、血压下降、脑水肿、脑疝甚至呼吸停止;或因酸中毒、高钾血症引起心搏骤停。

2. 慢性呼吸性酸中毒:常见于慢性阻塞性肺部疾患。临床表现多被原发病症状所掩盖,因慢性缺 O_2 及 CO_2 潴留,可有乏力、头痛、失眠;严重时出现嗜睡、昏迷、震颤、抽搐,可有视乳头水肿。

(二)实验室检查

1. 急性呼吸性酸中毒:血 pH 明显降低(<7.0),$PaCO_2$ 增高(>45mmHg),CO_2CP 正常。

2. 慢性呼吸性酸中毒:血 pH 下降不明显,$PaCO_2$ 增高(>45mmHg),无代谢性碱中毒时 CO_2CP 升高,AB>SB。

急性呼吸性酸中毒,可根据病史、临床表现(如呼吸困难、发绀、烦躁不安等)及短期内血 pH 迅速下降而确诊;慢性呼吸性酸中毒,确诊有赖于实验室检查。

【治疗】

（一）急性呼吸性酸中毒

1. 尽快去除病因，保持呼吸道通畅，改善通气功能。

2. 必要时可行气管插管或气管切开，进行机械通气，以排出 CO_2，并适当给氧。

3. 呼吸中枢受抑者，可给予呼吸兴奋剂。

4. 病情严重者，可酌情给予 THAM。

5. 合并高钾血症和心脏骤停，可给予碳酸氢钠，并实施心肺复苏。

（二）慢性呼吸性酸中毒

其关键在于原发病的治疗。在保持呼吸道通畅的前提下，改善肺泡的通气功能，并适当低流量给氧（详见第二章第五节呼吸衰竭）。

四、呼吸性碱中毒

呼吸性碱中毒（respiratory alkalosis）是由于肺通气过度所引起的以血浆 H_2CO_3 浓度原发性减少为特征的酸碱平衡紊乱。

【病因】

1. 中枢神经系统疾病：如脑血管意外、脑炎、脑外伤及脑肿瘤等，可刺激呼吸中枢引起过度通气。

2. 精神性通气过度：见于癔病发作时或小儿哭闹时。

3. 某些药物：如水杨酸、氨等可直接刺激呼吸中枢使通气增强。

4. 低张性缺氧：外呼吸功能障碍如肺炎、肺水肿等，吸入气氧分压过低，均可因 PaO_2 降低而反射性地引起呼吸中枢兴奋，呼吸深快，CO_2 排出增多。

5. 代谢旺盛：如甲状腺功能亢进、高热等可刺激呼吸中枢，致呼吸加深、加快。

6. 人工呼吸机使用不当：常因通气量过大而发生急性呼吸性碱中毒。

7. 其他:高温环境、高原缺氧,可兴奋呼吸中枢,引起过度通气。

【诊断】

1. 临床表现:先有头晕、胸闷、呼吸浅慢,继而因神经肌肉兴奋性增高出现口唇、四肢麻木,重者出现手足抽搐。低 CO_2 血症可引起脑血管痉挛,加之碱中毒时氧合血红蛋白离解降低,引起脑组织缺氧,使患者出现精神神经症状,如意识障碍、惊厥、谵妄等。

2. 实验室检查:血气分析表现为:①血 pH 增高;②$PaCO_2$ 降低($<35mmHg$);③CO_2CP 降低,代谢性酸中毒除外;④SB>AB。

根据有导致肺通气过度的病因,临床表现和实验室检查可确诊。

【治疗】

1. 轻者可随原发病的治疗而逐渐恢复。

2. 重者除治疗原发病外,可用纸袋罩住口鼻呼吸,增加呼吸道死腔,提高 $PaCO_2$;亦可用含 5% CO_2 的氧气吸入。若病情危重,pH>7.65,可采用药物阻断自主呼吸,然后行气管插管进行辅助呼吸,控制呼吸频率,减少潮气量,但治疗过程中须密切监测 $PaCO_2$ 及 pH。

3. 对症处理:发生手足抽搐者,可给予 10% 葡萄糖酸钙 10～20ml 缓慢静脉注射;缺氧症状明显者可吸氧。

五、混合型酸碱平衡紊乱

混合性酸碱平衡紊乱是指同时发生 2 个或 2 个以上代谢性或呼吸性酸碱平衡紊乱的临床情况。根据同时合并酸碱平衡紊乱的性质,分为相加性混合性酸碱平衡失常、抵消性混合性酸碱平衡失常、多重性酸碱平衡失常。

【相加性混合性酸碱平衡失常】

(一) 呼酸+代酸

1. 常见于心搏骤停、循环衰竭、慢性肺部疾病合并心衰并应用利尿药或氯化铵者,也可见于药物或毒物中毒、严重磷酸盐缺乏。

2. 实验室检查:血 pH 明显降低;$PaCO_2$ 升高、正常或降低,以前两者多见;HCO_3^- 降低、正常或升高,以前二者多见;血 K^+ 升高,血 Cl^- 降低、正常或升高,以降低和正常多见;血 Na^+ 正常或降低;AG 升高。

3. 处理:根据不同原因采取不同措施,主要措施是改善通气和应用碱性药物。一般主张 pH<7.15 时可静脉补充碳酸氢钠。但肾性酸中毒病人合并严重低钾血症时不能立即静脉输注碳酸氢钠,否则可使血钾进一步降低。药物中毒者以紧急透析为主。根据病情可行气管插管,改善通气。此外,应积极处酸中毒并发的高钾血症。

（二）呼碱+代碱

1. 常发生于严重创伤、$NaHCO_3$ 或乳酸钠应用过量、术后机械通气、胃肠减压、大量输血者。

2. 实验室检查:血 pH 明显升高;$PaCO_2$ 降低、正常或升高;PaO_2 降低;血 k^+ 降低,血 Cl^- 降低或正常,血 Na^+ 降低或正常;AG 正常或轻度升高。

3. 处理:碱血症影响脑和外周血流动力学,增加危重病人病死率。代碱能防止进一步呼碱,而过度通气又能缓解代碱。治疗应予扩容,补充 Cl^- 和 K^+,机械通气者防止 CO_2 排出过多。

【抵消性混合性酸碱平衡失常】

（一）呼酸+代碱

1. 常见于慢性支气管炎或肺气肿应用利尿药治疗者;ARDS 和严重低钾血病人。

2. 实验室检查:血 pH 正常或升高;$PaCO_2$、HCO_3^- 明显升高;血 K^+、Cl^- 降低。

3. 处理:应用乙酰唑胺可逆转代碱,不能耐受利尿药病人可适当扩容,伴有低钾血症病人应补充氯化钾。严重 CO_2 潴留者可应用机械通气。

（二）呼碱+代酸

1. 常见于发热、低血压、G^- 细菌脓毒症、肺水肿、低氧血或机械通气患者。代酸主要为乳酸酸中毒或肾性酸中毒。

2. 实验室检查：血 pH 可以正常；$PaCO_2$、HCO_3^- 明显降低。

3. 处理：关键是积极治疗原发病。无需过多给予碳酸氢钠纠正 pH，避免加重碱血症。

（三）代酸+代碱

1. 常见于糖尿病酮症酸中毒（DKA）或乳酸酸中毒患者频繁呕吐、应用利尿药或尿毒症性酸中毒患者。此外，心肺复苏和 DKA 治疗时应用碱性药物过量亦可出现此种混合性酸碱平衡失常。

2. 实验室检查：血 pH 可以正常；HCO_3^- 降低；AG 明显升高，且与 HCO_3^- 降低不成比例，AG 增加明显超过 HCO_3^- 减低；血 Cl^- 明显降低。

3. 处理：积极治疗原发病。根据酸中毒或碱中毒何种为主采取相应治疗措施。

【多重性酸碱平衡失常】

1. 代酸+代碱+呼酸：常表现为血 pH 正常或下降，PaO_2 下降，$PaCO_2$ 升高，HCO_3^- 升高、正常或降低；AG 增加明显超过 HCO_3^- 减低；血 K^+ 正常或升高，血 Cl^- 降低或正常，血 Na^+ 降低或正常。

2. 高 AG 代酸+代碱+呼碱：常表现为血 pH 升高或正常，PaO_2 下降，$PaCO_2$ 降低；HCO_3^- 降低、正常或升高，以前两者多见；血 K^+ 降低，血 Cl^- 升高或正常，血 Na^+ 降低或正常；AG 升高。

3. 多重性酸碱平衡失常的处理：治疗多重性酸碱平衡失常的关键是了解每种酸碱平衡失常的原因，同时处理多种酸碱平衡失常，但应考虑到治疗一种酸碱平衡失常会影响另一种酸碱平衡失常，因此应严密监测 pH，避免因治疗一种酸碱平衡失常而加重其他酸碱平衡失常。

（冯　俊）

第十一章 危重患者的营养支持

营养支持已经由传统的侧重于补充能量和氮源以适应机体代谢的需要,过渡到代谢调理和免疫功能调节,从结构支持向功能支持发展,发挥着"药理学营养"的重要作用,成为现代危重病治疗的重要组成部分。

第一节 危重患者的代谢特点

机体在遭受各种创伤、严重感染以及大手术打击后,由于内毒素、肿瘤坏死因子、白介素、血小板活化因子等炎症介质对血管内皮直接的炎性损伤引起应激反应,导致一系列生理及代谢方面的改变,呈现高代谢、高分解特征,能量消耗迅速增加,氧消耗量增加;由介质介导的糖异生明显增加,血糖升高;脂肪动员加速,分解明显增加;蛋白质合成下降、分解增加,变化以骨骼肌、肠道最为显著,导致负氮平衡。当器官发生炎症或衰竭时蛋白合成进一步减少,尿素生成持续增加,同时出现肾前性氮质血症.

【能量代谢的改变】

严重创伤、感染和大手术病人,往往都存在能量消耗和需求增加的改变。择期手术患者其静息能量消耗(resting energy expenditure,REE)增加 10%;严重创伤、感染患者其 REE 增加 20%~50%;烧伤患者 REE 增加可超过 100%。当危重病人因能量与营养物质严重消耗,体重明显下降时,可出现 REE 降低,进行性恶病质患者 REE 可减少 40%。

【蛋白质代谢的改变】

严重创伤、感染和大手术病人蛋白质代谢表现为高分解代谢的特点,尿氮排出持续增加,造成持续的负氮平衡。严重者出现"自噬代谢",即由于体内分解激素和细胞因子,机体通过分解自身蛋白获取能量。

人体内蛋白质含量约为11kg,具有维持肌肉功能(包括呼吸肌和心肌等)的重要作用。当蛋白质分解增强,特别是骨骼肌、肠道等体细胞团的丢失,能引起骨骼肌萎缩、呼吸驱动力减低、肠粘膜屏障功能受损、免疫功能降低。重症患者蛋白质丢失量可高达200g/d,或肌肉组织750g/d。

【碳水化合物代谢的改变】

在创伤等应激状态下,由于能量消耗增加使机体对葡萄糖的需求量增加,但体内糖元储备有限,24~36小时即可耗尽,机体将通过脂肪动员和蛋白质分解,在肝脏内经糖异生途径产生葡萄糖,使血糖升高,造成"应激性高血糖"。

此外,应激状态下虽然胰岛素分泌正常或增加,但机体对发生胰岛素抵抗,外周组织对葡萄糖的利用下降。同时一些胰岛素对抗激素,如胰高血糖素、糖皮质激素、促生长激素、肾上腺素等产生增加,从而造成血糖的进一步升高,出现所谓"创伤性糖尿病"。

因此,应激时高血糖是糖代谢紊乱的主要特点,在严重感染、创伤急性期,如果摄入葡萄糖量过大,势必加重糖代谢紊乱以及脏器功能负担,使二氧化碳产生增加,呼吸商升高,加重机体损伤。

【脂肪代谢的改变】

应激状态下儿茶酚胺水平升高及胰岛素抵抗,体内脂肪动员、氧化加速,成为供能的主要物质,导致血中极低密度脂蛋白(VLDL)、三酰甘油(TG)、游离脂肪酸(FFA)水平迅速升高,更新率加速,血酮体升高。

严重感染时,细胞因子促进肝脏对脂肪酸的重新合成,同时摄取血浆中游离脂肪酸增加,可导致肝细胞内三酰甘油聚积,形成脂肪肝。此外,应激后肉毒碱合成减少,从而使长链脂肪乳氧化利用受损,同样造成脂肪超负荷,加重肝脏负担。

(王照华)

第二节 营养状态的评价

营养支持治疗前及治疗期间均应评定患者的营养状态。

【人体的测量】

1. **体重**：是营养评定中最简单、直接、可靠的指标，可从总体上反映人体营养状况。

（1）现实体重占理想体重的百分比：即现实体重/理想体重×100%。<80%提示消瘦，80%~90%提示偏轻，90%~110%提示正常。

（2）体重的改变：即（通常体重－实测体重）/通常体重×100%，其评定标准见表11-1。

表11-1 体重变化的评定标准

时间	中度体重丧失	重度体重丧失
1周	1%~2%	>2%
1月	5%	>5%
3月	7.5%	>7.5%
6月	10%	>10%

（3）体重指数（BMI）：即体重（kg）/身高^2（m^2）。BMI是反映蛋白质热量营养不良及肥胖症的可靠指标。BMI正常值为18~25；17~18.4提示营养不良Ⅰ级；16~16.9提示营养不良Ⅱ级；<16提示营养不良Ⅲ级。

判断体重下降原因，一定要考虑时间因素。如1~2周内体重下降10%，应考虑体液平衡问题；如1~3月内下降10%，则多为脂肪和肌肉丢失。肌肉丢失越多，营养不良越严重。

2. **肱三头肌皮肤褶折厚度（TSF）**：代表机体脂肪储存情况。被测者上臂自然下垂，取上臂背侧肩胛骨肩峰至尺骨鹰嘴连线中点，于该点上方2cm处，测定者以左手拇指与食指将皮肤连同皮下脂肪捏起呈皱褶，捏起处两边的皮肤对称，然后用压力为 10g/mm² 的皮褶厚度计测定。正常值:男性 8.3mm,女性 15.3mm。实测值/正常值在 90% 以上为正常,80%~90% 为轻度亏损,60%~80% 为中度亏损,<60% 为重度亏损。

3. 臂肌围(AMC):代表肌肉储存情况。正常值:男性 24.8cm,女性 21.0cm。实测值/正常值在 90% 以上为正常,80%~90% 为轻度营养不良,60%~80% 为中度营养不良,<60% 为重度营养不良。计算公式:AMC=上臂中点周径(cm)-0.314×TSF(cm)。

【实验室参数】

1. 血浆蛋白:可反映机体蛋白质营养状况,常用指标有血清白蛋白、血清前白蛋白、转铁蛋白、血清视黄醇结合蛋白。

2. 免疫功能测定

(1) 周围血总淋巴细胞计数(TLC):$>20×10^8/L$ 为正常,$(12~20)×10^8/L$ 为轻度营养不良,$(8~12)×10^8/L$ 为中度营养不良,$<8×10^8/L$ 为重度营养不良。

(2) 延迟型超敏皮肤试验:于前臂表面不同部位皮内注射 0.1ml 的抗原,24~48 小时后测量接种处硬结直径,>5mm 为正常。常用抗原包括链激酶、流行性腮腺炎病毒素、白色念珠菌提取液、植物血凝素、结核菌素等。

3. 氮平衡(NB)测定:是评价机体蛋白质营养状况最可靠、最常用的指标。氮平衡的计算要求氮的摄入量和排出量都准确地收集和分析。氮的摄入包括经口摄入、经肠道输入及经静脉输入。大部分氮的排出为尿氮(UN),其他还包括粪氮(FN)、体表丢失氮(IN)、非蛋白氮(NPN)、体液丢失氮(BFN)等。计算公式:

氮平衡=24 小时摄入氮-24 小时总氮丢失量。

24 小时摄入氮=蛋白质摄入量(g)/6.25。

24 小时总氮丢失量=24 小时尿内尿素氮(g)+3(g)。

4. 肌酐身高指数(CHI):肌酐是肌肉中的磷酸肌酸经不可逆的非酶促反应,脱去磷酸转变而来。肌酐在肌肉中形成后进入血液循环,最终由尿液排出。肌酐身高指数是衡量机体蛋白质水平的灵敏指标(表 11-2)。

计算公式:CHI=24h 实际尿肌酐(μmol)/24h 相同身高标准尿肌酐(μmol)×100% 。

评定标准:CHI>90% 为正常,80%~90% 表示瘦体组织轻度缺乏,60%~80% 表示中度缺乏,<60% 表示重度缺乏。

表 11-2 正常人身高与标准肌酐值

男性		女性	
身高(cm)	标准肌酐值 (μmol/24h)	身高(cm)	标准肌酐值 (μmol/24h)
157	11 385.9	147	7337.2
160	11 713.0	150	7522.8
162	12 013.0	152	7735.0
165	12 252.2	155	7956.0
167	12 605.8	157	8177.0
170	12 968.3	160	8389.2
172	13 374.9	162	8636.7
175	13 746.2	165	8893.0
177	14 108.6	167	9228.9
180	14 515.3	170	9511.8
182	14 957.3	172	9803.6
185	15 372.8	175	10086.4
187	15 805.9	177	10378.2
190	16 194.9	180	10661.0

5. 肌酐体重系数(CBWI)

计算公式:CBWI=24h 实际尿肌酐(μmol)/ 24h 标准体重尿肌酐(μmol)×100% 。

24h 标准体重尿肌酐(μmol)=病前体重(kg)×肌酐体重系数(μmol/kg)。

正常值:男性 178.8;女性 132.6。

6. 预后营养指数(PNI):是由 Mullen 等对四种营养状态评定参数与外科病人预后的相关性进行分析统计后,于 1980 年提出的。

计算公式:PNI(%) = 158 - 16.6(ALB) - 0.78(TSF) - 0.20(TFN) - 5.8(DHST)。

其中,ALB 表示血清白蛋白(g%);TSF 表示肱三头肌皮肤褶折厚度(mm);TFN 表示转铁蛋白(mg%);DHST 表示迟发性超敏皮肤试验(硬结直径>5 mm 者,DHST=2;<5mm 者,DHST=1;无反应者,DHST=0)。

评定标准:PNI<30%,表示发生术后并发症及死亡的可能性很小;30%~40% 表示存在轻度手术危险性;40%~50% 表示存在中度手术危险性;>50% 表示存在重度手术危险性。

7. 营养风险筛查(nutrition risk screening,NRS):是由医护人员实施的简便的筛查方法,用以决定是否需要制定或实施肠外肠内营养支持计划。包括疾病严重程度评分+营养状态受损评分+年龄评分。

(1)营养状态受损评分

没有 0 分 正常营养状态;

轻度 1 分 3 个月内体重丢失>5% 或食物摄入比正常需要量低 25%~50%;

中度 2 分 2 个月内体重丢失>5% 或食物摄入比正常需要量低 50%~75%;

重度 3 分 BMI<18.5 且,或 1 个月内体重丢失>5%,或 3 个月内体重下降 15%,或前 1 周食物摄入比正常需要量低 75%~100%。

(2)疾病的严重程度评分

没有 0 分 正常营养需要量;

轻度 1 分 需要量轻度提高;

中度 2 分 需要量中度增加;

重度 3 分 需要量明显增加,多见于 APACHE Ⅱ 10 分以上的 ICU 患者。

(3)年龄评分:年龄超过 70 岁者总分加 1,即年龄调整后总分值。总分≥3 分，患者处于营养风险，开始制定营养治疗计划；总分<3 分，每周复查营养风险筛查。

（王照华）

第三节 营养支持的时机与途径

【营养支持时机】

对于危重症病人，维持机体水、电解质平衡为第一需要。复苏早期、血流动力学尚未稳定或存在严重的代谢性酸中毒阶段，均不是开始营养支持的安全时机。此外还需考虑不同原发疾病、不同阶段的代谢改变与器官功能的特点。存在严重肝功能障碍、肝性脑病、严重氮质血症、严重高血糖未得到有效控制等情况下，营养支持很难有效实施。

原则上应在经过初期治疗，血流动力学稳定，水、电解质、酸碱平衡得到初步纠正后，及早给予营养支持。急性生理和慢性健康评估（APACH Ⅱ）>10 分的危重患者存在重度营养风险，需要营养支持，一般在复苏与初期治疗后24～72 小时即可开始实施。

【营养支持途径】

肠外营养（parenteral nutrition，PN）与肠内营养（enteral nutrition，EN）是临床营养支持的两种途径。重症患者营养支持选择的原则：只要胃肠道功能存在或部分存在，即使不能经口正常摄食，也应优先考虑给予肠内营养，只有肠内营养不能实施时才考虑完全的肠外营养。对于合并肠功能障碍的重症病人，肠外营养支持是其综合治疗的重要组成部分。研究显示，合并营养不良而又不能通过胃肠道途径提供营养的重症病人，如不给予有效的 PN 治疗，死亡危险将增加 3 倍。

总之，经胃肠道途径供给营养应是重症病人首先考虑的营养支持途径，可获得与肠外营养相似的营养支持效果，并且在全身性感染等并发症及费用方面较全肠外营养更具有优势。

（一）肠内营养的优缺点

1. 肠内营养的优点

（1）营养吸收符合生理过程。

（2）食物刺激防止肠黏膜萎缩,保护肠道屏障功能,减少肠道细菌移位。

（3）直接利用食物中的谷氨酰胺,有利于肠黏膜的代谢和增生。

（4）肠道激素分泌增加,协调各脏器功能,S-IgA 分泌增加,提高免疫功能。

（5）营养物质首先经过肝脏,发挥肝脏解毒功能,同时促进门脉血流和肠激素分泌。

（6）费用低廉。

2. 肠内营养的缺点

（1）营养物经肠道消化吸收,对肠功能要求较高。

（2）营养物质吸收可能不完全。

（3）计算的营养不一定完全利用。

（二）肠外营养的优缺点

1. 肠外营养的优点

（1）无需利用肠道,适于肠道结构破坏、功能不全者。

（2）营养物质由静脉途径给予,利用较充分,营养量容易计算,效果肯定。

2. 肠外营养的缺点

（1）静脉提供营养不符合生理状态。

（2）肠道废用:肠道运动功能受损;肠黏膜萎缩、屏障功能减退;肠道细菌内毒素移位,肠源性感染;肠激素分泌减少。

（3）易产生肝脏及其他脏器功能损害。

（4）费用增加。

【营养支持剂量】

1. 早期应激时给予"代谢支持",即维持细胞代谢和器官功能所需的能量和营养物,减轻分解代谢和负氮平衡,但不促进合成,一般为 20～25kcal/（kg·d）。

2. 病情稳定,进入合成代谢期,逐渐增加热量,在 BEE 基础上加上应激增加热量,一般为 25 ~ 30kcal/(kg·d)。

3. 严重营养不良患者应接受 25 ~ 30kcal/(kg·d) 的 EN,如未达到这个目标,应通过 PN 补充。

4. 对于病程较长、合并感染和创伤的危重患者,在应激与代谢状态稳定后营养支持的量需要适当的增加,目标量大约控制在 30 ~ 35kcal/(kg·d),否则将难以纠正患者的低蛋白血症。

(王照华)

第四节 肠外营养

【支持途径的选择】

肠外营养支持途径可选择经中心静脉和经外周静脉营养支持,ICU 病人多选择经中心静脉途径。营养液容量、浓度不高,接受部分肠外营养支持的病人,可采取经外周静脉途径。

经中心静脉途径包括经锁骨下静脉、经颈内静脉、经股静脉和经外周中心静脉导管(peripherally inserted central venous catheter,PICC)途径。锁骨下静脉感染及血栓性并发症均低于股静脉和颈内静脉途径,随着穿刺技术和管材的提高,机械性损伤的发生并不比经股静脉高。PICC 并不能减少中心静脉导管相关性感染(catheter related blood infection,CRBI)的发生。对于全身脏器功能状态趋于稳定,但由于疾病难以脱离或完全脱离肠外营养的 ICU 病人,可选则此途径给予 PN 支持。

【营养物质的选择】

营养支持的成分除水分外,可分为大营养素与微营养素两大类。

(一) 大营养素

大营养素主要包括碳水化合物、脂肪、蛋白质(氨基酸)。

1. 碳水化合物(葡萄糖):是非蛋白质热量(NPC)的主要部分,临床常用的是葡萄糖。葡萄糖能在所有组织中代谢,提供所需要的能量,是蛋白质合成代谢所必需的物质,是脑、红细胞等所必需的能量物质,每天需要量>100g。乳果糖、山梨醇、木糖醇等亦可作为能量的来源,其代谢过程不需要胰岛素参与,但代谢后产生乳酸、尿酸,输注量过大将发生乳酸或尿酸血症。

严重应激时出现的胰岛素抵抗和糖异生增强,会导致明显的血糖升高,故 PN 时大量的补充葡萄糖将加重血糖升高及糖代谢紊乱,加重脏器功能损害的危险。过多热量与葡萄糖的补充,增加 CO_2 的产生,增加呼吸肌做功、肝脏代谢负担和淤胆发生等。随着对严重应激后体内代谢状态的认识,降低非蛋白质热量中的葡萄糖补充(葡萄糖:脂肪保持在 60:40~50:50),以及联合强化胰岛素治疗控制血糖水平,已成为重症病人营养支持的重要策略之一。

2. 脂肪:是非蛋白热量的另一主要来源,可供给较高的NPC。脂肪乳剂是 PN 支持的重要营养物质和能量来源,提供必需脂肪酸并携带脂溶性维生素,参与细胞膜磷脂的构成。长链脂肪乳剂(LCT)和中长链混合脂肪乳剂(MCT/LCT)是目前临床上常选择的静脉脂肪乳剂类型(ω-6PUFA),其浓度有10%、20%、30%。LCT 提供必需脂肪酸(EFA),由于 MCT 不依赖肉毒碱转运进入线粒体,有较高氧化利用率,更有助于改善应激与感染状态下的蛋白质合成,在严重创伤、感染或肝功能障碍、黄疸病人的营养支持中,较传统的长链三酰甘油脂肪乳剂更有优势。

危重病人脂肪乳剂的用量一般可占 NPC 的 40%~50%,约1~1.5g/(kg·d),高龄及合并脂肪代谢障碍(如重症胰腺炎)病人,脂肪乳剂补充量应减少,避免因脂肪廓清能力下降而引发脂肪超载综合征。脂肪乳剂须与葡萄糖同时使用,才有进一步的节氮作用。关于脂肪乳剂静脉输注要求,美国 CDC 指南推荐:含脂肪的全营养混合液(total nutrients admixture, TNA)应 24 小时内匀速输注,如脂肪乳剂单瓶输注时,输注时间应>12 小时。

3. 氨基酸:作为肠外营养液中的氮源,是蛋白质合成的底物来源。静脉输注的氨基酸液含有各种必需氨基酸(EAA)及非必需氨基酸(NEAA)。EAA 与 NEAA 的比例为 1∶1～1∶3。平衡型氨基酸溶液是临床常用的剂型,其 EAA 与 NEAA 比例适当,具有较好的蛋白质合成效应。

稳定持续的蛋白质补充是营养支持的重要策略。ICU 病人蛋白质(氨基酸)的需要量至少应达到 1.2～1.5 g/(kg·d),相当于氮 0.2～0.25g/(kg·d)。高龄及肾功能异常者可参照血清 BUN 及 Cr 变化调整。重症病人营养支持时热氮比可降至 150～100(kcal)∶1(g)。

(二)微营养素

维生素、微量元素等体内含量低,需要量少,被称为微营养素,但同样具有重要的生理作用。

1. 维生素:维生素 C 参与蛋白和组织细胞间质的合成,有利于减轻组织损伤及促进其修复。大剂量的维生素 C 是机体主要的抗氧化屏障,可抑制应激后中性粒细胞释放氧自由基,保护线粒体功能,维护细胞膜稳定性,且对其他抗氧化剂具有保护作用。维生素 B_1 的需要量与摄入的能量成正比;维生素 B_2 排出量与氮的排出量成正相关。重症病人血清抗氧化剂含量降低,肠外和肠内营养时可添加维生素 C、维生素 E 和 β-胡萝卜素等抗氧化物质。ARDS 病人血清维生素 E、C 和硒的含量降低,脂质过氧化物浓度升高,应增加抗氧化物的补充量,以满足机体抗氧化能力的需要。

2. 微量元素:微量元素在体内的含量较少,一般情况下只需要若干微克即可维持体内的平衡,但应注意患者是否原已伴有微量元素的代谢紊乱,如肝硬化、肾病时,锌随尿排出致血锌值降低;老年糖尿病患者的低铬血症;肠道炎症及吸收不良患者缺乏铜和铁等。

【代谢并发症及预防】

1. 糖代谢紊乱

(1)主要表现:高血糖伴渗透性利尿。

(2)常见原因包括:营养液输注速度过快或输注量过大;原发病影响胰岛素的分泌或功能,如糖尿病、重症胰腺炎、胰腺癌、胰腺手术或外伤,梗阻性黄疸、肝硬化、肝功能衰竭等;药物对血糖的影响,如糖皮质激素、生长激素和生长抑素等。

(3) 防治措施:减少葡萄糖的输注量,控制输注速度(每分钟<4mg/kg),适当提高脂肪乳剂在 NPC 中的比例;逐步增加葡萄糖的输注量,使内源性胰岛素分泌适应性增加;补充外源性胰岛素,控制血糖在适当范围;营养液持续、匀速输注,避免血糖波动;输注过程中密切监测血糖变化,注意血钾及尿量改变。

2. 脂肪代谢紊乱

(1) 主要表现:必需脂肪酸的缺乏,常见于存在脂肪代谢异常的患者,如高脂血症、肝硬化、胰腺炎、梗阻性黄疸、糖尿病等。

(2) 主要原因:必需脂肪酸及维生素 E 补充不足;持续葡萄糖输入,使胰岛素水平升高或大量外源性胰岛素输入,从而使脂肪动员受到抑制。

(3) 防治措施:每日输入 20% 脂肪乳 250ml 可补充必需脂肪乳剂 30g,补充维生素 E 及 B$_6$ 可增加亚麻酸的生理功能。严重感染患者也可因脂肪利用障碍,导致血脂聚积过多,在网状内皮系统、肺组织沉积而影响其功能。所以应用外源性脂肪乳剂时,应注意控制输注量和输注速度,从 1/3 或半量开始,以后酌情调整用量。

3. 蛋白质和氨基酸代谢紊乱　主要表现为因肝脏的基础病变或创伤、感染使肝功能受到抑制,导致血清氨基酸谱改变及支链氨基酸/芳香氨基酸比例失调。此时,若补充氨基酸制剂不当,将加重这种失衡,甚至引起血氨升高和脑病发生;蛋白质、氨基酸补充过多还可导致高氮质血症。

4. 其他:如电解质紊乱、微量元素过量或不足及维生素的改变等,都必须在使用 PN 时予以重视。

(王照华)

第五节　肠内营养

【支持途径的选择】

肠内营养的途径根据病人的情况选择,可采用鼻胃管、鼻空肠、经皮内镜下胃造口(percutaneous endoscopic gastrostomy,PEG)、经皮内镜下空肠造口术(percutaneous endoscopic jejunostomy,PEJ)、术中胃/空肠造口,或经肠瘘口等途径进行肠内营养。

1. **经鼻胃管途径**:常用于胃肠功能正常,未昏迷以及短时间管饲即可过渡到口服饮食的病人。优点是简单、易行。缺点是返流、误吸、鼻窦炎、上呼吸道感染的发生率增加。

2. **经鼻空肠置管喂养**:优点在于因导管通过幽门进入十二指肠或空肠,使反流与误吸的发生率降低,病人对肠内营养的耐受性增加。但要求在喂养的开始阶段,营养液的渗透压不宜过高。

3. **经皮内镜下胃造口(PEG)**:PEG 是指在纤维胃镜引导下行经皮胃造口,将营养管置入胃腔。优点是去除鼻管,减少鼻咽与上呼吸道的感染并发症,可长期留置营养管。适用于昏迷、食管梗阻等长时间不能进食,但胃排空良好的重症病人。

4. **经皮内镜下空肠造口术(PEJ)**:PEJ 在内镜引导下行经皮胃造口,并在内镜引导下,将营养管置入空肠上段,可在空肠营养的同时行胃腔减压,可长期留置。优点除减少鼻咽与上呼吸道的感染并发症外,还减少返流与误吸风险,并在喂养的同时可行胃十二指肠减压。尤其适合于有误吸风险、胃动力障碍、十二指肠郁滞等需要胃十二指肠减压的重症病人。

【配方选择】

1. **整蛋白配方**:含双糖及长链或中链脂肪酸,常用酪蛋白及豆蛋白为氮源。营养完全、可口、价廉,适用于胃肠道消化功能正常者。

2. **预消化配方**:由糊精、短肽或短肽+氨基酸及植物油组成,易消化、吸收,极少残渣,适用于胃肠道有部分消化功能者。

3. **氨基酸单体配方**:以氨基酸为蛋白质来源的要素营养,不需要胃液、胰液、胆液参与消化,可直接吸收。主要用于重症胰腺炎、部分短肠综合征及消化功能障碍患者。

4. **免疫营养配方**:含双糖、完整蛋白和植物油,额外添加谷氨酰胺、鱼油等,适用于肿瘤及创伤和大手术后病人。

5. 低血糖高脂配方：脂肪供 50% 以上的热卡，促进糖尿病患者或者应激性高血糖患者的血糖控制，适用于糖尿病、通气功能受限的患者。

6. 纤维型营养配方：适用于需要长期营养支持或便秘或腹泻的重症患者。

7. 高能高蛋白型营养配方：适用于有高氮需求的高分解代谢及液体摄入受限患者。

目前尚无证据表明到底哪一种特殊的肠内营养制剂更适合重症病人。

【管理与安全性评估】

1. 重症病人往往合并胃肠动力障碍，头高位可以减少误吸及其相关肺部感染的可能性。研究发现 ICU 病人半卧位较平卧位时，呼吸机相关性肺炎的发生率明显下降。

2. 经胃营养病人应严密检查胃腔残留量，避免误吸的危险，通常每 4～6 小时抽吸一次腔残留量，如潴留量≤200ml，可维持原输注速度；如潴留量≤100ml，增加输注速度 20ml/h；如残留量≥200ml，应暂停输注或降低输注速度。

3. 在肠内营养输注过程中，以下措施有助增加患者对肠内营养的耐受性：①对肠内营养耐受不良（胃潴留＞200ml 或呕吐）的病人，可用促胃肠动力药物；②营养液浓度应由稀到浓；③使用动力泵控制速度，开始 20～40ml/h，以后每 24 小时以 10～20ml/h 的速度逐渐递增；④在喂养管末端夹加温器，有助于改善病人肠内营养的耐受。

（王照华）

第六节　危重患者的免疫营养

目前已开始应用于临床，具有免疫药理作用的营养素包括谷氨酰胺、精氨酸、ω-3 脂肪酸、核苷和核苷酸、膳食纤维和短链脂肪酸等。

【免疫营养素的功能】

1. 纠正机体蛋白质能量营养不良,提高和改善机体免疫能力,降低感染性并发症。

2. 保护肠道屏障和免疫功能,防止肠黏膜萎缩、通透性增加、细菌和内毒素移位。

3. 以特定方式刺激免疫细胞增强应答功能,维持正常、适度的免疫反应,调控细胞因子的产生和释放,减轻有害的过度炎性反应。

4. 减少多器官功能衰竭(MOF)的发生。

【常用免疫营养素】

1. 谷氨酰胺(Gln):是人体细胞内含量最丰富的游离氨基酸(约占总量的 50% ~ 60%),是人体中最重要的氮源物质,对营养不良或创伤应激患者是一种条件必需氨基酸。Gln 是肠上皮细胞、淋巴细胞、巨噬细胞、成纤维细胞的重要代谢底物,充足的 Gln 对于维持肠屏障结构和功能的完整性、促进淋巴细胞分化增殖、增强巨噬细胞的吞噬能力及杀伤细胞活性至关重要。富含 Gln 的肠内营养制剂有利于改善应激状态下的免疫应答,减轻炎症反应,降低创伤患者多发性损伤、肺炎、细菌感染、脓毒症的发生率和死亡率。

2. 精氨酸(Arg):主要在肾脏合成,部分来自瓜氨酸代谢。高浓度 Arg 能促进多种激素的产生,如生长激素、胰岛素、抗利尿素和儿茶酚胺等,表明 Arg 对免疫系统有重要影响。Arg 的免疫调节机制与其代谢产物一氧化氮(NO)关系密切。NO 是体内多种组织和细胞的重要生物信使,对多种免疫细胞具有调节作用。术前给予 Arg 强化的肠内营养,可明显减少严重营养不良患者术后感染等并发症发生率和病死率。

3. ω-3 多不饱和脂肪酸(ω-3 PUFA):主要包括 α-亚麻酸、二十碳五烯酸和二十二碳六烯酸。ω-3 PUFA 可影响细胞膜结构的完整性、稳定性和流动性,影响细胞运动、受体形成、受体与配体的结合等,从而减少细胞因子的产生和释放,改善肺、肝脏、肠的血供和氧代谢。ω-3 PUFA 具有抗肿瘤、抗恶病质作用,它通过改变二十烷代谢诱导诱导细胞分化,延缓肿瘤细胞的有丝分裂,抑制肿瘤新生血管生长,降低核因子 NF-κB 活性,减少各种促增殖因子的表达。

4. 核苷酸:是脱氧核糖核酸和核糖核酸的前体物质,能够选择性抑制辅助 T 淋巴细胞和 IL-2 的产生,提高免疫力。

5. 膳食纤维:是指来至植物的不被小肠中消化酶消化水解的多糖和极少量木质素的总和,分为不可溶性和可溶性膳食纤维。不可溶性膳食纤维在结肠内不发酵,减少肠道过渡时间,增加粪便体积,促进肠道的排空。可溶性膳食纤维可在结肠内发酵成短链结肠脂肪酸,为结肠提供能量,促进黏膜生长和水、电解质吸收。膳食纤维对肠道黏膜有强力的营养和保护作用,维护肠绒毛结构的完整,保证绒毛高度、隐窝深度和隐窝细胞增值率,减少细菌移位,提高免疫力。

【免疫营养在 ICU 的应用】

免疫营养在 ICU 危重患者中的作用仍存在争论。有研究表明,使用免疫营养可缩短全身炎症反应综合征(SIRS)的时间,降低感染(包括腹腔脓肿、院内获得性肺炎)的发生率,降低 MOF 的发生率,减少呼吸机使用时间、ICU 住院时间和总住院时间,但病死率没有变化。另有研究发现,ICU 患者使用免疫营养后,APACHE Ⅱ 评分在 10～15 分的患者病死率明显下降,而 APACHE Ⅱ 评分较高的患者死亡率并没有改变。

1. 摄入剂量:摄入剂量过低将直接导致免疫营养治疗无效,不能达到免疫调节的药理学作用。但目前研究对"最低限量"尚无确切结论。

2. 应用时机:与肠内营养治疗一样,应早期开始,最好在患病后 72 小时内进行,避免早期过度炎症反应。

3. 适应证:疾病的严重程度是影响免疫营养治疗效果的主要因素之一。对严重脓毒症、休克、MODS 患者进行免疫营养治疗可能会加重病情,使死亡率上升。因此这类患者不应接受免疫营养。

(王照华)

第七节　器官功能不全患者的营养支持

一、创伤患者的营养支持

1. 严重烧伤病人的胃肠屏障功能损害十分严重,肠内营养对维护胃肠黏膜屏障功能具有特殊意义和重要性。回顾性研究显示,肠内营养较肠外营养能显著降低烧伤病人肺部感染的发生率。因此,对于烧伤病人有胃肠功能时宜及早开始肠内营养。

2. 虽然肠内营养能更好地维护肠道黏膜屏障的完整性,但由于颅脑创伤病人的胃瘫发生率较高,在这类病人营养途径选择时应考虑到这一问题。一项研究指出,大多数脑外伤病人在1周内均有胃排空延迟,半数以上病人在伤后第2周内仍有胃排空延迟,直至16天后所有病人才能耐受足量肠内营养。有鉴于此,试图在早期对颅脑创伤病人进行全肠内营养(TEN)存在困难,而且应用不当可增加吸入性肺炎的发生。因此,颅脑创伤病人营养支持的时机比营养支持的途径要重要得多。

3. 虽然颅脑损伤可以导致胃瘫,但对空肠功能似乎没有太大影响。一项随机、对照的临床研究显示,颅脑损伤病人可以较好地耐受空肠营养。因此对重度颅脑创伤病人,宜选择经空肠实施肠内营养。

二、急性肾功能衰竭患者的营养支持

1. 尿毒症本身和由急性疾病引起的应激反应可导致营养底物利用的明显变化。在营养支持过程中必须考虑蛋白质(氨基酸)、碳水化合物、脂代谢异常以及电解质、液体负荷、酸碱平衡等改变的规律。目前基本认为 ARF 本身对能量代谢没有直接影响,热卡需要量更多取决于基础疾病和当前病人状态。

2. ARF 病人体内蛋白分解增加,蛋白合成也受到抑制,遏制这种状态一直是营养支持的一个重要方面。蛋白的供给量需要考虑分解程度和是否接受肾替代治疗。越来越多的证据表明给予充分的蛋白摄入对于促进正氮平衡、减少负氮平衡具有重要意义。

3. ARF 时氨基酸代谢异常,体内氨基酸谱发生改变,但目前没有充分的证据表明单独补充必需氨基酸和特殊配方氨基酸有更多益处。所以 ARF 时的氨基酸的摄入仍然建议应用含非必需氨基酸和必需氨基酸混合配方。

4. 接受肾替代治疗的病人,超滤液中可丢失一部分氨基酸和蛋白质,增加单位时间氨基酸补充量可使接受肾替代治疗的病人获得正氮平衡。

5. ARF 期间常伴有糖耐量下降和胰岛素抵抗,而且糖异生增加并对糖负荷的负反馈作用不敏感。血糖控制对 ARF 病人非常重要,同时还必须考虑到肾替代治疗过程中含糖透析液导致的额外糖负荷及对血糖的影响。

6. ARF 时脂代谢也受到明显影响。主要表现在脂蛋白酯酶活性下降,导致脂肪降解过程及脂肪颗粒的清除受到抑制,但脂肪酸的氧化过程并没有受到影响。

7. ARF 期间体内微营养素也发生明显改变。电解质紊乱是临床常见的并发症,主要包括钾、磷酸盐、钙和酶等浓度改变。在进行肾替代治疗过程中由于丢失增加可以发生低磷血症和血钙的波动,营养支持治疗应作相应调整。

8. ARF 还影响维生素的代谢。水溶性维生素通过肾替代丢失是其体内含量下降的主要原因。维生素 B_1 和 B_6 缺乏可影响能量代谢并导致乳酸酸中毒。补充水溶性维生素很少导致过量中毒,但维生素 C 过量补充可能导致继发性草酸盐病,在肾替代治疗过程中应维持 100mg/d。除维生素 K 以外,脂溶性维生素常常缺乏,尤其维生素 D 因肾脏羟化作用下降而更为明显。微量元素代谢和补充的数量仍不清楚。对接受肾替代治疗的急性肾功能衰竭病人应额外补充丢失的营养素。

三、肝功能不全患者的营养支持

肝脏是人体最大的代谢器官,广泛参与体内复杂的生化过程,包括碳水化合物、脂肪和蛋白质等的代谢,维生素的储存和激活,解毒和产生代谢废物等。肝脏患病时将出现复杂的营养素代谢改变,尤其在终末期肝病(end stage liver disease,ESLD)或肝功能衰竭的患者,肝脏功能严重受损导致较严重的营养不良。因此,对肝脏疾病或肝功能不全患者,应根据疾病情况、代谢改变及营养状况,选择合适的能源物质和营养支持途径,进行合理的营养支持。

【代谢改变】

1. 肝脏疾病肝功能不全时,机体糖原储存、葡萄糖氧化利用和血糖调节均发生相应改变。肝糖原含量下降,糖异生作用明显增强,机体从以葡萄糖为主要能源转化为以脂肪作为主要能源。部分患者可出现 2 型糖尿病表现,称为肝源性糖尿病,主要与胰岛素抵抗和葡萄糖耐量异常有关。低血糖可发生于大量肝细胞坏死(如暴发性肝衰竭)或慢性营养不良的酒精性肝硬化患者,这些患者短期禁食即可引起低血糖,主要是由于肝脏糖异生作用丧失。

2. 肝脏疾病时蛋白质代谢改变最主要表现为白蛋白合成减少、氨基酸代谢异常和尿素合成变化。急性肝脏疾病时,由于病程短,对白蛋白合成影响不大。肝硬化时,由于有效肝细胞总数减少和肝细胞代谢障碍,常导致血清白蛋白合成下降,出现低白蛋白血症。另一方面,肝硬化时进入肝脏的氨基酸含量下降,胰岛素和胰高血糖素的平衡失调,均可影响蛋白合成和分解,以及肝内氨基酸、氨和尿素的合成。肝硬化患者血浆氨基酸谱发生改变,支链氨基酸(BCAA)水平下降,血浆芳香氨基酸(AAA)浓度升高,从而造成 BCAA 与 AAA 的比值下降。

3. 肝脏疾病可引起血浆总脂肪酸浓度下降和多不饱和脂肪酸缺乏,血浆游离脂肪酸及三酰甘油增高,过量的三酰甘油则以脂肪小滴形式储存,从而导致脂肪肝。肝脏疾病时,脂蛋白代谢异常、载脂蛋白合成障碍,可出现高三酰甘油血症,胆固醇酯及 LDL 的显著下降,这些均是肝细胞严重受损和预后不良的征象。

4. 肝功能不全时食欲下降伴消化吸收不良使维生素吸收障碍,胆盐分泌减少使脂溶性维生素的吸收障碍更为明显,易出现维生素 A、D、E、K 的缺乏。

【营养支持】

1. 大约 5%~20% 肝硬化病人表现为代谢率增高，25%~30% 病人表现为代谢率下降，其能量消耗实测值个体差异大，与 Harris-Benedict（H-B）公式预测值相关性差。如无条件实测能量消耗量，肝硬化病人代偿期能量供给 25~35kcal/（kg·d），合并营养不良时可酌情增加；合并肝性脑病时应降低能量供给。

2. 由于糖利用障碍，脂肪氧化增加，糖类提供热卡的比例宜减少，约 60%~70% 的热卡由碳水化合物提供，30%~40% 的热卡由脂肪提供。中链脂肪乳剂不需要肉毒碱参与可直接进入线粒体氧化代谢，对肝功能及免疫功能影响小，因此，肝功能不全病人宜选用中/长链脂肪乳剂。过多的碳水化合物或脂肪将加重肝脏负担，导致或加重黄疸，转氨酶、血糖增高，血脂廓清障碍以及免疫功能下降。

3. 在早期肝硬化患者，蛋白质分解增加，低蛋白血症加速肝细胞损害及肝功能不全的进展，此时补充蛋白质（氨基酸）能促进正氮平衡而不导致肝性脑病，可根据肝功能代偿情况给予蛋白质 1.3~1.5g/（kg·d）。在肝病终末期，增加蛋白的摄取可能导致血氨增加，加速肝性脑病的发生，蛋白摄入量可减至 0.5~1g/（kg·d）。富含 BCAA 的氨基酸液能纠正肝衰竭病人血浆 BCAA/AAA 比例失衡，改善肝脏蛋白合成，减少分解代谢。

4. 肝功能不全合并大量腹水时，需限制钠盐摄入，提高摄入热卡的密度以减少机体水分潴留。需特别注意补充脂溶性维生素及微量元素。

四、重症急性胰腺炎患者的营养支持

【代谢特点】

1. 静息能耗（REE）增加，出现高分解代谢。

2. 糖代谢方面，利用率降低、糖耐量下降、糖异生的增加，大部分病人出现高血糖。

3. 蛋白质代谢方面,蛋白质分解增多、尿氮排出增加,机体处于负氮平衡,每天尿氮排出增加 20~40g,同时由于骨骼肌对 BCAA 的摄取增加,其血浆浓度下降而 AAA 相应升高。

4. 脂肪代谢方面,高脂血症是常见的临床表现,同时机体脂肪分解增加成为重要的能量来源。此外早期病人尚存在低钙、低镁等代谢紊乱。

【营养支持时机】

虽然有研究认为早期 EN 能减轻全身炎症反应综合征(SIRS)的程度,可使病情趋向平稳,但今还没有足够的临床证据支持。况且早期 SAP 患者胃肠道功能已经受累,肠动力很差,EN 已不可能实行。相比之下,PN 的实施不受胃肠道功能的影响,因此是 SAP 患者早期营养支持的理想途径。尽管如此,PN 的起始时机也不宜过早。在病程前 3~5 天,治疗的重点是努力调整患者的内环境,包括改善微循环状态、提高氧供、抗感染,以及纠正水电解质和酸碱失衡等,并不在于营养支持。在应激高峰期间,患者受内分泌等因素的影响处于高分解状态,即使给予营养支持也不易促进合成代谢。

【营养支持方法】

1. 在病程前 2 周,基本上采用 PN 方式。从"代谢支持"角度,应该采取"低热量供给"的原则。所供热量不宜太多,每日 2000 kcal 较为合适,否则容易增加肝脏负担,导致肝功能受损。

2. PN 时应密切关注患者的糖代谢状况。由于 SAP 易损害胰腺的内分泌功能,患者普遍有高血糖表现,实施 PN 后血糖可能更高。因此,必须同时补充足够的外源性胰岛素。

3. 在热量物质的选择方面,脂肪乳剂对于 SAP 患者不属禁忌,通常情况下仍主张采用糖脂混合能源,糖脂比例为 1~2∶1。只有当患者存在明显的高脂血症(血三酰甘油>6 mmol/L)时,才建议慎用或禁用脂肪乳剂。

4. PN 的实施使胃肠道得到充分休息,胰腺的外分泌也大为减少,对控制病情有积极意义,但长期禁食会导致肠屏障功能障碍,造成细菌及内毒素移位,引发毒血症或肠源性感染。

对于这一问题可静脉补充谷氨酰胺(Gln),每日补充量为20g。

5. SAP患者采用EN的时机取决于肠道的功能状态,个体差异很大。大致在病程2周后多数患者的肠功能可望恢复,此时可考虑将PN逐渐改为EN。最常用的EN途径是鼻肠管,导管前端必须到达屈氏韧带以下30cm的空肠,否则输入的EN制剂可能返流至十二指肠而刺激胰液分泌,使病情出现反复。

6. 为使患者对EN耐受,应选择易于消化的含多肽的EN制剂,而且要降低输入浓度(12%),减少总输入量(500~1000ml/d)。不必强求用EN全部替代PN,只需输入EN总量10%~20%就能发挥作用。

7. 为满足患者的营养需要,可将EN与PN联合应用,既易于实施,并发症也少。

8. 其他的EN途径还有内镜辅助下的空肠置管(PEJ)及术中的空肠造口管,都可酌情考虑采用。

五、急性呼吸窘迫综合征患者的营养支持

【代谢特点】

1. ARDS病人多存在严重的高分解代谢,短期内即可出现混合型营养不良。

2. ARDS的原发病如SAP、脓毒症、创伤等,伴有REE明显增加,可达到预计值的1.5~2倍。由于大多ARDS病人需要机械通气治疗,也可使REE增加。

3. ARDS病人体内的肌糖原和肝糖原分解加速,脂肪大量氧化,随即瘦体组织大量分解,各种结构及功能蛋白被迅速消耗,并同时伴随着血糖的升高,机体对糖的利用减低,血清白蛋白下降,谷氨酰胺明显减少,血中氨基酸比例的失调。

4. ARDS治疗过程中常因限制液体的输入而影响早期营养支持。大量含磷的能量物质(ATP)被消耗。各种离子消耗的增加、摄入不足、分布异常,可使病人出现低钾、低钙、低磷、低镁、低钠、低氯血症。且对某些微量元素的需求增加。

5. ARDS病人严重的氧化应激可消耗大量的抗氧化物质。

【营养支持方法】

1. 尽早实施营养支持可降低机械通气时间,缩短住 ICU 时间。如病人肠道功能允许,应早期给予肠内营养,并采取充分的措施避免返流和误吸。

2. 避免过度喂养,特别是碳水化合物补充过多将导致的二氧化碳的产生过多,增加呼吸商,加重病人的呼吸负荷。

3. 营养支持中添加鱼油和抗氧化剂,有助于降低肺血管阻力与通透性,改善肺功能,降低死亡率,缩短机械通气时间与住 ICU 时间。

六、脓毒症和多器官功能障碍综合征患者的营养支持

1. 严重脓毒症和 MODS 病人,应密切监测器官功能与营养素的代谢状态,其营养支持中 NPC 与蛋白质的补充应参照重症病人营养支持的原则。以应激性高血糖为突出特点的代谢紊乱及器官功能障碍,应限制营养素的补充,热氮比可降至 $80 \sim 130(\text{kcal}) : 1(\text{g})$。

2. 支链氨基酸有促进蛋白质合成、抑制蛋白质分解的作用。肌肉中合成谷氨酰胺和丙氨酸的氮源主要由支链氨基酸提供,因此补充支链氨基酸有重要的意义。但目前尚无充分依据推荐常规给予高支链氨基酸配方。

3. 谷氨酰胺是免疫细胞的营养底物,补充外源性谷氨酰胺可改善脓毒症病人免疫细胞功能,而且不会增加促炎因子的产生,还能促进肌肉蛋白的合成,改善氮平衡。

4. 严重脓毒症的病人,应避免使用富含精氨酸的免疫营养制剂。

（王照华）

第十二章　心肺脑复苏

心脏骤停(cardiac arrest,CA)是指心脏射血功能的突然停止。对这种病人立即采取恢复有效循环、呼吸和大脑功能的一系列抢救措施,称心肺脑复苏(cardiopulmonary cerebral resuscitation,CPCR)。心脏骤停时可能出现的心律失常包括:心室纤颤(VF)、无脉性室性心动过速(VT)、无脉性电活动(PEA)和心室停搏,其中 VF 和无脉性室性心动过速为可除颤心律。PEA 和心室停搏为不可除颤心律,唯一有效的治疗方法时立刻心肺复苏(CPR)及特定的治疗药物如肾上腺素的应用。

【病因】

(一)心源性

1. 冠心病:是心脏骤停的主要原因,大约占心脏骤停的 60%~70%。

2. 非缺血性心脏病:包括心肌病、心律失常、高血压性心脏病充血性心力衰竭等可能增加心脏骤停风险。年轻人猝死基础病理学包括冠状动脉异常、心肌炎和肥厚型心肌病。充血性心力衰竭猝死风险增加 5 倍。

(二)非心源性

约占心脏骤停的 30%,最常见的原因包括:创伤、非创伤相关性出血(如胃肠道出血、大动脉破裂和颅内出血)、药物过量、淹溺和肺栓塞。

(三)危险因素

危险因素包括吸烟、缺乏身体锻炼、肥胖、糖尿病和家族史。

(四)可逆性病因

概括为 Hs 和 Ts。

1. Hs:缺氧(hypoxia);血容量过低(hypovolemia);酸中毒(acidosis);血钾过高/血钾过低(hypo/hype-rkalemia);体温过低(hypothermia);低血糖症/高血糖症(hypoglycemia or hyper-

glycemia）。

2. Ts：中毒（toxins）；心脏压塞（tamponade, cardiac）；张力性气胸（tension pneumothorax）；肺栓塞（thrombosis, pulmonary）；冠脉血栓（thrombosis, coronary）；创伤性心脏骤停（traumtic cardiac arrest）。

【病理生理】

当心脏骤停时，由于全身血流的停止，产生全身性缺血。根据缺血时间的长短以及细胞的种类，会有程度不一的细胞功能失常，乃至细胞死亡。当患者恢复自主循环即再灌注开始时，虽然细胞重新获得养分和氧气，但由于氧自由基产生增加，机体内免疫、凝血和内分泌系统的活化，对于细胞及机体造成的再灌注损伤，最终可导致全身性炎症反应和多器官功能障碍。

1. 心肺复苏后心肌缺血再灌注损伤可能机制：复苏后氧自由基增加、细胞内钙超载、心肌细胞凋亡以及炎症反应等，使心肌细胞膜通透性增高、细胞肿胀、空泡变性、钙离子浓度升高、标志物外溢、染色质浓缩边集、细胞核固缩、线粒体肌浆网肿胀、膜结构完整性破坏。出现心肌的无复流、心肌顿抑、再灌注心律失常、线粒体功能障碍和心肌标志物外溢。

2. 心肺复苏后脑缺血再灌注损伤可能机制：全脑缺血后损伤包括全脑细胞外改变和细胞内分子改变，主要有复苏后脑血流异常；兴奋性氨基酸的释放；全身和脑部的炎症反应；细胞因子水平升高和内皮损伤以及神经元的生化改变。

【胸外心脏按压的血流机制】

1. 心泵机制：由 Kouwenhoven 于 1960 年首先提出，Kouwenhoven 提出胸外按压产生前向血流是在胸骨和脊柱之间直接挤压心脏的结果。

2. 胸泵机制：80 年代 Rudikoff 首先提出有说服力的证据表明 CPR 过程前向血流的产生是通过胸腔内压力时相性改变实现的，他们的研究显示胸外按压引起胸腔内动静脉血管系统压力一致性升高，提出了胸泵学说。该学说认为胸外按压时形成的胸腔内外血管系统压力梯度是血流形成的原因，与此同时静脉和心脏有反应性的瓣膜则保证了血流呈单向流动。静脉瓣膜的生理结构以及大静脉较好的顺应性减弱了压力由胸腔内静脉向胸腔外静脉的传导。

无论是胸腔内压力变化的胸泵学说还是直接按摩心脏的心泵学说,当前我们所了解的知识对于解释 CPR 前向血流的产生,都存在着一定的局限性。此外放松期对于每次按压后血液返回心脏十分重要。胸廓扩张是胸腔内产生负压,促进静脉回流、增加胸泵前负荷。胸外按压的各个环节包括按压周期、力度、速率等均对前向血流有重要影响,与此同时减压以及正压通气也起到重要作用。

【心脏骤停的诊断】

主要根据临床表现迅速做出判断,心电图有助于进一步确定心脏骤停的临床类型并指导治疗。

1. 临床表现:意识丧失;心音、大动脉搏动消失,血压测不出;抽搐或叹息样呼吸;瞳孔散大;皮肤苍白或发绀。早期可靠的临床表现为意识突然消失伴大动脉搏动消失。

2. 心电图表现:心电图可显示室颤(Vf)、室速(VT)或无脉电活动(PEA)及心室停搏。

在 ICU 中,由于护士与患者比例较高,持续心电监护和常规动脉血压与血氧饱和度监测,以及中心监测站的使用,心电图可显示 VT、Vf 或心室停搏并报警,一般心脏骤停的诊断非常迅速。无脉电活动(PEA)是指有组织的电节律但(或)缺乏心室机械活动或心室机械活动不能产生临床检测到的脉搏,没有血压。

【心脏骤停的抢救措施】

(一) 成人基础生命支持(BLS)

BLS 是心脏骤停后挽救生命的基础,其基本内容包括立即识别心脏骤停、启动急救反应系统、早期心肺复苏(CPR)和迅速使用体外除颤仪除颤。在心脏骤停紧急供氧期,CPR 主要目的是保证提供最低限度的心脑供血,CPR 术可以提供正常血供的 25%~30% 或以上。

1. 心脏骤停的识别：如果患者无反应，并且无呼吸或无正常呼吸（即仅有喘息），应立即启动急救反应系统。医务人员检查脉搏时不超过 10 秒，如未明确触及脉搏，应开始胸外按压。

2. 胸外按压：如可能，将患者仰卧放置在一个坚硬的平面上。施救者跪在患者胸旁或站在患者床旁，一只手的掌跟放在患者胸部中央/中间（胸骨的下半部），把另一只手的掌跟放在第一只手上面，使两手平行重叠，两臂伸直与患者身躯垂直，利用术者自己上身重量垂直下压。按压深度至少 5cm，按压与放松的时间大致相等。每次按压后要允许胸廓完全回弹。按压的速率为至少 100 次/分。施救者尽可能减少检查脉搏、分析心律或者做其他动作而中断按压时间（不超过 10 秒）（图 12-1、图 12-2）。

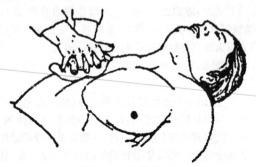

图 12-1　胸外按压

3. 开放气道：对于没有头部或颈部创伤表现的患者，使用仰头-抬颏法开放气道。如果怀疑患者有颈部损伤，应该使用托颌法（jaw thrust）开放气道，不能拉伸头部。因 CPR 时保持气道开放和提供足够通气是优先的，因此托颌法不能保证气道通畅时应采用仰头-抬颏法（图 12-3）。

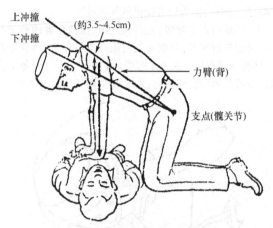

图 12-2 胸外按压力量分解图

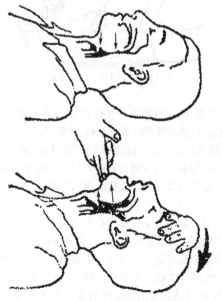

图 12-3 开放气道(仰头抬颏法)

4. 人工呼吸:能为患者提供氧气和通气。

(1) 口对口人工呼吸:先开放气道,捏住患者的鼻子和使口与口密闭进行吹气,每次通气时间在 1 秒以上,然后正常呼吸,并同样在进行第二次人工呼吸(图 12-4)。给予足够的潮气量以产生可见到的胸廓抬起;采取按压-通气比为 30 : 2。

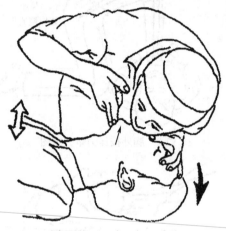

图 12-4　口对口人工呼吸

(2) 其他:口对鼻和口对气孔通气、球囊和面罩通气。声门上气道通气,其装置有喉罩(LMA)、食管-气管联合导管等。

一旦建立高级气道,施救者通气不需要在两次按压间同步进行,也不再需要因通气而暂停胸外按压。通气频率为 8 ~ 10次/分。要避免过度通气,包括过多的呼吸次数和过大的潮气量。

5. 体外除颤:室颤患者如能在 3 ~ 5 分钟内实施 CPR 和除颤,存活率最高。对目击的心脏骤停患者或在监护心律的住院患者,迅速除颤是首选治疗方法。单相波除颤:首次电击能量应给予 360J,假如首次点击后室颤持续,第二次及随后电击应给予 360J;双相波除颤:应使用制造商推荐的能量(120 ~ 200J)。

（二）成人高级心血管生命支持（ACLS）

包括预防心脏骤停、治疗心脏骤停和改善心脏骤停后自主循环恢复（ROSC）患者预后的措施。

1. 预防心脏骤停的措施：包括气道管理、通气支持以及缓慢性心律失常和快速心律失常的治疗。

2. 治疗心脏骤停：是建立在 BLS 的基础之上，以用药物治疗、高级气道管理和生理参数检测进一步提高 ROSC 的可能。

3. ROSC 后，心脏骤停的综合治疗可改善存活率和神经功能预后。患者发生心脏骤停时，所在地的抢救设备齐全和抢救人员技术力量具备时，则 BLS 与 ALS 应同时分工进行，这样能争取到更多的抢救时间。ACLS 包括：

（1）气管插管：越快越好，决不要等口对口吹气无效时再进行。无插管条件时，特别是在现场和转运途中目前建议用球囊面罩替代气管插管，二者同样有效。对于心脏骤停时间较长的患者，通气和时间同样重要。对于窒息性心脏骤停，如儿童和溺水患者，通气和按压也同样重要。

（2）直流电非同步除颤：因心脏骤停 80% 以上为室颤，故一旦发生就应尽早电除颤（操作步骤详见第十六章第一节心脏电复律）。电击电能：双相波按制造商建议值（120～200J），如果该值未知，使用可选的最大值。第二次及后续剂量应相当，而且可以考虑提高剂量。单相波：360J。

（3）建立静脉通道：即使在徒手复苏时，也就应迅速建立静脉通道。否则延误用药时间。

（4）药物除颤与起搏：肾上腺素静脉或肌内注射，每 3～5 分钟 1mg；血管加压素静脉或肌内注射，40U 即可替代首剂量或第二剂量的肾上腺素；胺碘酮静脉或肌内注射，首剂量 300mg 推注，第二次剂量 150mg。

（5）病因治疗：主要针对可治疗性病因治疗，如低钾血症时及时静脉补钾，高钾血症时给予静脉钙剂及促进血清钾转入细胞内转移或加速钾排泄，如利尿、紧急血液透析。又如有机磷中毒时，紧急使用阿托品和复能剂等。病因治疗应在进行 CPR 时同时进行，有利心肺复苏成功并得以巩固。

(6) 同步电复律治疗:用于治疗由于折返、心房颤动、心房扑动和房性心动过速所致的室上性心动过速。有脉搏的单形室速。不能有效治疗交界性心动过速或多源性房性心动过速。不能用于治疗室颤,也不能用于无脉性室速或多形性(不规则的)室速。

成人心房颤动心律转复时双相波初始能量是 120～200J,如果初始电击失败,救治者应逐步增加能量。成人心室扑动或其他室上性心动过速,初始能量为 50～100J,如果初始电击失败,救治者应逐步增加能量。成人心房颤动使用单相波复律应从 200J 开始,若不成功则阶梯式增加能量。

室性心动过速:不稳定有脉搏单形(规则的)室速应予同步电复律,不稳定有或无脉搏多形(不规则)的室速治疗同室颤。对于不稳定病人的室速是单形或多形性有任何怀疑,应给予高能量非同步电击。成人有脉搏单形室速(规则波形和心率),初始能量 100J(单相或双相),如果对第一次电击没有反应,逐步增加电击能量。

复苏过程中应注意以下几点:

(1) 阿托品不再推荐为在心搏停止中常规使用。

(2) 碳酸氢钠由于可能造成反常性细胞内酸中毒,对于多数心脏骤停患者是有害的。使用适应证包括既往严重的代谢性酸中毒经标准 ACLS 治疗失败、治疗高钾血症、三环类抗抑郁药过量。

(3) 所有气管插管病人进行呼气末二氧化碳监测,连续量化二氧化碳图被推荐为气管插管位置的监测和证实。

(4) 在放置气管内导管时,不再推荐常规使用环状软骨压迫,代之仅用于改善声带视野。

(5) 建议输注加快心率的药物作为症状性和不稳定性心动过缓进行起搏治疗的替代方法。

(6) 复苏后治疗性低温对没有恢复正常意识状态心脏骤停后治疗病人应该开始治疗性低温改善神经恢复。

(7) 重新设计并简化心脏骤停抢救方案以强调高质量CPR 重要性,包括胸外按压的频率和深度,每次按压之后允许胸廓完全回位,在胸外按压时尽量减少中断和避免过度通气。

(8)进一步强调生理学监测以优化 CPR 质量和监测 ROSC。

(9)在稳定型难以鉴别的规则单形宽 QRS 心动过速的早期处理中,建议使用腺苷作为一种安全和潜在有效的治疗。

【复苏后综合征】

复苏后综合征(post-cardiac arrest syndrome,PCAS)是指心肺复苏自主循环恢复后,由于缺血再灌注损伤造成的全身性炎症和多器官功能障碍。心脏骤停复苏进展中的一个里程碑是心脑复苏(CCR),即心肺复苏模式不再强调通气而强调心肌和脑灌注。CCR 代表改变熟悉的高级生命支持实践。CCR 的一个明确目标是心脏骤停后最大意义的神经学生存。

(一)复苏后综合征的病理生理学

PCAS 的病理生理学因脑损伤、心肌功能障碍、全身性缺血/再灌注反应,以及任何促使心脏停搏的潜在病理生理而不同。了解这些过程可能指导制定一个恰当的处理策略。

1. 脑损伤:以脑水肿、缺血变性、自主调节功能障碍为特征。在复苏的心脏骤停病人中脑损伤单独对总体发病率和死亡率起很大作用,神经组织特别易受攻击,考虑其高代谢需求和氧作为代谢底物,缺血诱导脑水肿并进一步因血管自身调节受损而进一步恶化。在缺乏功能性脑血流动力学调节时,神经元损伤可能加重,或因缺血、梗死,或因充血再灌注。再灌注本身也加重神经元损伤,主要通过激活凋亡细胞通路和组织自由基的形成以及线粒体损伤。脑对其他全身代谢情况如发热、高血糖、抽搐有独特敏感性。临床上 PCAS 脑损伤表现为一系列神经缺陷,包括神经认知功能障碍、抽搐、肌阵挛、昏迷和脑死亡。

2. 心肌功能障碍:在 PCAS 中,心肌功能障碍似乎是可逆的,主要以全心功能减退为特征。当然潜在冠状动脉疾病或急性冠脉综合征可能加剧心肌功能障碍。病人往往在心脏骤停后期血流动力学不稳定,儿茶酚胺过量/激增和心肌顿抑导致脆弱的血流动力学。临床上表现为心动过速、低血压、射血分数下降、左室舒张末压升高、心排血量减少和舒张期功能障碍。

3. 全身缺血/再灌注反应:在 PCAS 中,全身缺血/再灌注反应最终表现为休克,以全身性炎症免疫反应为特征,血管调节功能障碍、血凝增加、肾上腺抑制,氧输送和利用障碍,以及免疫抑制。CPR 虽然维持部分冠脉和脑灌注,但不能补偿持续的有氧代谢,最终可能导致多器官衰竭综合征。炎症瀑布引起免疫抑制,内皮功能障碍,全身应激引起相对肾上腺功能不全可以表现为低血压,需要血管加压药物支持,类似于脓毒症休克病人。在 PCAS 中,这种缺血/再灌注反应是可逆的,并对早期目标指导治疗有反应。

4. 持续触发病理学(persistent precipitating pathology):在 PCAS 中,持续触发病理学与任何特定疾病过程(心脏骤停的潜在原因)相关,包括急性冠脉综合征、肺疾病、出血、脓毒症、毒物暴露和环境损伤。治疗和处理策略是针对疾病必须与心脏骤停后神经病学、心肌和全身性疾病过程相配合。无疑地 PCAS 病理生理学是极其复杂的,所以鼓励早期与危重病专家合作。

(二)心脏骤停后治疗的初始目标和长期关注的目标

1. 恢复自主循环后优化心肺功能和重要的器官灌注。

2. 转移/运输到有综合心脏骤停后治疗系统的合适医院或重症监护病房。

3. 识别并治疗急性冠脉综合征(ACS)和其他可逆性病因。

4. 控制体温以促进神经功能恢复。

5. 预测、治疗和防止多器官功能障碍,包括避免过度通气和氧过多。

(三)复苏后综合征的治疗

1. 对于复苏期间气道管理,声门上气道装置是理想的。高级气道操作如气管内插管应该推迟至自主循环恢复(ROSC)后。

2. ROSC 后给予足够的 FiO_2 以避免低氧血症。一旦外周血氧饱和度维持在 94% 以上,或动脉血氧分压(PaO_2)在 60mmHg 以上,或二者均具备,急诊医生可以下调 FiO_2。

3. 通气达到正常 CO_2 并监测动脉血气。如果这些代理确实与动脉血二氧化碳（$PaCO_2$）相关,医生可以选择监测静脉血气或呼吸末 CO_2。

4. 在心脏骤停后病人中,识别和治疗 ACS 是关键。急诊医生应该鼓励所有骤停后病人行冠脉血管造影,尤其当 ACS 被怀疑时。

5. 在 PCAS 病人中应避免过高热,在急诊室诱导低温（32～34℃）的一个简单方法是静脉内输注 30ml/kg 冰凉等渗液体,冷却可在 PCI 之前安全地开始。

6. 在 PCAS 病人中,当开始治疗性低温时,镇静或肌松常常是需要的。

7. 癫痫发作应该迅速处理,给予急性抗癫痫药物治疗。临床医生应该注意非抽搐状态癫痫。

8. 应该密切监测血糖,尤其是治疗性低温期间,并维持血糖在正常范围高限。

9. 在前述的心脏骤停事件中,要警惕误吸或肺炎。应针对个体病人和临床情况选用抗生素。

10. 除非病人有肾上腺功能不全的特殊病史,没有咨询收治的重症专家,皮质激素不应该在急诊室常规使用。

11. 心脏骤停的某些代谢原因需要急诊室开始早期开始肾替代治疗（RRT）。

12. 可逆性病因的治疗:包括低氧血症、血容量减少、低钾血症、高钾血症、低体温、酸中毒、张力性气胸、心脏压塞、中毒、肺栓塞、ACS、脑血管意外。治疗必须多学科协作。

（钟　强）

第十三章 休　克

第一节　休克的诊断与治疗

休克(shock)是由于不同病因造成人体有效循环血量锐减,组织器官血流灌注不足所引起的代谢障碍、细胞受损和脏器功能障碍为特征的综合征。有效循环依赖充足的血容量、有效的心排出量和良好的周围血管张力,其中任何一个因素低下,超出人体代偿限度时,即可引发休克。

【病因与分类】

休克有多种分类方法。根据病因可将休克分为低容血量性休克、创伤性休克、感染性休克、心源性休克、过敏性休克、神经源性休克。根据血流动力学将休克分为低血容量休克、分布性休克、心源性休克、梗阻性休克。

1. 低血容量休克:各种原因引起外源性和(或)内源性容量丢失,导致有效循环血量减少、组织灌注不足、细胞代谢紊乱和功能受损。主要见于各种原因所致的大出血、不适当地使用脱水、利尿剂和高热造成超常情况的体液丢失,以及创伤、感染后坏死组织的分解产物造成毛细血管通透性增加,使血浆渗漏至组织间隙等。

2. 分布性休克:由于血管收缩舒张调节功能异常,容量血管扩张,循环血容量相对不足,导致组织低灌注,主要包括感染性、神经源性、过敏性休克。

3. 心源性休克:心泵功能衰竭,心排血量下降,导致组织低灌注。主要病因为心肌梗死、心律失常,在前负荷正常状态下心脏泵功能减弱或衰竭,引起心排血量减少。

4. 梗阻性休克:血流的主要通道受阻而导致休克。主要病因为腔静脉梗阻、心包缩窄或压塞、肺动脉栓塞及主动脉夹层等。根据梗阻部位的不同分为心内梗阻和心外梗阻型休克。

【临床表现】

1. 休克早期(代偿期):表现精神紧张或烦躁不安、面色苍白、手足湿冷、过度换气、心率增快,血压正常或稍高、脉压差缩小,尿量正常或减少。

2. 休克期(失代偿期):表情淡漠、反应迟钝或昏迷,面色苍白或发绀、全身冷汗,脉搏细速或测不出,浅表静脉萎陷、毛细血管充盈时间延长,心率多在 100 ~ 120 次/分,收缩压多在 80mmHg 以下或测不出,脉压差更小,少尿或无尿。

休克严重程度分级见表13-1。

【诊断】

1. 有发生休克的病因。

2. 意识异常。

3. 脉搏快超过 100 次/分,细或不能触及。

4. 四肢湿冷,胸骨部位皮肤指压阳性(按压后再充盈时间大于 2 秒),皮肤花纹,黏膜苍白或发绀,尿量小于 30ml/h 或无尿。

5. 收缩压<80mmHg。

6. 脉压<20mmHg。

7. 原有高血压者收缩压较原有水平下降30% 以上。

凡符合第 1 项及 2、3、4 中的二项和 5、6、7 中的一项者,即可诊断休克。

【临床监测】

1. 精神状态:反映脑组织的血液灌流状况。意识淡漠或烦躁、头晕、眼花,提示可能存在循环血量不足。神志模糊或昏迷,表示休克严重。

2. 肢体温度、色泽:反映体表灌流状况。四肢皮肤苍白、湿冷,轻压指甲或口唇时颜色苍白,松开后恢复红润缓慢,表示休克仍存在。

3. 血压:休克时血压下降,收缩压 < 80mmHg,脉压差<20mmHg。如患者原有高血压,血压突然下降 40mmHg 以上,尽管仍在正常范围,也应视为低血压表现。

表 13-1 休克严重程度分级

分期	程度	神志	口渴	皮肤色泽	皮肤温度	脉搏	血压	体表血管	尿量
休克代偿期	轻度	清楚,痛苦表情	口渴	苍白	发凉	>100 次/分	收缩压正常或稍升高,脉压缩小	正常	正常
休克失代偿期	中度	尚清,表情淡漠	很口渴	明显苍白	发冷	100~200次/分	收缩压 90~70mmHg,脉压小	表浅静脉塌陷,毛细血管充盈迟缓	尿少
	重度	意识模糊,甚至昏迷	非常口渴,可能无主诉	显著苍白肢体青紫	厥冷	脉速而弱或摸不清	收缩压多在70mmHg 以下或测不到	毛细血管充盈非常迟缓	尿少或无尿

4. 脉率:脉搏改变常在血压下降之前,脉搏细速,触摸不清,表明处于休克状态。脉搏清楚,手足温暖,表明休克好转。

5. 尿量:反映肾脏的灌注状态,最好留置导尿管,正常人每小时尿量在50ml以上,如少于25ml,表示休克仍存在。

6. 休克指数:指脉率/收缩压之比值,如比值为0.5,表示无休克;>1.0～1.5,表示休克存在;>2.0,表示休克严重,应排除药物、发热等所致的心跳加快。

7. 中心静脉压(CVP):正常值为5～12cmH$_2$O。如CVP水平低,表示血容量不足;若增高往往提示容量负荷过重,预示心功能不全。

8. 动脉肺嵌压(PAWP):反应肺循环阻力。正常值为6～15mmHg。肺水肿时,PAWP>20mmHg。补充血容量时,如PAWP已升高,而CVP无增高,应避免输液过多引起肺水肿。

9. 心排血量(CO)和心脏指数(CI):通过PiCCO监测,可测出CO和CI。CI正常值为(3.20±0.21)L/(min·m^2)。同时可监测机体的容量状况、血管外肺水情况。

10. 动脉血气分析:主要反应肺通气、换气功能和酸碱平衡的变化。如PaO$_2$<60mmHg,吸入纯氧后仍无明显改善,常为ARDS的预示信号。如血pH降低,多为代谢性酸中毒,宜及时纠正。

11. 动脉血乳酸盐测定:正常值为1～2mmol/L。休克时间越长,血乳酸越高,预后不良。

12. 弥散性血管内凝血检查:血小板计数进行性下降,凝血酶原时间较正常延长3秒以上;纤维蛋白原减少至2g/L以下,即可确诊。

【治疗】

1. 一般治疗

(1)体位:头、躯干抬高20°～30°,以利呼吸;下肢抬高15°～20°以利静脉回流;避免过多搬动。

(2)保暖,维持体温正常。

(3)保持呼吸道通畅,维护呼吸功能,病人疼痛可适当镇痛。

2. 补充血容量:建立静脉输液通道,可静脉留置套针、深静脉穿刺或静脉切开。液体可选择晶体溶液(如生理盐水、等张平衡盐溶液)或胶体溶液(如白蛋白、人工胶体),以扩充血容量,必要时可以输血。由于5%葡萄糖溶液很快分布到细胞内间隙,因此不推荐用于液体复苏治疗。

3. 积极处理原发病,纠正各种导致休克的病因。

4. 纠正酸碱平衡失调:休克病人大多伴有酸中毒,严重酸中毒往往使血压难以维持稳定,需要积极予以纠正。首次可应用5%碳酸氢钠200ml,2～4小时后是否需要追加用量视病情而定。应通过血气分析等检查明确患者的酸碱平衡状态。

5. 血管活性药物的应用

(1) 多巴胺(dopamine):兴奋β和α受体,增加心肌收缩力和增加心排血量,扩张肾动脉和肠系膜动脉,有利于改善重要内脏和肾脏血供,使用时应注意补充血容量。常用20～40mg加入250～500ml等渗葡萄糖液中静脉滴注,血压回升后减慢滴速至逐渐停用。

(2) 间羟胺(metaraminol, aramine):主要兴奋α受体,可收缩周围血管,增强心肌收缩力,增进脑、肾及冠状动脉血流。常用20～40mg加入5%葡萄糖液250～500ml静脉滴注。

(3) 去甲肾上腺素(noradrenaline):主要兴奋α受体,轻度兴奋β受体,使心肌收缩加强,收缩血管以提高外周阻力,升高血压。常用5mg加入5%葡萄糖液250～500ml静脉滴注。避免渗漏至血管外,造成组织坏死。

6. 正性肌力药物:如毛花苷C。在CVP监测下,输液量已足够,但动脉压仍低,而CVP已超过15cmH$_2$O,可用毛花苷C 0.4mg,稀释后缓慢静脉注射,有效时再给予维持量。

7. 皮质类固醇激素:一般用于过敏性休克、感染性休克和其他休克处于严重状态时。

(祝 伟)

第二节 常见的休克类型

一、低血容量性休克

低血容量性休克(hypovolemic shock)是由于各种原因引起血液或体液大量丢失而导致的休克。

【病因】

1. 失血:主要见于创伤引起的大血管损伤和肝、脾破裂,股骨干、骨盆骨折,以及胃、十二指肠溃疡、门脉高压食管静脉曲张、宫外孕破裂等引起的大出血。通常在迅速失血超过全身总血量 20% 时,即出现休克。

2. 体液丢失:如急性重型胃肠炎、霍乱、肠梗阻弥漫性腹膜炎、大面积烧伤、广泛软组织损伤等。

【诊断】

1. 病史:有大出血或大量体液丢失的病史。

2. 症状与体征:精神状态改变,皮肤湿冷,尿量<0.5ml/(kg·h),心率>100 次/分,收缩压下降(<90mmHg 或较基础血压下降 40mmHg)或脉压差减少(<20mmHg)。

3. 血流动力学指标:CVP<5mmHg 或 PAWP<8mmHg。

【治疗】

1. 病因治疗:尽快纠正引起容量丢失的病因是治疗低血容量休克的基本措施。对于出血部位明确、存在活动性失血的休克患者,应尽快进行手术或介入止血。

2. 液体复苏:常用的晶体液为生理盐水和乳酸林格液。生理盐水的特点是等渗,但含氯高,大量输注可引起高氯性代谢性酸中毒。乳酸林格液的特点在于电解质组成接近生理,含有少量的乳酸。一般情况下,其所含乳酸可在肝脏迅速代谢,大量输注乳酸林格液应该考虑到其对血乳酸水平的影响。

临床上应用的胶体液主要有羟乙基淀粉和白蛋白、明胶和右旋糖酐,均可达到容量复苏的目的。由于理化性质以及生理学特性不同,在应用安全性方面,包括凝血功能的影响、肾脏功能负担等,均需严密关注。目前,尚无足够的证据表明晶体液与胶体液用于低血容量休克液体复苏的疗效与安全性方面有明显差异。

3. 输血:输血及输注血制品在低血容量休克中应用广泛。浓缩红细胞临床输注指征为血红蛋白≤70g/L;血小板输注主要适用于血小板数量减少或功能异常伴有出血倾向的患者,血小板计数<50×10⁹/L,或确定血小板功能低下可考虑输注;输注新鲜冰冻血浆的目的是为了补充凝血因子的不足,大量失血时输注红细胞的同时应注意使用新鲜冰冻血浆;冷沉淀内含凝血因子V、Ⅷ、Ⅻ、纤维蛋白原等,适用于特定凝血因子缺乏所引起的疾病以及肝移植围术期肝硬化食道静脉曲张等出血。

4. 血管活性药与正性肌力药:临床通常对于足够的液体复苏后仍存在低血压或者输液还未开始的严重低血压患者,才考虑应用血管活性药,首选多巴胺。

5. 未控制出血的失血性休克复苏:为低血容量休克的一种特殊类型,对此类患者早期采用控制性复苏,收缩压维持在80~90mmHg,以保证重要脏器的基本灌注,并尽快止血。出血控制后再进行积极容量复苏。对合并颅脑损伤、老年及高血压患者应避免控制性复苏。

二、创伤性休克

创伤性休克(traumatic shock)是由于各种严重创伤如多发伤骨折、挤压伤、大手术、大面积烧伤等导致的休克。

【病因】

见于各种严重创伤,如多发伤、挤压伤、大手术、大面积烧伤等。

【诊断】

明确的创伤病史往往可以帮助确诊。对于某些创伤患者需反复仔细体检,甚至某些特殊检查,以避免遗漏不易发现的损伤部位出血,影响病情及预后,同时需要动态观察病情变化。

【治疗】

1. 评估创伤部位及创伤情况,手术治疗。

2. 补充血容量,与低血容量性休克基本相同。

3. 积极预防和控制感染。

4. 保护重要组织器官功能。

三、感染性休克

感染性休克(septic shock)又称脓毒症休克,是由病原微生物感染引起的休克。

【基本概念】

1. 脓毒症(sepsis)　感染病原体与宿主免疫系统、炎症反应、凝血反应之间相互作用,造成机体器官功能损害的临床综合征。存在感染和全身炎症反应的表现。

2. 严重脓毒症(severe sepsis)　感染伴器官血流灌注不足或功能障碍(如血乳酸水平增加、少尿、意识状态急性改变等)。

3. 脓毒症诱发的低血压:感染时收缩压<90mmHg 或平均动脉压<70mmHg,或在没有其他低血压诱因时收缩压下降>40mmHg。

4. 感染性休克(septic shock):尽管适当的液体复苏仍存在脓毒症诱发的低血压。

【病因】

由致病微生物所引起,最常见为细菌感染。多见于肺部、胆道、肠道、腹膜、泌尿系统、产道的感染以及败血症,大面积烧伤、多部位创伤感染等。

【诊断】

1. 全身炎症反应综合征(SIRS)的标准:如具备下列两项或两项以上的表现,即可诊断:①体温>38℃ 或<36℃;②心率>90 次/分;③呼吸频率>20 次/分,或 $PaCO_2$<32mmHg;④血白细胞>$12×10^9$/L 或<$4×10^9$/L,或中性杆状核粒细胞(未成熟细胞)>10% 。

2. 感染性休克的标准:①临床上有明确的感染;②存在

SIRS;③收缩压<90mmHg 或较基础水平下降 40mmHg 以上,持续至少 1 小时,或血压依赖输液或药物维持;④有组织灌注不良的表现,如少尿(<30ml/h)超过 1 小时,或有急性神志障碍。

【治疗】

1. 早期液体复苏:一旦临床诊断严重感染或感染性休克,应尽快积极液体复苏,6 小时内达到复苏目标:① CVP 8 ~ 12mmHg;②平均动脉压>65mmHg;③尿量>0.5ml/(kg·h);④中心静脉血氧饱和度($ScvO_2$)、混合静脉血氧饱和度(SvO_2)分别≥70% 、≥65% 。若液体复苏后 CVP 达 8 ~ 12mmHg,而 $ScvO_2$ 仍未达到 70% ,需输注浓缩红细胞使血细胞比容达到 30% 以上,或输注多巴酚丁胺以争取达到复苏目标。

2. 应对所有严重脓毒症患者进行评估,确定是否有可控制的感染源存在。控制手段包括引流脓肿或局部感染灶,感染后坏死组织清创,摘除可引起感染的医疗器具,或对仍存在微生物感染的源头控制。确认脓毒性休克、或严重脓毒症尚未出现脓毒性休克时,在 1 小时内尽早静脉使用抗生素治疗。应用抗生素之前留取合适的标本,但不能为留取标本而延误抗生素的使用。

3. 应用天然/人工胶体或晶体液进行液体复苏。目前没有证据支持某种液体优于其他液体。液体复苏的初始治疗目标是使 CVP 至少达到 8 mmHg(机械通气患者需达到 12mmHg),以后通常还需要进一步的液体治疗。

4. 血管活性药物的使用:首选去甲肾上腺素,多巴胺、血管加压素、多巴酚丁胺等亦可选用。

(1) 去甲肾上腺素:常用剂量为 0.03 ~ 1.5μg/(kg·min)。但剂量超过 1.0μg/(kg·min)时,由于对 β 受体的兴奋作用加强而增加心肌做功与氧耗。

(2) 多巴胺:兼有多巴胺能与肾上腺素能 α 和 β 受体的兴奋效应,在不同剂量下表现出不同的受体效应。小剂量[<5μg/(kg·min)]多巴胺主要作用于多巴胺受体,具有轻度的血管扩张作用和利尿作用。中等剂量[5 ~ 10μg/(kg·min)]以 $β_1$ 受体兴奋为主,可增加心肌收缩力及心率,从而增加心肌

做功与氧耗。大剂量多巴胺[$10 \sim 20\mu g/(kg \cdot min)$]以 α_1 受体兴奋为主,出现显著的血管收缩。

(3)多巴酚丁胺:既可以增加氧输送,同时也增加氧消耗,因此在感染性休克治疗中一般用于经过充分液体复苏后心脏功能仍未见改善的患者;对于合并低血压者,宜与血管收缩药物联用。常用剂量为 $2 \sim 20\mu g/(kg \cdot min)$。

(4)肾上腺素:目前不推荐作为感染中毒性休克的一线治疗药物,仅在其他治疗手段无效时才可考虑尝试应用。

5. 糖皮质激素:严重感染和感染性休克患者可考虑应用小剂量糖皮质激素。一般选用氢化可的松,每日补充量不超过 300mg,分为 $3 \sim 4$ 次给予,持续输注不超过 $3 \sim 5$ 天,当患者不再需要血管活性药时,应停用糖皮质激素治疗。

6. 血糖控制:对进入 ICU 后已初步稳定的重症脓毒症合并高血糖患者,推荐静脉胰岛素治疗控制血糖,使血糖控制在 8.3mmol/L 以下。

7. 其他治疗:①CRRT;②预防应激性溃疡;③机械通气患者采用保护性通气策略;④预防深静脉血栓形成。

四、过敏性休克

过敏性休克(allergic shock)是因过敏原对过敏体质者产生特异性的速发型全身性变态反应,使全身细小血管扩张,通透性增加,血浆外渗,导致有效血容量不足。

【诊断】

1. 有接触或使用致敏物质的病史。常见致敏物质有:

(1)抗生素:青霉素、氨苄西林、链霉素等。

(2)异种血清:各种血清制剂。

(3)麻醉药:普鲁卡因、利多卡因等。

(4)化学性药物:细胞色素 C。

(5)毒液:毒昆虫刺蜇、毒蛇咬伤等。

(6)放射性碘显影剂。

2. 即刻出现休克的临床表现及全身或局部荨麻疹或其他

皮疹。伴喉头痉挛水肿时,出现吸气性呼吸困难。

【治疗】

1. 立即停止使用或清除引起过敏反应的物质。

2. 迅速从皮下或肌内注射 0.1% 盐酸肾上腺素 0.5 ~ 1ml,必要时 5 ~ 10 分钟重复一次。

3. 尽早使用糖皮质激素,常用地塞米松 10 ~ 20mg 静注,或氢化可的松 100 ~ 200mg 加入 10% 葡萄糖盐水 250ml 中静脉滴注。

4. 吸氧,保持呼吸道通畅,如喉头水肿呼吸受阻使用肾上腺素及皮质激素后仍未缓解者,紧急时应行气管切开。如有支气管痉挛经上处理亦未缓解者,应用氨茶碱 0.25g 加入 50% 葡萄糖液 40ml 中缓慢静脉注射。

5. 其他抗过敏药,如氯苯那敏 10mg,或异丙嗪 25mg,肌内注射。

6. 必要时使用血管活性药物。

7. 发生呼吸心脏骤停时,立即进行心肺复苏抢救。

五、神经源性休克

神经源性休克(neurological shock)是由于神经调节功能障碍,使阻力血管功能失调,血管张力下降,血管扩张,有效血容量相对不足而致的休克。

【诊断】

1. 常见的致病原因

(1) 药物:硫喷妥钠等麻醉剂、神经节阻滞剂、镇静催眠药等。

(2) 脊髓麻醉、腰麻、硬膜外麻醉等。

(3) 脑、胸腔、心包、腹腔穿刺或体位性低血压。

(4) 剧烈疼痛和精神创伤。

2. 有休克的临床表现。

【治疗】

1. 吸氧。

2. 迅速注射缩血管药,如间羟胺 20mg 肌内注射,或 20mg 加入 250ml 液中或静脉注射维持。

3. 皮下或肌内注射 0.1% 盐酸肾上腺素 0.3～0.5ml。必要时 5～10 分钟重复 1 次。

4. 剧痛者,可用哌替啶 50～100mg 或吗啡 5～10mg 肌内注射。

5. 镇静催眠药中毒所致者,应迅速彻底洗胃,必要时进行血液净化。

六、心源性休克

心源性休克(cardiogenic shock)是由于心脏泵血功能衰竭或充盈障碍,导致心排血量过低,使主要器官和周围组织灌注不足,产生一系列代谢和功能障碍的综合征。

【病因】

1. AMI 是本症最常见的病因。

2. 其他:急性心肌炎、各型心肌病、严重心瓣膜病、严重心律失常、心脏压塞、室间隔穿孔、乳头肌及腱索断裂、巨大心房黏液瘤、心脏手术后、张力性气胸、肺栓塞等。

【诊断】

1. 有 AMI、急性心肌炎、原发或继发性心肌病、严重恶性心律失常、具有心肌毒性的药物中毒、急性心脏压塞以及心脏手术等病史。

2. 早期患者烦躁不安、面色苍白,诉口干、出汗,但神志尚清;后逐渐出现表情淡漠、意识模糊、神志不清直至昏迷。

3. 体检心率增快,常超过 120 次/分。收缩压<80mmHg,脉压差<20mmHg,以后逐渐降低,严重时血压测不到。脉搏细弱、四肢厥冷、肢端发绀,皮肤出现花斑样改变。心音低钝,严重者呈单音律。尿量<17ml/h,甚至无尿。休克晚期出现 DIC 及 MODS。

4. 血流动力学监测提示 CI 降低、左室舒张末压(LVEDP)升高等血流动力学异常。

【治疗】

1. 一般治疗

(1) 绝对卧床休息,胸痛由急性心肌梗死所致者,应有效止痛,常用吗啡 3~5mg,静注或皮下注射,可同时给予安定、苯巴比妥。

(2) 建立有效的静脉通道,必要时行 Swan-Ganz 导管。持续心电、血压、血氧饱和度监测。留置导尿管监测尿量。

(3) 氧疗:持续鼻导管或面罩吸氧,一般为 4~6L/min,必要时气管插管或气管切开,进行机械通气。

2. 补充血容量:首选低分子右旋糖酐 250~500ml 静脉滴注,或 0.9% 氯化钠液或平衡液 500ml 静脉滴注,最好在血流动力学监护下补液。前 20 分钟内快速补液 100ml,如 CVP 上升不超过 1.5~2mmHg,可继续补液直至休克改善,或输液总量达 500~750ml。无血流动力学监护条件时可参照以下指标进行判断:诉口渴,外周静脉充盈不良,尿量 <30ml/h,尿比重 >1.020,CVP<5mmHg,表明血容量不足。

3. 血管活性药物的应用:心源性休克时,应静脉滴注多巴胺 5~15μg/(kg·min),使血压升至 90mmHg 以上。大剂量多巴胺无效时,也可静脉滴注去甲肾上腺素 2~8μg/(kg·min)。在此基础上根据血流动力学参数选择血管扩张剂。

(1) 肺淤血而 CO 正常,PAWP>18mmHg,CI>2.2L/(min·m²)时,宜选用静脉扩张剂,如硝酸甘油 15~30μg/min 静脉滴注或泵入,并可适当利尿。

(2) CO 低且周围灌注不足,但无肺淤血,CI<2.2L/(min·m²),PAWP<18mmHg 而肢端湿冷时,宜选用动脉扩张剂,如酚妥拉明 0.1~0.3mg/min 静脉滴注或泵入,必要时增至 1.0~2.0mg/min。

(3) CO 低且有肺淤血及外周血管痉挛,CI<2.2L/(min·m²),PAWP>18mmHg,而肢端湿冷时,宜选用硝普钠,10μg/min 开始,每 5 分钟增加 5~10μg/min,常用量为 40~160μg/min,也有高达 430μg/min 才有效者。急性冠脉综合征者慎用。

4. 正性肌力药物的应用

（1）洋地黄制剂：一般在急性心肌梗死 24 小时内，尤其是 6 小时内应尽量避免使用洋地黄制剂，经上述处理休克无改善时可酌情使用西地兰 0.2～0.4mg，稀释后缓慢静注。

（2）拟交感胺类药物：对 CO 低，PAWP 不高，体循环阻力正常或低下，合并低血压时选用多巴胺，用量同前；而 CO 低，PAWP 高，体循环血管阻力和动脉压在正常范围者，宜选用多巴酚丁胺 5～10μg/（kg·min）。

（3）磷酸二酯酶抑制剂：常用氨力农 0.5～2mg/kg，稀释后静注或静脉滴注，或米力农 2～8mg，静脉滴注。

5. 其他治疗

（1）纠正酸中毒：常用 5% 碳酸氢钠或乳酸钠，根据血气分析结果计算补碱量。

（2）机械性辅助循环：经上述处理休克无法纠正者，可考虑主动脉内气囊反搏（IABP）、左室辅助泵等。

（3）原发病治疗：如 AMI 患者应尽早进行再灌注治疗，溶栓失败或有禁忌证者应在 IABP 支持下进行急诊 PCI；急性心脏压塞应立即心包穿刺减压；乳头肌断裂或室间隔穿孔者应尽早进行外科修补等。

（4）心肌保护：1,6-二磷酸果糖 5～10g/d，或磷酸肌酸 2～4g/d，静脉滴注。酌情使用血管紧张素转换酶抑制剂（ACEI）等。

（祝 伟）

第十四章　多器官功能障碍综合征

多脏器功能障碍综合征(multiple organ dysfunction syndrome,MODS)是指在严重感染,创伤或休克后,同时或相继出现两个或两个以上系统、器官功能不全。这是目前 ICU 死亡的主要原因之一,病死率随器官衰竭的数目的增加而增加。

【概念】

1. 感染(infection):是一种微生物反应现象,是由于微生物的出现或者通过它们入侵正常无菌性的宿主组织而产生的炎症反应。

2. 全身炎症反应综合征(systemic inflammatory response syndrome,SIRS):是由于严重的临床损伤性病变而导致的全身炎症反应。

3. MODS:是严重创伤、感染、脓毒症、大手术、大面积烧伤、长时间心肺复苏术及病理产科等疾病发病 24 小时后出现的两个或两个以上的器官先后或同时发生的功能障碍或衰竭。其病理变化广泛,患者在发生 MODS 之前大多脏器功能良好,发生后一经治愈,多不留有器官永久性损伤。慢性病终末期,虽也涉及多器官损伤,但不属于该范畴。

【病因与诱因】

MODS 是多因素诱发的临床综合征。其中严重的创伤、感染以及在此过程中出现的低血容量性休克、脓毒症、感染性休克、再灌注损伤等,同时在支持治疗期间的某些医源性因素,如各种有创监测、抗酸治疗、抗生素或皮质激素使用不当等,均可诱发 MODS。

【临床特征】

1. 严重急性损伤后发生。

2. 高动力型循环改变。

3. 高代谢状态,且外源性营养物质不能阻止其自身消耗。

4. 过度的免疫炎症反应。

5. 病理学改变主要是全身广泛急性炎症,但缺乏特异性。

6. 器官功能障碍甚至衰竭。

7. 来势凶猛,难以遏制,病死率高。

【诊断】

目前仍然缺乏国内外公认的 MODS 的统一诊断标准。主要的诊断依据包括:①临床的症状和体征;②患者的生理学和生物化学的测定参数。MODS 的临床表现在很大程度上取决于器官受累的范围及损伤是由一次打击还是由多次打击所致。目前,MODS 诊断可以理解为:MODS = SIRS(或全身性感染)+器官功能障碍。

临床上用于判定各器官功能障碍的标准如下:

1. 肺衰竭:进行人工通气至少 72 小时以上,吸入氧浓度(FiO_2)≥0.40,呼气末正压(PEEP)≥5 ~ 10cmH_2O。

2. 心脏衰竭:循环功能减退及心律失常,需要使用药物来支持其功能。

3. 休克:收缩压≤80mmHg。

4. 肾衰竭:血清肌酐水平≥176.8$\mu mol/L$,同时伴有少尿或无尿。

5. 肝衰竭:血清胆红素水平持续 48 小时>34.2$\mu mol/L$,谷氨酸脱氢酶>10U/L。

6. 凝血系统衰竭:血小板减少(<60×10^9/L),凝血酶原指数降低,异常出血而需要给予抗凝物质。

7. 免疫系统衰竭:常包括如下特征:①变态反应;②出现表皮葡萄球菌、念珠菌、假单胞菌感染。

8. 胃肠道衰竭:经内镜证明胃肠道出血,或是由于穿孔或手术及外伤后 5 ~ 7 天不能进食,需要输血治疗。

9. 代谢衰竭:没有明确的临床诊断标准,主要表现为体重减轻、恶病质及营养不良。

10. 神经内分泌衰竭:即肾上腺衰竭,需要激素替代治疗。

11. 中枢神经系统衰竭:按 Glasgow 昏迷标准判断。

12. 胰腺衰竭:表现为休克、肺衰竭、胃肠道衰竭。

13. 伤口衰竭:即伤口愈合不良。

14. 大量输血:受伤或手术后 6 小时内需要输 8～10 个单位或更多的血液。

15. 脓毒血症:①体温>39℃持续数日;②血白细胞>10×10^9/L;③血培养阳性;④循环功能减退,需要 10mg/h 的多巴胺维持;⑤感染。

Knaus 等提出,如果患者在 24 小时内具备表 14-1 中的某项标准,则表明当天发生该器官衰竭。

表 14-1　器官或系统衰竭的判定标准(Knaus 等)

器官或系统	判定标准
心血管系统	心率≤54 次/分;平均动脉压≤49mmHg;心动过缓、心室纤颤或两者兼有;血清 pH≤7.24,$PaCO_2$≤49mmHg
肺	呼吸频率≤5 或≥49 次/分;$PaCO_2$≥50mmHg;A-aDO_2 350mmHg;在器官衰竭的第 4 日需要依赖于人工通气
肾脏	尿量≤479ml/24h 或≤159ml/8h;血清尿素氮≥35.7mmol/L;血清肌酐≥309.4μmol/L
血液系统	白细胞≤1×10^9/L;血小板≤20×10^9/L;血细胞比容≤0.2
神经系统	在 1 天中任何时候出现抑郁镇静的表现,Glasgow 昏迷评分≤6

【病情评估】

病情严重度评分可分为静态评分、动态评分及器官衰竭评估。与动态评分相比,静态评分更多,而且在临床应用更为广泛。最重要的静态评分包括治疗干预评分系统(TISS),急性生理和慢性健康评分(APACHE),简化急性生理评分(SAPS)和死亡概率模型(MPM)。动态评分包括 Riyadh 加强医疗大纲(RIP)和疾病评分。临床常用 APACHEⅡ评分,见表 14-2～表 14-4。

表 14-2　APACHE II 评分表 (1)：急性生理评分

	+4	+3	+2	+1	0	+1	+2	+3	+4
肛温(℃)	>41	39~40.9		38.5~38.9	36~38.4	34~35.9	32~33.9		<29.9
平均动脉压(mmHg)	>160	130~159	110~129		70~109		50~69		<49
心室率	>180	140~179	110~139		70~109		55~69		<39
呼吸频率	>50	35~49		25~34	12~24	10~11	6~9		<5
$FiO_2 \geq 0.5$ A-aDO_2	>500	350~499	200~349		<200				
$FiO_2 < 0.5PaO_2$					>70	61~70			<55
pH	>7.7	7.6~7.69		7.5~7.59	7.33~7.49		7.25~7.32		<7.15
Na^+(mmol/L)	>180	160~179	155~159	150~154	130~149		120~129		<110
K^+(mmol/L)	>7	6~6.9		5.5~5.9	3.5~5.4	3~3.4	2.5~2.9		<2.5
Cr(mg/dl)(急性肾衰时乘2)	>3.5	2~3.4	1.5~1.9		0.6~1.4		0.6		
Hct(%)	>60	50~59.9		46~49.9	30~45.9		20~29.9		<20
WBC(以1000计)	>40	20~39.9		15~19.9	3~14.9		1~2.9		<1
15-Glascow昏迷评分									
HCO_3^-	>52	41~51.9		32~40.9	22~31.9		18~21.9	15~17.9	<15

表 14-3 APACHE Ⅱ 评分表(2):年龄

评分	0	2	3	5	6
年龄(岁)	≤44	45~54	55~64	65~74	≥75

表 14-4 APACHE Ⅱ 评分表(3):慢性健康状况

免疫抑制/器官衰竭情况	有			无
手术状况	非手术	急诊手术后	择期手术后	
评分	5	5	2	0

注:1. 急性生理数据采自进入 ICU 后第一个 24 小时,生理数据应取最差值。

2. 器官功能不全或免疫抑制必须在发病前。免疫抑制:①免疫治疗(免疫抑制剂、化疗、放疗、长程大剂量激素);②严重影响免疫功能疾病(如恶性淋巴瘤、白血病、AIDS)。

3. 肝功能不全:①活检证实肝硬化;②门脉高压;③门脉高压导致的上消化道出血;④肝衰竭,肝昏迷或肝性脑病病史。

4. 心血管功能不全:纽约心脏协会分级Ⅳ级。

5. 呼吸功能不全:①慢性限制性、阻塞性或血管性疾病;②曾发现慢性缺氧,二氧化碳潴留,继发性红细胞增多症,严重肺动脉高压;③呼吸机依赖。

6. 肾功能不全:慢性透析。

【治疗】

迄今对 MODS 的病理过程缺乏有效的干预手段,治疗主要是进行器官功能的支持。虽然能延长患者的生命,但很难改变预后。支持治疗的意义是尽可能地减轻器官损伤的后果,为进一步治疗赢得时间,应遵循下列原则。

(一)积极去除引起 MODS 的病因和诱因

1. 对于严重感染患者,应用有效抗生素,积极引流感染灶。

2. 对于创伤患者,早期清创、充分引流,预防感染发生。

3. 保护胃肠功能,避免肠胀气、肠麻痹的出现,及时予以胃肠减压或恢复肠道功能,防止细菌和毒素的移位和播散。肠道营养有助于维持肠道功能和保护肠道屏障,胃肠营养更符合生理需要,优于全胃肠外营养。故早期给予胃肠道营养可阻止细菌移位及肠源性感染。同时选择性肠道去污染,减少肠道菌群移位的目的。

4. 休克患者,尽可能缩短休克时间,避免进一步加重器官功能损害。

(二)改善氧代谢,纠正组织缺氧

主要手段包括增加氧供、降低氧耗和提高组织细胞利用氧的能力。提高氧供是目前改善组织缺氧最可行的手段,需具备三个条件:①正常的血红蛋白含量;②通过氧疗,必要时呼吸机支持,使SaO_2>90%,③正常的心功能和有效循环血容量。适当使用血管活性药物,维持 MAP>60mmHg,以保证器官的灌注。降低氧耗易被忽视,可通过镇静、降低体温和呼吸机支持等手段实现。

(三)循环功能支持治疗

1. 维持有效血容量:严重创伤、烧伤、失血、脓毒症都可造成循环血量绝对或相对不足。补液原则:先补充晶体液,后补充胶体液;速度先快、后慢;严重失血时还应输血,使血细胞比容≥30%。血容量补充应根据临床监测结果及时调整。

2. 支持心脏有效的泵功能:心脏泵功能是血液循环的动力基础。在急性左心衰时,需要积极纠正缺氧,消除水肿,降低心脏前、后负荷,增强心肌收缩力,利尿治疗,有条件时可采用机械辅助循环。

(四)呼吸功能支持治疗

防治 ARDS 是 MODS 呼吸支持的重点。机械通气主要是支持患者的肺功能,为原发病的治愈赢得时间,同时避免进一步损伤肺组织。具体通气原则如下:

1. 选用压力控制通气模式,将气道压(PIP)限制在$35cmH_2O$以下。

2. 选用小潮气量(VT),并在一定范围内接受因此而引起的高碳酸血症。

3. 参考临床监测的各项指标,确定 VT、PIP 及最佳 PEEP

值,实施肺开放。通气始终在"高-低位反折点"之间进行,即在肺功能残气量(FRC)最大、顺应性最佳的条件下通气。

4. 应注意机械通气对肺功能、血流动力学及其他生理功能的不良影响,保持患者一定程度自主呼吸。

5. 警惕气道反应性过高者出现严重支气管痉挛。

6. 警惕输血所致的肺损伤。

7. 对严重 ARDS 患者在病情允许情况下可考虑选择俯卧位或侧俯卧位通气。

（五）肾功能支持

1. 严格限制水分摄入,使进入机体的水分以及代谢过程中产生的内生水之和等于排出量与不显性失水量之和,少尿患者每日入量应不多于1L。

2. 防治高钾血症。

3. 控制氮质血症和酸中毒:MODS 高代谢的病人,除补充高热量(167.5～209.3kJ/kg)营养外,每天摄入葡萄糖100g,以防止酮体酸中毒。

4. 连续肾替代治疗(CRRT):以其较稳定的血流动力学和处理氮质血症、水负荷等方面的优势已在血液净化领域占据主要地位。除了治疗肾衰竭患者外,使用 CRRT 技术清除炎性介质治疗脓毒症也取得一定进展。

（六）肝功能支持

补充足够的热量并辅以能量合剂,纠正低蛋白血症。

（七）防治应激性溃疡

对胃肠应激性溃疡的治疗在于控制脓毒血症,矫正酸碱平衡,补充营养,胃肠减压。

（八）代谢支持与调理

MODS 患者处于高度应激状态,导致机体出现以高分解代谢为特征的代谢紊乱。机体分解代谢明显高于合成代谢,蛋白质分解、脂肪分解和糖异生明显增加,但糖的利用能力降低。在 MODS 早期,营养支持和调理的目的应当是提供适当的营养底物,防止细胞代谢紊乱,支持器官、组织的结构功能,参与调控免疫功能,减少器官功能障碍的产生;而在 MODS 后期,代谢支持和调理的目标是进一步加速组织修复,促进患者康复。

【预防】

MODS 不仅治疗复杂困难,耗费巨大,且死亡率很高,故应重在预防,早期发现,早期治疗,预防是最好的治疗。

1. 对创伤、低血容量、休克患者,及时进行充分的复苏,提高有效循环血容量;合理使用血管活性药物以保证组织满意的氧合。

2. 对于开放性创伤或术后感染,早期清创、充分引流是防治感染最关键的措施。

3. 情况许可尽早进食,以保持肠道屏障的完整,防止菌群失调及移位,同时提供营养支持。

4. 建立较完善的监测手段,尽早发现 SIRS 征象,尽可能限制炎性反应的发生,减轻缺血再灌注损伤和氧自由基的生成,同时积极预防和控制感染。

5. 减少医源性致伤因素,合理应用抗菌药物,尽量减少有创性诊疗操作,加强病房管理,改善患者的免疫功能。

(祝　伟)

第十五章 ICU中的感染问题

第一节 呼吸机相关性肺炎

呼吸机相关性肺炎(ventilator associated pneumonia,VAP)是指机械通气48小时后至拔管后48小时内出现的肺炎,属于医院获得性肺炎(hospital-acquired pneumonia,HAP),机械通气≤4天内发生的肺炎为早发性VAP,≥5天者为晚发性VAP。发生率约40%,VAP往往造成患者脱机困难,延长住院时间,增加住院费用,严重者可导致患者死亡。

【危险因素】

发生VAP的危险因素见表15-1。

表15-1 独立危险因素

宿主因素	干预因素	其他因素
血清白蛋白<2.2g/dl	H_2受体阻断抗酸剂	季节:秋季、冬季
年龄≥60岁	肌松剂、持续静脉镇静	
ARDS	>4单位血液制品	
COPD、肺部疾患	颅内压监测	
昏迷或意识障碍	机械通气>2天	
烧伤、创伤	呼吸末正压	
器官衰竭	频繁更换呼吸机管道	
病情严重	再次插管	
大量胃内容物误吸	鼻胃管	
胃内定植及pH	平卧位	
上呼吸道定植	运送到ICU之外	
鼻窦炎	之前的抗生素治疗	

【病原菌和发病机制】

VAP 的病原菌与基础疾病、先前抗生素治疗、传播途径、病原菌的来源等因素有关。革兰阴性细菌占 60% 左右，革兰阳性细菌呈逐渐增加趋势，主要是金黄色葡萄球菌，约 40% 的 VAP 为多重感染。早发 VAP 以肺炎链球菌、流感嗜血杆菌、MSSA 和敏感的肠道革兰阴性杆菌(如大肠杆菌、肺炎克雷伯杆菌、变形杆菌和黏质沙雷杆菌)多见。迟发 VAP 致病菌多为多重耐药菌，如产 ESBL 的肺炎克雷伯杆菌和鲍曼不动杆菌、耐药肠道细菌属、嗜麦芽窄食单胞菌、MRSA 等。此外真菌感染比例也逐渐增加。

多数感染是由于"误吸"定植在口咽部气道黏膜表面的潜在致病菌所致。首先气管插管导致自然屏障被破坏，并在球囊上方产生分泌物的蓄积和漏于气道；其次平卧位造成胃内容物反流和误吸、呼吸管路中的冷凝水倒流进气道、气道异物梗阻、反复气管内吸引、医疗器械污染(纤维支气管镜)等都可造成细菌进入呼吸道并产生新的肺部感染。

【诊断标准】

VAP 的诊断往往比较困难。通常将肺组织病理学显示和微生物学发现病原微生物且二者相一致认定为 VAP 诊断的金标准。

1. 临床诊断：根据中华医学会呼吸病学分会制定的医院获得性肺炎诊断和治疗指南(草案)。首先要排除肺结核、肺部肿瘤、肺不张等肺部疾病；其次要符合下列标准：①使用呼吸机 48 小时后发病；②与机械通气前胸片比较出现肺内浸润阴影或显示新的炎性病变；③肺部实变体征和(或)肺部听诊可闻及湿啰音，并具有下列条件之一者：a. 血细胞 $>10.0 \times 10^9/L$ 或 $< 4 \times 10^9/L$，伴或不伴核转移；b. 发热，体温 $>37.5℃$，呼吸道出现大量脓性分泌物；c. 起病后从支气管分泌物中分离到新的病原菌。

2. 病原学诊断：VAP 的病原学诊断标准如下：①气管内抽吸物培养。用消毒吸管经气管导管吸取分泌物行细菌定量培养，如分离细菌浓度 $\geqslant 10$ cfu/ml，则可诊断，敏感性何特异性较

低。②经气管镜保护性毛刷。刷取分泌物定量培养，以≥10
cfu/ml 为诊断标准，是 VAP 最可靠的诊断方法。在未用抗生
素时，其特异性为 90%，但敏感性仅为 40%～60%，如前期已使
用了抗生素其敏感性更低。③经气管镜支气管肺泡灌洗，以分
离细菌≥10 cfu/ml 为阳性，其敏感性和特异性约 50%～90%，
其阴性培养结果 对确认肺组织无菌的敏感性为 63%、特异性
可达 96%，故对排除 VAP 有一定价值。④阳性的脓液或血培
养结果。

3. 组织学诊断：一般认为利用经皮肺穿刺活检和开放性
肺活检所获取的分泌物和肺组织进行组织学检查、特殊病原检
查和培养，确诊率很高，是诊断 VAP 的金标准，但两者均对患
者有一定创伤，并发症相对较多，难以被患者和家属接受。一
般仅用于初始治疗无效，利用其他方法均未能明确诊断，且病
情允许的患者。

【治疗】

VAP 的治疗包括多个方面，如维持气道通畅、合理的抗生
素使用、营养支持治疗、原发病的治疗、加强消毒隔离措施等。

1. 抗生素使用：研究表明早期正确的抗生素治疗能够显
著降低 VAP 患者的病死率。但是临床上在早期很难获得 VAP
的准确病原菌资料，因此开始多为经验型选择抗生素进行治
疗。考虑的因素主要有患者的基础疾病和当地的细菌学资料。
加强消毒隔离措施等应根据细菌学资料、基础疾病、局部流行
病学资料等进行治疗。最初经验性治疗的抗生素其抗菌谱应
选择足以确保覆盖所有可能致病菌，包括革兰阴性菌和阳性菌
（耐甲氧西林金黄色葡萄球菌、肠球菌等），在获得细菌学资料
后再采用降阶梯治疗。

对多肺叶受累、营养不良、有空洞形成、革兰阴性细菌感染
坏死性肺炎和(或)分离出铜绿假单胞菌或不动杆菌属一般建
议采用"长"疗程治疗，即抗生素使用 2～3 周。金黄色葡萄球
菌、流感嗜血杆菌等所致的 VAP 抗生素使用时间一般为 7～
10 天。

对有免疫抑制等真菌感染高危因素的患者，初始抗生素治

疗还应考虑使用抗真菌药物。

2. 积极治疗原发病:所有的治疗都应围绕在祛除原发病,只有原发病得以解除,其他治疗才可能有效。

3. 营养支持治疗:加强营养对于机械通气患者,特别是VAP患者十分重要。营养不良患者往往呼吸肌无力,造成脱机困难,发生VAP则不可避免。结合患者具体情况采用不同的营养支持治疗方式,包括全胃肠外营养、胃肠外营养结合肠内营养或单纯的胃肠内营养。同时注意纠正低蛋白血症,维持水电解质和酸碱平衡。

【预防】

VAP的预防比治疗显得更为重要。主要包括以下方面:

1. 加强医务人员的手卫生。医务人员的手是造成交叉感染的重要媒介,研究表明,与普通洗手液相比,具有抗菌作用的洗手液能更好地降低ICU病房院内获得性肺炎的发生率。

2. 加强患者口、鼻咽腔管理。细菌和真菌可以在患者口、鼻咽腔和牙齿表面定植,口、鼻咽腔内分泌物误吸是VAP发生的重要原因。临床研究显示用0.12%的氯己定(洗必泰)液漱口可以减少呼吸道感染的发生率,减少抗生素的使用量,降低患者的死亡率。

3. 加强器械管理,减少器械污染造成的VAP发生。如纤维支气管镜、湿化罐、雾化器应严格消毒和管理。日常护理过程也能够及时清除管路内的污染冷凝水,以免发生倒流。避免频繁更换呼吸机管路;采用封闭式吸引管路等。有条件时刻选择使用温湿交换器。

4. 避免发生误吸。若无禁忌证,对进行机械通气和肠内营养的患者应常规将床头抬高30°~45°,以免发生误吸,可显著降低VAP的发生。

5. 定时变换患者体位。变换体位有利于气道充分引流,预防VAP发生。

6. 其他:鼻胃管放置时间过长也是发生细菌异位的高危因素,因在条件许可下缩短鼻胃管放置时间。避免不必要的预应激性防溃疡治疗,同样可以造成肠道细菌异位发生率和VAP

发生率增加。维持适当的气管导管套囊内压力等。

(李树生)

第二节 血管内导管相关性感染

在重症病房由于监护或治疗的需要往往需要建立各种血管通路,如中心和外周静脉置管、动脉导管、肺动脉漂浮导管等,可以发生各种与血管内导管相关的局部或全身感染,称为血管内导管相关性感染。

【血管内导管类型】

血管内导管根据置入血管类型分为周围静脉导管、中心静脉导管、动脉导管;根据留置时间分为临时导管、长期导管;根据穿刺部位分为外周静脉导管、经外周中心静脉导管(PICC)、锁骨下静脉导管、股静脉导管、颈内静脉导管;根据导管是否存在皮下隧道分为皮下隧道式导管和非皮下隧道式导管;根据导管长度分为长导管、中长导管和短导管等。

【血管内导管相关感染的概念】

(一)导管病原菌定植

导管头部、皮下部分或导管接头处定量或半定量培养,确认有微生物生长(>15cfu)。

(二)导管相关感染

1. 出口部位感染:指出口部位直径2cm内的红斑、硬结和(或)触痛,或导管出口部位的渗出物培养出微生物,可伴有其他感染征象和症状,可同时并发血行感染。

2. 隧道感染:指导管出口部位,沿导管隧道的触痛、红斑和(或)直径大于2cm的硬结,可伴或不伴有血行感染。

3. 皮下囊感染:指完全植入血管内装置皮下囊内有感染性积液;常有表面皮肤组织触痛、红斑和(或)硬结,严重者可发生自发性破裂,可发生表面皮肤坏死。同时可伴或不伴有血行感染。

4. 导管相关血行感染(catheter related bloodstream infection, CRBSI):指留置血管内导管或装置的患者出现菌血症,经外周静脉抽取血液培养至少一次结果阳性,同时伴有感染的临床表现,排除其他的感染源。

诊断 CRBSI 时应注意区别感染是直接源于导管还是因其他感染部位导致的血行感染,如手术切口感染、腹腔内感染、院内获得性肺炎、泌尿系感染等都可导致菌血症的发生。CRBSI 仅限于导管感染导致的血行感染,要排除其他部位感染,且导管尖端培养与血培养为同一致病菌,在临床上两者往往很难以绝对区分。

【病原菌和感染途径】

引起 CRBSI 的病原菌主要为革兰阳性球菌,常见的有表皮葡萄球菌、凝固酶阴性葡萄球菌、金黄色葡萄球菌、肠球菌等。表皮葡萄球菌感染主要是由于皮肤污染引起,约占 CRBSI 的 30%,其次为金黄色葡萄球菌,约占院内血行感染的 13% 左右,MRSA 和耐万古霉素肠球菌感染的发生率也在逐年增加。其他的长剑致病菌还有铜绿假单胞菌、嗜麦芽窄食单胞菌、鲍曼不动杆菌等。绿脓杆菌和阴沟杆菌主要见于大面积烧伤患者。近年来真菌在院内血行感染中的比例越来越高,其中白色念珠菌最常见,念珠菌引起的血行感染率为 5.8%。

微生物引起导管感染的方式有以下三种:①皮肤表面的细菌在穿刺时或之后,通过皮下致导管皮内段至导管尖端的细菌定植,随后引起局部或全身感染;②他处感染灶的微生物通过血行播散到导管,在导管上黏附定植,引起 CRBSI;③微生物污染导管接头和内腔,导致管腔内细菌繁殖,引起感染。前两种属于腔外途径,第三种为腔内途径。在短期留置(小于1周)的导管如周围静脉导管、动脉导管和无套囊非隧道式导管中通过腔外途径感染最为常见;在长期留置(超过1周)的导管如带袖套式的隧道式中心静脉导管、皮下输液装置以及 PICC 则以腔内定植为主要机制。

影响导管感染的因素包括宿主因素、导管位置及微生物与导管相互作用等。如葡萄球菌对聚氯乙烯、聚乙烯或硅胶导管亲和力高。聚乙烯导管表面不规则,有利于血小板黏附形成纤维蛋白鞘,细菌容易黏附繁殖从而导致 CRBSI 发生率增加。聚氨基甲酸乙酯导管表面相对光滑,不利于细菌黏附。

【CRBSI 的诊断】

(一) 临床表现

CRBSI 的临床表现常包括发热、寒战、置管部位红肿、硬结、或有脓液渗出等。此外,还有可伴有心内膜炎,骨髓炎和其他迁徙性感染灶的相关症状。但是这些表现往往缺乏特异性,仅仅根据临床表现诊断 CRBSI 很困难。在缺少实验室检查依据时,具有血行感染临床表现的患者,若拔除可疑导管后体温恢复正常,只能间接推断发生了 CRBSI。

(二) 实验室诊断

1. 快速诊断:主要有革兰染色、吖啶橙白细胞(acridine-orange leucocyte cytospin, AOLC)试验。革兰染色有敏感性低,从导管中抽血做 AOLC 试验,是快速诊断 CRBSI 的另一种方法,其特异性高但敏感性报道不一。AOLC 试验和革兰染色并用有一定价。

2. 导管培养:导管培养是诊断 CRBSI 的金标准。肉汤定性培养敏感性高但特异性差。半定量(平皿滚动法)或定量培养技术是目前最可靠的诊断方法,和定性培养技术相比,其诊断的特异性更高。半定量培养结果 ≥15cfu,定量培养结果 ≥1000cfu,同时伴有明显的局部和全身中毒症状,即可诊断 CRBSI。但其预测值与导管的类型、位置、培养方法等有关。

当怀疑 CRBSI 而拔除导管时,应同时对导管尖端及导管皮下段进行培养。对于多腔导管,由于每一个管腔都有可能是 CRBSI 的感染源,为提高阳性检出率,需对每一个导管腔进行培养。

3. 血培养:取两份血样本进行定量培养,一份来自外周,一份来自中心静脉导管,若中心静脉导管血样本菌落数大于外周静脉血培养的菌落数的 5 倍及以上时,可诊断 CRBSI。如果存在 CRBSI,同时从外周静脉和中心静脉导管抽血培养出现阳性结果有时间上的差距(阳性时间差),即 CRBSI 患者中心静脉导管抽血培养比外周静脉抽血培养出现阳性结果的时间至少早2小时。

（三）诊断标准

1. 确诊 CRBSI：具备以下任何1项：①有1次半定量导管培养阳性（每导管节段≥15cfu）或定量培养阳性（每导管节段≥1000cfu），同时外周静脉血培养阳性并为同一微生物；②从导管和外周静脉同时抽血做定量血培养，两者菌落计数比（导管血：外周血）≥5∶1；③同时抽血做定性培养，中心静脉导管血培养阳性出现时间比外周血培养阳性早2小时以上；④外周血和导管出口部位脓液培养均阳性，并为同一微生物。

2. 临床诊断：具备以下任1项则提示感染的来源极有可能是血管内导管：①具有感染的临床表现，导管头或导管节段的定量或半定量培养阳性，但血培养阴性，排除其他部位感染，拔除导管48小时内未用新的抗生素而症状好转；②菌血症或真菌血症患者，有发热、寒战和（或）低血压等临床表现，至少两次血培养阳性（其中一次来源于外周血），且为同一株皮肤共生菌（如类白喉菌、芽孢杆菌、丙酸菌、凝固酶阴性的葡萄球菌、微小球菌和念珠菌等），但导管节段培养阴性，且排除其他部位感染导致的菌血症。

3. 拟诊：具备以下任一项拟诊 CRBSI：①具有感染的临床表现，在拔除导管和适当抗生素治疗后症状消退；②有发热、寒战和（或）低血压等临床表现，且至少有一次血培养阳性（导管血或外周血均可），其结果为皮肤共生菌（如类白喉菌、芽孢杆菌、丙酸菌、凝固酶阴性的葡萄球菌、微小球菌和念珠菌等），但导管节段培养阴性，且排除其他部位感染源。

【预防】

（一）培训与管理

1. 专业队伍与培训：研究表明护理人员不足、人员缺乏置管和护理经验、人员流动等均可增加 CRBSI 的发生率病死率，因此，提倡建立专业化的、固定的医护队伍，提高操作技能水平、熟练程度和无菌操作的依从性。

2. 监测与质量管理：质量管理包括操作流程、标准化的无菌操作,翔实的记录,严格血管内导管应用的管理与监测制度,定期考核,对标准执行进行评估。建立院内 CRBSI 的细菌学资料。

（二）置管及护理

1. 穿刺点选择:选择穿刺部位应考虑置管的安全性和适用性,最大限度地避免置管感染、损伤等相关并发症的发生。

（1）静脉穿刺点选择:①外周静脉穿刺点:下肢外周静脉穿刺点发生感染的危险高于上肢血管,手部发生静脉炎危险小于腕部和前臂血管;②深静脉穿刺点:深静脉穿刺点选择的安全性研究主要涉及穿刺部位的细菌菌落数和易感性,穿刺技术的熟练程度,导管留置时间长短与并发症等方面。研究显示,股静脉导管的感染发生率和并发症远高于颈内和锁骨下静脉,并且股静脉和颈内静脉较锁骨下静脉导管置入点细菌定植发生更早,增加了 CRBSI 的风险。常用深静脉导管相关局部感染和 CRBSI 危险性为股静脉>颈内静脉>锁骨下静脉。

（2）动脉穿刺点选择:动脉导管通常置于桡动脉、肱动脉、足背动脉和股动脉等,其中以桡动脉感染发生率最低。

2. 操作的熟练程度与感染:置管困难、体表定位盲穿、操作者技能生疏、操作时间过长等均可增加导管穿刺点局部和 CRBSI 的发生率。而有经验的医生置管及接受专门培训的护士进行导管护理,无论是在锁骨下,还是颈内、股静脉,只要严格的无菌操作,导管感染的发生均无显著差异。

3. 穿刺部位与并发症:研究表明 ICU 中静脉血栓发生约 30%,其中 15% 为导管相关性血栓。股静脉血栓发生率约为 21.5%,而颈内静脉血栓发生率是锁骨静脉的 4 倍。导管相关性血栓形成患者 CRBSI 发生率为非血栓患者的 2 倍多。

4. 导管留置时间:预计导管留置时间<5～7 天,可选择颈内静脉;预计>5～7 天者,可考虑选择锁骨下静脉,因其感染率相对较低。需要长时间留置并主要用于静脉营养时应考虑选择 PICC。

5. 超声引导置管技术:超声引导置管技术的优势在于能快速定位,明确靶静脉的置管条件,明确靶静脉与周围组织的关系,显著提高操作的成功率,减少穿刺引起的机械损伤,降低导管相关感染并发症的发生率。此外还可利用超声对深静脉导管实施监测。

（三）导管更换

血管内导管是否需要定期更换还没有绝对同意的意见,在严格无菌操作条件下的血管内置管可以放置较长时间,在紧急条件下的非严格无菌条件下的置管则建议留置不要超过 24 小时。

1. 周围静脉导管:证据表明 72 小时更换周围静脉导管并不能减少静脉炎、细菌定植、导管相关感染的发生率,反而增加了液体外渗的风险。取而代之的是应加强导管部位的监测,当周围静脉导管不能正常使用或者出现静脉炎(皮温升高、触痛、皮肤发红、触及静脉条索)时应当立即拔除。

2. 中长周围静脉导管:与周围静脉导管和中心静脉导管相比较,中长周围静脉导管感染发生率最低,是否要定期更换中长周围静脉导管预防 CRBSI 还不确定。

3. 中心静脉导管(包含 PICC 和用于血液净化置管):研究显示导管感染和导管留置时间之间无相关性,2 周内导管感染的风险相对较低,且再次置管会增加并发症发生率,临床上中 CVC 留置> 14 天的比率<20% ,因此一般不需要定期更换中心静脉导管。但随着导管留置时间的延长,CRBSI 发生率仍然增加,在没有必要保留导管时应尽早拔除。

不推荐常规更换血液净化的静脉导管,应用抗生素封管可以减少血液净化患者出现导管相关感染。

4. 肺动脉导管:肺动脉导管保留通常不超过 3 天,需要持续血流动力学监测的患者,导管留置可达 7 天。

5. 周围动脉导管:目前仍无证据显示常规更换周围动脉导管会减少 CRBSI 的发生。

（四）抗生素涂层导管

抗生素涂层导管有氯己定(洗必泰)/银化磺胺嘧啶涂层导管、米诺环素/利福平涂层导管、铂/银涂层导管和银套管导管等。关于此类导管对 CRBSI 和患者预后的影响的研究很多但是还没有统一的结果,因此目前并不常规推荐使用抗生素涂层导管。

(五)全身或局部抗生素预防

预防性静脉使用万古霉素或替考拉宁并不能降低 CRBSI 发生率,因此目前认为全身使用抗生素对预防 CRBSI 并无益处。在穿刺点局部使用抗生素软膏,如聚维酮碘(碘伏)软膏和盐酸莫匹罗新软膏有预防 CRBSI 发生的作用,但有增加细菌耐药的风险。

(六)消毒

1. 手部消毒:正确的手部消毒是减少 CRBSI 的有效措施,操作者手消毒是无菌操作最主要的环节。"手部消毒"不同于"皂液洗手",应常规采用酒精消毒双手。导管置入、更换、查看、触诊、调整或更换敷料前后均应清洁双手,即便佩戴手套,也应注意手部清洁。

2. 皮肤消毒剂:血管内导管置管和局部换药时的皮肤消毒,应选择 2% 洗必泰或 1%～2% 碘酊。

3. 敷料选择及更换:穿刺点的覆盖一般使用透明半透性聚氨酯敷贴或纱布,各有优缺点,如透明的半透性聚氨酯敷贴便于发现导管穿刺点的炎性变化,可进行淋浴而不易受潮,减少更换频率;但是敷贴局部仍然易潮湿,增加了定植和感染的机会,所以对于出汗或导管置管处渗血较多者应首选纱布。

4. 封管液:导管中的纤维蛋白血栓是微生物定植的好发部位,肝素可减少血栓的发生,因此持续使用低剂量肝素可能是预防 CRBSI 的有效方法。也有研究显示应用万古霉素、头孢菌素溶液封管,可以使 CRBSI 发生率明显下降,但是会导致细菌耐药的危险增加,因此不推荐使用。

【治疗】

(一)导管相关感染的处理

当临床出现可能的导管感染时,治疗方案主要包括导管本身的处理、致病菌的培养、全身或局部抗生素使用以及必要的检查和化验等。

导管的处理:临床拟诊导管相关感染时,是否拔除或者更换导管应综合以下因素考虑导管的种类、感染的程度和性质、导管对于患者的意义、再次置管可能性及并发症以及更换导管和装置可能产生的额外费用等。

(1)周围静脉导管:如果怀疑导管相关感染,应立即拔除导管,同时留取导管尖端及两份不同部位的血标本进行培养(使用抗生素前),其中一份血标本来自经皮穿刺抽血。如果穿刺部位有局部感染表现,应同时留取局部分泌物做病原学培养以及革兰染色。

(2)中心静脉导管:是导管相关感染中最常见的感染源。在仅出现发热,无低血压或脏器功能衰竭时,可以选择保留导管或原位使用导丝更换导管,而不必常规拔除导管。无论选择以上何种措施,均应留取两份血液样本进行定量或半定量培养(一份采自导管、一份采自外周静脉血)。如果保留导管的患者出现难以解释的持续性发热或怀疑导管相关感染,即使血培养阴性也应该拔除导管。

在怀疑导管相关性感染的患者,如果合并严重疾病状态(如低血压、低灌注状态和脏器功能不全等),或者在导管穿刺部位出现红肿化脓等表现,或者出现无法用其他原因解释的严重感染、感染性休克,应该拔除导管。

(3)隧道式中心静脉导管与埋置式装置:移除此类植入装置往往比较困难,并可能对患者的生命构成威胁,由于这些导管本身的感染率也低于非隧道型导管,因此在出现血源性感染时,需要仔细鉴别,排除皮肤污染、导管微生物定植或者其他可能的感染原因。当培养结果提示为皮肤及黏膜正常定植的微生物(如凝固酶阴性葡萄球菌)时,如果临床上没有明确的感染证据,应该重复血培养。应取外周静脉和导管装置内血标本同时进行定量或半定量培养,结合培养结果慎重考虑是否需要拔除导管。

在隧道式中心静脉导管或植入装置并发感染,同时有导管出口或隧道感染,并伴有严重感染、血流动力学异常、持续性菌血症等情况,应及时拔除导管和去除植入装置。

（二）抗生素治疗

1. 经验性抗生素治疗：危重患者发生导管相关感染后，很容易导致感染性休克或加重器官功能损害，必须尽早使用抗生素干预。由于多缺乏病原学资料，开始多为经验性选择抗生素，指导药物的选择应根据疾病的严重程度、可能的病原菌以及当时当地病原菌流行病学特征等综合考虑。鉴于葡萄球菌是导管相关感染最常见的病原菌，且存在高耐药性，糖肽类抗生素药物应作为导管相关感染经验性治疗的首选药物。对于危重患者和免疫功能低下者，也应注意覆盖革兰阴性杆菌，如不动杆菌、铜绿假单胞菌、肠杆菌科细菌，必要时还要考虑针对真菌的经验性治疗。经验性抗生素治疗适应降阶梯原则。

2. 目标性抗生素治疗：如果血培养结果阳性，应根据微生物和药物敏感试验结果调整抗生素。使用抗生素的疗程取决于感染的严重程度、是否发生严重并发症及病原菌的种类。如抗生素治疗有效，患者免疫功能正常，无心脏瓣膜病和血管内假体，疗程一般为 10～14 天。如果合并感染性心内膜炎、骨髓炎及感染性血栓性静脉炎等严重并发症，抗生素应用的疗程应该延长（感染性心内膜炎 4～6 周，骨髓炎 6～8 周，感染性血栓性静脉炎 4～6 周）。

凝固酶阴性葡萄球菌（如表皮葡萄球菌、腐生葡萄球菌）致病力较低，单纯拔管后感染就有可能得到控制，但仍建议接受抗生素治疗 5～7 天。对于需长期留置导管（如需静脉营养、肿瘤化疗、透析）的患者，发生导管相关感染时，如果病原菌为凝固酶阴性葡萄球菌，而且全身情况相对稳定时，可暂不拔管，可在静脉应用抗生素的同时联合局部抗生素"封闭"治疗 10～14 天。如果临床症状恶化或停用抗生素后感染复发，则仍应拔除导管。

金黄色葡萄球菌导致的导管相关性感染，一般在拔除导管后使用敏感抗生素治疗 2 周。

一旦诊断为念珠菌导管相关性感染，应立即进行抗真菌治疗，疗程至临床症状消失和血培养最后一次阳性后 2 周。

（三）CRBSI严重并发症的处理

1. 感染性心内膜炎：导管内细菌定植是导致院内发生感染性心内膜炎的主要原因，葡萄球菌是最主要的病原菌，真菌性心内膜炎也有增加的趋势。当发生持续的细菌血症或真菌血症时，应去除导管或植入装置。留置血管内导管的患者，如果发生较长时间的低热，或出现心脏杂音、贫血、脾大、蛋白尿或镜下血尿，应高怀疑虑感染性心内膜炎，应积极进行血培养及多次超声心动图检查。细菌性心内膜炎抗生素疗程应大于4周。如为真菌性心内膜炎，抗生素疗程为6周以上，必要时需外科手术治疗。

2. 感染性血栓性静脉炎：患者表现为导管拔除后仍有全身性感染的表现，并且反复血培养阳性。感染性血栓性静脉炎若发生于周围静脉，表现为局部硬结、可触及条索状物。外周动脉导管导致的感染性血栓表现为相应部位的缺血症状或假性动脉瘤。感染性血栓性静脉炎主要由金黄色葡萄球菌引起，也包括念珠菌和革兰阴性杆菌。治疗主要包括拔除导管、抗凝如低分子肝素（中心静脉受累时）、外科切开引流或结扎切除受累的静脉等，不推荐溶栓治疗，抗生素疗程一般4~6周。

（李树生）

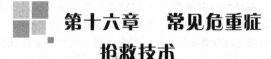

第十六章　常见危重症抢救技术

第一节　心脏电复律

心脏电复律(electrical cardioversion)是用较强的脉冲电流在极短的时间内经胸壁或直接经过心脏,使大部分或全部心肌细胞同步去极化,终止异位心律,恢复窦性节律的方法。如复律脉冲的发放是利用心电图 R 波触发同步装置,使电刺激落入 R 波降支或 R 波起始后 30 毫秒处,相当于心室绝对不应期中(不诱发室颤),此为同步电复律;非同步电复律不用同步触发装置,可在任何时间放电。

【适应证】

1. 非同步电除颤:①室颤;②室扑;③快速室性心动过速伴血流动力学紊乱、QRS 波增宽不能与 T 波区别。

2. 同步电复律:①房颤伴下述情况:病程<1 年、左房直径<50mm;心室率快、药物治疗无效;二尖瓣病变已矫治 6 周以上;甲亢已控制;合并预激综合征;②慢性心房扑动;③非洋地黄中毒引起的室上性心动过速,刺激迷走神经或抗心律失常药物无效;④室性心动过速,抗心律失常药物无效;⑤上述心律失常并发明显血流动力学障碍(低血压、休克、肺水肿等)。

【禁忌证】

禁忌证主要包括:①洋地黄中毒性心律失常或(和)低钾血症引起的心律失常(室颤除外);②房颤伴高度或完全性房室传导阻滞;③病窦综合征;④复律后不具备长期用药物维持治疗或药物维持治疗下反复发生房颤;⑤近 3 个月有栓塞史;⑥心脏明显增大;⑦风湿性心脏病伴风湿活动;⑧器质性心脏病心力衰竭未纠正;⑨持续性房颤伴缓慢心室率。

【操作步骤】

（一）非同步电复律（电除颤）

1. 胸外电除颤

（1）患者平卧于硬板床。

（2）两电极板涂上导电糊或垫一生理盐水纱布。

（3）电极板的放置位置有 2 种：①胸前左右法：一个电极置于右锁骨下方、胸骨右缘第 2 肋间处，另一电极置于乳头下方心尖部，两电极板相距 10cm 以上；②胸部前后法：一个电极置于前胸部胸骨左缘第 4 肋间，另一电极置于背部左肩胛下区。

（4）打开除颤仪电源开关，选择"非同步"按钮。

（5）选择所需电击能量：室颤时，单向波除颤仪电击能量一般为 360J，双向波除颤仪电击能量一般为 120～150J。

（6）按下充电按钮进行充电。

（7）按下放电按钮，可观察到患者身体抽动，提示放电完毕。

（8）放电后立即观察患者心电图，判断除颤是否成功，决定是否需要再次除颤。

2. 胸内电除颤：采用消毒的胸内除颤电极板，并用消毒生理盐水纱布包裹，分别置于心脏前后心室壁上；除颤能量选择 60J；充电、放电、心电图的观察与胸外电除颤相同。

（二）同步电复律

1. 房颤伴心衰者，先改善心功能，将心室率控制在休息状态下 70～80 次/分。复律前 2 天停用洋地黄，复律后视病情需要可再用。

2. 房颤患者复律前 2 天服奎尼丁 0.1g，如无过敏反应，分别于复律前 1 天 6am、2pm、10pm 及复律当日 6am 共服 4 次奎尼丁，每次 0.2g。

3. 术前一天检测血清钾，必要时补钾；建立静脉通路，准备复苏设备；描记 12 导联心电图供对照。

4. 患者置于硬板床，不得与周围金属接触。

5. 选择 R 波较高的导联观察，测试同步性能，将电钮放在

"同步"位置,放电同步信号应在 R 波降支上 1/3 处。

6. 电极板的放置位置和方法同前。

7. 缓慢静注安定 20~30mg 镇静。

8. 选择所需电击能量:一般房颤 200J,房扑 50~100J,室上速 100J,室速 100J。

9. 按下充电按钮进行充电。

10. 按下放电按钮放电。

11. 观察心电图变化,判断复律是否成功,决定是否需要再次电击。

12. 复律成功后,仍需观察患者血压、心律、心率、呼吸,直至清醒。清醒后观察患者有无栓塞现象。

【注意事项】

1. 避免在钢丝床或潮湿地面上进行电除颤。电除颤时所有医护人员应避免接触患者及床边,以防电击时发生危险。

2. 除颤前应建立静脉通道和用药,吸氧。

3. 两个电极板之间的皮肤要保持干燥,不能因水和导电糊引起短路。

4. 加强呼吸和循环监测,密切观察心电图变化,并予相应处理。

5. 对于室颤,目前主张低能量双向波除颤,采用120~150J除颤后立即进行 5 个周期 CPR,观察心律,决定是否需要再除颤。

6. 除颤前后均需纠正水电解质及酸碱平衡失调。

7. 如室颤波细小,应静注肾上腺素使细颤变为粗颤再进行除颤。

【并发症】

1. 低血压:复律后收缩压<80mmHg,并持续 1 小时以上。如情况尚好无需处理,多数可在 4 小时内恢复。多见于电复律能量较高(>300J)者,常伴 ST 段下移和(或)T 波倒置,可能与心肌损害有关。

2. 心律失常:电击后常有短暂心律失常,如房性、交界区性或室性早搏,少数窦房结功能低下者可有严重窦性心动过缓或窦性静止。个别室颤复律后可出现频发多源室早,仍有再发室颤的危险,应提高警惕。

3. 肺水肿:多出现在电复律后 1~3 小时,应及早给予强心、利尿治疗。

4. 栓塞:常发生于电击后 24~40 小时。体循环栓塞多见于二尖瓣狭窄左房显著增大者,亦有肺栓塞的报道。

5. 心肌损害:多见于高能量电复律。患者可有 CK-MB 升高,一般 5~7 天恢复正常。心电图显示 ST 段下移、T 波倒置或梗死样改变,多为一过性,亦可持续数月。

6. 皮肤灼伤:见于电极板与皮肤接触不良,或反复电击者,一般无需处理。

(占成业)

第二节 临时人工心脏起搏术

人工心脏起搏(artificial cardiac pacing)是通过人工心脏起搏器,用特定频率的脉冲电流,经过导线和电极刺激心脏,代替心脏起搏点,引起心脏搏动的一种抢救技术。起搏电极放置时间一般不超过 2 周,脉冲发生器置于体外,当达到治疗目的后即撤出电极。

【适应证】

1. 治疗:①心脏骤停、心室停顿;②致命性缓慢型心律失常:严重窦性停搏、窦房阻滞、三度房室传导阻滞并发阿-斯综合征。

2. 诊断:①预激综合征类型、窦房结功能、房室结功能、折返性心律失常的诊断;②抗心律失常药物疗效的评价。

3. 预防

(1) 心脏起搏或传导系统功能障碍患者拟行大手术、心血管造影或转律治疗时可安置临时起搏器保护。

(2) 心律不稳定患者安置永久性起搏器前,可先作临时起搏以保安全。

（3）更换永久性起搏器时的过渡。

【起搏途径及操作方法】

1. 经皮体外无创性心脏起搏：将两枚盘状电极分别紧贴心前区（阳极）和左侧背后（阴极），脉冲宽度 20～40 毫秒，起搏电流 40～200mA。此法适用于心脏骤停患者的急诊抢救，简单方便。

2. 经食道心房起搏：专用电极导管经鼻腔插入食管中下部心房水平，脉冲发生器置于体外，其脉宽多为 1.5～5.0 毫秒。当电极导管到达心房后部时，食管导联心电图 P 波呈正负双向。紧急情况下可用于起搏，但成功率低。多用于临床电生理检查和诊断。

3. 经静脉心内膜起搏：为目前最安全、最可靠的心脏起搏方法。可选择经大隐静脉、肘静脉、贵要静脉、颈外静脉、颈内静脉或锁骨下静脉置入起搏电极。操作方法：在 X 线透视下或在床边盲目插入电极导管至右室心尖部，嵌入肌小梁接触心内膜，将胸导联与起搏导管（阴极）相连，记录心腔心电图，如 QRS 波呈 rS 型，且 ST 段抬高 20～30mm，说明导管位置合适。

4. 经皮穿刺心内膜起搏：用特制带芯的穿刺针，于胸骨左缘外 1～2cm 第 4 肋间，刺过胸壁和心壁至右心腔，拔出针芯，将双极心内膜电极经针腔置入心内膜，连接体外便携式起搏器起搏。此法仅用于急诊抢救，需注意气胸、心脏穿孔、心包积血、感染等并发症。

【基本参数】

1. 起搏阈值：引起心脏有效起搏的最低电脉冲强度，有 mA 和 V 两种表示方法，紧急起搏时允许较高的起搏阈值。

2. 起搏频率：起搏器发放脉冲的频率，一般取 70 次/分。

3. 脉冲宽度：指单个起搏脉冲电流持续时间，以毫秒表示，临时起搏器定为 1.5 毫秒。

4. 感知灵敏度：指起搏器感知 P 波或 R 波的能力，通常以 P 波或 R 波高度（mV）表示。若临时起搏时出现竞争心律，可调高感知灵敏度。

5. 阻抗：指电极和心脏等人体组织的总阻抗。临时起搏时对阻抗要求不是太高。

【有效起搏指征】

心电图上必须具备以下 3 个条件：①有一脉冲刺激信号；②随后有一个宽大畸形的 QRS 波；③其后有一倒置的 T 波。

（占成业）

第三节　气管插管术

气管插管是将一特制的气管内导管经声门置入气管的技术这一技术能为气道通畅、通气供氧、呼吸道吸引和防止误吸等提供最佳条件。

【适应证】

①保证气道通畅（如任何原因造成的气道阻塞）；②纠正气体交换异常[如缺氧和（或）高碳酸血症]；③保护气道（如防止胃内容物或血液误吸）；④抢先建立人工气道（预计患者病情恶化，将出现上述情况之一者）。

【禁忌证】

包括严重的颌面部损伤、初学、深部气道梗阻，或头颈部整体变形使得插管不可能成功。

【气管插管前准备】

①负压吸引；②合适的气管内导管 1 根，同时准备一根小一号或半号的导管备用；③导丝；④氧源、呼吸气囊、呼吸面罩；应予以患者吸入 100% 氧气 5 分钟；⑤预计使用呼吸机的患者应打开呼吸机，并调节到合适模式，接膜肺备用；⑥药物：表面麻醉剂（如利多卡因软膏）、快速诱导药、肌松药等；⑦喉镜及合适大小的喉镜片；⑧牙垫、注射器、胶布。

【插管径路】

1. 经鼻气管插管

（1）优点：①插管不致过粗，损伤喉的机会小；②观察鼻黏膜可了解对插管的反应；③较好固定；④避免病人咬到插管，不妨碍吞咽；⑤张口困难者必须经鼻插管。

(2) 缺点：①操作较费时和不易成功；②管长和内腔小，死腔大，易被分泌物阻塞，增加呼吸阻力；③易将鼻腔之感染带入下呼吸道；④可能损伤鼻黏膜致鼻出血。

2. 经口气管插管

(1) 优点：①操作简易、方便；②不损伤鼻腔；③便于抽吸下呼吸道分泌物；④换插管较易。

(2) 缺点：①插管不易固定，由于管的滑动易引起喉损伤；②病人甚感不适，妨碍咀嚼和吞咽；③对咽喉部的手术有一定妨碍。

【插管方法】

1. 麻醉和快速诱导：小儿可不用麻醉，成年人用 1% 丁卡因喷咽部及喉部作表面麻醉；必要时可予以快速诱导。

2. 体位：多取仰卧位，头部略抬高及后仰。

3. 方法

(1) 经口插管：用纱布垫于病人上门齿处。术者左手持麻醉喉镜或直接喉镜伸至咽喉部，见到会厌，将会厌抬起，暴露声门，右手持内有金属导芯(一般用较粗钢丝)之插管前端置于声门上，当吸气声门张开时，立即将插管插入，管后端有气体呼出即表示导管已插入气管。调整插管至适当深度后，拔出金属导芯。将牙垫与插管一并固定于颊部。

(2) 经鼻插管：选用适当型号之鼻插管，管外涂润滑油，导管经鼻腔进入，经鼻咽部和口咽部，调整头部位置后，将导管经喉插入气管。插管有困难时，可用麻醉喉镜如上述方法将插管经声门插入。

(3) 纤维内镜引导下的气管插管：因张口困难、小颌畸形等原因麻醉喉镜下暴露声门困难，或经口、经鼻插管失败，可用此法。方法：口咽、喉、鼻腔黏膜表面麻醉(1% 丁卡因)后，选用纤维喉镜或纤维气管镜穿过插管，经口或经鼻将纤维内镜插入喉或气管，再顺势将麻醉插管在纤维内镜的引导下推入气管内。

插管后做人工呼吸时，应观察两侧胸廓扩张是否对称及听诊两侧肺部呼吸音是否相等。

【气管插管并发症】

包括喉、气管擦伤、溃疡、水肿、肉芽形成,杓状软骨脱位,环杓关节炎,膜性气管炎。严重者可引起喉狭窄。

引起并发症的原因:①操作者技术不熟练或操作不慎;②插管质量不好;③选管不当,用管过粗;④继发感染;⑤插管时间过长。

【注意事项】

1. 选用的插管应刺激性小,大小合适和固定好。

2. 无菌操作,避免感染。

3. 操作轻巧准确。

4. 不要插入过浅或过深,儿童以进入声门下 2.5～3cm,成年人以 4～5cm 为宜。

5. 小儿不宜用带套囊插管。成年人套囊不宜充气过多和每小时放气 5～10 分钟,以防引起局部压迫性坏死。

【困难气道及其处理】

困难气道指经验丰富的操作者在面罩通气时遇到了困难(困难面罩)和(或)气管插管时遇到了困难(困难插管)。其中困难面罩是指使用 100% 浓度的氧气及正压面罩通气不能独立维持患者的氧合饱和度大于 90% ;困难插管是无论存在或不存在气管病理改变,气管插管需多次努力。另一个需要了解的定义是困难喉镜:用常规喉镜,经过多次努力仍不能看到声带的任何部分。困难气道在危重医学范畴与通常意义的麻醉学困难气道有所不同,往往意味着急症困难气道。由于 90% 的困难气道可以通过插管前的评估发现,进而通过相应的充分准备而增加患者安全性,故对困难气道评估十分重要。

1. 困难气道评估:除了插管前详细的询问病史和常规体格检查外,推荐使用下列专科体检:①改良的 Mallampati 分级(重症患者往往难以完成);②甲颏距离:头在伸展位时,测量自甲状软骨切迹至下颚尖端的距离,正常值在 6.5cm 以上,如果小于 6cm,气管插管可能遇到困难;③下颌前伸能力;④寰枢关节伸展能力;⑤喉镜检查(Cormack & Lehane 评分),同样,在急危重症患者,该检查在插管前较难完成。

2. 困难气道处理:如预料到为困难气道,尽量选择清醒插管,保留自主呼吸,并有备选方案。如为急症困难气道,可考虑下列措施:①置入口咽或鼻咽通气管后予以双人面罩正压通气;②置入喉罩;③置入食管-气管联合导管;④环甲膜穿刺,如穿刺口径大于4mm,可连接呼吸机通气;⑤纤支镜引导气管插管。

(卞 毅)

第四节 经皮气管切开术

经皮气管切开术(percutaneous tracheostomy)是在 Seldinger 经皮穿刺插管术基础之上发展起来的一种新的气管切开术,具有简便、快捷、安全、创伤小等优点,已部分取代正规气管切开术。经皮气管切开术的手术器械和操作方法有几种,本文仅介绍导丝扩张钳法,所用器械为一次性 Portex 成套器械,内有手术刀片、穿刺套管针、注射器、导丝、扩张器、特制的尖端带孔的气管扩张钳及气管套管(图16-1)。

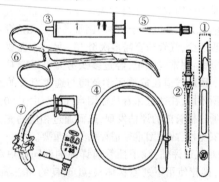

图 16-1　Portex 成套器械

【适应证与禁忌证】

(一) 适应证

大致与普通气管切开相同。

1. 任何原因引起的呼吸道阻塞,包括喉阻塞及下呼吸道阻塞,气管插管困难的患者。

2. 高位颈椎损伤,特别是出现呼吸困难者,应及时行气管切开。

3. 有些头颈及颜面部大手术,为了防止血液流入下呼吸道,保持呼吸道通畅,须做预防性气管切开术。

4. 预计需要较长时间的有创机械通气治疗(超过1周)。

(二) 禁忌证

基本同传统气管切开术,小儿禁用。

1. 绝对禁忌证:气管切开部位存在感染;气管切开部位存在恶性肿瘤;解剖标志难以辨别。

2. 相对禁忌证:甲状腺增生肥大;气管切开部位曾行手术(如甲状腺切除术等);出凝血功能障碍。

【操作步骤】

1. 检查经皮气管切开包中的器械,确认合适型号的气管套管球囊没有破漏,管芯固定良好并且易于取出;导丝能顺利通过穿刺套管针、扩张器及扩张钳(图16-1)。

2. 患者仰卧位,肩部垫高以使颈部处于过伸位,充分暴露颈部手术区。监测患者生命体征及血氧饱和度。仔细辨认患者颈部骨性标志(甲状软骨、环状软骨、胸骨上窝),推荐穿刺点为在第1~2或第2~3气管软骨间隙。若病人有气管插管,将气管插管尖端撤至声带以上。必要时在手术过程中使用纤维支气管镜以确认导丝及气管套管置入的位置。

3. 局部消毒,铺巾,2%利多卡因浸润麻醉手术区。

4. 在预先选定的穿刺点(第1~2或第2~3气管软骨环间隙)做水平横行切口,长约1.5~2cm。再次确认横行切口在颈部正中线上(图16-2)。

5. 10ml空针抽取少量生理盐水带有软套管的注射针头准备进针,注意针尖斜面朝向患者足端,以避免放置导丝时反向进入患者咽喉部。保持负压垂直进针,如果有大量空气或者痰液进入空针,表明穿刺进了气道内(图16-3)。

6. 保持外边软套管不动,连带注射针头拔出注射空针,注

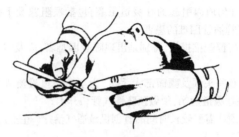

图 16-2　皮肤切口

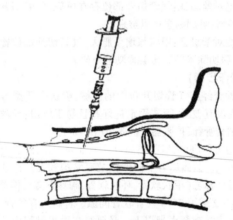

图 16-3　穿刺气管

意固定好患者气管及软套管,避免软套管脱出。再次使用空针回抽软套管确定套管在气管腔内。

7. 将导丝缓慢沿着软套管推进患者气管腔内,长度不少于 10cm,以后操作过程中随时注意导丝的长度,避免导丝脱出气道。导丝置入气管腔内后拔出软套管(图 16-4)。

8. 经导丝引导置入扩张器,使扩张器穿透皮下软组织及气管前壁。确认导丝可在气管内自由移动后,拔除扩张器,将导丝保留在原处(图 16-5)。

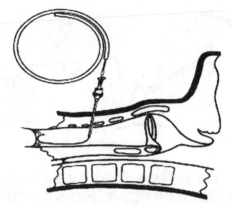

图 16-4　经穿刺套管送入导丝

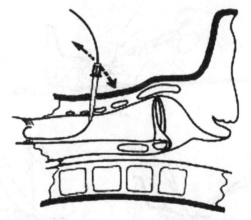

图 16-5　扩张器扩开气管前组织及气管前壁

9. 合拢扩张钳尖端沿小孔穿入导丝,在导丝引导下将扩张钳尖端置入皮下,注意同置入气管套管的角度一致,缓慢打开扩张钳,适当扩张皮下软组织,可以分次扩张,直到扩张钳尖端可以顺利进入气管管腔内(图 16-6)。

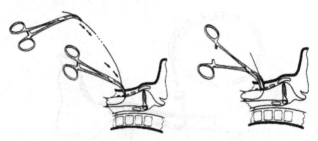

图 16-6　气管扩张钳扩张气管前组织

10. 再次将合拢的扩张钳尖端沿导丝置入气管管腔内,并沿气管纵向前进,逐渐打开扩张钳,分次充分扩张气管前壁(图16-7)。

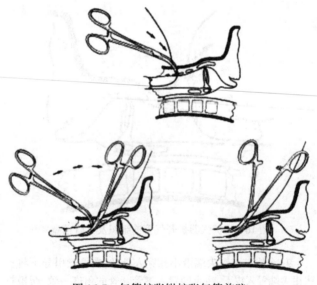

图 16-7　气管扩张钳扩张气管前壁

11. 将气管套管连同管芯经导丝引导置入气管。动作要轻柔,避免损伤气管套管的气囊,确定在气管管腔内后拔除管芯及导丝(图16-8)。

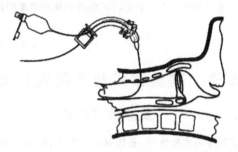

图16-8　气管套管经导丝送入气管

12. 立即充分吸引气道内的分泌物及血型液体,确保呼吸道畅通。将气管套管气囊充气,妥善固定患者气管套管,避免脱管。

【并发症及处理】

1. 低氧血症:气管切开操作时间过长,出血血凝块阻塞气道等都可以出现严重低氧血症。在气管切开时最好有气管插管机械通气保证患者氧供,操作应熟练,以减少出血。

2. 出血:患者本身凝血功能障碍,气管切开时止血不彻底,或操作动作粗暴损伤气管壁均可造成出血增加。注意术前评估患者出血风险纠正凝血功能紊乱,术中动作轻柔熟练,彻底止血,必要时请外科协助止血处理。

3. 脱管:常因固定不牢所致,脱管是非常紧急而严重的情况,如不能及时处理将迅速发生窒息危及生命。在气管切开48小时内出现意外脱管,需要紧急再次经口气管插管且尖端超过气管切开部位。如果脱管发生在1周以后,窦道已经形成可以尝试沿窦道再次置入气管套管。

4. 皮下气肿及气胸:为气管切开术比较多见的并发症,气肿部位多发生于颈部,偶可延及胸及头部。需要密切观察病变范围,必要时请胸外科协助治疗。

5. 感染：亦为气管切开常见的并发症,包括患者肺部感染及颈部手术区感染。

6. 气管食管瘘、声门下肉芽肿、瘢痕和狭窄等晚期并发症。

（冉　晓）

第五节　胸膜腔穿刺及闭式引流术

一、胸膜腔穿刺术

胸膜腔穿刺简称胸穿,是指对有胸腔积液（或气胸）的患者,为了诊断和治疗疾病的需要而通过胸腔穿刺抽取积液或气体的一种技术。

【适应证】

1. 诊断性穿刺：胸部外伤后疑有血气胸,需进一步明确者；胸腔积液性质待定,需穿刺抽取积液作实验室检查者。

2. 治疗性穿刺：减轻胸腔大量积液、气胸引起的压迫症状；抽取脓液治疗脓胸,向胸腔内注射药物。

【禁忌证】

对出血性疾病及体质衰竭、病情危重,难以耐受操作者应慎重。

【操作方法】

1. 患者反向坐在椅子上,健侧手臂搭在椅背,头枕在手臂上,患侧上肢伸举过头顶；或取半侧卧位,患侧向上,患侧手臂上举过头,以使肋间相对张开。

2. 穿刺抽液宜取叩诊实音处,一般在肩胛下角第 7 ~ 8 肋间,或腋中线第 5 ~ 6 肋间。包裹性积液穿刺部位应根据超声检查定位。

3. 气胸抽气,一般取半卧位,穿刺点取第 2 ~ 3 肋间锁骨中线处,或第 4 ~ 5 肋间腋前线处。

4. 术者应严格执行无菌操作,戴口罩、帽子及无菌手套,穿刺部位皮肤用碘伏常规消毒,铺手术巾。局部麻醉应浸润至胸膜。

5. 进针应沿下一肋骨之上缘缓慢刺入,与穿刺针相连的乳胶管应先以止血钳夹住。当穿过壁层胸膜进入胸腔时,可感到针尖抵抗突然消失的"落空感",然后连接注射器,放开乳胶管上的止血钳,即可抽液或抽气(抽气时亦可在证实抽出胸腔积气时连接人工气胸器,行连续抽气)。

6. 抽液完毕,拔出穿刺针,针孔处以无菌纱布按压1~3分钟,并胶布固定。嘱患者卧床休息。

7. 危重患者穿刺时,一般取平卧位,不宜为穿刺而过于移动体位。

【并发症】

①肺复张后低血压;②复张后肺水肿;③气胸;④胸膜反应;⑤支气管胸膜瘘。

【注意事项】

1. 穿刺过程中应避免患者咳嗽及体位转动,必要时可先服可待因。术中若出现连续咳嗽或胸闷、眼花、出冷汗等虚脱表现,应立即停止抽液,必要时皮下注射肾上腺素。

2. 一次抽液不应过多、过快。穿刺抽液量以诊断为目的者,一般为 50~100ml;以减压为目的时,第一次不宜超过 600ml,以后每次不要超过 1000ml。创伤性血胸穿刺时,宜间断放出积血,随时注意血压,并加快输血输液速度,以防抽液过程中突然发生呼吸循环功能紊乱或休克。

3. 液、气胸胸腔穿刺后,应继续临床观察,可能数小时或一两天后,胸腔液、气体又增多,必要时可重复穿刺。

4. 操作中要防止空气进入胸腔,始终保持胸腔负压。

5. 应避免在第 9 肋间以下穿刺,以免穿透膈肌损伤腹腔脏器。

6. 恶性胸腔积液,可注射抗肿瘤药或注射硬化剂诱发化学性胸膜炎,促使脏层与壁层胸膜粘连,闭合胸腔,防止胸液重新积聚。具体方法是于抽液 500~1200ml 后,将药物加生理盐水 20~30ml 稀释后注入。推入药物后回抽胸液,再推入,反复 2~3 次,拔出穿刺针覆盖固定后,嘱患者卧床 2~4 小时,并不断变换体位,使药物在胸腔内均匀涂布。如注入药物刺激性强,可致胸痛,应在术前给强痛定等镇痛剂。

二、胸腔闭式引流术

胸腔闭式引流术是胸膜疾病常用的治疗措施。通过水封瓶虹吸作用,使胸膜腔内气体或液体及时引流排出,避免外界空气和液体进入胸腔,从而维持胸膜腔内负压,促进肺膨胀,并有利于控制胸膜腔感染,预防胸膜粘连。

【适应证】

1. 自发性气胸、大量胸腔积液,经反复穿刺抽吸疗效不佳者。

2. 支气管胸膜瘘,食管吻合口瘘,食管破裂者。

3. 胸腔积血较多,难以通过穿刺抽吸解除者。

4. 脓胸积液量较多且黏稠者,或早期脓胸,胸膜、纵隔尚未固定者。

5. 开放性胸外伤、开胸术后或胸腔镜术后须常规引流者。

【禁忌证】

1. 非胸腔内积气、积液,如肺大泡、肺囊肿、结核性脓胸等禁用。

2. 凝血功能障碍有出血倾向者应慎重。

【操作方法】

1. 患者取半卧位(生命体征未稳定者取平卧位)。

2. 积液(或积血)引流选腋中线第 6～7 肋间进针,气胸引流选锁骨中线第 2～3 肋间。术野皮肤以碘伏常规消毒,铺无菌手术巾,术者戴灭菌手套。

3. 局部浸润麻醉切口区胸壁各层,直至胸膜。

4. 沿肋间走行切开皮肤 2cm,沿肋骨上缘伸入血管钳,分开肋间肌肉各层直至胸腔。

5. 见有液体涌出时立即置入引流管。引流管伸入胸腔深度不宜超过 4～5cm,以中号丝线缝合胸壁皮肤切口,并结扎固定引流管,敷盖无菌纱布;纱布外再以长胶布环绕引流管后粘贴于胸壁。

6. 引流管末端连接于消毒长橡皮管至水封瓶,并用胶布将接水封瓶的橡皮管固定于床面上。引流瓶置于病床下不易被碰倒的地方。

【并发症】

①引流不畅或皮下气肿;②出血;③胸腔感染;④复张性肺水肿;⑤膈肌或肺损伤。

【注意事项】

1. 如系大量积血(或积液),初放引流时应密切监测血压,以防患者休克,必要时间断夹闭引流管。

2. 注意保持引流管畅通,不使其受压或扭曲。

3. 每日帮助患者适当变动体位,或鼓励患者做深呼吸,使之达到充分引流。

4. 记录每天引流量(伤后早期每小时引流量)及其性状变化,并酌情复查胸片。

5. 更换消毒水封瓶时,应先临时阻断引流管,待更换完毕后再重新放开引流管,以防止空气被胸腔负压吸入。

6. 如发现引流液性状有改变,为排除继发感染,可作引流液细菌培养及药敏试验。

7. 拔引流管时,应先消毒切口周围皮肤,拆除固定缝线,以血管钳夹住近胸壁处的引流管,用12~16层纱布及2层凡士林纱布(含凡士林稍多为佳)覆盖引流口处,术者一手按住纱布,另一手握住引流管,迅速将其拔除。并用面积超过纱布的大块胶布,将引流口处的纱布完全封贴在胸壁上,48~72小时后可更换敷料。

(邹小静)

第六节　中心静脉置管术

【中心静脉置管的意义】

中心静脉置管是一种有创操作技术,主要为危重患者提供重要静脉通路,是危重症患者的一条"生命线"。建立中心静脉通路的意义在于：

1. 输液速度快,适于各种危重患者的抢救补液。

2. 为患者输注各种刺激性、高渗性、高浓度的药物、离子溶液及营养物质提供了必要的通道。

3. 对于小儿、微循环障碍、过度肥胖、全身水肿、大面积烧伤等患者,因其浅表静脉塌陷或难以看到,可能无法建立外周静脉通道,由于深静脉解剖位置相对固定、不易塌陷,可作为这些患者的静脉通路选择。

4. 为一些重要的生理参数测量技术必不可少的通道。如中心静脉压测定、PiCCO 等监测手段。

5. 中心静脉置管也是临时起搏器安装、血液净化、血浆置换等治疗手段的必要通路。

【适应证与禁忌证】

（一）适应证

1. 严重创伤、休克、急性循环衰竭、急性肾功能衰竭等危重病患者,需定期监测中心静脉压者。

2. 需长期使用静脉营养需经静脉长时间大量输液的患者。

3. 需经静脉输入高渗溶液或对外周血管有较强刺激性药物的患者。

4. 接受大型手术的患者,尤其对估计手术中可能出现较大血流动力学变化的患者。

5. 经静脉放置心脏起搏器者。

6. 颈内静脉和股静脉置管可作为血液净化的血流通道,而锁骨下静脉较少用作该用途。

（二）禁忌证

1. 绝对禁忌证:①凝血功能明显异常,血小板明显降低,有出血倾向;②拟穿刺处皮肤感染、破损、蜂窝织炎;③正在或即将进行全身性溶栓治疗;④拟穿刺血管已存在损伤、严重畸形、经历手术或已知存在血栓;⑤患者、家属拒绝行该有创操作。

2. 相对禁忌证:①患者易怒、具有攻击性、有精神症状、不能配合;②手术、外伤、发育异等导致穿刺部位解剖结构畸形、体表标志点异常;③穿刺部位皮下气肿、血肿;④伴行动脉严重狭窄、动脉斑块形成,如不慎穿破伴行动脉有导致远端肢体、脏器缺血加重和动脉斑块破裂及栓塞的风险;⑤小于1岁的儿童配合度差、体表标志不明确,是中心静脉置管放置的相对禁忌证;⑥完全性左束支传导阻滞患者,如导丝、导管植入过深进入右心室,可导致全束支阻滞;⑦单肺通气的患者,该侧锁骨下静脉穿刺为相对禁忌证;单侧气胸的患者,健侧锁骨下静脉穿刺为相对禁忌证。

【操作方法】

（一）Seldinger技术

目前多采用Seldinger技术进行中心静脉置管,该技术由Seldinger于1953年首先提出,该技术的核心在于,不将导管直接置于穿刺针上,而是先将穿刺针置入目标血管,经穿刺针内腔置入金属导丝,拔除穿刺针同时将导丝留置于血管中,沿导丝扩张皮肤、皮下组织后再经导丝置入中心静脉导管。

（二）颈内静脉穿刺置管

根据穿刺点与胸锁乳突肌的关系,颈内静脉置管可分为中路、前路和后路,其中最为常用、易于操作的是中央路径。

1. 中路

（1）体位:无禁忌且可耐受的患者取头低15°平卧位,肩部垫高,头后仰充分暴露颈部,面转向穿刺对侧;注意颈椎损伤患者不宜转头或仰头。

（2）定位、进针方向及角度:胸锁乳突肌的胸骨头和锁骨头与锁骨形成的三角形的顶点为穿刺进针点(即环状软骨水平颈动脉搏动点外侧0.5cm处);穿刺针与皮肤成30°~60°进针;针尖指向同侧乳头。

2. 前路

（1）体位:同中路。

（2）定位、进针方向及角度:胸锁乳突肌中点内侧缘,平甲状软骨水平处为穿刺进针点;穿刺针与皮肤成30°~60°进针;针尖指向同侧乳头稍偏外侧。

3. 后路

（1）体位:同中路。

（2）定位、进针方向及角度：胸锁乳突肌外侧缘，锁骨胸骨头与乳突连线中下 1/3 处为穿刺进针点；穿刺针与皮肤成 30°～60°进针；针尖指向胸骨上凹。

（三）锁骨下静脉穿刺置管

根据穿刺点与锁骨的关系可分为锁骨上途径和锁骨下途径。

1. 锁骨下途径

（1）体位：患者取平卧位，无禁忌且可耐受的患者以取头低 15°平卧位，肩胛间区可适当垫高，穿刺侧手向外展约 15°；面转向穿刺对侧；由于锁骨下静脉被周围组织固定不易塌陷，患者不必作 Valsalva 动作。

（2）定位、进针方向及角度：可取锁骨中点下方 0.5cm 处为穿刺点（亦可取锁骨中外 1/3 处），穿刺针沿冠面进针，针尖指向胸骨上凹与甲状软骨的连线中点。

2. 锁骨下途径

（1）体位：同锁骨下途径。

（2）定位、进针方向及角度：取胸锁乳突肌外侧缘外 1cm、锁骨上 1cm 处为穿刺点，穿刺针沿冠面进针，针尖指向对侧乳头或同侧的胸锁关节。

（四）股静脉穿刺置管

1. 体位：患者取平卧位，轻度头高脚低，禁止头低脚高位防止空气栓塞；如无穿刺侧下肢骨折、脱位等禁忌，穿刺侧大腿外旋30°，外展15°。

2. 定位、进针方向及角度：选择腹股沟韧带下方 2～3cm 处股动脉搏动点内侧 0.5～1cm 处为穿刺点，穿刺针与皮肤成 30°～60°夹角，针尖指向剑突或脐，亦可平行所触及的股动脉走行方向进针。

（五）导管置入深度

颈内静脉及锁骨下静脉导管置入深度：右侧不宜超过12cm，左侧不宜超过15cm，以导管尖端位于上腔静脉内且不进入右心房为宜。置入后应行胸部 X 线片检查，确认导管位置以及排除锁骨下静脉置管进入颈内静脉。

股静脉置管深度可达 30~40cm,但同样不应进入右心房。

【导管使用维护及护理】

1. 导管穿刺处应每日更换无菌敷料,并观察置入深度是否有改变,局部是否有红肿、脓性分泌等感染征象。

2. 常用于静脉输液通道的颈内静脉及锁骨下静脉置管应予以管路冲洗:肝素 1.25 万单位加入 0.9% 盐水 500ml,每 2 小时予以 3~5ml 进行管路冲洗,注意有无管腔内是否通畅,有无血栓形成。

3. 用于血液净化的导管不需进行冲洗,但每次透析结束或每日应予以肝素封管:1.25 万单位肝素以 0.9% 盐水稀释至 10ml,予以 2~3ml 封管。

4. 如出现局部红肿、脓性分泌、管腔堵塞应尽早拔除。

5. 如出现不明原因发热、血象升高等感染加重征象,且用原发病不能完全解释的情况,应怀疑是否存在导管相关感染,应尽早拔除导管并将导管尖端送病原学检查,同时留取血标本行病原学检查。

【并发症预防及处置】

(一)导管放置时并发症

1. 气胸

(1)预防:①穿刺前应嘱患者平稳呼吸,避免活动及剧烈咳嗽;②使用呼吸机的患者应尽量降低气道峰压、平台压及 PEEP;③烦躁不安、呼吸机对抗的患者应予以适当镇静。

(2)处置:气胸压缩面积大于 20% 或为张力性气胸应尽早行胸腔闭式引流术。

2. 血管损伤:穿刺时不宜穿刺过深,不宜反复多次穿刺;误入动脉,应予以局部加压 5~15 分钟,并仔细观察有无血肿形成及血肿是否扩大。

3. 神经损伤:常见臂从神经损伤,患者可出现同侧桡神经、尺神经或正中神经刺激症状,患者主诉有放射到同侧手臂的电感或麻刺感,此时应立即退出穿刺针或导管。

4. 导管、导丝栓子：该并发症较为罕见。导管、导丝栓子往往由于置入时暴力操作，至使导管、导丝断裂滞留于静脉内形成的。一般需在透视下定位，由带金属套圈的取栓器械经静脉取出，甚或需行外科手术取出。

5. 导管位置异常：最常见的导管异位是指锁骨下静脉置管进入同侧颈内静脉或对侧无名静脉。置管后应常规行胸部X线检查。发现导管异位后，即应在透视下重新调整导管位置，如不能得到纠正，则应将导管拔除，再在对侧重新穿刺置管。

6. 心脏并发症：如导管、导丝插入过深，进入右心房或右心室内，可发生心律失常，如导管质地较硬，还可造成心肌穿孔，引起心包积液，甚至发生急性心脏压塞，应立即行心包穿刺引流甚或行外科手术。因此，应避免导管、导丝插入过深。

（二）导管留置期并发症

1. 静脉血栓形成：怀疑出现血栓形成，应立即行B超或血管造影检查；一旦诊断明确为血管内血栓形成，应进行溶栓或取栓治疗；若发现为管腔内血栓形成，应立即拔除导管。防治：对于高凝状态患者，如无禁忌，应予以适当抗凝治疗，对于长期卧床不能活动的患者尤为必要；提高导管的维护和护理水平也十分关键。

2. 空气栓塞：在拔除导管及经导管输液过程中因操作不当易发生；在拔除导管后应按压5～10分钟，在进行相关操作过程中应避免空气进入输液系统。

3. 导管相关性感染：如出现不明原因发热、血象升高等感染加重征象，且用原发病及新发生的其他系统感染不能完全解释，应怀疑是否存在导管相关感染，应尽早拔除导管并将导管尖端送病原学检查，同时留取血标本行病原学检查。

（卞　毅）

第七节　脉搏指示连续心排血量测定

脉搏指示连续心排血量(pulse indicator continous cadiac output, PiCCO)是将经肺热稀释技术与动脉搏动曲线分析技术相结合,采用成熟的热稀释法测量单次心排血量,并通过分析动脉压力波型曲线下面积与心排血量存在的相关关系,获取个体化的每搏量(SV)、心排血量(CCO)和每搏量变异(SVV),以达到多数据联合应用监测血流动力学变化的目的。

一、PiCCO原理和方法

【原理】

(一)经肺热稀释法(transpulmonary thermodilution, TPTD)

早在1897年,Stewart首先将人造指示剂直接注入血流,然后在其下游测定其平均浓度和平均传输时间,计算出心排血量。1966年Pearse等从中心静脉同时注入温度-染料两种指示剂,在股动脉测定心排血量,同时计算不透过血管壁的血管内染料容量(胸内心血管)和透过血管壁的温度容量,即温度-染料双指示剂热稀释心排血量测定。PiCCO中单一温度热稀释心排血量技术就是由这一技术发展而来。

与传统热稀释导管不同,PiCCO从中心静脉导管注射室温水或冰水,在大动脉(通常是主动脉)内连续测定温度并描记温度-时间变化曲线(图16-9),即热稀释曲线。测定出特定传输时间乘以心排血量,就可计算出特有的容量,这些特定的传输时间包括平均传输时间(MTt)和指数下斜时间(DSt)(图16-10)。

平均传输时间容量(MTt volume):把心肺当作相连的系列混合腔室,股动脉探测的稀释曲线,实际是由所有混合腔室产生的最长衰减曲线所形成的。其平均传输时间(MTt)与心排血量(CO)的乘积就是相应指示剂流经的容量,即注入点(中心静脉)和探测点(降主动脉)之间的全部容量。作为温度指示剂的这种全部胸内温度容量（ITTV），是由总舒末容量（GEDV）、肺血容量（PBV）、血管外肺水（EVLW）共同组成。

$$ITTV = MTt×COTDa = GEDV + PBV + EVLW$$

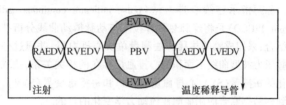

图 16-9　心血管系统混合腔室的示意图

RAEDV 为右房舒张末期容积,RVEDV 为右室舒张末期容积,PBV 为肺血容量,EVLW 为血管外肺水 LAEDV 为左房舒张末期容积,LVEDV 为左室舒张末期容积

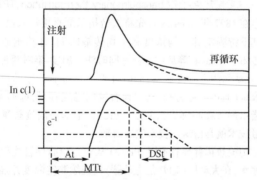

图 16-10　指示剂稀释曲线和时间取值图

Inc(1)为浓度自然对数,At 为显现时间,DSt 为指数曲线下斜时间,MTt 为平均传输时间

ITBV（胸内血容量）由左右心腔舒末容量和肺血容量组成,因此与心腔充盈量密切相关。ITBV = RAEDV + RVEDV + PBV + LAEDV + LVEDV。

下斜时间容量（DSt volume）：DSt 与 CO 的乘积,等于一系列指示剂稀释混合腔内最大的单独混合容量（肺温度容量）。

作为温度指示剂的这种肺温度容量(PTV)是由 PBV 和 EVLW组成。一般将开始点定在最大温度反应的 75% 处,终点定在最大温度反应的 45% 处,两点之间(约 30%)的时间差被标为 DSt。

$$PTV = DSt \times COTDa = PBV + EVLW$$
$$GEDV = ITTV - PTV$$
$$ITBV = 1.25 \times GEDV$$
$$EVLW = ITTV - ITBV$$

（二）脉搏轮廓心排血量法(pulse contour method for cardiac output, COpc)

早在 1899 年,Frank 在著名的系统循环模型中,就阐述了动脉压力波形计算心搏量的概念,随后几十年间出现了许多用动脉压力波形测定心搏量的计算公式,直到 1983 年,Wesseling 提出心搏量同主动脉压力曲线的收缩面积成正比,对应压力依赖于顺应性及其系统阻力,并做了压力、心率、年龄等影响因素校正后,该方法得到认可,并逐步应用于临床。主动脉血流和主动脉末端(股动脉或其他大动脉)测定的压力之间的关系,是由主动脉顺应性函数所决定的,即主动脉顺应性函数具有同时测定的血压和血流(CO)共同特征。利用与连续动脉压同时测定的经肺温度稀释心排血量来校正脉搏轮廓分析中的每个病人的主动脉顺应性函数(图 16-11)。

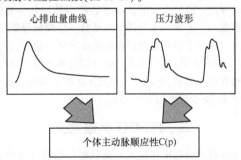

图 16-11　主动脉顺应性与血压及血流的关系示意图

为了做到心排血量的连续校正,需要用温度稀释心排血量来确定一个校正系数(cal)、压力曲线收缩部分下的面积[P(t)/SVR]、主动脉顺应性 C(p)和压力曲线波形[以压力变化速率(dp/dt)来表示],计算它们的积分值(图 16-12)。

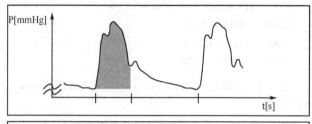

$$PCCO=cal \cdot HR \cdot \int_{收缩期} (\frac{P(t)}{SVR} + C(p) \cdot \frac{dP}{dt}) \, dt$$

温稀校正值　心率　压力曲线　顺应性　压力曲
　　　　　　　　　下面积　　　　线波形

图 16-12　脉搏轮廓心排血量的校正公式

【PiCCO 导管与监测方法】

PiCCO 监测首先需要放置中心静脉导管(颈内静脉或者锁骨下静脉置管),同时在患者的动脉(例如股动脉)放置一根 PiCCO 专用热稀释管。测量开始时,从中心静脉注入一定量的冰水(0~8℃),经过上腔静脉→右心腔→肺动脉→血管外肺水→肺静脉→左心腔→主动脉→股动脉→股动脉导管接收端;计算机可以将整个温度变化过程描绘成热稀释曲线,并自动分析,得出一基本参数;然后结合动脉导管测得的压力波形,得出一系列重要临床参数,通常需要完成 3 次温度稀释心排血量测定取平均值,减少误差(图 16-13)。

二、PiCCO 参数意义

PiCCO 将经肺热稀释技术与动脉搏动曲线分析技术相结合,运用这两种技术可以得到两套参数,这些参数可以有效指

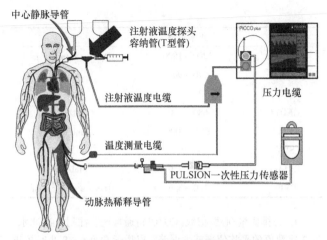

图 16-13　PiCCO 导管与仪器连接示意图

导临床进行血流动力学监测和容量管理(图 16-14,表 16-1)。

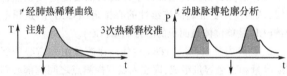

图 16-14　PiCCO 测量的参数

表 16-1　PiCCO 血流动力学正常参考范围值

参数	正常范围	单位
CI	3.0~5.0	L/(min · m²)
SVI	40~60	ml/m²

续表

参数	正常范围	单位
SVRI	1200 ~ 1800	Dyn · s · cm^{-5} · m^2
MAP	70 ~ 90	mmHg
GEF	25 ~ 35	%
GEDVI	680 ~ 800	ml/m^2
ITBVI	850 ~ 1000	ml/m^2
SVV	≤10	%
EVLWI	3.0 ~ 7.0	ml/kg
PVPI	1.0 ~ 3.0	Dyn · s · cm^{-5} · m^2

1. 心排血量/心脏指数(CO/CI):通常连续注射 3 次冰水,取 3 次数值的平均值来减少误差。以后通常每 6 ~ 8 小时校正一次就可以连续显示。但是当患者病情变化时(容量复苏、使用了血管活性药物及其他诊疗手段后),需要随时校正热稀释曲线,从而获得更准确的连续性的心排量(PCCO)。这里心脏指数(CI)是单位体表面积的心排血量(CO)。

2. 胸腔内总血容量(ITBV):胸内血容量由左右心腔舒张末期容量和肺血容量组成,即注入点到探测点之间胸部心肺血管腔内的血容量。大量研究证明 ITBV 是一项比 PAWP、RVEDP 和 CVP 更好的心脏前负荷指标。

ITBV = RAEDV + RVEDV + PBV + LAEDV + LVEDV

3. 心脏舒张末总容积(GEDV):该参数较准确反映心脏前负荷的指标,可以不受呼吸和心脏功能的影响,较好的反映心脏的前负荷数值。GEDV 约占 ITBV 的 2/3 到 3/4,通常认为ITBV 是 GEDV 的 1.25 倍。

ITBV = 1.25 × GEDV

GEDV = RAEDV + RVEDV + LAEDV + LVEDV

4. 血管外肺水(EVLW):肺的含水量是由肺血的含水量和血管外肺水量组成,EVLW 指的是分布于肺血管外的液体,该液体由血管滤出进入组织间隙的量,是目前监测肺水肿较好的量化指标。EVLW 升高会影响气体弥散和肺的功能,出现肺水肿的症状与体征。

PiCCO 通过以下公式来计算 EVLW:

$$ITTV = MTt × COTDa = GEDV + PBV + EVLW$$
$$PTV = DSt × COTDa = PBV + EVLW$$
$$GEDV = ITTV - PTV$$
$$ITBV = 1.25 × GEDV$$
$$EVLW = ITTV - ITBV$$

EVLW 是一项表示病情严重的指标。关于 ARDS 病人死亡率与 EVLW 的关系问题,在 1990 年 Sturm JA 就曾指出:EVLW 增加的病人需要给予机械通气及特殊护理与治疗,只有能减少 EVLW 不降低内脏灌注的措施,才能增加病人存活机会。

5. 肺血管通透性指数(PVPI):当肺血管通透性增加已经引起肺水肿时,唯有 EVLW 床边数据能定量通透性损伤程度,肺血管通透性指数(PVPI)是指血管外肺水同胸内血容量之比(EVLW/ITBV)。如果 EVLW 升高明显,同时 ITBV 正常,PVPI 会明显升高,表明是肺血管通透性增加(ARDS 等)引起的肺水肿;如果 EVLW 升高明显,同时 ITBV 也明显升高,PVPI 正常范围,表明是静水压升高(左心衰等)引起的肺水肿。而判断出这两种疾病状态对于临床治疗意义重大。

6. 每搏量变异率(SVV):SVV 是由正压通气引起左室搏出量发生周期性改变,可用来判断容量反应性。为了避免自主不规则呼吸引起心搏量周期性改变,SVV 的测定需要患者充分镇静,呼吸机容量控制性通气。达到以上条件,SVV 就能比 CVP、PAWP、GEDV 等静态指标更能反映容量反应性。

SVV 指的是在控制性机械通气期间,最大的每搏量(SV_{max})与最小的每搏量(SV_{min})之差值与每搏量平均值(SV_{mean})相比获得的,计算公式为 $SVV = (SV_{max} - SV_{min})/SV_{mean} × 100\%$,其中 $SV_{mean} = (SV_{max} + SV_{min})/2$。根据此原理,还可以监测收缩压力变异(systolic pressure variation,SPV)和脉搏压力变异(pulse pressure variation,PPV)等指标,同样也具有与 SVV 相似的意义(图 16-15)。

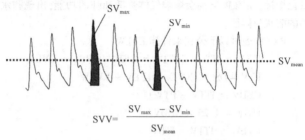

$$SVV = \frac{SV_{max} - SV_{min}}{SV_{mean}}$$

图 16-15　SVV 的计算原理

7. PiCCO 血流动力/容量管理决策树：将 PiCCO 测量的各种参数相结合起来，可以有效指导临床患者的液体管理，准确而客观的掌握临床决策的时机，如何时增加容量、减少容量、使用血管活性药物等（图 16-16）。

三、PiCCO 适应证与禁忌证

【适应证】

凡是需要心血管功能和循环容量状态监测的病人，以及需要中心静脉和动脉插管监测的病人，均可采用 PiCCO。如急性心功能不全、ARDS、休克、肺动脉高压、心脏及腹部大手术、器官移植手术、严重创伤。

【禁忌证】

相对禁忌证如股动脉插管受限，但可考虑腋动脉或其他大动脉。下列情况下某些测定值的变差较大：①出血性疾病；②主动脉瘤、主动脉夹层、大动脉炎；③动脉狭窄，肢体有栓塞史；④肺叶切除、肺栓塞、胸内巨大占位性病变；⑤严重气胸，心肺压缩性疾患；⑥体外循环期间；⑦体温或血压短时间变差过大；⑧严重心律失常；⑨心腔肿瘤、心内分流。

(冉　晓)

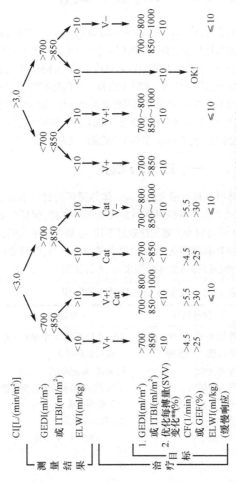

图16-16 PiCCO血流动力/容量管理决策树

CI=心脏指数；GEDI=全心舒张末容积指数；ITBI=胸腔内血容积指数；ELWI=血管外肺水指数；
V-=减少容量（!=慎重）；Cat=儿茶酚胺/血管活性药物；**SVV只能
V+=增加容量（!=慎重）；用于没有心律失常的完全机械通气病人

第八节　体外膜肺氧合

体外膜肺氧合(extracorporeal membrane oxygenation,ECMO)是以体外循环系统为其基本设备,采用体外循环技术进行操作和管理的一种辅助手段。ECMO 是将血液从体内引出到体外,经过膜肺氧合后再用泵将血灌入体内。膜式氧合器可以进行有效的二氧化碳排出和氧的摄取,驱动泵使血液周而复始地在体内流动,使全身氧供和血流动力学处在相对稳定状态。临床上主要用于急性严重心肺功能不全的支持,为心肺功能的恢复赢得宝贵时间。

一、ECMO 概述

ECMO 和体外循环有很大的不同。体外循环的目的主要是在心脏外科手术中为患者提供有效的呼吸循环支持,保证患者安全;而 ECMO 的目的为常规治疗效果不佳,心肺功能极差的患者提供一定的循环和呼吸支持,配合其他的治疗措施,等待心肺功能的恢复或者心肺移植供体的到来;二者的区别见表 16-2。

表 16-2　ECMO 与体外循环的区别

项目	体外循环	ECMO
设备	体外循环机>3 个(滚压泵),热交换水箱	生命支持系统 1 个泵(离心泵),恒温水箱
氧合器	开放式,PVC	密闭式,表面涂层
建立途径	开胸心脏插管	颈部及股动静脉血管穿刺置管
抗凝	常规肝素化	少量肝素抗凝
转流时间	短,数小时	长,数天至数周
目的	心脏外科手术	长时间支持心肺功能
人员	1 人	团队合作
并发症	少	多
温度	低温	常温
成功率	高	低
费用	低	高
地点	手术室	ICU

二、ECMO 类型

ECMO 主要针对用于不同原因造成的严重心肺功能衰竭需要全身氧供和血流动力学支持的患者,又被称为体外生命支持体统(extracorporeal life support system,ECLS),可以根据病情治疗需要灵活采用不同的辅助模式。按照引流和注入血液的血管类型,ECMO 有两种类型:从静脉系统引出又注入静脉称为 VV-ECMO;从静脉系统引出再从动脉分支注入称为 VA-EC-MO。另外还有几种特殊形式的 ECMO,如 AV-ECMO 等,在临床工作中有时根据患者治疗需要,可能要联合应用两种类型的辅助模式。

VV-ECMO

【适应证与禁忌证】

基本适应证:传统呼吸衰竭疗法无效的可逆性肺部疾病,在短期内(2~4 周)肺脏功能可以恢复的患者。具体包括:

1. 适应证

(1) 新生儿肺部疾患引起的呼吸衰竭:胎粪吸入性肺炎综合征、透明膜肺病、先天性膈疝、新生儿顽固性肺动脉高压等。

(2) 各种原因导致的急性的、内科治疗无效的严重 ARDS。

2. VV-ECMO 辅助指征:ARDS 辅助指征:

(1) 快进入标准:FiO_2 为 1.0,$PEEP \geq 5cmH_2O$,$PaO_2 \leq 50mmHg$ 超过 2 小时。

(2) 慢进入标准:FiO_2 为 0.6,$PEEP \geq 5cmH_2O$,$PaO_2 \leq 50mmHg$ 超过 2 小时,最大限度的内科治疗超过 48 小时。

3. 禁忌证:当患者存在以下任何一种情况时认为不适合进行 VV-ECMO 辅助。

(1) 不可恢复性中枢神经系统疾病。

(2) 严重慢性肺部疾病,短期内无法恢复。

(3) 终末期疾病(如终末期癌症)。

(4) 严重的免疫抑制性疾病。

(5) 多器官功能衰竭难以逆转。

(6) 由于肝素涂层管路的运用,抗凝禁忌性疾病已经不作为绝对禁忌证。

(7) 严重的出血性疾病(如颅内出血)。

【类型与插管方式】

1. VV-ECMO 类型:根据插管和血流方式的不同,VV-ECMO 可以分为以下几种类型(表 16-3)。

表 16-3　VV-ECMO 的类型(根据血流方式来分)

Ⅰ. 连续血流

A. 两部位 VV:分别在两处静脉插单腔管

　　a. 颈内静脉引流,股静脉或大隐静脉回输

　　b. 股静脉或大隐静脉引流,颈内静脉回输

B. 一部位 VV:颈内静脉双腔插管完成血液引流及回输

Ⅱ. 潮式血流

　　颈内静脉单腔管完成血液引流或回输

2. VV-ECMO 插管方式

(1) 连续血流两部位 VV-ECMO:目前临床上最常用的循环回路是经股静脉引流,再经颈内静脉回输至右心房,为儿童和成人严重呼吸衰竭的主要辅助模式。

(2) 连续血流一部位 VV-ECMO:小儿股静脉细小,股静脉置管引流量往往不足,因此设计出单根双腔管放置于颈内静脉,将血液从右心房引出,经过氧合器氧合后再通过灌注口回输到右心房远端,利用一根静脉置管就可以完成血液的引流和回输,类似于目前血液净化时使用的双腔深静脉置管。此种方式的 VV-ECMO 可以满足辅助流量在 120～150ml/(kg·min) 的要求(体重≤12kg 患儿),是新生儿 VV-ECMO 辅助的主要模式。

(3) 潮式血流 ECMO:利用泵驱动血液以潮起潮落的形式双向流动,只需一根单腔管就可以实现。首先,患者体内血液

引流至静脉储血室,然后泵驱动血液通过氧合器,当静脉引流管被钳闭后,氧合血通过动脉储血室回到患者体内。由于对患者血流动力学影响很大,与连续血流 ECMO 相比,潮式血流 ECMO 临床应用很少。

3. VV-ECMO 插管选择:见表 16-4。

表 16-4　VV-ECMO 插管选择

体重(kg)	2~5	10~20	20~30	30~50	>50
引流管(英寸)	1/4	3/8	3/8	1/2	1/2
滚压泵(英寸)	1/4	3/8~1/2	1/2	1/2	1/2
灌注插管(Fr)	12~15	16~19	17~21	19~21	21
引流插管(Fr)	12~15	14~19	17~21	19~23	21~23

VA-ECMO

【适应证与禁忌证】

与主动脉球囊反搏和心室辅助装置相比,VA-ECMO 进行辅助时有以下特点:适应于所有年龄段患者,包括新生儿及成人;在提供全心辅助的同时又可以进行呼吸辅助,可用于急性心肺功能同时衰竭的患者;操作简便快捷,无需开胸,外周血管插管,安装和撤离简单,操作时间短,更适合急诊情况下使用。

1. 适应证

(1)心脏术后心源性休克:如心脏手术后不能脱离体外循环机,或脱机后药物和主动脉内球囊反搏(IABP)辅助治疗仍然无效的低心排患者,尤其同时合并有肺部疾病时首选 VA-ECMO。

(2)各种原因引起的心脏骤停或心源性休克:如心肌梗死、重症心肌炎、心脏介入治疗突发事件、等待心脏移植、长期慢性充血性心力衰竭急性失代偿患者等。

2. 辅助指征

(1)心排指数(CI)<2L/(m^2·min)持续 3 小时。

(2)代谢性酸中毒:碱缺失(BD)>5mmol/L 持续 3 小时。

(3)低血压:新生儿平均动脉压 <40mmHg,婴幼儿

<50mmHg,儿童<60mmHg 持续 3 小时。

(4) 少尿:尿量<0.5ml/(kg·h)持续 3 小时。

(5) 心脏手术后脱机困难患者(心脏畸形已得到矫正)。

3. 禁忌证

(1) 慢性器官功能不全。

(2) 严重肺动脉高压。

(3) 肝功能衰竭、门脉高压、肝硬化。

(4) 年龄>70 岁为相对禁忌证。

【类型与插管方式】

1. VA-ECMO 的转流途径

(1) 周围静脉-动脉转流:将静脉插管从股静脉置入,插管向上延伸至右心房,引出静脉血在氧合器中氧合,经泵从股动脉注入体内。此种方式可以降低肺动脉压和心脏前负荷,缺点是股动脉插管的位置一般较低,患者上半身及心脏、脑组织得不到充分的血流灌注。此外,肺循环血流骤然减少,使流经肺脏的血流淤滞,增加了肺部炎症及血栓形成的风险。

(2) 中心静脉-动脉转流:一般通过颈内静脉插管,经右心房将血流引流至氧合器中氧合,经泵通过颈动脉插管至主动脉弓输入体内。此种方式可以替代衰竭的心肺功能,适用于严重呼吸衰竭的患者。不足之处在于血流多呈非搏动性,血流动力学不易稳定,而且插管及拔管操作较复杂,对一侧颈部血管结扎后会影响脑部供血。

2. VA-ECMO 的插管选择:见表 16-5。

表 16-5　VA-ECMO 插管选择

体重(kg)	<2	2~5	5~10	10~20	20~35	35~70	>70
引流管(英寸)	1/4	1/4	1/4	3/8	3/8	1/2	1/2
滚压泵(英寸)	1/4	1/4	1/4~3/8	3/8~1/2	1/2	1/2	1/2
灌注插管(Fr)	8~10	8~14	16~20	17~21	17~21	19~21	21
引流插管(Fr)	8~10	10~16	12~17	17~19	21~23	23	23

三、ECMO 的物品准备

ECMO 的装备大部分来自于体外循环的观念，其组成包括驱动装置(血泵)、氧合器、动静脉导管及管路、空氧混合器、加热器，以及各种检测设备和附加装置。

(一)驱动泵

目前应用在 ECMO 的驱动泵分为滚轴泵和离心泵。滚轴泵在低流量的流速准确且较少发生溶血，但必须要有压力控制泵流量，以免压力过大造成爆管，或过度负压而产生小气泡。

与滚轴泵相比，离心泵的特点是驱动一定量的血液所需的能量较小，在高流量时需要的机械能较少。通常不会产生过大的负压造成血液内小气泡的产生，也不会产生过大的正压造成爆管。但是在高转速时，流入量的突然减少会造成红细胞的破坏增多。

(二)氧合器

根据制造材质分为两大类:硅胶膜和中空纤维。其中中空纤维氧合器被应用在长期支持 ECMO 患者身上，正逐渐被 ECMO 团队所接受。中空纤维聚甲基戊烯无孔型氧合器的优点是:易于预充;纤维表面易于涂层以减少血液接触异物产生活化的发生;更小的表面积却能产生更好的气体交换作用;极低的通过阻力。

(三)插管及管道

ECMO 的管路是由 PVC 管组成，管路最常用的涂层是 Carmeda 涂层，肝素分子共价结合于 PVC 管路表面，而抗血栓结合位点与血液接触。

成人 ECMO 的插管目前越来越多采用经皮穿刺的方法。此外，外科也可以采用直接血管切开的方法。动脉置管要注意密切观察远端肢体的供血情况，一般需要建立侧支循环避免远端缺血坏死。经皮穿刺静脉置管拔管时直接按压就可，而静脉切开需要拔管后修补结扎。动脉拔管较为复杂，经皮穿刺的动脉插管也可直接按压，另外一种方法是静脉补片血管成形术。

（四）变温水箱

ECMO 运行时血液在管路中流动时接触的表面积很大，热量容易丢失。ECMO 的目标是常温水平下的体外循环，一般保持体温在 35~37℃。温度过高，机体氧耗增加，不利于内环境紊乱的纠正；温度太低，又容易发生凝血机制和血流动力学的紊乱。ECMO 的早期温度可以稍低，以利于偿还氧债，缩短纠正内环境紊乱的时间。

（五）空氧混合器

提供设定流速及氧气百分比的气体给气体交换装置（氧合器），气体流速大小会影响患者血液中二氧化碳排除的程度，氧气百分比决定了氧合器供氧量的大小。

（六）监测系统及其他辅助装置

包括 ECMO 管路上血液的血气分析与氧饱和度监测器、流量测定装置、ACT 测定仪器、血液温度探测器、游离血红蛋白监测器等。

四、ECMO 的管理

ECMO 是一种中短期的心肺支持过程，在整个系统中，平稳合理的管理是辅助成功的重要保证。

（一）ECMO 前的准备

制定 ECMO 支持方案前，首先要详细了解患者的病情，严格把握 ECMO 支持的适应证及禁忌证，避免巨大的人力物力浪费。根据患者的病情情况选择合适的 ECMO 模式。由于 ECMO 是一项系统而综合的复杂治疗技术，必须有一支密切合作团队，团队成员包括 ICU 医师、体外循环师、外科医师和 ICU 护士等人员组成。

（二）ECMO 系统的建立

将 ECMO 管路无菌连接好后进行预充，预充液包括了晶体、胶体和血液。预充血液时，应在肝素化的同时补充钙剂，当血小板 $<5×10^9$/L 时应预充血小板。首次肝素剂量 100U/kg 静脉注射后，再进行动静脉置管，插管不可太粗，能提供 2~3L/

min 的流量即可,ACT>160 秒方可开始运行 ECMO。

（三）ECMO 的抗凝管理

目前 ECMO 抗凝中最常使用的仍然是肝素,通过持续输注肝素维持全身的肝素化。对于非体外循环心脏手术后的患者,ECMO 运行过程中一般维持 ACT 在 150～200 秒,而有明显出血或者出血倾向的患者可以维持 ACT 适当较低水平(140～180 秒)。如果 ECMO 运行过程中血小板数目减少低于 30×10^9/L 应该及时补充,同时密切监测凝血功能,必要时输注新鲜血浆及凝血因子。

（四）ECMO 的流量管理

ECMO 开始后应逐渐提高流量,并注意观察系统运行情况。VA-ECMO 的辅助流量可以达到心排量的 80%,VV-ECMO 支持呼吸功能,辅助流量可以比 VA-ECMO 高 20%～50%。

（五）ECMO 的温度管理

根据患者的病情一般保持体温在 35～37℃。ECMO 的早期温度可以稍低,以利于偿还氧债,缩短纠正内环境紊乱的时间。为防止 ECMO 期间体温下降,可以在病床放置变温毯,也可以利用膜式氧合器中的血液变温装置保持体温。

（六）ECMO 的呼吸机管理

ECMO 仍然主张使用低条件的机械通气治疗。常用的通气条件是:呼吸频率 5～10 次/分,潮气量 7～10ml/kg,氧浓度<50%,气道峰压 20～25cmH_2O,定期膨肺,以免发生肺不张或肺炎。

（七）ECMO 的常规监测

包括血气分析、血肝肾功能、血糖、血电解质的监测。另外超声心动图检查了解心脏功能恢复情况;X 线检查了解肺部功能恢复情况;游离血红蛋白监测了解溶血情况等。

（八）ECMO 运行中的营养支持

如果患者胃肠条件允许,可以考虑 ECMO 运行的早期就给予肠内营养。营养难以达标或者完全不能肠内营养时可以给予肠外营养,包括蛋白质、糖类、维生素、电解质、微量元素等,但是要注意的是尽量避免静脉输注脂肪乳制剂。ECMO 运行过程中同时也要注重血糖的控制。

五、ECMO 的撤离

根据患者血流动力学、影像学、血气分析、水电解质和肝肾功能进行综合评估，判断心肺功能脱离 ECMO 支持的可能性。如果患者血流动力学趋于稳定，影像学改善明显，血管活性药物用量逐渐减少，血气分析和水电解质趋于正常，就可以制定详细的撤机计划。

【ECMO 停机指征】

(一) 常规监测

以下情况可以考虑试行停止 ECMO：血流动力学参数恢复正常；动脉和混合静脉氧饱和度恢复正常；心电图正常；肺顺应性改善，气道压降低；胸部影像学改善；血气分析及水电解质趋于正常。

(二) 对于 VA-ECMO

呼吸机参数下调至 FiO_2 <50%，气道峰压<30cmH_2O，PEEP<8cmH_2O，稳定一段时间后逐渐将氧合器的吸氧浓度下降至空气水平(21%)，辅助流量逐渐下降至 1L/min；当循环流量降至患者正常流量的 10%~20% 左右时，患者仍然能够维持比较好的血流动力学及呼吸功能，可以考虑试行停止 ECMO。

(三) 对于 VV-ECMO

通过降低流量最小至 40ml/(kg·min)，和降低氧合器氧浓度的方法评价患者自体肺功能。加大呼吸机吸氧浓度，观察患者 PaO_2，如果患者随 FiO_2 的提高 PaO_2 也迅速提高，证明患者肺功能良好。调低呼吸机参数状态下，ECMO 低流量下血气分析指标良好，关闭氧合器气源，观察 1~2 小时，患者血气分析指标可以接受，可考虑试停 ECMO。

(四) 放弃原则

ECMO 支持期间，如果患者病情恶化出现了不可逆的器官损伤，或者严重的并发症不能处理时，应该果断停止 ECMO。

【ECMO 撤除的步骤】

1. ECMO 辅助流量逐渐降低,氧合器的气体流量也逐渐下调,VV-ECMO 辅助流量减少至 40～50ml/(kg·min),VA-ECMO 辅助流量减少至 10～20ml/(kg·min)。

2. 稳定肺和心脏的功能,大部分气体交换由患者的肺脏完成。

3. 调整呼吸机参数和血管活性药物的用量,使血气分析及血流动力学保持稳定。

4. ECMO 停机之前体内适量追加肝素,维持一定的抗凝状态。

5. 如果稳定,可以停止 ECMO。

6. ECMO 终止 1～3 小时后需要继续观察患者恢复情况,如果病情稳定才可拔除插管,机器撤离。

7. 对于 VA-ECMO,试停机需要循序渐进,可以夹闭动静脉插管管路,同时开放动静脉管路间的短路维持 ECMO 系统循环,如果发生任何不利于循环和呼吸功能维持的迹象时需要立即重新恢复 ECMO 辅助。拔管前需要静脉注射肝素 100U/kg,严格消毒铺单,一般先拔出静脉插管,再拔出动脉插管和下肢灌注插管,仔细清创修复血管,缝合皮肤伤口,覆盖无菌敷料。术后根据情况可以给予鱼精蛋白中和。

8. 对于 VV-ECMO,同样停机后在无菌条件下拔出静脉管道,如果是经皮穿刺插管,注意压迫止血即可。如果是静脉切开置管,同样需要仔细清创修复血管,缝合皮肤伤口,覆盖无菌敷料。

无论是 VA 还是 VV-ECMO,如果试停机成功并拔除动静脉插管后,可以将 ECMO 系统的动静脉管路连接起来维持 ECMO 自循环,保持无菌状态。如果患者需要二次辅助时,则仍然可以使用该套系统来支持,节省抢救时间及医疗资源。

六、ECMO 的并发症

ECMO 运行过程中,因大量人工装置的长时间介入、ECMO

辅助对呼吸和循环系统的非生理性干预、患者本身病理生理状态及临床对原发疾病的治疗等众多因素，ECMO容易产生各种并发症。

【ECMO机械性相关并发症】

（一）血栓形成

ECMO系统内的血栓形成是最常见的机械性相关并发症之一，血栓一旦形成会导致管路不通畅，辅助流量的急剧下降，导致ECMO系统丧失功能。同时也可以引起凝血因子大量消耗，导致严重的凝血功能紊乱。有时血栓循环进入患者体内会造成各种栓塞性疾病，危及患者生命。

血栓形成的原因多见于未能规范的进行抗凝和抗凝监测（ACT）。在减低辅助流量，或者由于插管原因造成血流量下降时，也是血栓形成的高发期。如果长时间使用非生物表面涂层的ECMO系统也会明显增加血栓形成的发生率。

血栓形成预防和处理要注意规范抗凝和抗凝监测；维持ECMO系统内一定血流量，如果降低流量可以考虑适当加大抗凝；有条件尽量使用肝素涂层的ECMO系统；如果已经出现了严重血栓形成，需要及时更换ECMO装置。

（二）插管相关并发症

可因操作或者患者的原因而发生，这些并发症往往非常紧急，可以危及生命。

静脉插管位置的异常可以影响ECMO静脉引流量和使辅助流量受限，动脉或者灌注插管维持的异常会使灌注阻力上升、局部血管损伤、辅助循环血流的异常分布等。插管后注意通过X线片或者B超了解插管位置是否合适。

ECMO插管的松脱会导致严重的大出血、空气栓塞等紧急情况，随时会危及生命，应该严格预防。插管位置确认后，需要对插管进行可靠的固定，并密切观察灌注阻力和静脉引流量的变化。

插管处血管受损后需要进行重新插管，必要时改变插管位置，对原插管血管受损位置进行外科修复。ECMO运行过程中如果出现了不明原因的血色素下降时，也要警惕插管局部出血。

（三）氧合器功能异常

氧合器功能异常主要表现为血浆渗漏、气体交换功能下降、血栓形成等。随着 ECMO 辅助时间的延长，氧合器功能异常甚至丧失功能是 ECMO 系统无法避免的并发症。

除了氧合器自身原因外，一些额外因素如高流量辅助、使用脂肪乳制剂、抗凝不良血栓形成都可以缩短氧合器的安全工作时限。ECMO 辅助过程中膜结构的异常，血液成分从血相渗入导致血浆或血液渗漏，同时导致气体交换功能下降；进一步可以使氧合器气体排出受阻和气相压力上升，可以使气体进入血相，引起空气栓塞的严重后果。

在 ECMO 管理过程中，要密切观察氧合器的工作状态，对氧合器的有关参数定期记录及动态评价其变化，ECMO 过程中尽量避免使用脂肪乳制剂。如果发现氧合器功能严重异常时，应该考虑更换。

（四）其他机械性相关并发症

主要包括空气栓塞、血泵故障、热交换器故障、泵管破裂、管道破裂、连接脱开、插管及管道弯折等。

【ECMO 运行过程中的并发症】

（一）出血

出血是 ECMO 过程中最常见的并发症之一，其原因包括：局部止血困难，主要表现为 ECMO 血管插管处和外科手术后手术区的止血困难；因全身肝素化、大量人工装置的介入使血液与大量非生物表面接触、血流动力学的改变等使患者凝血功能发生异常；应激等原因可以引起消化道出血。

出血的预防及处理：首先要避免 ECMO 运行中不必要的穿刺操作；对于明确出血部位，可以外科干预止血；稳定 ECMO 运行中的凝血机制，加强凝血机制的保护，动态监测凝血功能变化，必要时补充血小板、新鲜血浆、凝血因子等血液成分，改善凝血功能。对于消化道出血，要注意控制抗凝、补充凝血因子、使用制酸剂（PPI）等。

（二）肾功能不全

肾功能不全是仅次于出血的 ECMO 常见并发症，主要表现为血肌酐及尿素氮的进行性升高、尿量减少、酸碱电解质紊乱等。在 ECMO 过程中，随着灌注流量的增大，减弱了血流的搏动性，包括肾脏在内的组织灌注将受到不同程度的影响；当 ECMO 静脉引流不畅，也可影响肾脏有效血液循环；大量血管收缩药物的使用、毒性代谢产物的产生及药物损害都会导致肾功能不全。

肾功能不全的预防：首先要维持肾脏的血液循环和组织供氧，包括维持充足的循环流量、动脉血压和血液携氧，减轻 ECMO 过程中的肾损害，包括避免过多的血液破坏，避免使用肾毒性药物，积极控制原发疾病，监测并维持患者出入量的平衡。如果已经出现了肾功能不全，保守治疗效果较差时，可以考虑同时进行 CRRT。

（三）感染

主要为血源性感染。临床上血液微生物培养阳性和患者全身感染征象。如果感染得不到控制，多数会并发多器官功能障碍，与患者预后密切相关。感染产生的原因包括血管插管、大量非生物表面与血液循环的频繁接触、肺不张、肠源性感染等。

感染的预防和处理：局部无菌操作，加强肺部护理，常规使用抗生素抗感染，改善患者全身状态以及尽量缩短 ECMO 时间。

（四）其他并发症

除了以上并发症，中枢神经系统并发症、溶血、高胆红素血症、循环系统并发症、肺部并发症等也是 ECMO 运行中常见的并发症。

（舟　晓）

第十七章 ICU 患者的镇痛与镇静

第一节 镇静与镇痛指征

【镇静与镇痛的意义】

进入 ICU 的患者绝大多数都存在循环和(或)通气氧合功能受损,但这些病理损伤和致病因素短时间内难以去除,若强行代偿有可能进一步加重氧耗而使患者病情加重。此时通过镇静及镇痛治疗使患者处于"休眠"状态,降低氧耗,使机体适应受到损害的灌注及氧供水平,从而减轻病理因素导致的损伤,为器官功能的恢复赢得时间。

此外,各种有创诊疗操作、自身疾病造成的伤痛、长明的灯光和仪器的报警声、被迫造成的活动局限、昼夜生活节律的丧失、对死亡的恐惧等,增加了患者的痛苦。患者往往会因为对抗这种"无助及恐惧"而危及生命。镇静和镇痛治疗通过使用药物消除病人的疼痛、减轻焦虑和躁动,催眠并诱导顺行性遗忘,从而使病人不感知或者遗忘其在危重阶段的多种痛苦,并使这些痛苦不至加重病人的病情或影响其接受治疗。因此,镇痛与镇静应作为 ICU 病人的常规治疗手段。

【镇痛与镇静治疗目的】

1. 消除或减轻患者的疼痛和躯体不适。

2. 改善睡眠质量,诱导遗忘,减少和消除患者在 ICU 治疗期间的痛苦记忆。

3. 减轻或消除患者的焦虑、躁动,防止其无意识行为干扰治疗。

4. 降低患者代谢速率、减少氧耗,使得机体组织氧耗的需求适应受到损害的氧输送状态,并减轻各器官的代谢负担。

【镇静与镇痛指征】

镇痛是指减轻或消除疼痛和焦虑所引起的不良感受。所有的危重病人都有得到充分镇痛和自我疼痛管理的权利。常用的评价方法包括语言等级评分（VRS）、视觉模拟评分（VAS）、数值等级评分（NRS）、面部表情评分（FPS）等。而镇静则是在去除疼痛因素的基础上帮助病人克服焦虑，诱导睡眠和遗忘的进一步治疗。一般情况下，对于合并疼痛因素的病人，在实施镇静之前应首先给予充分镇痛治疗。

（一）镇静的适应证

①躁动；②谵妄；③睡眠剥夺；④焦虑；⑤术后镇静；⑥人机对抗；⑦严重应激反应；⑧不配合治疗；⑨特殊操作；⑩预防颅内高压。

（二）镇痛的适应证

所有手术及创伤后疼痛的患者都应该给予足够的镇痛治疗。

1. 对于清醒的患者，其主诉是评价疼痛程度和镇痛效果最可靠的标准，一般推荐使用 NRS 方法来进行评估。

2. 对于不能交流的患者，则根据与疼痛相关的行为（运动、面部表情和姿势）和生理指标（心率、血压和呼吸频率）决定用药。

（三）镇静治疗的前提

1. 充分的镇痛。

2. 纠正和排除以下病理情况：①低血容量；②低氧血症；③低血糖；④闭合性脑损伤和脑血管意外。

3. 对于焦虑、躁动患者应先充分祛除可逆诱因。

4. 病人一旦出现谵妄，应及时处理。

5. 对于存在睡眠障碍的患者，应先采用非药物措施，如改善环境等；仍存在睡眠障碍者可应用药物诱导睡眠。

（严　丽）

第二节　镇静与镇痛治疗的原则和方法

一、镇 静 治 疗

【镇静治疗的原则】

1. 没有气管插管的患者要谨慎使用镇静药物,不推荐持续静脉注射。

2. 调整镇静药物用量到达设定的镇静深度以后,逐渐减量或每日停药一段时间,以减少时效延长。

3. 长期使用苯二氮䓬药物,不推荐使用氟马西尼对抗。

【镇静药物选择的原则】

1. 急性躁动的患者使用咪唑安定或安定来快速镇静。

2. 异丙酚使用于需要快速清醒的患者。

3. 谵妄状态首选氟哌啶醇。

【镇静目标】

通常的镇静目标:病人安静、易被唤醒(Ramsay 评分 3～4 级),并保持正常的睡眠-觉醒周期;无循环波动,无躁动发生,容易调整;需要呼吸机支持者 Ramsay 评分 5～6 级。

【镇静方案】

临床常见的方式有以下四种:

1. 程序化镇静:以镇痛为基础,有镇静计划和目标,包括每日唤醒,根据 SAS 或 BIS 评分调节镇静剂用量。

2. 连续镇静:无镇静计划和目标,根据经验调节持续泵入镇静剂用量,无镇痛或间断给予镇痛治疗。

3. 间断镇静:仅在患者躁动时给予镇静剂或镇痛药。

4. 未给予任何镇痛及镇静剂。

目前普遍认为第一种方式即程序化镇静可以缩短机械通气时间,ICU 住院时间,以及总住院天数。其具体实施方法见本节镇静及镇痛流程。

二、镇 痛 治 疗

【镇痛治疗的原则】

1. 推荐持续或定时间断给药。

2. 所有药物从最小有效剂量开始使用。

3. 持续静脉注射用药时,需每日定时唤醒。

4. 注意阿片类药物的不良反应,如低血压(尤其在低血容量和心功能不全的患者)、呼吸抑制(特点是呼吸频率变慢)、躁动、幻觉及胃肠蠕动抑制。

5. 不推荐对血流动力学不稳定的患者采用肌内注射阿片类药物。

6. 不推荐重复使用哌替啶。

7. 对长期(7 天以上)使用阿片类药物的患者尽量避免使用纳洛酮拮抗,同时逐渐停药以减少戒断症状,推荐每日减药量 10%~25%。

【镇痛药物的选择原则】

1. 对于血流动力学稳定的患者,首先考虑吗啡镇痛;对于血流动力学不稳定和肾功能不全的患者,可考虑选择芬太尼或瑞芬太尼。

2. 急性疼痛患者的短期镇痛可选用芬太尼。

3. 瑞芬太尼是新的短效镇痛药,可用于短时间镇痛或持续输注的病人,也可以用在肝肾功能不全病人。

4. 持续静脉注射阿片类镇痛药物是 ICU 常用方法,但须根据镇痛效果的评估不断调整用药剂量已达到满意的镇痛的目的。

5. 如果需要分次静脉给予阿片类镇痛药,推荐使用芬太尼和吗啡。

6. 在"按需"剂量的基础上,为保持良好的镇痛,持续静脉泵入或按计划分次给药应为优先选择的给药方式。

7. 由于其镇痛作用起效快,芬太尼适用于急性情绪不稳定的患者。

8. 由于作用时间长,吗啡适合间断分次给药。

【镇痛目标】

1. 患者感觉舒适,VAS 评分小于 5 分。

2. 患者可以耐受咳嗽、翻身、拍背等活动。

三、镇静及镇痛流程

1. 方案的设计与药物的选择:见图 17-1。根据患者循环状态、呼吸机设置水平、中枢神经功能、肝肾功能等情况,结合各个评分系统在多学科的协作和参与下(医生、护士和药剂师)制定可以经常重新评估的治疗目的和特殊目标,并根据患者的需求和实际状态选择合适的药物(具体用法、用量及优缺点见本章附录1)。

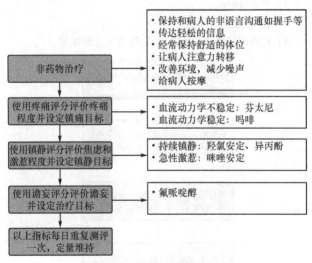

图 17-1 镇静及镇痛流程图

2. 镇静镇痛的监测与评估:使用正确的疼痛、躁动和镇静评分系统(见本章附录2)进行监测,使患者达到既定的镇静目标,并无循环波动,无躁动发生。需要监测和评估的指标分为基本观察指标和特别关注指标。前者包括病人的神志、感觉与运动功能、基本的生理防御反射、生命体征;后者包括呼吸机的工作状况、使用模式、参数、人机协调情况,以及镇静药物用法及用量、镇静药物与其他药物和手段之间的关系等。

3. 每日唤醒:每日唤醒见表 17-2。

(1)风险有

1)可引起应激和躁动。

2)可引起人机不协调、高血压、心率增快等。

3)可引起病人自行拔除气管插管、动静脉插管或其他装置(非计划性拔管)。

(2)禁忌证

1)哮喘持续状态。

2)严重 ARDS。

3)酒精戒断。

4)高血压危象或心肌缺血、心肌梗死急性期等。

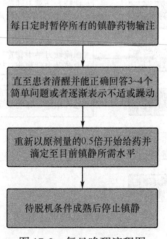

图 17-2　每日唤醒流程图

4. 镇静镇痛的撤离

(1)目的:防止和避免镇静和镇痛药戒断现象的发生。

（2）方法：每日按 10%~25% 剂量递减镇静及镇痛药物。

（3）推荐：大剂或大约超过 7 天持续应用阿片类镇痛药、苯二氮䓬类药物以及丙泊酚治疗后，应考虑撤药后戒断症状发生的可能性，应该系统地逐渐减少给药剂量以防止发生戒断症状。

5. 注意事项

（1）应个体化选择评分方法。

（2）应注意主客观评分相结合并注意频次。

（3）镇静评分是手段不是目的，镇静在镇静较浅时，主观评价重复性更好。

（4）在深度镇静或给予肌松剂不能观察动作行为时，客观指标有助于病人镇静程度的判断。

【附录1】常用药物及不良反应

（一）镇静药物

理想的镇静药应具备以下特点：起效快，剂量-效应可预测；半衰期短，无蓄积；对呼吸循环抑制最小；代谢方式不依赖肝肾功能；抗焦虑与遗忘作用同样可预测；停药后能迅速恢复；以及价格低廉等。但目前尚无药物能符合以上所有要求。目前 ICU 最常用的镇静药物为苯二氮䓬类和丙泊酚（propofol）。

1. 苯二氮䓬类药物

（1）咪唑安定（midazolam）

1）效应是安定的 2~3 倍，起效快，持续时间短，清醒相对较快，适用于治疗急性躁动病人。

2）有顺行性遗忘作用。

3）起效时间 2~5 分钟，作用时间 20~30 分钟，单次 1~3mg 静注；5~15 分钟可重复；持续输注 0.04~0.2mg/（kg·h）。

4）注速过快可产生呼吸抑制和低血压，肾功能衰竭时镇静时间延长。

5）推荐短期使用，当持续输注超过 4~72 小时，苏醒时间无法预测。部分病人存在耐受现象。

(2) 安定(valium)

1) 具有抗焦虑和抗惊厥作用,作用与剂量相关,依给药途径而异。心肺复苏或脑外伤后脑缺氧抽搐患者可用。

2) 一般 3~5mg 静注;持续输注 2~6mg/h。

3) 由于以下原因不推荐在 ICU 中使用:①静脉注射部位局部疼痛及血栓性静脉炎;②剂量较难控制,很容易导致镇静过深;③持续静脉点滴时需大量液体稀释,增加患者液体负荷。

4) 长期应用,产生耐药,很少产生依赖性。

5) 反复用药可致蓄积而使镇静作用延长。

(3) 氯羟安定(lorazepam):ICU 内患者长期镇静的首选药物

1) 起效较慢,作用时间长(半衰期 12~15 小时),通常间断静脉注射或持续静注;不适于治疗急性躁动,当需要快速镇静时,允许先使用一种能迅速起效的苯二氮䓬类药物。

2) 没有活性代谢产物,高龄和肝功能受损对其代谢的影响相对较小。

3) 单次 1~4 静注,每 10~20 分钟重复直到目标,必要时每 2~6 小时重复。

4) 对血压、心率和外周阻力无明显影响,对呼吸无抑制作用。

5) 缺点是易于在体内蓄积,苏醒慢。

2. 异丙酚(propofol)

1) 起效快,作用时间短,撤药后迅速清醒。

2) 镇静深度呈剂量依赖性,镇静深度容易控制。

3) 可产生遗忘作用和抗惊厥作用。

4) 可以降低颅内压,有遗忘作用。

5) 持续静脉输注 5μg/(kg·min) 开始,每 5 分钟调整剂量,一般剂量 0.5~2mg/(kg·h)。

6) 不推荐使用负荷剂量。

7) 儿科病人长期镇静不能使用异丙酚,成人长期镇静应注意代谢性酸中毒和心律失常。

8) 使用异丙酚 48~72 小时后要检测血浆三酰甘油浓度;

2% 丙泊酚可降低高三酰甘油血症的发生率,因此更适宜于 ICU 病人应用。

9) 丙泊酚单次注射时可出现暂时性呼吸抑制和血压下降、心动过缓,对血压的影响与剂量相关,尤见于心脏储备功能差、低血容量的病人。

3. **右旋美托咪啶**:是选择性更强的 α_2 激动剂,具有镇静、镇痛、抗焦虑作用,对呼吸无明显抑制作用,半衰期短,能够被快速唤醒。镇痛作用有限。需稀释达浓度 $4\mu g/ml$;负荷剂量 $1\mu g/kg$,缓慢静注超过 10 分钟;维持剂量 $0.2 \sim 0.7\mu g/(kg \cdot h)$ 与其他镇静剂或阿片类药物同时给药时,需要减少给药剂量。不良反应:低血压、心动过缓、窦性停搏、暂时性高血压。严重肝功能损伤、心脏传导阻滞、严重心功能不全慎用。

（二）镇痛药物

疼痛治疗包括两方面:即药物治疗和非药物治疗。药物治疗主要包括阿片类镇痛药、非阿片类中枢性镇痛药、非甾体抗炎药(NSAID)及局麻药。非药物治疗主要包括心理治疗、物理治疗。

1. **阿片类镇痛药**

(1) **吗啡**(morphine)

1) 对躯体和内脏痛均有效。持续性钝痛的效果优于间断性锐痛。

2) 静脉注射 $2 \sim 5mg$,每 $10 \sim 15$ 分钟重复,后以 $4 \sim 6mg/h$ 或 $0.05 \sim 0.2mg/(kg \cdot h)$ 维持。

3) 禁用:哮喘、肺心病、孕妇。

(2) **芬太尼**(fentanyl)

1) 镇痛效果为吗啡的 $75 \sim 125$ 倍。血流动力学不稳定的患者首选,适用于肾功能不全的患者。

2) 静脉注射剂量 $25 \sim 100\mu g$,每 $5 \sim 15$ 分钟重复;后以 $1 \sim 2\mu g/(kg \cdot h)$ 维持。

3) 有蓄积效应,在停药 $3 \sim 4$ 小时后可出现延迟性呼吸抑制。依赖性较吗啡低。

此外尚有瑞芬太尼(新的短效 μ 受体激动剂)和舒芬太

尼。前者多用于短期镇痛的病人,持续输注,无蓄积作用。后者的镇痛作用是芬太尼的5~10倍,作用持续时间为芬太尼的两倍,与瑞芬太尼的比较研究证实,舒芬太尼在持续输注过程中随时间剂量减少,但唤醒时间延长。

2. 非阿片类中枢性镇痛药

(1) 曲马多(tramadol)

1) 镇痛强度约为吗啡的1/10。

2) 肌内注射,一次50~100mg,必要时可重复,日剂量不超过400mg。

3) 适用于轻中度疼痛,对呼吸循环抑制作用较轻。

4) 可用于老年人。主要用于术后轻度和中度的急性疼痛治疗。

(2) 氯胺酮(ketamine)

1) 成人先静注0.2~0.75mg/kg,2~3分钟注完,而后连续5~20μg/(kg·min)。

2) 适用于小儿或剧痛不安病人临时镇痛制动。

3) 颅高压、脑出血、青光眼患者禁不宜单独使用。

4) 禁用于失代偿休克和心功能不全患者。

3. 非甾体抗炎药(NSAID)。

1) 可减少阿片类药物的使用。

2) 常用的包括环氧化酶-2选择性药物及非选择性药物。前者代表性药物为莫比可,后者的代表药物为扶他林。

3) 可用于治疗轻度至中度疼痛,更适合于长期卧床的轻度疼痛和不适。

4) 其不良反应包括胃肠道出血、血小板抑制后继发出血和肾功能不全。在低血容量或低灌注病人、老年人和既往有肾功能不全的病人,更易引发肾功能损害。

4. 局麻药物:主要用于术后硬膜外镇痛,其优点是药物剂量小、镇痛时间长及镇痛效果好。目前常用药物为布比卡因和罗哌卡因。指南推荐局麻药物联合阿片类药物经硬膜外镇痛可作为ICU术后病人的镇痛方法,但应合理选择药物、适时调整剂量并加强监测。

（三）谵妄的治疗

谵妄状态必须及时治疗。一般少用镇静药物，以免加重意识障碍。但对于躁动或有其他精神症状的病人则必须给药予以控制，防止意外发生。镇静镇痛药使用不当可能会加重谵妄症状。

氟哌啶醇（haloperidol）是治疗谵妄常用的药物。不良反应为锥体外系症状（EPS），剂量相关的 QT 间期延长，增加室性心律失常的危险，既往有心脏病史的病人更易出现此类不良反应，应用过程中须监测 ECG。临床使用氟哌啶醇的方式通常是间断静脉注射。氟哌啶醇半衰期长，对急性发作谵妄的病人需给予负荷剂量，以快速起效。

【附录2】常用镇痛及镇静的评价方法

（一）疼痛评估

疼痛的评估工具可谓多种多样，适用人群也不尽相同。一般而言，测量疼痛的方法包括三种：自述评估法、生理评估法和行为评估法。自述评估仍然是临床工作中疼痛评估的金标准和首选方法。常用的自述评估和行为评估法包括：

1. 语言评分法（verbal rating scale，VRS）：按从疼痛最轻到最重顺序以 0 分（不痛）至 10 分（疼痛难忍）的分值来代表不同的疼痛程度，由病人自己选择不同分值来量化疼痛程度。

2. 数字评分法（numeric rating scale，NRS）：NRS 是一个从 0~10 的点状标尺，0 代表不痛，10 代表疼痛难忍（见图 17-3），由病人从上面选一个数字描述疼痛。其在评价老年病人急、慢性疼痛的有效性及可靠性上已获得证实。

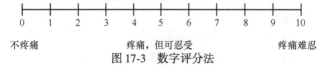

图 17-3 数字评分法

3. 面部表情评分法（faces pain scale，FPS）：由六种面部表情及 0~10 分（或 0~5 分）构成，程度从不痛到疼痛难忍（图

17-4）。由病人选择图像或数字来反映最接近其疼痛的程度。FPS 与 VAS、NRS 有很好的相关性，可重复性也较好。这种评估方法简单、直观、形象易于掌握，不需要任何附加设备，特别适用于急性疼痛者、老人、小儿、文化程度较低者、表达能力丧失者及认知功能障碍者。

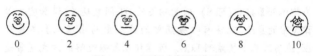

图 17-4　面部表情评分法

4. 视觉模拟法（visual analogue scale, VAS）：用一条 100mm 的水平直线，两端分别定为不痛到最痛。由被测试者在最接近自己疼痛程度的地方画垂线标记，以此量化其疼痛强度。VAS 已被证实是一种评价老年病人急、慢性疼痛的有效和可靠方法（图 17-5）。

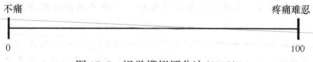

图 17-5　视觉模拟评分法（VAS）

5. 术后疼痛评分法（Prince-Henry 评分法）：该方法主要用于胸腹部手术后疼痛的测量。从 0 分到 4 分共分为 5 级，评分方法见表 17-1。

表 17-1　术后疼痛评分法

评分	描述
0	咳嗽时无疼痛
1	咳嗽时有疼痛
2	安静时无疼痛，深度呼吸时有疼痛
3	安静状态下有较轻疼痛，可以忍受
4	安静状态下有剧烈疼痛，难以忍受

对于术后因气管切开或保留气管导管不能说话的病人,可在术前训练病人用 5 个手指来表达自己从 0~4 的选择。其他还有 PAULA 疼痛量尺、疼痛图等。

(二) 镇静评估

目前临床常用的镇静评分系统有 Ramsay 评分、Riker 镇静躁动评分(SAS)以及肌肉活动评分法(MAAS)等主观性镇静评分,以及脑电双频指数(BIS)等客观性镇静评估方法。

1. 镇静和躁动的主观评估

(1) Ramsay 评分:是临床上使用最为广泛的镇静评分标准,分为 6 级,分别反映三个层次的清醒状态和三个层次的睡眠状态(表 17-2)。Ramsay 评分被认为是可靠的镇静评分标准,但缺乏特征性的指标来区分不同的镇静水平。

表 17-2　Ramsay 评分

分数	表现
1	病人焦虑,躁动不安
2	病人合作,清醒冷静
3	病人只对命令有反应
4	病人入睡,轻叩其眉反应敏捷
5	病人入睡,轻叩其眉反应迟钝
6	病人呈深睡或麻醉状态

1) 镇静目标:2~3 级。对于一般的 ICU 病人宜在 3 级;对于手术后较大创伤后的病人应使其达到 5~6 级;对于病情平稳的患者只需达到 2 级。

2) 注意事项:①若 Ramsay 评分>5 级超过 6 小时需停药;②所有患者在停药之前最好将 Ramsay 评分调至 2 级水平。

(2) Riker 镇静、躁动评分(sedation-agitation scale, SAS):SAS 根据病人 7 项不同的行为对其意识和躁动程度进行评分(表 17-3)。

表 17-3　Riker 镇静、躁动评分

分值	描述	定义
7	危险躁动	拉拽气管内插管,试图拔除各种导管,翻越床栏,攻击医护人员,在床上辗转挣扎
6	非常躁动	需要保护性束缚并反复语言提示劝阻,咬气管插管
5	躁动	焦虑或身体躁动,经言语提示劝阻可安静
4	安静合作	安静,容易唤醒,服从指令
3	镇静	嗜睡,语言刺激或轻轻摇动可唤醒并能服从简单指令,但又迅即入睡
2	非常镇静	对躯体刺激有反应,不能交流及服从指令,有自主运动
1	不能唤醒	对恶性刺激无或仅有轻微反应,不能交流及服从指令

(3) 肌肉活动评分法(motor activity assessment scale, MAAS):自 SAS 演化而来,通过 7 项指标来描述病人对刺激的行为反应(表 17-4)适用于外科 ICU 病人,简单、易于记录,与其他评分系统一致性好,可靠性、有效性好。

表 17-4　肌肉运动评分法

分值	定义	描述
7	危险躁动	无外界刺激就有活动,不配合,拉扯气管插管及各种导管,在床上翻来覆去,攻击医务人员,试图翻越床栏,不能按要求安静下来
6	躁动	无外界刺激就有活动,试图坐起或将肢体伸出床沿。不能始终服从指令(如能按要求躺下,但很快又坐起来或将肢体伸出床沿)

续表

分值	定义	描述
5	烦躁但能配合	无外界刺激就有活动,摆弄床单或插管,不能盖好被子,能服从指令
4	安静、配合	无外界刺激就有活动,有目的的整理床单或衣服,能服从指令
3	触摸、叫姓名有反应	可睁眼、抬眉、向刺激方向转头,触摸或大声叫名字时有肢体运动
2	仅对恶性刺激有反应	可睁眼、抬眉、向刺激方向转头,恶性刺激时有肢体运动
1	无反应	恶性刺激时无运动

注:恶性刺激指吸痰或用力按压眼眶、胸骨或甲床 5 秒。

(4)Richemond 镇静、躁动评分(RASS):对镇静状态描述较前三者具体有规范的操作程序;与其他评分系统一致性好,可靠性、有效性好。共分为 10 级,复杂难记(表 17-5)。镇静目标:3～4 分。

表 17-5 Richemond 镇静、躁动评分

分值	状态	临床症状
+4	攻击性	明显攻击性或暴力行为,对人员有直接危险
+3	非常躁动	拔、拽各种插管,或对人员有过激行为
+2	躁动	频繁的无目的动作或人机对抗
+1	不安	焦虑或紧张但无攻击性或表现精力过剩
0	警觉但安静	
-1	嗜睡	不全警觉,但对呼唤持续清醒>10 秒,能凝视
-2	轻度镇静	对呼唤有短暂(少于 10 秒)清醒,伴眨眼
-3	中度镇静	对呼唤有一些活动(但无眨眼)
-4	深度镇静	对呼唤无反应但对躯体刺激有一些活动
-5	不易觉醒	对呼唤或躯体刺激无反应

每种评分方法都有各自的特点,见表 17-6。

表 17-6 常用药镇静评价方法的比较

理想的镇静评价系统	Ramsay Scale	SAS	MAAS	RASS
简便,便于记录	√	√	√	×
对镇静和躁动程度描述准确性	×	×	×	×
指导镇静剂的调节	√	√	√	√
有效性和可靠性	—	√	√	√
其他	不同等级间描述区别不大,广泛应用	不同等级间描述区别不大	适用于外科 ICU 病人	共分为 10 级,复杂,难记

2. 镇静的客观评估：客观性评估是镇静评估的重要组成部分。但现有的客观性镇静评估方法的临床可靠性尚有待进一步验证。目前报道的方法有脑电双频指数（bispectral index, BI）、心率变异系数及食道下段收缩性等。

（三）谵妄评估

谵妄的诊断主要依据临床检查及病史。目前推荐使用"ICU 谵妄诊断的意识状态评估法（the confusion assessment method for the diagnosis of delirium in the ICU, CAM-ICU）"。CAM-ICU 主要包含以下几个方面：病人出现突然的意识状态改变或波动、注意力不集中、思维紊乱和意识清晰度下降（表 17-7）。

表 17-7　ICU 谵妄诊断的意识状态评估法

临床特征	评价指标
1. 精神状态突然改变或起伏不定	病人是否出现精神状态的突然改变？
	过去 24 小时是否有反常行为。如：时有时无或者时而加重时而减轻？
	过去 24 小时镇静评分（SAS 或 MAAS）或昏迷评分（GCS）是否有波动？
2. 注意力散漫	病人是否有注意力集中困难？
	病人是否有保持或转移注意力的能力下降？
	病人注意力筛查（ASE）得分多少？（如：ASE 的视觉测试是对 10 个画面的回忆准确度；ASE 的听觉测试病人对一连串随机字母读音中出现"A"时点头或捏手示意）
3. 思维无序	若病人已经脱机拔管，需要判断其是否存在思维无序或不连贯。常表现为对话散漫离题、思维逻辑不清或主题变化无常
	若病人在带呼吸机状态下，检查其能否正确回答以下问题：
	• 石头会浮在水面上吗？
	• 海里有鱼吗？
	• 一磅比两磅重吗？

续表

临床特征	评价指标
	• 你能用锤子砸烂一颗钉子吗？ 在整个评估过程中，病人能否跟得上回答问题和执行指令？ • 你是否有一些不太清楚的想法？ • 举几个手指头(检查者在病人面前举两个手指头) • 现在换只手做同样的动作(检查者不用再重复动作)
4. 意识程度变化(指清醒以外的任何意识状态，如警醒、嗜睡、木僵或昏迷)	清醒:正常、自主的感知周围环境,反应适度 警醒:过于兴奋 嗜睡:瞌睡但易于唤醒,对某些事物没有意识,不能自主、适当的交谈,给予轻微刺激就能完全觉醒并应答适当 昏睡:难以唤醒,对外界部分或完全无感知,对交谈无自主、适当的应答。当予强烈刺激时,有不完全清醒和不适当的应答,强刺激一旦停止,又重新进入无反应状态 昏迷:不可唤醒,对外界完全无意识,给予强烈刺激也无法进行交流

注:若病人有特征 1 和 2,或特征 3,或特征 4,就可诊断为谵妄。

(严 丽)

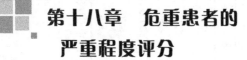

第十八章 危重患者的严重程度评分

重症患者评分系统可以给临床提供量化、公平的指标,用以评价疾病严重程度、不同 ICU 单位之间的治疗效果,以及新药和治疗措施的有效性,可用来进行质量控制,资源分配。

(一) MODS 评分

详见表 18-1。MODS 评分由 6 个脏器或系统的评分组成:①呼吸系统(PaO_2/FiO_2);②肾脏(血清肌酐浓度);③肝功能(血清胆红素浓度);④血液系统(血小板计数);⑤神经系统(GCS);⑥心血管系统(经压力调整的心率,PAR)。每个脏器或系统的分值为 0 ~ 4 分,0 分代表脏器功能基本正常,ICU 病死率<5%;4 分代表显著的脏器功能失常,ICU 病死率达 50%以上。MODS 评分的总分为 0 ~ 24 分。

(二) APACHE Ⅱ(acute physiology and chronic health evaluation)评分

详见第十四章多器官功能障碍综合征。

(三) 脓毒症相关性器官衰竭评分(sepsis-related organ failure assessment,SOFA)

详见表 18-2。SOFA 评分将评价的脏器数量限定为 6 个,每一个脏器的分值为 0 ~ 4 分,0 分代表脏器功能基本正常,4 分代表脏器功能显著衰竭。

SOFA 评分的目的:描述 MODS 的发生、发展并评价发病率;定量或尽可能客观地描述群体患者乃至个体患者在不同时间脏器功能失常或衰竭的严重程度;评价新的疗法对脏器功能失常或衰竭病程的影响。

(四) Glasgow 昏迷评分

详见表 18-3。意识障碍患者的意识状态判定对患者的抢救治疗和预后有重要的临床意义。从睁眼、语言和运动三方面分别进行评分。以三者积分表示意识障碍程度。最高 15 分,表示意识清楚;8 分以下为昏迷;最低 3 分,表示深昏迷。评分越低意识障碍越重。

表 18-1 MODS 评分系统

器官或系统	评分				
	0	1	2	3	4
呼吸(PaO_2/FiO_2, mmHg)	>300	226~300	151~225	76~150	≤75
肾脏(血清肌酐,μmol/L)	≤100	101~200	201~350	351~500	>500
肝脏(血清胆红素,μmol/L)	≤20	21~60	61~120	121~240	>240
心血管(PAR)	≤10.0	10.1~15.0	15.1~20.0	20.1~30.0	>30.0
血小板计数(10^9/L)	>120	81~120	51~80	21~50	≤20
Glasgow 昏迷评分	15	13~14	10~12	7~9	≤6

注:PaO_2/FiO_2 的计算,无论是否应用呼吸机和 FEEP,是指无血液透析的状态;血清肌酐计算;PAR=心率×中心静脉压/平均动脉压。

表 18-2 SOFA 评分表

项目	0	1	2	3	4
呼吸 PaO_2/FiO_2(mmHg)	≥400	300~399	200~299	100~199	<100
凝血系统 PLT($\times10^9$/L)	150	100~149.999	50~99.999	20~49.999	<20
低血压		MAP<70mmHg	多巴胺 ≤5μg/(kg·min) 或多巴酚丁胺	多巴胺 >5μg/(kg·min) 或肾上腺素≤0.1 或去甲肾上腺素≤0.1	多巴胺 >15μg/(kg·min) 或肾上腺素>0.1 或去甲肾上腺素>0.1
肝脏(TB) (1mg/dl=17.1μmol/L)	<1.2mg/dl	1.2~1.9	2.0~5.9	6.0~11.9	≥12.0
中枢系统 GCS 评分	15	13~14	10~12	6~9	≤5
肾脏 Cr 或尿量 (1mg/dl=88.4μmol/L)	Cr< 1.2mg/dl	Cr1.2~ 1.9mg/dl	Cr2.0~3.4mg/dl	Cr3.5~4.9mg/dl 或尿量 200~499ml/d	Cr>5.0mg/dl 或尿量<200ml/d

注:[使用儿茶酚胺类药物至少1小时[剂量单位均为μg/(kg·min)]]。

表 18-3 Glasgow 昏迷评分（GCS）

项目	评分					
	1	2	3	4	5	6
睁眼	不睁眼	刺痛睁眼	呼唤睁眼	自动睁眼		
语言	不能言语	只能发音	答非所问	不正确回答	正确回答	
运动	不能运动	刺痛肢体伸展	刺痛躯体屈曲	刺痛躲避	刺痛定位	主动运动

（五）Ramsay 镇静评分

详见第十七章 ICU 患者的镇痛与镇静。

（六）Brussels 镇静评分

用于 ICU 接受机械通气患者的镇静监护。镇静水平每 4 小时评测一次。1 分:无法唤醒;2 分:对疼痛反应但对声音无反应;3 分:对声音反应;4 分:清醒、安静;5 分:激动。

判断:①评分 1 ~ 2 分,镇静过度;②评分 3 ~ 4 分,镇静适当;③评分 5 分,镇静不足。

（七）Ranson 急性胰腺炎预后因素评分

详见表 18-4。该评分系统包括入院时的 5 项临床指标和 48 小时的 6 项指标,每项指标各 1 分,合计 11 分。评分在 3 分以上即为重症胰腺炎。3 分以下病死率 0.9%,3 ~ 4 分为 16%,5 ~ 6 分为 40%,6 分以上为 100%。

表18-4　Ranson 评分

入院时	入院 48 小时
· 年龄>55 岁	· 血细胞比容>10%
· 白细胞>16×10^9/L	· 血尿素氮上升>1.785 mmol/L
· 血糖>11.2mmol/L	· 血钙<2mmol/L
· 乳酸脱氢酶>350IU/L	· 氧分压<60mmHg
· 谷草转氨酶>250IU/L	· 碱缺失>4mol/L
	· 失液量>6L

（八）Child-Pugh 分级

详见表 18-5。对肝硬化肝功能评估,手术危险性及预后的预测有重要价值。其指标简便、无创、测定费用低,可用 A、B、C 三级区分肝功能,也可用分数进行肝功能定量分析(5 ~ 15 分),Child-Pugh 分级对 1 年内的死亡预测敏感性为 78%,特异性为 83%。但 Child-Pugh 对肝硬化远期评价效果差。

注意,如果为 PBC(原发性胆汁性肝硬化)或 PSC(原发性硬化性胆管炎),总胆红素(μmol/L)17 ~ 68 为 1 分;68 ~ 170 为

2 分;>170 为 3 分。

分级:

A 级:5 ~ 6 分,手术危险度小,预后最好。

B 级:7 ~ 9 分,手术危险度中等。

C 级:≥10 分,手术危险度较大,预后差。

表 18-5　Child-Pugh 分级

临床生化指标	1 分	2 分	3 分
肝性脑病(级)	无	1 ~ 2	3 ~ 4
腹水	无	轻度	中、重度
总胆红素($\mu mol/L$)	<34	34 ~ 51	>51
白蛋白(g/L)	>35	28 ~ 35	<28
凝血酶原时间延长(秒)	<4	4 ~ 6	>6

(九)营养危险指数

Mullen 指数(预后性营养指数,PNI)常用来估计营养状况,但需测定白蛋白、三角肌皮肤褶皱厚度、皮肤超敏试验、转铁蛋白等,较为烦琐。Buzby 提出营养危险指数(Nutrition Risk Index,NRI),更为简单、实用。

NRI = 1. 519×白蛋白(g/L)+(0. 417×实际体重/平日体重×100)

NRI<83. 5 提示严重营养不良,体重下降 20% ,白蛋白<33g/L;或体重下降缓慢,白蛋白<27. 8g/L。NRI 在 83. 5 ~ 87. 5 提示为中度营养不良。

(王　进)